Arnoldo González-Reyna
José Fernando Vázquez-Armijo
Froylán Andrés Lucero-Magaña

Reproducción y Productividad En Ovinos y Caprinos En Trópico Seco

Arnoldo González-Reyna
José Fernando Vázquez-Armijo
Froylán Andrés Lucero-Magaña

Reproducción y Productividad En Ovinos y Caprinos En Trópico Seco

Manejo reproductivo y productivo en pequeños rumiantes en el trópico seco del noreste de México

Editorial Académica Española

Imprint
Any brand names and product names mentioned in this book are subject to trademark, brand or patent protection and are trademarks or registered trademarks of their respective holders. The use of brand names, product names, common names, trade names, product descriptions etc. even without a particular marking in this work is in no way to be construed to mean that such names may be regarded as unrestricted in respect of trademark and brand protection legislation and could thus be used by anyone.

Cover image: www.ingimage.com

Publisher:
Editorial Académica Española
is a trademark of
International Book Market Service Ltd., member of OmniScriptum Publishing Group
17 Meldrum Street, Beau Bassin 71504, Mauritius
Printed at: see last page
ISBN: 978-620-3-03318-2

REPRODUCCIÓN Y PRODUCTIVIDAD EN OVINOS Y CAPRINOS EN EL TRÓPICO SECO DEL NORESTE DE MÉXICO

EDICIÓN Y COMPILACIÓN

ARNOLDO GONZÁLEZ REYNA
JOSÉ FERNANDO VÁZQUEZ ARMIJO
FROYLÁN ANDRÉS LUCERO MAGAÑA

PROLOGO

La producción animal en nuestros días requiere adecuaciones y adaptaciones en los sistemas de producción, para aumentar la producción de alimentos para consumo humano, tanto para el consumo nacional, como el consumo internacional; dicho de otra forma, mejorar la productividad para competir en economías y mercados globales, incluyendo el uso intensivo de biotecnología. Los sistemas de producción con pequeñas especies, es decir, ovejas y cabras, no escapa a esta situación y es por tanto, requisito indispensable adecuar la producción a esas competencias. Existen varios métodos para lograr ese objetivo, uno de ellos consiste en aplicar filosofías de sistemas integrales o sostenibles al manejo de los rebaños y ranchos; lo anterior, se lograría mediante la identificación de los componentes o áreas del sistema de mayor impacto en la producción y que se manejen de manera integral o sostenible; áreas como alimentación, sanidad, manejo, mejoramiento, reproducción, administración, entre otras. Ya que, cuando se manejan estas áreas de manera individual, los resultados no son lo que el productor espera.

El objetivo central de éste manual es el de servir de guía metodológica en el manejo de varios aspectos de la producción ovina y caprina; además de contribuir a la preparación de técnicos, administradores de ranchos y académicos y alumnos en los diversos aspectos teóricos y prácticos de la producción animal y por supuesto, en el manejo de la reproducción de especies menores, como la cabra y la oveja.

El manual incluye resultados de varios proyectos de investigación y de transferencia de tecnología y vinculación, así como de experiencias de varios tipos; que han sido realizadas por el Cuerpo Académico Consolidado Mejoramiento, Biotecnología y Sistemas de Alimentación, de la Facultad de Ingeniería y Ciencias, de la Universidad Autónoma de Tamaulipas. Con esta publicación se espera participar y ayudar a transmitir conocimientos en diversas áreas de aplicación auxiliar a la producción animal, como inseminación artificial, manejo intensivo de la reproducción, programas de empadre con monta natural, entre otras áreas, para pequeños rumiantes.

CONTENIDO

S IV-7 Enfermedades que afectan la reproducción y producción en rumiantes menores: Manejo sanitario de los rebaños
F. J. Trejo M., A. González R. y F. A. Lucero M.

S IV-8 El manejo integral del rebaño en ovinos y caprinos
A. González R., F. A. Lucero M. y J. F. Vázquez A.

S IV-9 Manejo y producción caprina en Tamaulipas, México
F. A. Lucero M., J. F. Vázquez A., A. González R. y F. J. Trejo M.

SECCION I.

FISIOLOGÍA Y ENDOCRINOLOGÍA DE LOS PROCESOS REPRODUCTIVOS EN OVINOS Y CAPRINOS

Edición
Arnoldo González Reyna

Compilación
José Fernando Vázquez Armijo
Froylán Andrés Lucero Magaña
Nazario Pescador Salas

S I-1

EL APARATO GENITAL EN LA OVEJA Y LA CABRA

José F. Vázquez A.1, Arnoldo González R.2, Froylán A. Lucero M.2 y Francisco J. Trejo M.3
1 Universidad Autónoma del Estado de México, 2 Universidad Autónoma de Tamaulipas, 3 Unión Ganadera Regional de Tamaulipas

INTRODUCCIÓN

La reproducción de una especie es de importancia primordial, para la conservación de la propia especie, cuando la especie es de importancia económica para los humanos; la reproducción adquiere doble importancia, porque es esencial no solo para la conservación de la misma, también lo es para la producción de alimentos para la especie humana. De la misma manera, que la conservación y evolución de una especie depende de su eficiencia reproductiva, la eficiencia terminal y productividad de un sistema de producción ovina, depende de la eficiencia reproductiva de la oveja, como individuo y como rebaño. La eficiencia de un sistema del organismo, depende del funcionamiento de sus partes y del conocimiento que de esas partes tenga el hombre; en ese sentido, el conocimiento de la anatomía de la reproducción en la especie ovina o caprina permitiría implementar programas de manejo de la reproducción en un rebaño o en una majada y de esa forma, tratar de obtener niveles altos de eficiencia reproductiva y en consecuencia, de productividad y eficiencia terminal. A continuación se describe la anatomía del aparato genital de la oveja y la cabra (Figuras 1 y 2), con la intención de que el conocimiento de sus partes ayude a mejorar los conocimientos del lector.

ANATOMÍA DE LA REPRODUCCIÓN EN LA OVEJA

Ovarios, los ovarios se encuentran en la cavidad abdominal suspendidos del útero por medio del ligamento ancho (Sorensen, 1982). Estos llevan a cabo funciones exocrinas (liberación de ovocitos) y endocrinas (Hafez, 1987; McDonald, 1983). Esta constituido por una zona externa, la corteza y una zona interna la médula (Baker, 1972). Las células del epitelio germinal, que se encuentra en la superficie ovárica tienen forma cuboide y los folículos ováricos están en diferentes etapas de desarrollo. El ovario es una estructura dinámica en el que los folículos vesiculares se desarrollan constantemente a partir de los folículos primordiales (Baker, 1972). El epitelio que cubre el ovario de los mamíferos consta de una sola capa de células llamado epitelio germinal (McDonald, 1983).

El folículo primario se origina del epitelio germinal, para su estudio, los folículos se agrupan según su tamaño y morfología en varias fases. En la primera fase, el ovocito está rodeado por una capa de células epiteliales, pero no de la teca. Durante la fase de crecimiento o segunda fase del folículo, éstos comienzan a crecer, pero no aparecen células de la teca, ni cavidad o antro. En ésta fase se define la zona pelucida del folículo. En la tercera fase, los folículos de Graaf están provistos de antro, y en ésta etapa se muestran ambas funciones del ovario, gametogénica y otra esteroidogénica (E_2 y P_4), transformándose en un folículo maduro.

Los folículos atrésicos se originan de los folículos de Graaf que no consiguieron ovular, la ovulación, es el proceso mediante el cual el óvulo es expulsado del ovario, en el momento apropiado para su fecundación y su desarrollo posterior (Baker, 1972). El período requerido desde el crecimiento folicular hasta la ovulación en ovejas, varía de 12 a 34 días; por ello, la duración total del crecimiento folicular en mamíferos domésticos es mayor de 20 días (Hafez, 1987); éste período de tiempo comprende desde la fase de folículo germinal hasta folículo preovulatorio o de Graaf.

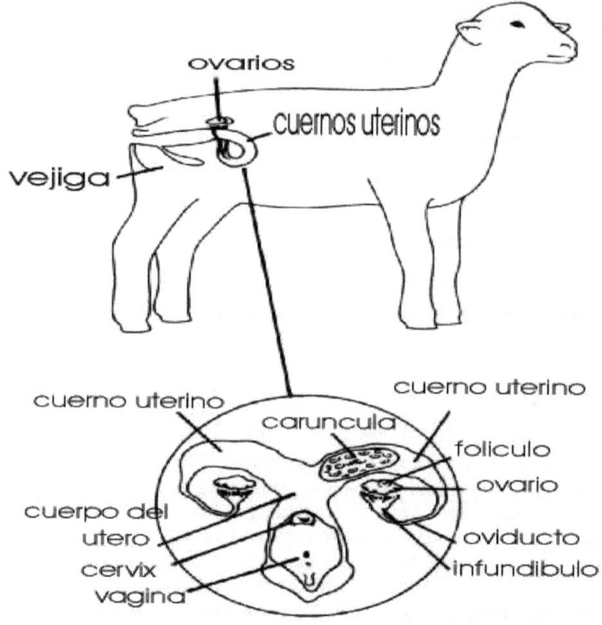

Figura 1. Diagrama que ilustra la anatomía del aparato genital de la oveja y la orientación de cada uno de los órganos (Cortesía de MVZ M. García G.).

Oviducto, existe una íntima relación anatómica entre el ovario y el oviducto, ya que el ovario descansa en una bolsa ovárica. Esta bolsa, en animales de granja está constituida por los oviductos, los cuales están suspendidos en la mesosalpinx, derivado de la capa lateral del ligamento ancho, por un pliegue peritoneal, el cual se une a la porción superior del oviducto (Hafez, 1987).

El oviducto se divide en fimbria e infundíbulo, es la abertura abdominal en forma de canal, la dilatación más distal se llama ampula; el istmo es la porción angosta proximal del oviducto que conecta con el endometrio uterino.

La función del oviducto es dar paso a los óvulos y ayudar a los espermatozoides a llegar al óvulo en direcciones opuestas, casi simultáneamente. La mesosalpinx y la musculatura del oviducto se coordina mediante las hormonas ováricas, E_2 y P_4 (Hafez, 1987).

El oviducto es un órgano derivado del conducto de Muller, el cual presenta una continuidad tubular desde la cercanía del ovario, hasta el útero (De Alba, 1985). También se le denomina trompa de falopio, sus dimensiones son de 6 a 10 cm^2 de área superficial y 2 mm de diámetro. El oviducto posee tres capas celulares, la más externa, de tejido conjuntivo, es la túnica serosa, la intermedia, compuesta de fibras musculares lisas circulares y longitudinales, se le denomina túnica muscular y la túnica mucosa o capa interna, que contiene células epiteliales secretoras y ciliadas (Bearden y Fuquay, 1982).

Utero, el útero consta de dos cuernos, un cuerpo y un cervix. En la oveja, el útero es del tipo bipartido, por lo que tiene un tabique que separa los dos cuernos y un cuerpo prominente. Las paredes del útero constan de una membrana mucosa interna o endometrio, una capa intermedia o miometrio y una serosa externa. Desde el punto de vista fisiológico, sólo se reconocen dos capas, el endometrio y el miometrio.

El miometrio, consta de tres capas de musculatura lisa y están sujetas a considerable hipertrofia, durante la gestación; y el endometrio o mucosa interna, merece especial atención por su disposición para recibir el óvulo fecundado, nutrirlo, desarrollarlo y permitir el contacto con la placenta, durante toda la preñez (De Alba, 1985).

El útero desempeña un buen número de funciones, el endometrio y los líquidos secretados por el mismo son de importancia en el proceso de la reproducción; y específicamente sobre el transporte de esperma, la regulación de la función del CL, y la implantación, la preñez y el parto.

Cérvix o cuello uterino, es una estructura de tipo fibromuscular que se proyecta en sentido caudal hacia la parte anterior de la oveja, éste separa el útero de la vagina. El cuello uterino es un órgano fibroso de tejido conjuntivo, con sólo un poco de tejido muscular liso.

El cuello se caracteriza por tener una pared gruesa y una luz constreñida. Aunque su estructura difiere entre los animales de granja, en rumiantes, tiene forma de bordes transversales y alternados, llamados anillos, los cuales son prominentes en vacas y ovejas, en los que se juntan unos con otros y cierran perfectamente el cuello. Durante el estro, el cuello se relaja ligeramente y permite que el esperma penetre en el útero. Las secreciones mucosas son expulsadas por la vulva.

El cuello facilita el flujo del esperma debido al moco cervical, actúa como reservorio de esperma y puede intervenir en la selección de esperma viable impidiendo, por lo tanto, el transporte de esperma defectuoso. El cuello también sirve como barrera fisiológica que separa el medio externo del interno, no permitiendo la entrada de líquidos y otros agentes extraños durante la gestación (Sorensen, 1982).

Vagina, la vagina actúa como vía de paso del feto, hacia el exterior después de la cópula (McDonald, 1987). La pared vaginal consta de un epitelio superficial, una capa muscular y una serosa. La capa muscular no está bien desarrollada como las partes externas del útero, posee tejido conjuntivo denso y laxo. El epitelio que reviste la superficie interna está compuesto de células epiteliales escamosas estratificadas y sin glándulas. La vagina es el órgano copulatorio en el que se deposita el semen hasta que los espermatozoides son transportados por medio de contracciones y ayudados por el moco cervical. La vagina sirve de conducto excretor de las secreciones del cuello, endometrio y oviducto; también sirve de vía de salida del feto durante el parto. Estas funciones favorecen al parto, debido a varias características fisiológicas, como contracción, expansión, involución, secreción y absorción.

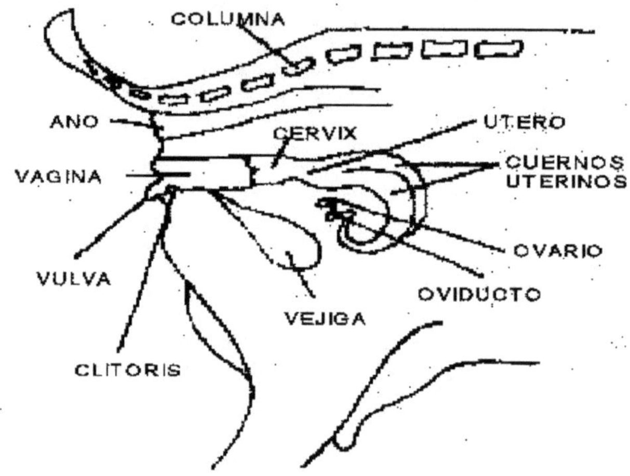

Figura 2. Diagrama que ilustra los órganos del aparato de la reproducción en la cabra (Cortesía de MVZ M. García G).

Genitales externos, los genitales externos están formados por los labios mayores, los menores y el clítoris; éste es homólogo embriológicamente del pene y los labios mayores del escroto. Durante el estro, mientras dominan los E_2 los labios vulvares se inflaman, congestionan y edematizan. En torno a la vulva, existen glándulas sebáceas y en el interior del vestíbulo destacan las glándulas de Bartholin, que secretan moco lubricante para facilitar el proceso copulatorio (McDonald, 1983).

BIBLIOGRAFÍA

Austin, C. R. and R. V. Short (Editores). 1982. Reproduction in mammals, Volumes I to V, Cambridge University Press, London.

Baker, T. G. 1972. Gametogenesis. European Journal of Endocrinology 71(Suppl. 1):S18-S41.

Bearden, H. J. y J. Fuquay. 1982. Reproducción animal aplicada. Aparato reproductor de la hembra. El Manual Moderno, México, D.F., pp. 6-38.

De Alba, J. 1985. Mecanismos hormonales reguladores de la reproducción y funcionamiento del sistema reproductivo de la hembra. In: Reproducción Animal, J. de Alba (Ed.), Editorial Prensa Medica Mexicana, México, D. F., pp.1-48; 89-122.

Hafez, E. S. E. 1987. Endocrinología de la reproducción. Reproducción e Inseminación Artificial en Animales, Lea & Febiger, Philadelphia, PA, U. S. A. Pp. 91-101; 319-340.

McDonald, L. E. 1987. Reproducción y endocrinología veterinaria. 2ª. Ed. Editorial Interamericana, México, D.F., pp. 365-371.

Sorensen Jr., A. M. 1982. Reproducción animal. Principios y prácticas. McGraw Hill, México, D. F., 539 p.

SI-2

FISIOLOGÍA Y ENDOCRINOLOGÍA DE LA REPRODUCCIÓN EN OVEJAS Y CABRAS

Arnoldo González R.1, Nazario Pescador S.2, Froylán A. Lucero M.1 y José F. Vázquez A.2
1 Universidad Autónoma de Tamaulipas, 2 Universidad Autónoma del Estado de México

LA REGULACIÓN DE LA REPRODUCCIÓN EN LA OVEJA Y LA CABRA

La mayoría de las funciones del organismo animal son de naturaleza temporal, algunas de éstas funciones son también cíclicas; una de éstas funciones temporales y cíclicas es la reproducción en la hembra. La reproducción en la oveja es cíclica también, éste principio aplica tanto para las funciones de regulación de la reproducción, como para los eventos de la reproducción. La oveja y la cabra presentan una temporada de actividad reproductiva, seguida por una temporada de inactividad; de igual manera, la actividad hormonal y la regulación también es cíclica (Figura 1).

Se pueden reconocer, para fines de estudio en cada individuo, dos ejes esenciales que regulan la actividad del organismo, el eje del sistema nervioso y el eje del sistema endocrino. Estos dos sistemas constituyen el complejo denominado sistema neuroendocrino o también eje hipotálamo-hipófisiario-gonadal. El concepto inicial relativo a la participación del sistema nervioso central en la regulación de la adeno-hipófisis, se deriva de las observaciones de efectos ambientales, como la luz, capacidad copulatoria para estimular la ovulación y también el efecto del amamantamiento de las crías y la regulación del ciclo estrual. El hipotálamo regula la hipófisis, algunos centros o áreas del mismo se encuentran específicamente implicados en la liberación de hormona luteinizante (LH) y hormona folículo estimulante (FSH), mediante la regulación de la hormona liberadora de gonadotropinas (GnRH, McDonald, 1983). La mayoría de los sistemas fisiológicos del organismo animal se regulan por medio de hormonas, existen algunas que se denominan neurohormonas; las hormonas son compuestos producidos por glándulas específicas, las hormonas viajan por la sangre para actuar sobre los tejidos blanco. La acción y los efectos de cada hormona son específicos para cada función, por ejemplo, la progesterona es una hormona que apoya la gestación, no tiene efectos sobre la ovulación.

LAS GLÁNDULAS DE LA REPRODUCCIÓN

Hipotálamo

El hipotálamo se localiza en la base anterior del cerebro, por encima del paladar, inmediatamente atrás de la región nasal, es una porción nerviosa del encéfalo que se comunica ampliamente con el medio externo a través del sistema límbico, formado por el quiasma óptico, el bulbo olfatorio, la amígdala y otras estructuras (Hafez, 1987). El hipotálamo también posee una conexión importante con la glándula pineal, por medio de fibras nerviosas que recorren el fornix. El hipotálamo se conecta con la hipófisis de dos maneras, la adenohipófisis, mediante un sistema vascular y con la neurohipófisis, a través de conexiones nerviosas directas (De Alba, 1985, Hafez, 1987).

La actividad del hipotálamo consiste en la producción de factores liberadores e inhibidores, es decir, hormonas que regulan la actividad hipofisiaria. Como el GnRH, el cual es un decapéptido, de peso molecular de 1183 daltons (McDonald, 1983).

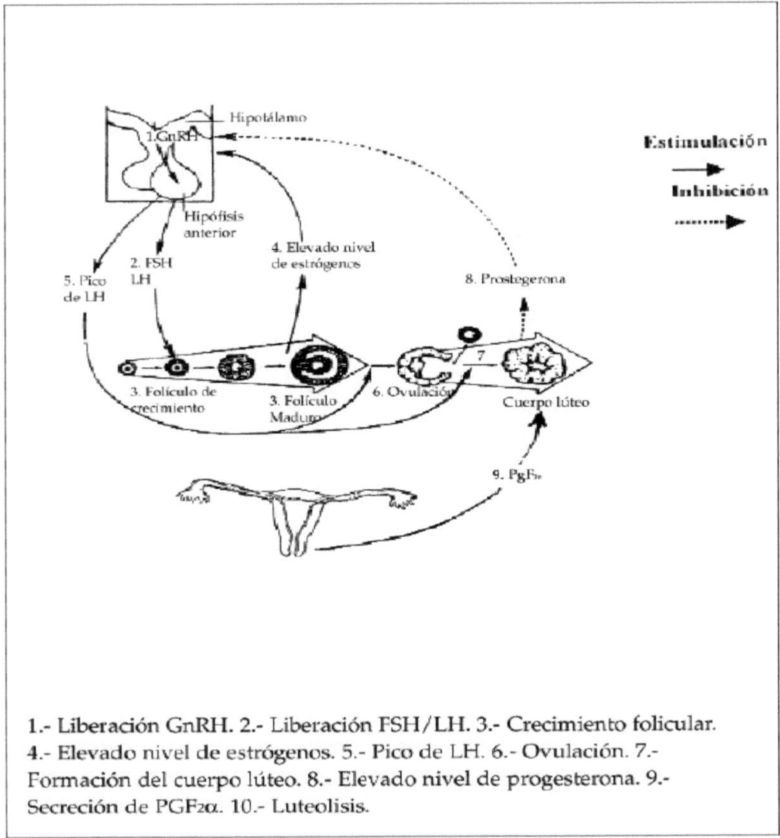

1.- Liberación GnRH. 2.- Liberación FSH/LH. 3.- Crecimiento folicular. 4.- Elevado nivel de estrógenos. 5.- Pico de LH. 6.- Ovulación. 7.- Formación del cuerpo lúteo. 8.- Elevado nivel de progesterona. 9.- Secreción de PGF2α. 10.- Luteolisis.

Figura 1. Diagrama que ilustra los mecanismos de regulación de la reproducción, así como las relaciones entre el sistema neuroendocrino y el sistema genital de la oveja.

Este regula la secreción de la hormona folículo estimulante (FSH) y la de la hormona luteinizante (LH), el factor inhibidor de prolactina (PIF), el factor liberador de la hormona adrenocorticotrópica (ACTH-RH), que se producen en el hipotálamo y la hormona oxitocina, que es transportada por vía nerviosa, se libera de la neurohipófisis (McDonald, 1983).

Hipófisis o pituitaria, hormonas y funciones

La hipófisis está formada por la confluencia de dos rudimentos embriológicos primarios, uno procede del encéfalo y el otro del epitelio de la cavidad bucal, estos se convierten en neurohipófisis y adenohipófisis, ésta glándula se localiza en la silla turca del hueso esfenoide y forma la base del hipotálamo, también localizada por encima del paladar (McDonald, 1983).

Anteriormente, la hipófisis fue considerada como el centro de la endocrinología del organismo y una glándula esencial para la vida. A principios de éste siglo, se descubrió que no era necesaria para la vida. La hipófisis elabora un gran número de hormonas peptídicas o protéicas, muy distintas tanto en tamaño molecular, como en estructura química, variando desde los octapéptidos procedentes de la sección nerviosa, a hormonas compuestas de aminoácidos y carbohidratos, de hasta 200 aminoácidos (McDonald, 1983).

De las hormonas liberadas por la hipófisis anterior, la FSH y LH regulan el crecimiento folicular, la ovulación y el crecimiento del CL en el ovario y son reguladas mediante mecanismos de retroalimentación negativa por los estrógenos (E2) y la progesterona (P4; Hafez, 1987). Existen varios tipos de células en la adenohipófisis, las células basófilas del tipo delta, son las células que secretan FSH y LH; por lo que se denominan gonadotrópas (McDonald, 1983).

En la hembra, la FSH estimula el crecimiento y la maduración de los folículos en el ovario y representa el factor principal para inducir el crecimiento en el ovario. Los folículos permiten el desarrollo del ovocito, previo a la ovulación, una vez que ocurre la ovulación y se expulsa el óvulo, la pared del folículo da origen al cuerpo lúteo o cuerpo amarillo (CL). La FSH y la LH se separan en dos subunidades; alfa y beta, con peso molecular de 16,000 daltons cada una, no tienen actividad biológica propia, pero se pueden intercombinar para ejercer dicha actividad (Hafez, 1987). El peso molecular de la FSH es de 32,000 daltons en la oveja y su estructura se ha determinado para varias especies (McDonald, 1983). La liberación de FSH se encuentra bajo regulación hipotalámica e incluye un mecanismo de retroalimentación, en el cual participan las hormonas esteroides y proteicas del ovario y factores del medio ambiente, como la estación y la duración de los días.

La LH es una glucoproteína compuesta de subunidades alfa y beta, y funciona en conjunto con la FSH, para inducir la secreción de E_2 de los folículos, previa a la elevación preovulatoria de la LH, a ésta se le atribuye la ruptura de la pared folicular, durante la ovulación (Hafez, 1987). La LH Tiene un peso molecular de 40,000 daltons. La regulación de la secreción de LH de la hipófisis depende de mecanismos de regulación hipotalámica, que consisten en parte de un sistema de retroalimentación, participando las hormonas esteroides de las gónadas (McDonald, 1983).

Glándula pineal, la melatonina y funciones

La luz probablemente es el factor más importante entre los que influyen en el hipotálamo, pituitaria y las gónadas; en las especies estacionales, como la oveja de lana. Por su respuesta a la luz, los animales domésticos se clasifican en tres grupos, en los animales del primer grupo, la pituitaria se activa mediante períodos cortos de iluminación diaria o descendientes, como lo es la disminución de las horas luz (Ovejas, cabras). El segundo, comprende aquellos animales que responden a períodos largos o crecientes (Aves, caballos, asnos). El tercero, en los que la sensibilidad a la estimulación fotoperiódica es difícil de caracterizar, o no responden a la luz, como en el ganado vacuno y cerdos (Dukes y Swenson, 1981).

Aparentemente, ésta influencia de la luz es mediada por la glándula llamada pineal, la cual sincroniza la función de las gónadas por medio de hormonas, como la melatonina. La glándula pineal (epífisis) se encuentra en la parte posterior del tercer ventrículo, cerca del cerebelo, en la parte posterior, es de figura cónica, se encuentra adherida al cerebro pero no recibe inervación de éste, sino del simpático. Se cree que es una glándula de secreción interna, su influencia se determina por medio de las hormonas hipofisiarias. La serotonina es la hormona secretada por la glándula pineal y la melatonia que es derivada de la serotonina y liberada de la pineal, son substancias muy similares a la norepinefrina, que se sintetiza de la médula adrenal (McDonald, 1983).

Adrenales o suprarenales, funciones y hormonas

Las glándulas adrenales o suprarenales se localizan encima de los riñones, de ahí su nombre, son las encargadas de regular el metabolismo de la energía y las proteínas, además de mantener el balance hídrico y electrolítico del animal; secretan dos tipos de hormonas. La corteza secreta esteroides, los corticosteroides, como los mineralocorticoides y los glucocorticoides y esteroides sexuales, como los andrógenos, principalmente. La médula adrenal secreta adrenalina y noradrenalina, las cuales son esenciales para la vida, ya que éstas hormonas son responsables de todas las situaciones de alerta y tensión del organismo animal. Las glándulas adrenales son esenciales para la vida (McDonald, 1983).

Ovarios, hormonas y sus funciones

Los ovarios en la oveja, al igual que los testículos, son los encargados de producir los gametos para que se lleve a cabo la fecundación y en consecuencia la reproducción. Los ovarios se encargan de producir hormonas también, es decir, realizan dos funciones, una exocrina, la producción de óvulos y otra endocrina, la producción de hormonas esteroides, como los E2 y la P4, además de inhibina y relaxina. El desarrollo de los folículos del ovario ocurre en forma continua, después del nacimiento, es solo durante la fase folicular del ciclo estrual (ver fases), cuando se desarrollan el o los folículos que van a ovular. La oveja produce de uno hasta 6 o 7 óvulos en forma natural, en cada ciclo estrual. Las funciones de secretar hormonas en el ovario son temporales y cíclicas, es decir, el ovario funciona como glándula temporal; durante la fase folicular se desarrollan los folículos y secretan inhibina y grandes cantidades de E2, el principal en la oveja es el estradiol 17β; después de la ovulación, el folículo se rompe, expulsa el óvulo y se empieza a formar el cuerpo lúteo o cuerpo amarillo, el CL es responsable de producir grandes cantidades de P4. El estradiol 17β es el responsable de la conducta sexual de la oveja, de permitir la monta y del desarrollo de la ubre durante la gestación, también actúa para permitir el parto. La P4 es responsable de mantener la gestación, si no hay P4, no hay gestación, también evita que se presente el aborto y promueve el desarrollo de la ubre durante la gestación. La inhibina es la hormona responsable de bloquear la secreción de FSH (McDonald, 1983).

Utero y placenta, hormonas y funciones

El útero y la placenta también funcionan como glándulas endocrinas temporales, es decir, solo durante un periodo de tiempo producen hormonas. El útero produce prostaglandinas al final del ciclo estrual, principalmente la prostaglandina F2α (Pg F2α), ésta es responsable de destruir el CL del ovario, para permitir que se presente el próximo ciclo estrual. Si ocurrió la fecundación y el embrión se desarrolla y se implanta en el útero, la Pg F2α no se produce y el CL continua funcionando; si el CL se destruye por alguna causa, durante las primeras etapas de la gestación, o se inyecta la Pg F2α, se provoca el aborto. Durante la gestación, se forma la placenta, la parte del útero que es de origen fetal, ésta sirve de cubierta y protección al feto; la placenta produce hormonas (Hormonas gonadotrópicas de origen coriónico), cuyas funciones son similares a la FSH y la LH, la función principal es proteger al CL del ovario, para que a su vez permita continuar la gestación. Al término de la gestación, la placenta es expulsada, después del nacimiento de la cría (McDonald, 1983).

EL CICLO REPRODUCTIVO EN LA OVEJA Y A CABRA

Como ya se mencionó, la oveja y lacabra poseen un patrón de reproducción cíclico, lo anterior se traduce a un ciclo reproductivo anual, durante el año, la hembra presenta una temporada o ciclo de actividad reproductiva o temporada de brama (Como en los venados), que se alterna con una temporada de anestro o inactividad reproductiva, durante éstas, se alterna la reproducción, con menor o mayor intensidad.

Dentro de la temporada de brama o reproductiva, la oveja presenta uno o varios ciclos estruales, y continua presentando ciclos estruales hasta que no quede preñada o gestante, la gestación interrumpe la actividad reproductiva; un ciclo estrual presenta también altas y bajas en actividad. El periodo postparto y la lactancia, también representa una etapa de cambios en actividad reproductiva y hormonal. El primer ciclo en la vida de la oveja, se representa por la aparición de la pubertad, o el inicio de la actividad sexual, después del nacimiento. Una vez que la oveja adquiere la pubertad, ésta presenta su vida reproductiva, interrumpida solo por la temporada de anestro y la gestación. El ciclo reproductivo anual de la hembra está principalmente regulado por el medio ambiente y el genotipo del animal. El medio ambiente comprende factores climáticos y de época del año y el manejo, éstos interactúan para determinar cuando conviene a la oveja que se reproduzca, de tal manera, que las crías nazcan en la temporada de mayor producción de zacate.

Pubertad y madurez sexual

La pubertad ocurre cuando la oveja adquiere cierto grado de madurez anatómica y fisiológica, esto es alrededor de 8 a 10 meses, cuando la oveja pesa aproximadamente el 60 % de su peso adulto; lo que quiere decir si una oveja pesa en su madurez 60 kg, entrará a la pubertad cuando pese 36 Kg. Además de la obtención del peso deseable para que muestre ciclos estruales periódicos, la oveja necesita madurar su sistema neurohormonal, es decir, la hembra requiere de que hipotálamo, hipófisis, ovarios y útero adquieran la capacidad de funcionar en forma cíclica, además y que la oveja también adquiera la capacidad de mostrar estro (McDonald, 1983).

El ciclo anual: Estación de reproducción y estación de anestro

La reproducción en la hembra presenta una temporada de actividad reproductiva alta, la cual comprende desde mayo hasta enero, seguida ésta por una temporada de baja actividad reproductiva, la cual comprende de febrero a mayo; éstos períodos pueden variar dependiendo del año, precipitación, raza, alimentación y condición corporal de la oveja. Estos cambios en actividad reproductiva ocurren en actividad estrual, tasa de ovulación, tasa de concepción y tasa de gestación, y finalmente en prolificidad, o el número de crías al parto. Lo interesante de conocer ésta información radica en que se puede utilizar para determinar la mejor época de empadre, además de lo anterior habría que considerar la necesidades del mercado, para establecer la época de empadre mas conveniente.

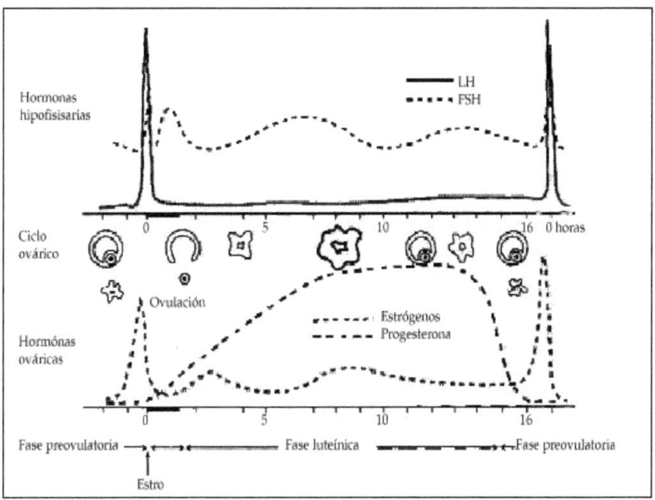

Figura 2. Diagrama que ilustra las fases del ciclo estrual en la oveja, la fase folicular o preovulatoria y la fase lútea o luteínica, también se muestran los niveles de hormonas gonadotrópicas (panel superior) y los niveles de hormonas ováricas (panel inferior); así como, los cambios en las estructuras ováricas que ocurren durante el ciclo estrual.

La estacionalidad y el fotoperiodo en ovinos y caprinos: El rol de la glándula pineal y la melatonina

Existen diferentes procesos fisiológicos que modulan diferentes funciones fisiológicas en relación a la estación. Entre ellas se puede citar, dependiendo de la especie, la hibernación, las variaciones en el crecimiento del pelo, la muda, la deposición de reservas de energía en el tejido adiposo etc. De todos modos un proceso común a la mayoría de las especies animales es la ausencia de ciclos reproductivos durante un periodo del año en el cual la fecundación llevaría consigo el nacimiento en un momento desfavorable para la supervivencia de los recién nacidos. Esta estacionalidad de la reproducción conduce generalmente a que los partos se produzcan al final del invierno y primavera lo que permite que existan las condiciones más favorables para el mantenimiento de la lactación y la supervivencia de las crías. Por lo tanto la estacionalidad de la reproducción de la especie ovina es uno de los factores más importantes que condicionan las producciones de la explotación ovina.

La necesidad de prever unos meses antes el momento más favorable para los partos implica la utilización por el animal de un indicador fiable que le indique el momento del año. El factor medio ambiental utilizado por la mayoría de las especies es la variación de la duración del día, o fotoperiodo.

EL CICLO REPRODUCTIVO ANUAL EN LA OVEJA Y LA CABRA

Variacion estacional de la actividad sexual

En la especie ovina, en nuestras latitudes, la reproducción tiene un carácter estacional muy marcado, caracterizado por la alternancia de un periodo de reposo sexual en primavera y verano, y de un periodo de actividad reproductiva en otoño e invierno (Yeates, 1949; Thimonier y Mauleón, 1969; Ortavant *et al.*, 1985). El periodo de reposo sexual se caracteriza por el establecimiento de un estado de inactividad sexual, asociado habitualmente a la ausencia de ovulación. Este periodo existe en todas las razas descritas fuera de los trópicos existiendo un gradiente de estacionalidad cuando la latitud se incrementa. En el norte de Europa la duración del anoestro puede llegar a 260 días (Hafez, 1952), mientras que en el sur de Europa o en nuestras latitudes la duración del anoestro está limitada entre unos 50 y 130 días. Por el contrario, la época de actividad sexual se caracteriza por la sucesión de ciclos sexuales cada 15-18 días (Thimonier y Mauleón, 1969). En el morueco, la producción espermática varía igualmente a lo largo del año. Así, Dacheux *et al.* (1981) observaron que la producción de espermatozoides era cuatro veces más elevada en otoño que en invierno.

Las variaciones de la actividad sexual resultan de cambios en la secreción de hormonas gonadotropas, LH y FSH (Karsch *et al.*, 1984) que conllevan la ausencia de ovulación espontánea durante varios meses del año debido a la disminución en el crecimiento folicular ovárico. La estación del año influencia la frecuencia de pulsos de liberación de LH, por dos mecanismos complementarios: uno dependiente de los esteroides ováricos y otro independiente de los mismos (Pelletier y Ortavant, 1975; Karsch *et al.*, 1984). En la oveja y el morueco, estos cambios de la actividad hipofisaria dependen de cambios en la secreción pulsátil de LHRH desde el sistema nervioso central (SNC), 16 pulsos en 12 horas durante la época de actividad sexual frente a menos de 1 pulso durante el periodo de anestro estacional (Avdi *et al.*, 1993). Por lo tanto estos cambios están claramente controlados por el cerebro. Esta diferencia en la secreción de LH entre estaciones está fuertemente acrecentada con la presencia de estradiol o testosterona. Así, en la oveja ovariectomizada tratada con un implante de estradiol liberando tasas análogas a las que se observan en medio de la fase folicular, han mostrado 1 pulso cada 12-24 horas durante la época de anoestro estacionario, mientras que durante la época de actividad sexual se observa 1 pulso cada 30 minutos (Karsch *et al.*, 1984). Por consecuencia, los cambios a la sensibilidad al estradiol son el principal mecanismo responsable de la estacionalidad de la reproducción. Estas variaciones en la sensibilidad al estradiol son el origen de un modelo experimental muy utilizado: la oveja ovariectomizada con un implante de estradiol liberando una cantidad constante de la hormona. Las concentraciones plasmáticas de LH que son medidas en este animal reflejan las modificaciones de la sensibilidad al estradiol y son perfectamente correlacionadas con las variaciones de la actividad ovulatoria de la hembra entera (Karsch *et al.,* 1984).

Control del ciclo anual de la reproduccion por el fotoperiodo

El papel del fotoperiodo como controlador de la actividad reproductiva, ha sido puesto en evidencia en una serie de experiencias mostrando que el periodo de actividad sexual puede ser desplazado en el tiempo modificando el régimen fotoperiódico sin cambiar otros factores medio ambientales:

- Inversión artificial del fotoperiodo natural anual, produciendo un cambio de 6 meses en el momento en que se produce la estación sexual en relación al año natural (Yeates, 1949; Thwaites, 1965).
- Ritmos fotoperiódicos semestrales, reproduciendo cada 6 meses las variaciones anuales del fotoperiodo, de manera que las ovejas presentan dos estaciones de reproducción al año (Mauleón y Rougeot, 1962).

Por otro lado, la utilización de alternancia entre días cortos y días largos constantes, muestra que los pasos a días cortos y a días largos conllevan una estimulación y una inhibición de la actividad reproductiva, con un tiempo de latencia en cada caso. Por ejemplo, en el caso de la oveja la alternancia de 90 días largos y 90 días cortos induce el inicio de la actividad ovulatoria o el aumento en la secreción de LH tras 40-60 días tras el paso de los animales de días largos a cortos mientras que la inactividad reproductiva se manifiesta tras 20-30 días después del paso de días cortos a largos (Karsch *et al.,* 1984; Thimonier, 1989). (A modo de ejemplo en el caso de la cabra Chemineau *et al.* (1988) indican que el inicio de la actividad ovulatoria se produce tras 74-85 días, indicando que los ovinos responden antes que los caprinos a los tratamientos fotoperiódicos). Los efectos estimulantes de los días cortos han conducido a denominar a la especie ovina como especie de días cortos.

Pero la regulación del ciclo reproductivo a lo largo del año por el fotoperiodo es algo más complejo que el resultado de los efectos estimulatorios de los días cortos y los efectos inhibitorios de los días largos. El inicio de la estación sexual, que en nuestras razas se produce a mediados de agosto, parece resultar de la acción estimulante de los días decrecientes tras el solsticio de verano, mientras que la parada de esta actividad reproductiva parece estar provocada por el aumento de la duración del día tras el solsticio de invierno. Parece ser que, la regulación del ciclo anual de la reproducción es mucho más complicado, sobre todo por la existencia de los estadios de fotorrefractariedad. En el caso de la oveja la disminución de la duración del día tras el solsticio de verano no es en realidad el responsable del inicio de la estación sexual; ya que se ha observado que la actividad sexual de ovejas mantenidas en duración constante de día similar a la del solsticio de verano a partir del mismo, comienza al mismo tiempo que en los animales testigos mantenidos en fotoperiodo natural (Thimonier *et al.,* 1978; Robinson *et al.,* 1985; Worthy *et al.,* 1985). Sucede lo mismo con ovejas mantenidas en fotoperiodo creciente continuamente a partir del equinoccio de primavera e incluso a partir del solsticio de verano (Malpaux *et al.,* 1989). En el momento de inicio de la estación sexual, los animales parecen ser refractarios a la acción inhibitoria de los días largos ambientales. En lo que respecta al final de la estación sexual, se puede aplicar la misma conclusión. Las ovejas se hacen refractarias a los efectos estimulantes de los días cortos. Así las ovejas mantenidas en días cortos a partir del solsticio de invierno o expuestas a un fotoperiodo continuamente decreciente a partir del equinoccio de otoño, cesan su actividad sexual en el mismo momento que los testigos sometidos a un fotoperiodo natural (Worthy y

Haresign, 1983; Robinson y Karsch, 1984; Malpaux *et al.,* 1988). Es decir, el efecto estimulatorio de los días cortos no es permanente, pues si los animales son expuestos a días cortos constantes cesan su actividad reproductiva, haciéndose refractarios a los mismo, a los 120-150 días de exposición (Thimonier, 1989). Lo mismo sucede con los días largos: tras una prolongada exposición, los animales se hacen refractarios y comienzan su actividad ovulatoria a los 6 meses del comienzo de la misma (Thimonier, 1989).

Estos estados refractarios esenciales para el desarrollo de la actividad sexual podrían ser la expresión de un ritmo endógeno de reproducción. La existencia del mismo ha sido demostrada en ovino y en otras especies: los animales mantenidos en días cortos o largos constantes durante varios años continúan mostrando alternancia entre periodos de reposo y de actividad sexual (Karsch *et al.,* 1989; Thimonier, 1989). De todos modos estos periodos de actividad reproductiva se producen de una forma desincronizada entre los animales con respecto a la estación reproductiva normal. El periodo de este ciclo endógeno varía generalmente entre 8-10 meses. Por ejemplo, ovejas Suffolk expuestas a días cortos constantes durante 4 años, mostraron variaciones de la actividad gonadotropa. Los ciclos de secreción de LH no estaban sincronizados entre animales pero se caracterizan por un periodo de duración de 1 año (Karsch *et al.,* 1989). Por lo tanto el papel del fotoperiodo natural sería el de sincronizar el ritmo endógeno de reproducción y de ajustarlo a un año.

Es muy importante indicar que la percepción del fotoperiodo durante ciertos periodos críticos del año podrían ser críticos y suficientes para regular el ritmo endógeno de la reproducción. Así, en la oveja, los resultados de diversas experiencias (Malpaux *et al.,* 1989; Malpaux y Karsch, 1990; Wayne *et al.,* 1990; Woodfill *et al.,* 1991) sugieren que los días largos de primavera juegan un papel muy importante para regular el ritmo endógeno de la reproducción y sobre todo determinar el momento de inicio de la estación sexual al final del verano. Los días cortos intervendrían posteriormente para mantener esta actividad. Este modelo se ha propuesto tras los resultados obtenidos en la oveja y su validez debería ser manifestada en los moruecos y en otras especies.

Por otro lado, la experiencia fotoperiódica previa también condiciona la respuesta a los cambios en la duración del día. Así, 12 horas de luz diarias pueden ser interpretadas como día corto si los animales estaban recibiendo previamente 16 horas de luz, pero serán interpretados como días largos si sólo recibían 8 horas de luz.

Mecanismos de acción del fotoperiodo

Traducción de la información fotoperiódica en una señal hormonal

En los mamíferos domésticos, la información fotoperiódica es percibida por la retina y trasmitida por vía nerviosa a la glándula pineal en varias etapas. La información fotoperiódica es transmitida de la retina a los núcleos supraquiasmáticos por el intermediario de la vía monosináptica retino-hipotalámica (Herbert *et al.,* 1978; Legan y Winans, 1981). A partir de ésta, la señal es transportada al núcleo hipotalámico paraventricular, y posteriormente a un conjunto de células intermediolaterales situadas en la médula torácica y a continuación a los ganglios cervicales superiores (Lincoln, 1979; Swanson y Kuypers, 1980; Klein *et al.,* 1983). Finalmente, la señal llega a la glándula pineal a través de las neuronas simpáticas postglanglionares. La importancia funcional de estas vías fotoneuroendocrinas ha sido demostrada experimentalmente en la rata y es admitido que son similares en el resto de otros mamíferos (Ovino: Legan y Winans, 1981). Por otra parte, en esta especie, el papel de la retina, de los ganglios cervicales superiores y de los núcleos supraquiasmáticos ha sido establecido mostrando como la lesión de los mismos modifica la respuesta al fotoperiodo (Lincoln, 1979; Domanski *et al.*, 1980; Legan y Karsch, 1983; Tessoneaud *et al.*, 1995).

La glándula pineal, no emite proyecciones nerviosas, por lo que su influencia sobre los factores fisiológicos debe realizarse a través de un intermediario endocrino. La principal hormona secretada por la glándula pineal es la melatonina y es la que traduce los efectos del fotoperiodo sobre la función de reproducción.

La melatonina

Ritmo de secrecion

La melatonina es secretada por la glándula pineal según un ritmo de secreción que está bien definido (Rollag y Niswender, 1976; Arendt, 1986). En los ovinos, las concentraciones plasmáticas diurnas son bajas (< 5pg/ml), mientras que los niveles nocturnos son elevados y varían desde 50 hasta 1000 pg/ml. Este ritmo, nocturno de la secreción de melatonina es un ritmo endógeno. En efecto, si los animales son mantenidos en oscuridad constante, la secreción de melatonina sigue siendo rítmica pero el periodo del ciclo es diferente a 24 horas y no está sincronizado entre individuos (Ebling *et al.*, 1988). El papel de la luz es por lo tanto el de sincronizar este ritmo endógeno a un periodo de 24 horas. Este efecto implica el "reloj circadiano" del organismo que son los núcleos supraquiasmáticos que controlan la secreción de melatonina. Es necesario indicar que la luz también ejerce un efecto inhibidor de la secreción de melatonina, ya que la iluminación de los animales durante el periodo de oscuridad provoca una caída de los niveles plasmáticos de melatonina.

La secreción exclusivamente de melatonina durante el periodo de oscuridad se observa en todos los mamíferos pero con diferencia en sus concentraciones plasmáticas. Otra diferencia es el perfil de la secreción, ya que en el caso de ovinos y caprinos ésta comienza rápidamente después del comienzo de la noche (Menos de 10 minutos) y posteriormente permanecen elevados durante el resto de la noche (Malpaux *et al.*, 1988). Durante la noche las concentraciones de melatonina varían considerablemente, lo que sugiere una liberación pulsátil de esta hormona (Malpaux *et al.*, 1987, 1988). En el caso de otras especies, en particular el hámster dorado y el hombre, el inicio de la secreción de melatonina es mucho más lento. En el caso de los ovinos, si bien los niveles de melatonina varían mucho a lo largo de la noche e igualmente existe una gran variabilidad individual entre animales, la concentración plasmática nocturna media es una característica muy repetible para cada animal (0.7 en ovejas Ile de France: Beltrán de Heredia *et al.*, 1993; 0.6-0.8 en ovejas Raza Aragonesa y Salz, respectivamente, Zarazaga, 1994).

La melatonina llega a la circulación general a través de la vena de galiano, estando igualmente, presente en el líquido cefalorraquídeo a concentraciones 2-10 veces más elevadas que en la circulación periférica. La importancia funcional de estas elevadas concentraciones es todavía desconocida.

Si bien la melatonina puede ser sintetizada en otras estructuras diferentes a la glándula pineal, la pinealectomía provoca unas concentraciones nocturnas de melatonina que son indetectables, lo que indica que ésta es la principal fuente de secreción de melatonina.

Síntesis y degradación de melatonina

La melatonina se sintetiza a partir del triptófano en los pinealocitos. Al contrario de lo que sucede con otras hormonas, la melatonina no es almacenada en vesículas antes de su liberación (Reiter, 1981). La vía de síntesis incluye sucesivamente: 5-hidroxitriptófano, serotonina, N-acetilserotonina, Melatonina. La transformación del triptófano en 5-hidroxitriptamina por la Triptófano hidroxilasa es una etapa limitante de la síntesis de serotonina en la glándula pineal, pero la regulación parece hacerse por el intermediario de la N-acetiltransferasa que cataliza la transformación de la serotonina en N-acetilserotonina.

El comienzo de la noche está acompañado por un incremento rápido en la liberación de noradrenalina a nivel de la glándula pineal por las terminaciones nerviosas que provienen de los ganglios cervicales superiores. La noradrenalina se une a la vez a dos tipos de receptores (α y β), lo que provoca un aumento de AMP_c (Klein, 1985). La participación exacta de estos dos tipos de receptores queda por ser establecida todavía. Podrían actuar conjuntamente o también podría ser que los receptores α_1 podrían potenciar la activación de los receptores β (Klein, 1985). El AMP_c activa una protein quinasa que estimula la actividad de la NAT. En el caso de la oveja, trabajos recientes, sugieren la existencia de un mecanismo de regulación de la secreción de melatonina independiente de la NAT pero dependiente del calcio (Van Camp *et al.*, 1991).

En los mamíferos, la melatonina es metabolizada en 6-hidroxi-melatonina por el hígado y los riñones (Yu *et al.*, 1993). Este metabolito es excretado en la orina bajo forma sulfatada o ácido glucurónico. La melatonina, también se metaboliza en el cerebro en forma de N-acetil-5-metoxikerunamina (Hirata *et al.*, 1974).

Importancia de la secreción de melatonina

La importancia de la melatonina en el control de la reproducción ha sido demostrada por la posibilidad de producir efectos de días cortos en animales que eran expuestos a días largos. En días largos, la melatonina es secretada durante un periodo corto, por ejemplo 8 horas en 16 horas de luz (16L:8O). Varios autores han mostrado que es posible administrar melatonina de forma contínua, a través de implantes subcutáneos o en medio del día para aumentar la duración de la presencia de elevadas concentraciones de melatonina. Estos tratamientos provocan una estimulación de la actividad reproductiva tanto en ovejas como cabras de la misma forma que los días cortos (Chemineau *et al.*, 1986; English *et al.*, 1986; Chemineau *et al.*, 1992).

La demostración definitiva de la implicación de la melatonina ha sido realizada en experiencias realizadas con animales pinealectomizados (Bittman *et al.*, 1983, 1984; Goldman y Nelson, 1993). La infusión de melatonina en la circulación periférica para simular los perfiles de secreción de melatonina del tipo "días cortos" o "días largos" puede reproducir los efectos de los mismos. Así, ovejas pinealectomizadas, ovariectomizadas y tratadas con un implante de estradiol, transferidas de días largos a días cortos no muestran ninguna modificación en las tasas de LH. Si en el momento de la transferencia, reciben una infusión diaria de melatonina que restablezca elevadas concentraciones de melatonina durante un periodo de 16 horas todas las noches, se observa una estimulación de la secreción de LH aproximadamente 50 días, es decir un respuesta del tipo "días cortos" (Bittman y Karsch, 1984).

Parámetros críticos del ritmo de secreción de melatonina

El ritmo circadiano de secreción de melatonina traduce los efectos del fotoperiodo sobre la función de reproducción. Sin embargo, todavía queda por determinar cual es el parámetro de este ritmo que es crítico para obtener estos efectos. Se han estudiado tres parámetros de la secreción de melatonina: Amplitud (Diferencia entre niveles nocturnos y diurnos), Duración de la secreción y la Fase (necesidad de la presencia de unas elevadas concentraciones de melatonina en un momento determinado.

La hipótesis de la amplitud no ha recibido mucha atención puesto que la amplitud del ritmo de secreción no es diferente entre días cortos y largos. Además es muy variable entre individuos para que pueda constituir una característica fiable del ritmo de secreción de la melatonina, como para que pueda traducir adecuadamente la información fotoperiódica (Malpaux *et al.,* 1987).

Respecto a la hipótesis de la fase, en el caso del hámster dorado, la inyección de melatonina al final del medio día produce un efecto de "días cortos" (inhibición reproductiva) mientras que este efecto no se obtiene en otros momentos del día (Tamarkin *et al.,* 1976). Este efecto sugiere que existe un ritmo de sensibilidad a la melatonina. De todos modos, la ausencia de una medida de las concentraciones plasmáticas de melatonina en dicha experiencia no permite excluir la posibilidad de que el pico de melatonina exógena, administrado poco tiempo antes del comienzo de la noche y la secreción endógena de melatonina se pudieran "solapar" y conducir en realidad a un alargamiento en la duración de la presencia de melatonina. Experiencias más recientes indican el mismo tipo de diferencia de respuesta en función del momento de administración trabajando con animales pinealectomizados (Stetson y Watson-Whytmire, 1986). De todos modos, la mayor parte de los resultados disponibles son favorables a la hipótesis de la duración de la secreción.

En particular, en la oveja y el hámster siberiano, la infusión de melatonina produce siempre una respuesta característica de la duración de infusión, independientemente de la duración de la iluminación o de la relación de fase entre el ciclo luminoso y el momento de la infusión (Carter y Goodman, 1983; Karsch *et al.,* 1984; Wayne *et al.,* 1988). Si bien la mayor parte de los datos son favorables a la hipótesis de la duración, la existencia de un ritmo de sensibilidad dirigido por la melatonina ha sido estudiado y puesto de manifiesto (Pitrosky, 1994). La importancia de la duración de la secreción o de la fase de sensibilidad no son absolutas. Ha sido demostrado en la mayor parte de las situaciones fisiológicas, que la mayor parte de perfiles de secreción de melatonina caracterizados por una duración y una fase de sensibilidad idéntica podría inducir respuestas opuestas.

Por ejemplo, si ovejas ovariectomizadas con un implante de estradiol son expuestas inicialmente a días largos (16L) y sometidas posteriormente a 13L, se observa una estimulación de la secreción de LH. Por el contrario, si las ovejas son inicialmente expuestas a 10L (días cortos), su exposición a 13L provoca una reducción de la secreción de LH (Robinson y Karsch, 1987). Por lo tanto la misma señal fotoperiódica induce efectos opuestos (estimulantes o inhibidores) según el fotoperiodo previo al cual hayan sido sometidas. Los perfiles de secreción de melatonina medidos en esta experiencia indican que, en todas las situaciones, la secreción de melatonina permanece toda la noche. Por lo tanto los animales han respondido de diferente forma a una misma señal de melatonina según la naturaleza de su exposición previa a la misma. Por lo tanto, el animal no interpreta la duración o una fase de sensibilidad absoluta, sino relativamente a aquellas que percibía previamente.

Modo de acción de la melatonina

Efecto a nivel del sistema nervioso central

La melatonina actúa a diferentes niveles del eje hipotálamo-hipófisario-gónadas. Particularmente, el efecto más importante es la modificación de la liberación de LHRH desde el hipotálamo, lo que conlleva una modificación en la liberación de LH y de la actividad de las gónadas. Así ovejas ovariectomizadas y tratadas con estradiol sometidas a un fotoperiodo de días largos, se caracterizan por una frecuencia de pulsos de LHRH de 1 pulso cada 6 horas. Sin embargo, el tratamiento de estos animales con un implante subcutáneo de melatonina que provoca un efecto similar a los días cortos, se traduce en un incremento en la liberación de pulsos de LHRH hasta 10 pulsos/6 horas. Es muy interesante el mencionar que el intervalo de 40-60 días entre el comienzo del tratamiento por días cortos y la estimulación de la secreción de LH o la ovulación en las oveja también se observa entre el comienzo del tratamiento con melatonina y la estimulación de la secreción de LHRH, lo que demostraría que los mecanismos responsables de este periodo de retraso serían esencialmente de origen nervioso.

Sitios de acción de la melatonina

Receptores a la melatonina se han localizado en diferentes estructuras. De todos modos, en todas las especies de mamíferos estudiadas, la mayor densidad de los mismos se ha observado en la *Pars Tuberalis* de la hipófisis (de Reviers *et al.*, 1989; Bittman, 1993). Incluso, existen dos especies muy estacionales como son el visón y el hurón, en las que la *Pars Tuberalis* es el único punto donde se han detectado receptores para la melatonina (Boissin-Agasse *et al.*, 1992; Bittman, 1993). Estas observaciones han conducido a proponer esta zona como el principal sitio de acción de la melatonina. Sin embargo, microimplantes de melatonina colocados en los alrededores de esta zona o dentro de la misma has sido incapaces de estimular la secreción de LH en ovejas ovariectomizadas y tratadas con estradiol (Malpaux *et al.*, 1994 y 1995). Por otro lado, estos microimplantes eran capaces de estimular la secreción de LH cuando se colocaban en el III Ventrículo, sugiriendo que la *Pars Tuberalis* no es el sitio de acción de la melatonina para obtener los efectos reproductivos.

La colocación de microimplantes de melatonina en diferentes regiones cerebrales ha permitido identificar los sitios potenciales de acción de la melatonina. Así, microimplantes colocados en el hipotálamo mediobasal permiten estimular la secreción de LH en la oveja o la actividad testicular en el morueco de la misma forma que lo hace el efecto estimulatorio de los días cortos (Lincoln y Maeda, 1992; Malpaux *et al.*, 1993). Mientras que cuando estos implantes son colocados en el hipotálamo anterior o dorsolateral o en el área preóptica, no tienen ningún efecto detectable sobre la secreción de LH (Malpaux *et al.*, 1993). Estos resultados sugieren una localización del sitio de acción de la melatonina en el hipotálamo mediobasal donde existe una baja concentración de receptores a la melatonina (Bittman y Weaver, 1990; Chabot *et al.*, 1994). Esta hipótesis se refuerza por la observación de los efectos de la lesión del hipotálamo mediobasal en el hámster dorado. En estos animales, tras la lesión, la melatonina no tiene efecto sobre la actividad de la reproducción (Maywood y Hastings, 1995).

El reciente clonaje de un receptor membranario a la melatonina y la puesta en evidencia de un receptor nuclear que es capaz de unirse a la melatonina, podrían permitir resolver la incoherencia aparente entre la localización de los sitios de acción y de presencia de receptores.

Mediadores de la acción de la melatonina sobre las neuronas secretoras de LHRH

A nivel del sistema nervioso central, el punto final de la acción de la melatonina es la modificación de la secreción pulsátil de LHRH. Los cuerpos celulares de estas neuronas están localizadas en el área preóptica (60%, Caldani *et al.*, 1988).

Esta neuronas se proyectan a la eminencia media para liberar la LHRH en el sistema porta hipofisario.

La ausencia de receptores para la melatonina y de acción de los microimplantes de melatonina en la región septo-preóptica sugiere que la acción de la melatonina sobre las neuronas que secretan la LHRH es indirecta y pone en juego una serie de interneuronas.

Esta hipótesis se refuerza por el prolongado retraso entre el comienzo del tratamiento con melatonina y la modificación de la secreción de LHRH (40-60 días; Viguié *et al.*, 1995). Se sospecha de la implicación de diferentes tipos de neuronas y de neurotransmisores así como la interacción de estas neuronas con las hormonas tiroideas.

CONTROL DE LA ACTIVIDAD REPRODUCTIVA OVINA Y CAPRINA MEDIANTE FOTOPERIODO ARTIFICIAL Y MELATONINA

Tratamientos con fotoperiodo artificial y melatonina exógena

Reducir el anestro estacional, y de este modo adelantar la actividad reproductiva, ha sido objetivo prioritario en la bibliografía en la especie ovina. El interés de los tratamientos fotoperiódicos y de la administración de melatonina para el control de la estacionalidad se ha incrementado en los últimos años tras la identificación de la hormona como el mensajero entre la información fotoperiódica y la reproducción tanto en ovino como en caprino (Arendt *et al.*, 1983; Bittman *et al.*, 1983) y por su capacidad para mimetizar días cortos y por lo tanto estimular la actividad reproductiva. Finalmente, es de destacar la ventaja de la utilización de la melatonina sintética, lo que ha permitido su utilización comercial.

Los tratamientos utilizados para el control de la reproducción mediante la luz y la melatonina se han basado en los siguientes principios:

1.- Los días cortos, que estimulan la reproducción, pueden ser reemplazados por un adecuado tratamiento con melatonina cuando los animales perciben un incremento de su duración o días largos durante la primavera y verano. Por lo tanto, la secreción de melatonina mediante implantes actúa más bien imitando el efecto de los días cortos que enmascarando el efecto inhibitorio de los días largos (O´Callagan *et al.*, 1991).

2.- La refractariedad es uno de los hechos que determinan el inicio del anoestro (Robinson y Karsch, 1984) y puede ser interrumpida mediante la exposición de los animales a un pretratamiento fotoperiódico de días largos.

3.- Los días largos pueden ser modificados por una estructura fotoperiódica en la cual, mediante 1 ó 2 horas de luz extra en un momento determinado del periodo de oscuridad, se estimule la "fase fotosensible" (Thimonier *et al.*, 1985).

Respecto al tratamiento con melatonina exógena, en la mayor parte de la bibliografía en relación a la especie ovina, se ha administrado durante el periodo de anoestro, si bien existe alguna referencia en la que los animales reciben la hormona durante la estación sexual, con un efecto positivo adelantando el inicio de la siguiente estación reproductiva (Jordan *et al.*, 1990).

A la hora de analizar un tratamiento con melatonina exógena hay que considerar tanto la vía de administración de la hormona como la duración del mismo y la dosis a utilizar.

Via de administración, las primeras publicaciones intentaron documentar la eficacia de las distintas vías de administración de la melatonina. Así Roche *et al.* (1985), señalan que la mayor efectividad se obtiene con la vía oral (Cada día) y con implantes subcutáneos, frente a la reducida efectividad de aquélla conforme disminuye la frecuencia de administración.

Otra vía de administración ha sido a través de implantes intravaginales (Nowak y Rodway, 1985) y de bolos intraruminales de absorción lenta (Poulton *et al.*, 1987b); ambas mantienen niveles elevados de melatonina en plasma durante varias semanas y ejercen el mismo efecto que la vía oral, adelantando la actividad reproductiva.

En conjunto, parece que la distribución diaria de melatonina o la utilización de otras vías que aseguren una liberación continua de la hormona son requisitos esenciales para conseguir un comienzo precoz de la actividad ovulatoria. Ronayne *et al.* (1989) observaron que las ovejas que recibían melatonina vía oral una o tres veces por semana reanudaron su actividad sexual a la vez que ovejas no tratadas, mientras que aquéllas con una administración diaria o a través de un implante subcutáneo reanudaron su actividad ovulatoria un mes antes. Así, la administración diaria vía oral en una hora vespertina se muestra tan eficiente como la inserción de implantes subcutáneos en ovejas (English *et al.*, 1986) y cabras (Chemineau *et al.*, 1988). Sin embargo, los implantes de melatonina son más fáciles de utilizar (una única operación sobre el animal) y además con su uso se reduce considerablemente la cantidad de melatonina a utilizar (18 mg en los implantes subcutáneos comerciales o 2 mg diarios durante más de dos meses vía oral).

Duración y momento de inicio del tratamiento

En general, y para asegurar la eficacia de los distintos tratamientos, Nowak y Rodway (1985) señalan que antes de recibir la hormona las hembras deben haber experimentado un número suficiente de días largos. Por lo que al intervalo entre el inicio del tratamiento y la respuesta se refiere, Nowak y Rodway (1987), utilizando implantes subcutáneos, concluyen indicando que, si bien algunas ovejas son capaces de responder a periodos muy cortos de exposición a la melatonina, se requieren al menos 36 días para obtener una ciclicidad normal en la mayoría de las hembras. Así, cuando se utilizan implantes subcutáneos a nivel comercial (Regulin en Australia y Melovine en Europa) se recomienda a los productores introducir los moruecos a los 35 días de la colocación del implante.

La mayoría de los estudios referidos a la utilización de implantes subcutáneos de melatonina se han realizado iniciando el tratamiento en torno al solsticio de verano (junio) (Moore *et al.*, 1988; McMillan y Sealey, 1989; Haresign *et al.*, 1990; Durotoye *et al.*, 1991; Haresign, 1992; Knight *et al.*, 1992), obteniéndose en general buenos resultados, tanto en adelanto de la estación sexual como en lo que a mejora de la tasa de ovulación y prolificidad se refiere. En este sentido, Haresign (1992) recomienda que el tratamiento comience al menos 2 meses antes del inicio de la actividad natural de la raza estudiada.

Dosificaciones utilizadas

La liberación de melatonina proporcionada por el tratamiento también puede ser un aspecto muy importante, que en general no ha sido muy estudiado. Así, cuando la hormona se administra vía oral o en inyecciones la dosis ha de ser suficiente como para mantener elevados los niveles plasmáticos hasta que la secreción endógena nocturna tenga lugar. Si no es así, los animales tratados percibirían un periodo de luz entre la "noche artificial" producida por la melatonina exógena y la noche natural, lo que podrían interpretar como un día largo y el tratamiento no sería efectivo. En ovino se considera que 2 mg es la mínima dosis a administrar vía oral (Kennaway *et al.*, 1982b; Arendt *et al.*, 1983b).

También se ha observado que cuando la concentración de melatonina durante el día, provocada por el tratamiento, ha sido superior que la de la noche de los animales control (241 *vs*

127 pg/ml, respectivamente), las ovejas comenzaron su actividad ovulatoria antes que cuando sucedía lo contrario (110 *vs* 127 pg/ml, Mori *et al.,* 1987).

Los implantes subcutáneos de melatonina, al igual que otros sistemas de aplicación que proporcionan una liberación continua de la hormona, elevan los niveles basales de melatonina en plasma pero no eliminan la secreción endógena normal de la misma por la glándula pineal durante la noche (Lincoln y Ebling, 1985; Nowak *et al.,* 1990b).

Así pues, si con este método de aplicación se pretendía obtener una curva diaria de la hormona similar a la de un día corto, es posible que la lectura por parte del animal sea esa, pero también está claro que la oveja no tiene experiencia anterior en cuanto a los niveles plasmáticos que proporciona el implante (Ronayne *et al.,* 1989), con lo que su mecanismo concreto de acción no parece todavía claro.

Existencia de una interaccion entre la raza y la estacion, se ha observado que la eficacia del tratamiento con melatonina depende, en gran medida, del genotipo sobre el cual se realiza el tratamiento que parece condicionar la época de aplicación. Así, en ovejas Corriedale la inserción de implantes el 24 de octubre (el 24 de abril del Hemisferio Norte) provocó un adelanto significativo en el momento del comienzo de la ovulación y en el pico de la tasa de ovulación (Staples *et al.,* 1991). Igualmente, en ovinos mediterráneos Kouimtzis *et al.* (1989) utilizaron implantes subcutáneos en junio, adelantando el inicio de la estación sexual y mejorando ligeramente la tasa de ovulación en el momento de la cubrición. Por su parte, López e Inskeep (1991) implantaron melatonina en torno al equinoccio de primavera (Marzo-abril) en razas españolas, obteniendo resultados variables en función del genotipo, si bien era destacable una mejora de la fertilidad en la raza Rasa Aragonesa y de la tasa de ovulación en el caso de la Churra. Sin embargo, en razas de elevada estacionalidad parece ser que sólo responden al tratamiento al final de la primavera y verano.

Nowak y Rodway (1985) e English *et al.,* (1986) observaron que cuando el implante se aplica en torno al equinoccio de primavera en razas estacionales (a partir de 50° de Latitud Norte) no se observa efecto alguno, si bien este hecho pudo venir condicionado no por el reducido periodo de exposición a los días largos, sino porque el inicio de la actividad ovárica fue estudiado únicamente mediante el análisis de progesterona plasmática, sin la utilización de machos para cuantificar la actividad sexual. Mediante la detección diaria de estros, Robinson *et al.* (1992) consiguieron adelantar prácticamente 4 meses el inicio de la estación reproductiva mediante un tratamiento vía oral a 57° de latitud Norte iniciado en torno al equinoccio de primavera.

Intervalo desde la colocacion del implante a la introduccion de los machos

La utilización de los implantes de melatonina a nivel comercial se asocia con el "efecto macho". Teniendo en cuenta los sucesos que caracterizan la inducción de la ovulación en las ovejas tras la introducción brusca de moruecos y el adelanto en la actividad ovulatoria inducida por la melatonina, se han testado diferentes intervalos entre la colocación del implante y la introducción de los machos en diferentes razas y cruces, de modo que los tratamientos con melatonina durante 30-40 días antes de la cubrición se han mostrado efectivos en la mayoría de las razas, incrementándose la fertilidad y prolificidad, así como un adelanto y compactación de los partos (Staples *et al.* 1991). En este sentido, la recomendación a nivel comercial es la colocación del implante y la introducción de moruecos 35 días después, de modo que la repentina introducción de los machos provoca una sincronización en la inducción de la ovulación a los 3-5 días. Sin embargo, la mayoría de estas primeras ovulaciones inducidas no están asociadas con comportamiento de celo y es necesario esperar 18-25 días para que la mayoría de las ovejas presenten celo (Signoret, 1980; Martin *et al.,* 1986b).

EL CICLO ESTRUAL EN LA OVEJA

El ciclo estrual comprende el período entre el inicio de un ciclo reproductivo y el siguiente. Este presenta una serie de cambios anatómicos, fisiológicos y hormonales en el canal reproductivo y el comportamiento psicológico particular de la oveja, debido a las secreciones hormonales que acompañan éstas etapas. La duración del ciclo estrual de la oveja es de 17 días, se divide en proestro, estro, metaestro y diestro. El proestro y el estro comprenden la fase folicular y el metaestro y el diestro comprenden la fase lútea.

El proestro, es el período de culminación de los preparativos para el estro o celo, se caracteriza por la atracción del macho, pero la hembra no permite la monta. Durante ésta etapa, desaparece la influencia progesteronal (del ciclo anterior), se presenta el pico preovulatorio de gonadotropinas, la LH y la FSH y se inicia el ascenso sostenido de E2. Por lo que, existe un crecimiento rápido de folículos, debido a la estimulación de la FSH, y por la producción misma de E2 (McDonald, 1980).

El estro, es el período de aceptación del macho por la hembra, también es el período de máximo nivel de hormonas estrogénicas y gonadotrópicas, en forma conjunta. El estro psíquico depende de la acción del estradiol sobre el sistema nervioso central y produce manifestaciones características en la oveja (McDonald, 1980), cuyo resultado final es la monta de la oveja por el morueco.

El metaestro, ocurre después de la ovulación, es el período de reorganización de la pared del folículo de Graaf, posterior a la ovulación para formar un CL (Hafez, 1987). Se reconoce un ascenso estrogénico después de la ovulación en la oveja, el período de metaestro dura dos días (McDonald, 1980).

El diestro, es el intervalo entre la última manifestación de celo o estro y la primera observable antes del próximo celo, comprende la fase lútea del ciclo estrual. También, corresponde al período del CL, que en los ovinos se torna funcional, tanto si se logra la gestación o no, también se secretan grandes cantidades de P_4, que afectan el crecimiento del endometrio y promueven el desarrollo del embrión (Hafez, 1987). El endometrio se desarrolla bajo la influencia de la P_4, mientras las glándulas uterinas secretan un material viscoso y espeso, la leche uterina, que sirve como medio de nutrición para el cigoto o embrión (McDonald, 1980).

Durante el ciclo estrual ocurren cambios en las concentraciones de hormonas y crecimiento folicular en los animales de granja. La mayor liberación de LH y FSH ocurre durante el estro. La onda de liberación de gonadotropinas es inducida por una retroalimentación negativa, efecto del estradiol del folículo preovulatorio. La secreción de gonadotropinas ocurre bajo la influencia de una retroalimentación negativa del E_2 y la P_4.

Para el propósito de describir los cambios interactivos en la secreción de hormonas y crecimiento folicular, es conveniente dividir el ciclo estrual en tres etapas. La primera etapa, corresponde al período anterior a la onda de gonadotropinas. Los niveles de E_2 se incrementan en la sangre periférica durante el período preovulatorio y hasta el estro. También, se observa que cada pulso de LH es seguido por un incremento en la concentración de E_2 en la vena ovárica de las (McNeilly *et al.*, 1980). Las hormonas LH y FSH son producidas hasta el principio del estro en la oveja (Pant *et al.*, 1977). El incremento en los niveles de E_2 ocurre durante el período preovulatorio, observándose como iniciador de la onda de gonadotropinas, y asociado a una disminución en el nivel de P_4 lo cual se requiere para que el E_2 induzca la liberación de una onda de gonadotropinas en el proestro (Legan y Karsch, 1979).

El mecanismo mediante el cual el E_2 induce la onda de gonadotropinas consiste en un aumento en la capacidad de la pituitaria para liberar LH y FSH en respuesta a la GnRH, el E_2 causa un incremento en GnRH; el proceso por el cual la GnRH incrementa la capacidad de la pituitaria para responder a una siguiente onda de GnRH. Por ultimo, el E_2 sincroniza el hipotálamo para permitir la liberación pulsátil de GnRH e inducir la onda de gonadotropinas.

La capacidad de la pituitaria para liberar LH y FSH en respuesta a la GnRH es máxima durante el proestro y mínima durante la fase lútea del ciclo estrual de la oveja. Este efecto de preparación es el responsable en parte, del marcado incremento de la sensibilidad de la pituitaria, esto ocurre durante el período de proestro. La segunda etapa ocurre posterior a la onda de gonadotropinas, y hasta la reanudación de la función lútea. Durante éste período, existe una marcada disminución en la concentración de estradiol en sangre (Baird *et al.*, 1976). El contenido de estradiol en el fluido folicular y la LH disminuye cuando el contenido de P_4 se incrementa en la oveja (England *et al.*, 1981).

Aproximadamente 24 horas después de la onda preovulatoria de gonadotropinas y antes de la ovulación, la concentración de FSH se incrementa (Dobson y Ward, 1977). Este incremento de FSH puede jugar un papel importante en el restablecimiento de folículos preantrales, encontrándose una correlación alta entre la magnitud del pico de FSH y el número de folículos antrales presentes después del día 17 del ciclo estrual. La fuente de LH de la pituitaria se agota durante el período postovulatorio y como consecuencia, la concentración de LH permanece baja, aunque también las principales hormonas de retroalimentación, E_2 y P_4 se encuentran en bajas concentraciones (Cahill *et al.*, 1981).

La tercera etapa está representada por la fase lútea (La vida del CL), durante ésta, el crecimiento del CL se incrementa durante la primera semana después del estro y se alarga la vida de éste a la medida que la oveja quede gestante (Deane *et al*, 1966). El contenido de P_4 del CL de la oveja y en la sangre periférica se incrementa hasta el pico de la fase lútea, a los 10 días aproximadamente. Durante el período postovulatorio temprano, se incrementa sólo el E_2 (Cox *et al.*, 1971). La gran actividad estrogénica folicular que aparece en el ovario en éste tiempo es la fuente principal de E_2. El efecto inhibidor del E_2 sobre la secreción de FSH es mediado en parte por la sensibilidad de la pituitaria al E_2, haciendo que éste disminuya la secreción de FSH (Miller *et al.*, 1977).

Los eventos fisiológicos, anatómicos y hormonales, el celo o estro y la ovulación y la monta, son eventos que tienen que ocurrir en sincronía perfecta, de acuerdo a la naturaleza de la oveja; de no ocurrir esto, la reproducción en la oveja fallaría. Por otro lado, la importancia de todo el conocimiento de las hormonas y la etapas del ciclo estrual, se utilizan para preparar los dispositivos utilizados en la sincronización de estros, en la preparación de la oveja para la inseminación artificial.

FISIOLOGÍA DEL OVARIO

Cambios Ováricos durante el ciclo estral, la foliculogénesis

Es un proceso continuo que se produce desde la vida fetal hasta el agotamiento de la reserva de folículos primordiales, incluso en los períodos de anestro prepuberal, gestacional, post parto y estacional; aunque estos siempre terminan en la atresia.

En casi todas las especies de mamíferos no existela mitosis después del nacimiento, de manera que, el número de ovocitos presentes al nacimiento representa el total disponible durante la vida del animal. En el feto bovino, la ovogonia se desarrolla a partir de la mitosis de las células primordiales germinales, que han migrado hasta el ovario durante la embriogénesis temprana y prolifera alrededor del día 50 hasta el día 130 de la gestación. El proceso de degeneración de ovogonias comienza alrededor del día 95 de la vida fetal y la mayoría de los ovocitos producidos durante este período (60% o más) son perdidos antes del parto.

Un segundo evento de desarrollo se inicia a los 80 días de la vida fetal cuando la ovogonia inicia la meiosis. Este proceso se detiene en todos los ovocitos en el estadío diploteno de la profase meiótica (núcleo en diacinesis) por la influencia de un factor secretado por las propias células foliculares: el factor inhibidor de la meiosis (OMI). Acompañando estos cambios nucleares están la formación del folículo primordial, la diferenciación de una capa de células aplanadas que lo envuelven conocida como células de la granulosa, el establecimiento de una lámina basal rodeando la granulosa y la diferenciación de una capa de células de teca exteriores a la lámina basal.

En la mayoría de los animales domésticos las ovogonias y oocitos se desarrollan durante la primera mitad de la gestación, mientras que en la cerda, perra y gata la ovogénesis se extiende hasta las primeras semanas después del nacimiento. La meiosis iniciada en el oocito primario, no se reanuda hasta que el folículo no alcance su desarrollo final inmediatamente antes de ser ovulado, el oocito, en el interior del folículo, permanece aún detenido en la profase de la primera división meiótica por el efecto inhibidor del OMI. Menos en la perra, y en algunas yeguas, la meiosis se reanuda pocas horas antes de producirse la ovulación bajo la influencia de la secreción preovulatoria de LH.

El folículo de mayor tamaño se encarga de casi toda la secreción de estrógenos (por su alta capacidad aromatasa) por el ovario en el estro, que disminuye rápidamente en el momento del pico de LH. En el bovino solo ovula un folículo, que puede identificarse por sus dimensiones casi tres días antes del inicio del estro.

En la oveja, uno o dos folículos grandes secretan más estrógenos y captan más gonadotropinas, en células granulosas que los de menor tamaño.

En la cerda la evolución de los folículos hasta la ovulación continúa durante la fase folicular, por lo que se promueve el desarrollo de los más pequeños y no es inhibido por los grandes dominantes.

Los folículos primordiales inician su crecimiento y diferenciación en un proceso continuo e irreversible. Cuando un folículo primordial entra al grupo de crecimiento, este será conducido a uno de dos hechos: la degeneración por atresia (Sufrida por el 99% o más) o la ovulación (alcanzada por muy pocos), el intervalo requerido para la activación de un folículo primordial hasta la ovulación es aproximadamente 180 días.

El crecimiento del folículo hasta la etapa de formación del antro no es estrictamente dependiente de gonadotropinas, es la fase *de crecimiento folicular inicial o independiente de las gonadotropinas*. Luego los folículos son plenamente dependientes de gonadotropinas, es la *fase de crecimiento folicular cíclico o dependiente de las gonadotropinas*.

Fase de crecimiento folicular inicial e independiente de las gonadotropinas

Las oogonias se desarrollan durante el desarrollo fetal hasta constituir el pool de folículos primordiales. También se llama crecimiento folicular inicial y va desde el folículo primordial hasta el folículo antral temprano (Dura unos 100 días).

Tipos de folículos Folículos primordiales: constan de un oocito rodeado por una capa de células epiteliales (Pecursoras de células granulosas) pero no de capas de la teca. No tienen zona pelúcida, están detenidos en la etapa dictiosómica de la profase meiótica. Estos folículos están en la corteza ovárica (Menos en la yegua que están en todo el ovario).
Folículos en crecimiento: los primordiales comienzan a crecer pero aun no aparece ni capa de teca ni cavidad, ni antro, la zona prelucida está bien definida.
Folículo primario o preantral: es un folículo con oocito completamente desarrollado y rodeado por zona pelúcida, que es un conjunto de fibras de mucopolisacáridos. El folículo primario empieza a crecer en respuesta a dos hormonas intraováricas que son el estradiol y la testosterona, para las cuales aparecen receptores en fases muy tempranas del folículo primario. En este crecimiento también actúan factores de crecimiento como IGF (Insulin grown factor) y sus proteínas de enlace las IGFBP y EGF (Epidermal grown factor).
Folículo secundario: Folículo con células de la teca interna, formado por una red capilar.
Aparecen receptores para FSH en las células granulosas del folículo y éste ahora depende de ésta hormona para su desarrollo y crecimiento, entrando a la fase de crecimiento folicular tónico.

Fase de crecimiento folicular cíclico o dependiente de las gonadotropinas
El folículo preantral se transforma en folículo antral, de Graff, o vesicular. (Dura unos 40-60 días).
Folículos atrésicos: proceden de los folículos de Graff que no ovularon (son folículos en degeneración).
Folículos de Graff o vesiculares: son los provistos de antro, hacen protrusión en la superficie del ovario a modo de vesículas o ampollas; a medida que se agranda al antro la capa granulosa se aplana excepto a nivel de la eminencia germinal. Los folículos antrales existen en el ovario bovino con diámetros comprendidos en el rango de 0.1 a 20 mm.

Una vez que el folículo primario está completamente desarrollado y posee teca interna, este se encuentra expuesto al medio hormonal del plasma periférico, con lo que el desarrollo posterior es dependiente de los factores extra ováricos, principalmente FSH y entra en el proceso de reclutamiento, durante el cual se produce la diferenciación del folículo secundario, que por definición es todo folículo con un "antrum" o cavidad llena de líquido.

La FSH tiene una función primordial en el inicio de la formación del antro, pues es una gonadotrofina que estimula la mitosis de células de la granulosa y la formación de líquido folicular. El estradiol aumenta el efecto mitótico de la FSH.

La FSH induce la sensibilidad de las células granulosa a la LH, al aumentar el número de receptores de LH; la FSH también induce la formación de receptores en células granulosas para prolactina y prostaglandinas.

Las células de la teca solamente son estimuladas por la LH, y existen receptores para esta hormona desde el inicio de la formación de dichas células.

La unión de la LH y FSH con sus receptores específicos de membrana en las células de la teca y de la granulosa, respectivamente, determina la activación de la enzima adenilciclasa. Esta enzima cataliza la conversión del trifosfato de adenosína (ATP) en AMP cíclico (AMPc), que actúa como segundo mensajero. El AMPc, a su vez, activa un sistema de enzimas proteincinasa específicas, las cuales inducen la fosforilación (Activación)de una serie de proteínas implicadas en la síntesis de las enzimas necesarias para la esteroidogénesis; por ejemplo las enzimas que actúan rompiendo las cadenas laterales del colesterol, o bien aumentando la actividad de otras enzimas (Aromatasas).

En respuesta a la LH las células de la teca interna secretan andrógenos y las células de la granulosa convierten los andrógenos en estrógenos por medio de la aromatasa estimulada por la FSH.

El número y sensibilidad de receptores para LH va aumentando en el folículo a medida que crece hasta hacerse máximo en el folículo pre ovulatorio. También existen factores intraováricos que modulan el número y desarrollo de los folículos en crecimiento.

El tamaño del folículo también está relacionado con los niveles de progesterona, a mayor concentración de progesterona el folículo es más pequeño.

Así, el folículo preovulatorio presenta un gran grado de desarrollo tanto en la teca como en la granulosa, con gran cantidad de receptores para la LH en ambas, ya que el incremento de los pulsos de LH es el responsable de la maduración final del folículo y formación del folículo preovulatorio, ocurriendo la ovulación en caso de que se produzca la descarga preovulatoria de LH tras la luteólisis. En este momento el folículo preovulatorio produce la mayor parte de estradiol circulante; si no existe el aumento de LH, el folículo comienza a producir menos estrógenos y entrará en atresia.

Los folículos de mayor tamaño tienen mayor actividad aromatasa y producen grandes cantidades de estrógenos; pero además producen inhibina y glicoproteínas no esteroides sintetizados por células de la granulosa. Los estrógenos actúan sobre la hipófisis disminuyendo la secreción de FSH; los folículos de menor desarrollo se ven perjudicados ya que ni les llega bastante FSH y no pueden utilizar la LH porque no tienen receptores.

El líquido folicular que llena la cavidad de los folículos de Graff desempeña funciones físicas sirviendo de vehículo para el transporte del huevo desde la capa del folículo a la ovulación y como depósito de hormonas de la teca y granulosa.

Cercano al vértice de la membrana folicular aparece un área caracterizada por una transparencia cuando la ovulación es inminente, cerca de la ovulación aparecen zonas hemorrágicas en la red vascular de la membrana del folículo al mismo tiempo que se observan extravasaciones sanguíneas en el líquido folicular

La pared del folículo maduro tiene 3 capas, las 2 más externas se separan durante los cambios preovulatorios y la más interna hace protrusión, cediendo luego para que el huevo abandone el folículo.

La maduración es de solo un folículo, debido a que los niveles de FSH dan para esto o sea que es la limitante, en la vaca hay siempre un folículo más activo que es el que va a madurar.

En la yegua el folículo primario se halla turgente, duro y luego se ablanda permitiendo hundir el dedo, es el mejor momento para la monta por estar próxima la ovulación.

El desarrollo folicular tónico se produce en ondas a lo largo de todo el ciclo estral.

Ondas foliculares

Una onda folicular se puede definir como el desarrollo armónico y simultaneo de varios folículos antrales pequeños, en promedio 24 por onda con un rango de 8 a 41, funcionando a través de estadíos integrados reclutamiento, selección y dominancia folicular.

El reclutamiento es un proceso por el que, bajo la responsabilidad de la FSH, un conjunto de folículos antrales tempranos (2 a 3 mm de diámetro) comienzan a crecer en un medio con suficiente soporte gonadotrófico que le permita progresar a la ovulación.

La selección es un proceso por el cual un único folículo evade la atresia y adquiere competencia para alcanzar la ovulación.

La dominancia es el medio por el cual el folículo seleccionado inhibe el reclutamiento de una nueva serie de folículos.

Grupos, más que folículos aislados, son reclutados y éste proceso se relaciona con cambios medibles en la FSH circulante. Factores intraováricos estimulados por la FSH están involucrados en el proceso de reclutamiento folicular y los IGF (factores de crecimiento ligados a la insulina) y sus proteínas de enlace (IGFBP) han sido implicados en la amplificación de la acción de la FSH.

El mecanismo de la dominancia no ha sido totalmente determinado y se hipotetiza que éste está asociado a un efecto inhibitorio parácrino del folículo dominante sobre los folículos subordinados del mismo grupo en desarrollo. Mecanismos de esta suerte no podrían ser involucrados en la vaca u otras especies monoovulares donde el folículo dominante está presente en un ovario y se produce inhibición de los folículos subordinados del ovario contralateral. Es por consiguiente más aceptado que la dominancia se produce por medio de algún factor que tiene un efecto de retroalimentación negativa sobre la secreción de gonadotrofinas. Entre los candidatos se encuentra la inhibina, que es producida primariamente sobre las células de la granulosa y reduce directamente la secreción de FSH. Un segundo candidato, la folistatina, proteína que tiene alta afinidad de unión con la activina, y la inactiva.

El desarrollo del folículo dominante hasta las dimensiones preovulatorias depende exclusivamente de las gonadotrofinas. Los folículos antrales adquieren receptores para la LH en la teca y para la FSH en la granulosa. Bajo la influencia de la LH las células de la teca sintetizan andrógenos que cruzan la lámina basal al interior del compartimento de las células de la granulosa. Bajo la influencia de la FSH, estos andrógenos son aromatizados en estrógenos. El cambio clave que asienta durante el desarrollo de la competencia de un folículo es la adquisición de receptores para LH por las células de la granulosa. En los folículos donde esto se ha realizado, la LH actúa induciendo la síntesis de grandes cantidades de estrógenos en sinergia con la FSH. Este proceso es un autorefuerzo en que los estrógenos inducen la formación de más receptores de LH y ésta y la FSH producen una nueva secreción de estrógenos.

Los folículos bovinos que se vuelven dominantes o estrógeno activos producen mucho más estrógenos que los subordinados y tienen considerablemente mayor número de receptores tanto de FSH como de LH. Producto de un incremento en el número de receptores de FSH, el folículo dominante es capaz de seguir creciendo aun con bajas concentraciones plasmáticas de FSH, mientras que los folículos subordinados sucumben con estos niveles.

El folículo destinado a ser el dominante, posee una ventaja competitiva en su capacidad de responder a los niveles presentes de FSH; la FSH induce sus propios receptores como los de LH, e incrementa la secreción de estrógenos por parte del folículo; el estrógeno a su vez induce a sus propios receptores como los de FSH y presenta un rol importante en la función de la célula de la granulosa y secreción de productos foliculares (estradiol, inhibina, proteína folicular reguladora, inhibidores de la unión a gonadotropinas, factores mitogénicos y de crecimiento).

Por lo tanto los efectos supresivos del folículo dominante sobre sus subordinados han sido a la inhibina, la folistatina, IGFBP y a los estrógenos, debido a que mientras la inhibina suprime la síntesis de FSH por parte de la hipófisis, la folistatina inactiva a la activina, las IGFBP reducen las IGF y los estrógenos modulan los efectos y producción de FSH, los mencionados factores supresivos de FSH son producidos en gran cantidad por el folículo dominante.

En consecuencia la sensibilidad a la FSH por parte del folículo seleccionado aumenta, haciéndola más disponible al mismo tiempo que inhibe la secreción de FSH; por lo tanto, los folículo que lo preceden no pueden funcionar en un ambiente de carencia de FSH y la diferencia entre el folículo dominante y los folículos subordinados se amplía geométricamente.

Los folículos dominantes pueden emplear de manera más efectiva los niveles existentes de FSH debido al aumento de disponibilidad de los IGF y EGF, y la atresia de los folículos subordinados es producto de una reducción inducida por las IGFBP sobre las IGF. El desarrollo folicular y la diferenciación de los folículos en dominantes y subordinados están regulada por una gran cantidad de factores endócrinos, parácrinos y autócrinos: uno de esos factores, al que se le concede un gran importancia últimamente es el complejo activina-inhibina, ya que podría ser utilizado a nivel comercial para aumentar la tasa de reclutamiento y crecimiento folicular en el postparto e incluso como una alternativa a los tratamientos superovulatorios actuales.

A los dos días de detectarse una onda, existe un folículo (folículo dominante) que crece más rápidamente que los demás (folículos subordinados). A los 6-7 días de comienzo de la onda el folículo dominante ha alcanzado prácticamente su tamaño máximo (15-17 mm) y los folículos subordinados han sufrido un proceso de atresia. En este momento el folículo dominante puede ovular o de lo contrario entra en una fase estacionaria, que dura aproximadamente otros 6 días y en la que mantiene su tamaño y capacidad ovulatoria. Si entonces no se ha producido la ovulación de este folículo, comienza un proceso de atresia y otros 9 días más tarde su tamaño ya ha descendido por debajo de los 4 mm.

Al aumentar la FSH se produce la emergencia de una onda, el folículo produce hormonas inhibitorias como la inhibina, folistatina, IGFBP y estrógenos, estas hormonas retroinhiben la adenohipófisis y disminuye la FSH, por lo que disminuye la síntesis y liberación de inhibina, folistatina, IGFBP y estrógenos; aquí se levanta la retroinhibición y se produce otro pico de FSH, que provoca la emergencia de otra onda.

Existe una retroalimentación negativa de estrógenos porque hay una disminución de estrógenos circulantes, produciendo la inhibición de los pulsos secretores de gonadotrofinas (Efecto efectivo a bajas concentraciones y rápido).

En un ciclo sexual fisiológico, el factor fundamental que determina el destino del folículo dominante (ovulación o atresia) es el nivel de progesterona cuando este folículo finaliza su fase de crecimiento. De esta manera, cuando los niveles de progesterona son elevados (Fase luteínica del ciclo) se produce la regresión del folículo dominante, mientras que en la fase folicular del ciclo, si el "freno" de la progesterona, el destino del folículo dominante es le ovulación.

El nivel de progesterona también influye en el tamaño del folículo (mucha progesterona: folículo más pequeño), en la altura de la onda folicular (mucha progesterona: onda más baja) y en la cantidad de ondas de un ciclo (Mucha progesterona: 3 ondas).

A lo largo del ciclo estral, típicamente se producen 2 o 3 ondas de desarrollo folicular. En vaquillonas y durante el postparto precoz de vacas multíparas son más frecuentes los ciclos ováricos de 2 ondas, mientras que vacas adultas presentan habitualmente ciclos de 3 ondas. Esta diferencia viene condicionada por la duración del cuerpo lúteo del ciclo, lógicamente menor en ciclos de dos ondas que en ciclos de 3 ondas. También se han detectado ciclos con 4 ondas foliculares, y en estos casos la duración del ciclo ha sido de 24 días, ocurriendo la luteólisis en torno al día 20-21 del ciclo. Así el principal factor que condición la duración del ciclo y por lo tanto la existencia de 2 o 3 ondas por ciclo parece ser la duración del cuerpo lúteo.

En ciclos estrales con 2 ondas de desarrollo folicular; estas se pueden detectar al día de la ovulación (Día 0) y el día 10 post ovulación. Este último folículo es el que ovulará, ya que la regresión del cuerpo lúteo ocurre el día 16-17 del ciclo, mientras que el folículo que comenzó su desarrollo el día 0 normalmente experimentará una atresia. En ciclos con 3 ondas, estas pueden ser detectadas los días 0,9 y 16 post ovulación, siendo las 2 primeras anovulatorias debido a que la fase luteal se mantiene en estos casos hasta el día 19 del ciclo. Esta dinámica folicular también se mantiene durante los 2-3 primeros meses de gestación, habiéndose observado en vacas gestantes la presencia de ondas periódicas que surgen cada 9-10 días. Lógicamente estos folículos nunca llegan a ovular debido al efecto inhibidor de la progesterona producida por el cuerpo lúteo de gestación.

Se desconoce el papel biológico de los ciclos de 2 y 3 ondas. Se ha sugerido que la producción de estrógenos por parte del folículo dominante de la primera onda del ciclo regularía de alguna manera el transporte del huevo al útero. En ciclos de 2 y 3 ondas los folículos de la segunda onda, inducirían la formación de receptores oxitocínicos en el útero, necesarios para la síntesis y liberación posterior de PgF2 alfa por parte de este órgano.

En ovinos el nivel de progesterona entre el día 5 y 10-12 del ciclo es lo que determina cuantas ondas se producirán. Si existe alta progesterona se producen 3 ondas y si hay baja progesterona existen 2 ondas. Las ovejas más gordas tienen más progesterona (porque tienen mucho colesterol circulante) y tiene más ondas, el pasaje de colesterol a progesterona es estimulado por la LH.

Función biológica de las ondas foliculares

Folículo dominante de la primera onda: Regulación del transporte del huevo hasta el útero,
Folículo dominante de la segunda onda: Formación de receptores de oxitocina en el endometrio.

Ciclos con tres folículos dominantes

Se desarrollan 3 grandes folículos estrógeno-activos durante el curso del ciclo a intervalos aproximados de 7 días ovulando solo el último. Existen 3 fases sucesivas en las cuales un folículo es seleccionado se vuelve dominante y ovula, o se vuelve atrésico, dependiendo de las concentraciones de progesterona en plasma durante su fase de dominancia. Luego de un rápido crecimiento entre los días 4 y 6, el tamaño del primer folículo dominante permaneció estable durante los días 6 y 10, a partir del cual presento una marcada disminución de tamaño. El segundo folículo está presente entre los días 12 y 19, emergiendo el día 9, y su máximo tamaño se alcanza al día 16. Finalmente, el tercer folículo dominante y ovulatorio emerge el día 16 y alcanza su máximo diámetro el día 21. Este ciclo dura 23 días. Los ciclos de tres ondas tienen mayor nivel de progesterona y los folículos son más chicos que los ciclos de 2 ondas.

Ciclos con dos folículos dominantes

El primer folículo emerge el día 0 (4 a 5mm), crece linealmente durante 6 días (fase de crecimiento), permanece del mismo tamaño unos 6 días (Fase estática, diámetro aproximado

15-16mm), y luego regresa (fase de regresión). El folículo dominante de la segunda onda emerge el día 10 y alcanza su máximo el día 19. Este ciclo dura 20 días.

Ovulación

Al final del crecimiento folicular, el folículo dominante es el que contiene una mayor concentración de estrógenos que van a actuar como un indicador de maduración provocando mediante un efecto de retroalimentación positiva tanto en el hipotálamo como en la hipófisis, una secreción masiva de LH (pico de LH), la acción del pico de LH (generalmente ocurre 24 h. antes de la ovulación) está dirigida a activar la maduración final y ovulación del folículo dominante; los restantes folículos son eliminados por atresia folicular. En las especies politocas son varios los folículos destinados a ovular.

En algunas especies, la ovulación no se produce espontáneamente, sino que es inducida por estimulación cérvico-vaginal durante la copula. Entre las especies de ovulación inducida se encuentran la gata, coneja, visón, alpaca, camello y llama. En éstas, la copula reemplaza a los estrógenos como estímulo desencadenante de la secreción preovulatoria de gonadotropinas, por lo que a pesar de que se produzca el celo, si no hay copula no hay ovulación. Una vez que se produce la copula se estimulan receptores de la vagina y cerviz que, vía medula espinal, estimularan al hipotálamo para que libere importantes cantidades de GnRH para que se produzca el pico de LH.

En las especies de ovulación espontánea (vaca, oveja, cabra, yegua, perra) es la caída de progesterona lo que produce el pico de LH, ya que al disminuir la progesterona se produce una retroalimentación positiva entre la GnRH y la LH por un lado y los estrógenos por otro. Es decir, que ante cada pulso de GnRH la hipófisis responde a un pulso de LH; y el folículo responde a la LH secretando estrógenos. Los estrógenos determinan que se produzca un nuevo pulso de LH, el que inducirá un nuevo incremento de estrógenos, de forma que finalmente se produce una descarga masiva de LH: el pico de LH. Los estrógenos estimulan tanto el hipotálamo para que produzca GnRH, como a la hipófisis para que produzca LH.
Finalmente el pico de LH determina la ruptura y luteinización del folículo, de forma que caen los niveles de estrógenos. Por lo tanto, el propio folículo es quien desencadena su propia destrucción (o sea, la ovulación).

Los folículos preovulatorios sufren varios cambios durante el proceso de ovulación, la maduración citoplasmática y nuclear del ovocito, seguida por la ruptura de las adherencias de las células del *cumulus oophorus* entre las células de la granulosa y el adelgazamiento y ruptura de la pared folicular externa. El folículo destinado a ovular no solo recibe el mayor volumen de sangre en términos absolutos (ml/min), sino que también tiene capilares que son más permeables a los de los otros folículos.

La ovulación se presenta en cualquier punto de la superficie del ovario, menos en la yegua que siempre ocurre en una zona delimitada llamada fosa ovulatoria. La ovulación ocurre en respuesta a una combinación de mecanismos neuroendocrinos y endocrinos, donde se involucran esteroides, GnRH y prostaglandinas, además de cambios neurobioquímicos y farmacológicos y neuromusculares y neurovasculares así como interacciones enzimáticas.

La descarga preovulatoria del pico de LH origina un aumento en la síntesis de AMPc, un aumento transitorio en la síntesis de esteroides, y síntesis de enzimas proteolíticas como el activador del plasminógeno y la colagenasa. La formación de prostaglandinas, en las células de la granulosa, se debe al aumento en la concentración de AMPc y muchos de los mecanismos implicados en la ruptura folicular son atribuidos a estas.

El aumento de gonadotropinas inducen la producción de prostaglandinas foliculares producidas por células granulosas, estas prostaglandinas estimulan contracciones ováricas y activan los fibroblastos de la teca para sintetizar enzimas proteolíticas que digieren la pared del folículo y la membrana basal.

La LH, progesterona y prostaglandinas estimulan a las células granulosas para que tambien sinteticen enzimas proteolíticas. Mientras que el folículo ovárico sufre dos cambios, por un lado, ocurre una inhibición de la síntesis esteroidea por la LH, seguida por una activación de una enzima ovulatoria por el esteroide segregado. Por otro lado, la progesterona estimula la actividad de la colagenasa de la pared folicular.

La PgF2a contribuye a la ruptura de los lisosomas de células epiteliales en el ápice de los folículos y junto a las gonadotropinas estimulan la producción de activador de plasminógeno por las células granulosas y así aumenta la plasmina.

En la etapa preovulatoria ocurre una secreción intensa de gonadotropinas al inicio del estro cuando la progesterona disminuye a su mínima concentración y el estradiol alcanza su cifra máxima en el ciclo.

El estradiol induce la secreción súbita de gonadotropinas en ausencia de LH. Al producirse el pico de LH se reasume la meiosis del ovocito que estaba detenida por un factor inhibidor (OMI) producido por las células granulosas.

Otro factor que desaparece por el pico de LH es el factor inhibidor de la luteinización, que previene a las células de la granulosa de sufrir una luteinización prematura. A partir del pico de LH también se incrementa la concentración de prostaglandinas, estrógenos y relaxina en el líquido folicular, que ayuda a que las células de la granulosa produzcan sustancias que debilitan la unión intercelular. También, la relaxina causa la ruptura del tejido conectivo entre las células de la theca, de la superficie del folículo, lo que disminuye las uniones.

Al crecer los folículos aumentan su vascularización (excepto en la zona central) y luego el pico de LH el folículo ovulatorio recibe un gran volumen de sangre y aumenta la permeabilidad de los capilares .También se origina un edema invasivo que disminuye la cohesión entre las células de la teca externa.

Se produce una depolarización de mucopolisacáridos y aumenta la producción de líquido folicular, lo que produce un adelgazamiento de la pared del folículo (que ya está edematizada y debilitada por la acción de las diferentes enzimas) y se separan las uniones que mantenían la comunicación entre las células de la granulosa y las células de cumulus oophorus, produciéndose la liberación del oocito (rodeado por el cumulus) al líquido folicular del antro. Es aquí cuando el oocito aislado de las células de la granulosa, es capaz de reanudar la meiosis que había sido bloqueada por el OMI. La reanudación de la primera división meiótica da origen al oocito secundario (haploide) y al primer cuerpo polar.

La pared del folículo se empieza a deteriorar en una zona conocida como estigma, que hace un relieve en el ovario. Finalmente se produce la ruptura de la pared folicular, por desintegración de la matriz de colágeno del tejido conectivo en el ápice del estigma.

Durante la ovulación, el líquido folicular facilita la salida del oocito secundario, siendo este recogido por las fimbrias del oviducto (ovicaptación). El oocito secundario inicia en el momento de la ovulación la segunda división meiótica, deteniéndose ésta una vez más en la metafase II. En esta fase el oocito es transportado a la ampolla del oviducto por los movimientos ciliares, siendo en la unión ampolla-istmo donde generalmente tiene lugar la fertilización. El oocito completa la segunda división meiótica cuando un espermatozoide penetra en la zona pelúcida, provocando la maduración de éste y la expulsión del segundo cuerpo polar.

Todos los oocitos, fertilizados o no, son transportados al útero a los 3 a 6 días (Dependiendo de la especie) después de la ovulación. En todas las especies, a excepción de la yegua, los oocitos no fertilizados degeneran y se fragmentan en el útero. En las yeguas, los oocitos no fecundados son retenidos en el oviducto, durante varios meses, donde degeneran.

En resumen algunas funciones hormonales se resumen como, las prostaglandinas tienen las funciones de inducer contracciones ováricas, inducer la síntesis enzimática por fibroblastos de la teca, la ruptura de lisosomas de células epiteliales y la activación del plasminógeno, La progesterona estimula las células de la granulosa para la síntesis de enzimas proteolíticas, como la colagenasa. La LH estimula las células de la granulosa y aumenta la síntesis de enzimas proteolíticas, activan el plasminógeno y la colagenasa y la meiosis, aumentan la irrigación y luteiniza al folículo (Inactiva al inhibidor de luteinización). La relaxina induce la rupture de las células de la teca (Disminuyen las uniones gap).

Desarrollo del cuerpo lúteo

A la ovulación le sigue una profusa hemorragia (debido a la ruptura de la membrana basal que origina una hemorragia por la ruptura de los vasos sanguíneos de las células de la teca) sobre todo en yegua y vaca, el folículo lleno de sangre sin el ovocito se convierte en cuerpo hemorrágico que sirve como sostén celular y como medio nutritivo para la proliferación de las células luteínicas.

La luteinización, o proceso por el cual las células de la granulosa pasan de secretar estrógenos a secretar progesterona, se inicia con la secreción del pico de LH. Luego de la ovulación las células luteínicas comienzan a hipertrofiarse, adquieren grandes cantidades de retículo endoplásmico liso, mitocondrias y se cargan de lípidos para convertirse en células luteínicas primarias de los cuerpos amarillos maduros. En los animales se forman tantos cuerpos lúteos como folículos dominantes hayan ovulado.

El CL es uno de los órganos más vascularizados, el cual cuando no hay gestación se llama CL falso y cuando está gestando CL verdadero. Cuando degeneran las células luteínicas de la granulosa, disminuye bruscamente la producción de progesterona y el tamaño del CL, también hay degeneración de los capilares pasando a llamarse cuerpo albicans.

En la vaca y la yegua el CL es de color oscuro debido a la presencia de un pigmento carotenoide amarillo llamado luteína, en la oveja y cabra carecen de esta pigmentación y son de color claro. Luego de la ovulación aumenta el peso del cuerpo lúteo a medida que se va vascularizando, lo que se debe al incremento del tamaño de las células luteales.

El estímulo para la formación y mantenimiento del cuerpo lúteo varía con las especies. Las hormonas involucradas son la LH y la Prolactina, pero ambas deben actuar juntas y asociadas a la FSH; aunque la FSH por sí sola no es necesaria para el mantenimiento de la función luteal. La diferencia entre las especies es que la LH prolonga la función luteal en la cerda, mientras que la prolactina no; sin embargo en la oveja la prolactina parece ser el principal agente luteotrófico, la LH tiene efecto luteotrófico solamente entre los días 10 a 12 del ciclo estrual. La liberación de prolactina es controlada por un factor inhibidor de la prolactina específico (PIF) que es secretado por el hipotálamo cuando existe un exceso de prolactina.

El cuerpo lúteo comienza a secretar progesterona a las 24 hs de haberse producido la ovulación. Si el oocito ovulado es fecundado, el cuerpo lúteo se mantiene durante toda la gestación en casi todas las especies animales. Cuando no se produce gestación, el cuerpo lúteo actúa como órgano endocrino temporal degenerándose al final del ciclo estral.

La presencia de un CL funcional, mediante la producción de progesterona inhibe el retorno al estro, mediante retroalimentación negativa sobre la hipófisis anterior, esto es mucho más evidente durante la gestación.

En la hembra no gestante, el estro y la ovulación se producen a intervalos regulares, el control principal de ésta actividad sexual cíclica parece ejercerlo el cuerpo lúteo.

La progesterona ejerce varios efectos durante el ciclo estrual. En primer término es necesaria como sensibilizador del eje hipotálamo-hipófisis. Es decir que se necesita un efecto previo de la progesterona, un pretratamiento sobre los centros comportamentales del cerebro para que, junto con el aumento posterior de los niveles de estrógenos se produzca el comportamiento del celo. Los niveles luteales de progesterona generan un retrocontrol negativo sobre la frecuencia de pulsos de la GnRH, inhibiendo por lo tanto la pulsatilidad de la LH. Por otro lado mientras esté presente durante los primeros días de la fase luteal, la progesterona inhibe la secreción uterina de PgF2a, determinando con ello el momento del ciclo en que se produce la luteólisis. La progesterona también tiene un efecto a nivel del desarrollo folicular, no solo por vía sistémica, sino también por acción local, sobre las características bioquímicas y celulares del folículo en crecimiento. Esto determina que cuando se produzca el pico de LH se forme un cuerpo lúteo normal.

Mantenimiento y regresión del CL

La regulación del CL se origina de la suposición de la existencia y balance de sustancias luteotropicas y luteolíticas; la LH es luteotrópica en casi todas las especies, mantiene el cuerpo lúteo activo. También existen otras hormonas luteotrópicas como la prolactina en la oveja y la rata, mientras que la prostaglandina E es luteotrópica en la cerda. La regresión del CL al final del diestro está dada por los estrógenos por inducción de la prostaglandinas Pg2a (Luteolisina) producida por el cuerno adyacente al ovario que contiene el CL, pasa a la circulación por la vena uterina. El cuerpo lúteo puede permanecer en caso de presencia de feto o por infecciones uterinas.

Luteólisis

Uno de los mecanismos por lo cual el cuerpo lúteo determina su propia regresión es inhibir los pulsos de LH (hormona luteotrópica) a través de su principal secreción: la progesterona. Aunque la LH no es determinante de la luteólisis, facilita el efecto de la principal hormona luteolítica: la PgF2a. La progesterona inhibe la síntesis de receptores para sí misma, para los estrógenos y para la oxitocina en el útero, mientras que los estrógenos estimulan la síntesis de estos receptores. Hacia el día 12 del ciclo en la oveja y cerda, 16-17 en la vaca y cabra, se desencadena la luteólisis. La luteólisis involucra una muerte progresiva de células luteales, por lo que existe una caída de progesterona.

La PgF2a es producida por el endometrio de un útero (que haya recibido el impacto previo de progesterona durante determinada cantidad de días) a partir del estímulo de estrógenos secretados por el folículo en desarrollo. La oxitocina también estimula la liberación de PgF2a de la célula endometrial. En ciclos de 2 y 3 ondas, los folículos de la segunda onda, inducirían la formación de receptores oxitocínicos en el útero, necesarios para la síntesis y liberación posterior de PgF2a por parte de este órgano.

La PgF2a es secretada en forma pulsátil, siendo necesarios en la oveja al menos 5 pulsos en menos de 24 Hs para que se desencadene la luteólisis. El CL responde a cada pulso de PgF2a secretando oxitocina, la que a su vez estimula al endometrio a secretar más PgF2a. Este proceso de retroalimentación positiva esta inhibido durante la primer parte de la fase luteal pues la progesterona inhibe la formación de receptores para oxitocina en el útero. A medida que avanza la fase luteal aumentan los niveles de progesterona lo que determina inhibición de LH (luteotrópica) e inhibición de síntesis de receptores para progesterona (ésta no puede actuar en la célula endometrial que sintetiza receptores para oxitocina). Una vez pasado el período en que la progesterona es capaz de ejercer un efecto inhibidor, el aumento de estrógenos provenientes del folículo en crecimiento induce un incremento en los receptores uterinos de oxitocina, de forma de permitir que se desencadene el mecanismo de retroalimentación positiva oxitocina luteal- PgF2a endometrial. Dado que en el momento en que se incrementan los receptores de oxitocina, el CL aún no recibió ningún estímulo para secretarla, ya que aún no hubo secreción de PgF2a por parte del útero. El primer estímulo desencadenante de la luteólisis es la oxitocina hipofisaria, que estimula al endometrio una vez que aumentaron sus receptores de oxitocina a secretar PgF2a, generándose así el retrocontrol positivo que termina con la actividad del cuerpo lúteo. Este es el segundo mecanismo por el cual se puede afirmar que el cuerpo lúteo es directamente responsable de la finalización de su propia actividad.

Se han encontrado receptores de oxitocina en el cuerpo lúteo, lo que podría indicar que no solo estimularía a la PgF2a, sino que además actuaría directamente en forma autócrina.
La PgF2a sale del útero a través de la vena uterina y pasa directamente a la arteria ovárica en la anastomosis arteriovenosa existente en los rumiantes. Esto permite que las concentraciones de PgF2a que alcanzan en el ovario sean altas, ya que de ingresar ésta a la circulación general, el 90% se inactivaría en cada pasaje por los pulmones. El mecanismo luteolítico es diferente en la yegua, esta no presenta el mismo grado de anastomosis en la vena uterina-arteria ovárica, lo que implica que el útero secrete mayores cantidades de PgF2a. También implica que el mecanismo preponderante deja de ser local, por lo que la luteólisis no dependerá exclusivamente del cuerno uterino ipsilateral al cuerpo lúteo.

¿Cómo se produce la luteólisis?

La luteolísis ocurre como resultado de dos eventos, un efecto vasoconstrictor, aunque un primer evento ocurre cuando los receptors para LH pierden algunas de sus propiedades y bloquean la transmisión del Segundo mensaje, es decir, el cambio de ATP a AMP cíclico, que sirve para liberar energía y para favorecer algunas reacciones de estímulo. Esto es importante, porque este cambio interviene en la síntesis de progesterona, en el pasaje de uno a otro de sus componentes. Baja la progesterona y es cuando inicia la luteólisis. Una vez que se produjo la luteólisis, al no haber progesterona, queda librado el mecanismo hipofisario y comienza un nuevo ciclo, o sea, a aumentar la hormona FSH y la LH para producir una posterior ovulación. Esto, en el ganado vacuno ocurre más o menos al día 16 o 17.

LAS HORMONAS DE LA REPRODUCCIÓN Y SU UTILIZACIÓN

Estrógenos, son secrretados por células del folículo, y por las células intersticiales del ovario y las de la teca del folículo en crecimiento por influencia de la FSH y LH. Las células tecales de los folículos sintetizan básicamente andrógenos y algo de estrógenos a partir del colesterol; esto es regulado por la LH. Las células granulosas del folículo en crecimiento tienen las enzimas necesarias para aromatizar los andrógenos a estrógenos; la mayoría de los andrógenos sintetizados en la célula tecal son convertidos a estrógenos por las células granulosas, lo que es regulado por la FSH. En el folículo preovulatorio las células de la granulosa adquieren receptores para LH, y durante el pico preovulatorio de LH la granulosa es convertida en células sintetizadoras de progesterona Durante estro y proestro las células de la teca interna son la principal fuente de estrógenos; el líquido folicular que procede de estas células es rico en estrógenos. En animales preñados son sintetizados fundamentalmente por la unidad feto placentario.

Las funciones de los estrógenos incluyen el aumentar la tasa de migración leucocitaria y la migración del flujo sanguíneo del útero, aumentar la contractibilidad del útero (Se usan terapéuticamente en casos de piómetras para evacuar el pus), son responsables de los caracteres sexuales secundarios, crecimiento canalicular de la glándula mamaria, disposición y distribución de grasas, inhiben el crecimiento de huesos largos, favorece la salud del tegumento y estimula el crecimiento de glándulas uterinas (Epiteliotropo), actúa a nivel central causando receptividad sexual, favorece el desencadenamiento del parto produciendo relajación de estructuras pélvicas, ablandamiento de la sínfisis del pubis y expansión del perineo, pueden provocar síntomas de estro en vacas preñadas, promueven el crecimiento de las glándulas endometriales, promueven el anabolismo proteico, regulan la secreción gonadotrófica, estimulan la secreción de prostaglandinas, estimulan la síntesis de receptores de oxitocina, estrógenos y progesterona en las células uterinas.

Los estrógenos se han utilizado de manera terapéutica en el tratamiento de afecciones uterinas para favorecer la evacuación de contenido, en abortos o metritis para eliminación de las membranas placentarias, como agente abortivo, en casos de pseudogestación en caninos y en el tratamiento de tumores hipersecretores de próstata (Las secreciones prostáticas dependen de testosterona).

Contraindicaciones de los estrógenos

En dosis altas inhiben el gasto de gonadotrofinas hipofisarias y bloquean la liberación de FSH y LH; puede favorecer la formación de quistes ováricos, provocar ninfomanía o cese del estro, cuando son utilizados en exceso producen aplasia medular, no se usan mucho en animales para consumo por su efecto cancerígeno, en dosis bajas producen un aumento moderado del gasto de FSH y crecimiento folicular, también favorece el gasto de LH.

Progesterona: la principal fuente son las células luteínicas del CL, los efectos se observan luego de la exposición prolongada del órgano blanco a los estrógenos. En animales preñados, la progesterone también es secretada por la placenta. En ovinos y equinos la progesterona también es secretada por la unidad feto-placentaria en cantidades suficientes como para no ser necesaria la presencia del cuerpo lúteo a partir de la mitad de la gestación.

Las principales funciones de la progesterona incluyen la inhibición de la motilidad uterina (Mantenimiento de la gestación), actúa con los estrógenos en la mayor parte de las especies en la presentación del estro psíquico; estimula el comportamiento estral fuera del período normal en algunas especies (Oveja y perra), favorece la gestación al principio de la misma, interviene en el desarrollo alveolar de la glándula mamaria, contribuye en la administración de nutrientes para la regulación del metabolismo corporal, favorece la aparición de la conducta materna en la hembra, inhibe las gonadotrofinas hipofisarias

(Pg2alfa) regulando en algunas especies la duración del diestro, estimula la hipertrofia de las glándulas endometriales, estimula la actividad secretoria del oviducto y de las glándulas endometriales.

Inhibina: es una hormona proteica de origen gonadal que juega un importante rol en la regulación de la secreción de FSH. La fuente de inhibina es la célula de la granulosa de los folículos en crecimiento. La inhibina provoca una retroalimentación negativa sobre la síntesis y liberación de FSH, especialmente durante el período preovulatorio. La secreción de inhibina es cíclica en la hembra, mientras que en el macho es continua.

Activina: Hormona proteica que estimula la secreción de FSH, actúa aumentando la secreción de FSH y estimulando su síntesis en la hipófisis.

Folistatina: proteína que tiene alta afinidad de unión con la activina, y la inactiva.

Relaxina: es sintetizada por el cuerpo lúteo en cerdas y vacas y por la unidad feto-placentaria en conejas, yeguas y gatas. La relaxina tiene un efecto sinérgico para mantener quiescente el útero durante la gestación. También induce ablandamiento del ligamento interpubiano y de la cerviz, lo que permite agrandar el canal de parto y distender la cerviz en el parto.

También actúa en la disrupción del tejido conectivo de la pared del folículo lo cual facilita su ruptura durante la ovulación.

Prolactina: Hormona de acción luteotrópica, principalmente en la oveja

Prostaglandinas: son ácidos grasos que se encuentran naturalmente en los tejidos corporales y actúan como moderadores o mensajeros de una serie de procesos fisiológicos; se las llama también para hormonas ya que no son sintetizadas por ninguna glándula en particular, tienen una vida media muy corta y se inactivan en el pulmón por lo que solo pueden tener acciones locales. El precursor es un fosfolípido componente de las membranas celulares, el ácido araquidónico. La más estudiada es la PgF2a , pero también se usan las PgE, PgI (prostaciclinas), PgD y PgA así como los productos de fase intermedias en la biosíntesis de las Prostaglandinas sintéticas que se conocen como endoperóxidos y tromboxanos (Son muy potentes y actúan en pequeñas cantidades). La activación de las prostaglandinas puede producirse por estímulos hormonales, nerviosos, químicos o mecánicos. La PGF2a es liberada por el útero y produce luteólisis, es producida en pulsos durante unas horas en ovejas, cerdas, yeguas y vacas.

La PgF2a actúa a nivel de la gónada (CL funcional) luego de la ovulación para producir el estro, el que en la vaca se consigue a los 5-17 días, provocan la regresión anatómica y funcional del CL (luteólisis) por reducción o bloqueo del flujo sanguíneo al ovario actuando, en la vaca y oveja a nivel local a contracorriente, en la cerda a nivel local y sistémico. En la yegua, las prostaglandinas están involucradas en la ovulación, especialmente la PgF2a, la PGE actúa en la luteinización de las células en la membrana granulosa y en ovino prolonga la vida del CL por estimulación del AMPc, la PGF2a inhibe la secreción de progesterona por parte del cuerpo lúteo evitando la producción de AMP cíclico estimulada por la LH, actúan en el periodo de gestación y el parto, el útero forma prostaglandinas.

La PGF2a actúa durante el parto en la relajación del cérvix y en las contracciones uterinas; en las especies CL dependientes las prostaglandinas inician la luteólisis. En los machos los niveles de prostaglandinas aumentan durante la eyaculación y transporte espermático, inducen un aumento en el número de espermatozoides y duración de la eyaculación, Los niveles de PGF2a permanecen 10-20 días en el puerperio, estimulando la contracción del músculo liso uterino para ayudar en la involución.

Utilización terapéutica de las prostaglandinas en bovinos
Luteolisis, Inhiben la producción de progesterona (CL) en vacas, es utilizado por lo tanto para la sincronización de estros sincronizando las luteólisis,
Remoción de patologías uterinas como fetos momificados en presencia de cuerpos lúteos. Se inyecta 800 mcg I/M y si el CL es muy grande se puede aumentar la dosis,
Piómetras, en estas patologías también CL persistente, que si lo elimino provoco estro, contracciones uterinas y dilatación cervical,
Preñez no deseada, es efectivo hasta el día 150, no se aconseja intentar abortar animales con más de 200 días de gestación,
Interrupción de preñez anormal, Remoción de feto momificado: la inducción de la luteólisis resultará en la expulsión del feto momificado del útero hacia la vagina, de donde podrá ser retirado manualmente, si fuera necesario, pues muchas veces la ausencia de fluidos dificulta el pasaje del feto momificado por la vagina,
Inducción de parto, se provocan contracciones uterinas y dilatación cervical, el parto se produce 2 a 4 días después,
Tratamiento de quistes luteinizados, la vaca no entra en celo se tartan con Pg,
Endometritis (crónicas) con cuerpos lúteos persistentes, favoreciendo la luteólisis y provocando el celo las endometritis mejorarían. Si fuera necesario el tratamiento podrá ser repetido con intervalos de 11 a 14 días, hasta que el mucus del animal en celo salga totalmente limpio.
Retención de placenta, en los periodos de espera voluntaria de las vacas lecheras: en este periodo que puede durar 45 días, me interesa que la vaca tenga la mayor cantidad de celos posibles, porque así el útero se va limpiando. Si a los 6 días que la hembra entra en celo, se aplican Pg, la vaca va a entrar en celo muchas veces, y después de los 45 días se va a contar con una vaca sana desde el punto de vista reproductivo, que posiblemente quede preñada en su próximo estro,
Programas de transferencia de embriones: es necesaria para destruir un CL cuando se está superovulando, y para sincronizar a los animales.

Causas de fallas en el uso de Prostaglandinas para sincronización de estro

La luteólisis en Cl nuevos (5 -6 días) generalmente es baja, se llega a niveles de 90 % con CL de 8-9 días de vida; también produce fallas al aplicarse en vacas en anestro o vaquillonas prepúberes, por lo que se debe constatar que todas las hembras estén ciclando para la sincronización. Las PGF2a rostaglandinas no actúan efectivamente en vaquillonas para iniciar la actividad cíclica, la nutrición, niveles de estrógenos, proteínas, minerales y vitaminas inadecuados producirán ancestros y fallas en la concepción.

Nunca debe administrarse a vacas preñadas porque es muy probable que se produzca el aborto, por lo que se debe realizar diagnóstico de gestación previa de la aplicación.

El intervalo post parto mínimo para un tratamiento de sincronización es de 50 días en vacas y 70 en vacas de 2da cría. Hembras sincronizadas durante la primera mitad del periodo luteal van a mostrar el celo 10-12 hs más rápido que las que se las inyecto en la 2da mitad, en general el celo aparece entre las 72-96 horas. También va a aparecer 10-12 hs antes el celo en vaquillonas que en vacas del mismo lote, por lo tanto se debe tener cuidado del momento de la inseminación para no disminuir la tasa de concepción.

Programas de sincronización de estro con prostaglandinas

Se trata a todas las vacas del lote con 2 inyecciones de PGF2a separadas entre sí 11 días (Doble dosis); estas vacas se inseminaran a los 12 hs del inicio del estro o serán servidas por monta natural controlada, 72 - 96 hs luego de la segunda inyección de prostaglandina. Se debe realizar palpación rectal previamente.

Al tratar las vacas con una segunda inyección 10-12 días después, estas hembras en las cuales ocurrió regresión del CL después de la 1ª inyección estarán en la mitad de su ciclo estral (10 - 17 días del ciclo) en el momento en que se administra la 2ª inyección.

Teóricamente todas las vacas del lote tendrían un CL funcional por la regresión que produce la prostaglandina al momento de la segunda inyección; generalmente entre un 75 - 90 % de las vacas muestran el celo muchas veces por fallas en la palpación, vacas amamantando o problemas nutricionales. Mediante este método todas las vacas se inseminan en el mismo tiempo predeterminado sin detección de estro.

Una variante del método anterior indica la inseminación 80 hs luego de la segunda inyección sin detección del celo o se aplica con doble IA a las 72-90 hs respectivamente sin detección de estro.

Pubertad

Edad en que los órganos genitales están desarrollados, son funcionales y aptos para la reproducción, en origen de la palabra: pubscere: significa "cubrirse con pelo" (Pelo púbico, axilar y en piernas y barba en humanos). En la hembra, los procesos neuro-hormonales se comienzan a retroalimentar positivamente hasta provocar la ovulación. El desarrollo de los sistemas neurales y hormonales está influenciado por el desarrollo del tamaño corporal, y la exposición a una variedad de estímulos ambientales, sociales y genéticos; cuyos efectos inducen el primer estro, la primera ovulación y lograr el establecimiento de una gestación y que resulta en un parto. El momento de la pubertad es condicionado por factores como raza, estado nutricional, época del año, clima y sanidad.

En la hembra se considera como el periodo de tiempo que comienza con el inicio de la función gonadal cíclica, que se manifiesta por la secreción de cantidades gradualmente crecientes de gonadotropinas sobre todo de FSH y por un incremento concomitante de la capacidad de los ovarios para responder a las gonadotropinas. La pubertad se define como la edad o la época en que los órganos genitales se vuelven funcionales y ocurre la reproducción. Pubertad no significa plena o capacidad reproductive normal, ésta se desarrolla más tarde.

En la práctica se reconoce que un animal (macho o hembra) alcanza la pubertad cuando es capaz de liberar gametos y manifestar secuelas completas de comportamiento sexual, básicamente es el resultado de los ajustes graduales entre el aumento de la actividad gonadotrófica y la capacidad de las gónadas para iniciar en forma simultánea la gametogénesis y la esteroidogénesis.

En el macho la pubertad se caracteriza, junto con otros cambios sexuales secundarios, por la capacidad de copular y producir esperma. En la hembra se caracteriza por la aparición del estro y la ovulación.

La madurez sexual significa la capacidad para reproducirse o sea, atraer al macho, liberar los gametos mantener una gestación y tener un parto y el nacimiento de la cría. Como la liberación de las gonadotropinas se halla regulada por centros superiores del hipotálamo se concluye que la regulación de la pubertad es de origen central.

La pubertad es un proceso lento y gradual, los folículos de Graff deben alcanzar un estadio bastante avanzado de desarrollo antes que las gonadotropinas sean efectivas. La pubertad depende de la liberación de las hormonas de la hipófisis (pituitaria) anterior. La inyección de estas hormonas a animales prepúberes puede provocar madurez sexual precoz. Cuando la hembra alcanza la pubertad, los órganos genitales aumentan de tamaño. Durante el período prepuberal el desarrollo de los órganos genitales es muy similar al del resto de los órganos, pero en la pubertad su tasa de desarrollo se acelera.

Las modificaciones que se establecen en la pubertad dependen directamente de la actividad ovárica, la cual tiene dos funciones: producción de gametos femeninos y síntesis de hormonas.

La hipófisis anterior tiene almacenada grandes cantidades de gonadotrofinas, pero los niveles circulatorios son bajos. A pesar de que hay datos de que los ovarios comienzan a ser más sensibles a las gonadotrofinas cuando se aproxima la pubertad, las gonadotrofinas no se liberan. El control para su liberación debe realizarlo el hipotálamo mediante la GnRH. El estímulo para el comienzo de la pubertad debe provenir del efecto de un centro cerebral que activa al hipotálamo. Sin embargo, es posible que el estímulo esté presente pero que el hipotálamo no responda por estar inmaduro; en todo caso la maduración de esta área es la de dad.

La pubertad en los animales domésticos criados y alimentados muy artificialmente ocurre mucho antes que la madurez sexual o que la plena y normal capacidad reproductiva.
La fertilidad (Capacidad de producir crías) se alcanza a la pubertad, pero la fecundidad (Cantidad de crías producidas) aumenta con la edad hasta la madurez y luego decrece en períodos posteriores. Debido a diversas influencias ambientales el estro ocurre con frecuencia a una edad tan joven que si existe concepción el parto sería desastroso debido al pequeño tamaño y a la falta de desarrollo materno. Las hembras jóvenes no deben ser apareadas hasta que su desarrollo corporal asegure una gestación y parto normal. Las vaquillonas deben ser apareadas quizás de acuerdo a su tamaño y peso, más que por su edad.

Mecanismos endocrinos de la pubertad

Antes de la pubertad aumenta la liberación y producción de andrógenos adrenales.
La liberación de gonadotropinas antes de la pubertad es más o menos continua, pero con esta etapa del desarrollo se presentan patrones de secreción similares al sueño.

Al inicio de la pubertad, crece la concentración de gonadotropinas debido a una elevación tanto en la amplitud como en la frecuencia de impulsos periódicos de gonadotropinas. Esto se debe a los esteroides sexuales y a un aumento en la capacidad de respuesta de la GnRH, secretada por el hipotálamo para regular las gonadotropinas.

En el macho en respuesta a la secreción de gonadotropinas se elevan los factores de testosterona desde cifras muy bajas a concentraciones de adulto. Cada pulso de LH es seguido por una elevación transitoria de testosterona. El grado de testosterona aumenta a medida que avanza a la pubertad hasta que quedan elevados definitivamente. El incremento de testosterona en sangre acaba por hacer que disminuya la secreción de gonadotropinas por un proceso de retroalimentación negativa.

En la hembra, la secreción de estrógenos aumenta poco a poco en respuesta a la elevación de las gonadotropinas en la pubertad, y siempre y cuando se haya iniciado la formación del antro en los folículos.

La ovulación requiere niveles altos de estradiol, que provocan la elevación de las gonadotropinas (Retroalimentación positiva de estrógenos). Todos los experimentos de castración, o aquellos en que se usan sobredosis de estradiol, dan lugar a una retroalimentación negativa del estradiol sobre las gonadotropinas en la vida fetal, y durante la pubertad se establece poco a poco un mecanismo de retroalimentación positiva. En la hembra este último se desencadena durante la pubertad.

BIBLIOGRAFÍA

Arendt J. 1998. Melatonin and the pineal gland: Influence on mammalian seasonal and circadian physiology. Reviews of Reproduction 3:13-22.

Arendt, J., C. A. Laud and A. M. Symons. 1983a. Plasma melatonin increases in ewes following ovariectomy. Journal of Reproduction and Fertility 68(1):213-218.

Arendt, J., A. M. Symons, C. A. Laud and S. J. Pryde. 1983b. Melatonin can induce early onset of the breeding season in ewes. Journal of Endocrinology 97:395-400.

Arendt J. 1986. Role of the pineal gland and melatonin in seasonal reproductive function in mammals. Oxford Reviews of Reproductive Biology 8:266-320.

Austin, C. R. and R. V. Short (Eds.). 1982. Reproduction in mammals, Volumes I to V, Cambridge University Press, London.

Avdi M., G. Banos, K. Stefos and P.Chemineau. 2004. Seasonal variation in testicular volume and sexual behavior of Chios and Serres rams. Theriogenology 62:275-282.

Advis, J. P., R. O. Kulgis and G. S. Dey. 1985. Distribution of luteinizing hormone-releasing hormone (LHRH) content and total LHRH-degrading activity (LHRH-DA) in the hypothalamus of the ewe. Endocrinology 116:2410-2418.

Advis, J. P., J. Klein, R. O. Kulgis, D. K. Sarkar, J. M. McDonald and C. A. Conover. 2003. Regulation of gonadotropin releasing hormone release by neuropeptide Y at the median eminence during the preovulatory period in ewes. Neuroendocrinology 77:246-257.

Baird, D. T., R. B. Land, R. J. Scaramuzzi and A. G. Wheeler. 1976. Endocrine changes associated with luteal regression in the ewe: the secretion of ovarian oestradiol, progesterone and androstenedione and uterine prostaglandin F2alpha throughout the oestrous cycle. Journal of Endocrinol 69:275-86.

Baker, T. G. 1972. Gametogenesis. European Journal of Endocrinology 71(Suppl. 1):S18-S41.

Barrell, G. K., S. M. Moenter, A. Caraty and F. J. Karsch. 1992. Seasonal changes of gonadotropin-releasing hormone secretion in the ewe. Biology of Reproduction 46:1130:1135.

Bearden, H. J. y J. Fuquay. 1982. Reproducción animal aplicada. Aparato reproductor de la hembra. El Manual Moderno, México, D.F. Pp. 6-38.

Bittman, E. L. 1993. The sites and consequences of melatonin binding in mammals. American Zoologist 33:200-211.

Bittman, E. L. and D. R. Weaver. 1990. The distribution of melatonin binding sites in neuroendocrine tissues of the ewe. Biology of Reproduction 43:986-993.

Bittman, E. L. and F. J. Karsch. 1984. Nightly duration of pineal melatonin secretion determines the reproductive response to inhibitory day length in the ewe. Biology of Reproduction 30:585-593.

Bittman, E. L., F. J. Karsch and J. W. Hopkins. 1983. Role of the pineal gland in ovine photoperiodism: Regulation of seasonal breeding and negative feedback effects of estradiol upon luteinizing hormone secretion. Endocrinology 113:329-336.

Bittman, E. L., R. J. Dempsey and F. J. Karsch. 1983a. Pineal melatonin secretion drives the reproductive response to day-length in the ewe. Endocrinology 113:2276-2283.

Bittman, E. L. and F. J. Karsch. 1984. Nightly duration of pineal melatonin secretion determines the reproductive response to inhibitory day length in the ewe. Biology of Reproduction 30:585-593.

Boissin-Agasse L., C. Barberis, S. Audigier, G. Roch and J. Boissin. 1992. Localization of melatonin binding sites in the pars tuberalis of the mink at three times during the seasonal testicular cycle. Neuroscience Letters 144:147-151.

Cahill, L. P., J. Saumande, J. P. Ravault, M. Blanc, J. Thimonier, J. C. Mariana and P. Mauleon. 1981. Hormonal and follicular relationships in ewes of high and low ovulation rate. Journal of Reproduction and Fertility 62:141-150.

Caldani, M., M. Batailler, J. C. Thiéry and M. P. Dubois. 1988. LHRH-immunoreactive structures in the sheep brain. Histochemistry 89:129-139. https://doi.org/10.1007/BF00489916.

Carter, D. S. and B. D. Goldman. 1983. Antigonadal effects of timed melatonin infusion in pinealectomized male Djungarian hamsters (*Phodopus sungorus sungorus*): Duration is the critical parameter. Endocrinology 113: 1261-1267.

Chabot, V., M. Caldani, M. M. de Reviers and J. J. Pelletier. 1998. Localisation and quantification of melatonin receptors in the diencephalon and posterior telencephalon of the sheep brain. Journal of Pineal Research 24:50-57.

Chemineau, P., F. Normant, J. P. Ravault and J. Thimonier. 1986. Induction and persistence of pituitary and ovarian activity in the out-of-season lactating dairy goat after a treatment combining a skeleton photoperiod, melatonin and the male effect. Journal of Reproduction and Fertility 78:497-504.

Chemineau, P., J. Pelletier, Y. Guérin, G. Colas, J. P. Ravault, G. Touré, G. Almeida, J. Thimonier and R. Ortavant. 1988. Photoperiodic and melatonin treatments for the control of seasonal reproduction in sheep and goats. Reproduction, Nutrition et Developpement 28:409-422.

Chemineau, P., A. Daveau, F. Maurice and J. A. Delgadillo. 1992. Seasonality of estrus and ovulation is not modified by subjecting female Alpine goats to a tropical photoperiod. Small Ruminant Research 8:299-312.

Cox, R. I., P. E. Matttner and G. D. Thorburn. 1971. Changes in ovarian secretion of estradiol-17β around estrus in the sheep. Journal of Endocrinology 49:345-346.

Dacheux, J. L., C. Pisselet, M. R. Blanc, M. T. Hochereau-de-Reviers and M. Courot. 1981. Seasonal variations in *rete testis* fluid secretion and sperm production in different breeds of rams. Journal of Reproduction and Fertility 61:363-371. (21) (PDF) Seasonality of reproduction in sheep and its control by photoperiod. Available from: https://www.researchgate.net/publication/20078026_Seasonality_of_reproduction_in_sheep_and_its_control_by_photoperiod [Site accessed on Oct 01 2020].

Deane, H. W., M. F. Hay, R. N. Moor, L. E. A. Rowson and R. V. Short. 1966. The corpus luteum of sheep: The relationships between morphology and function during the oestrous cycle. Acta Endocrinologica Copenhagen 51:245-300.

De Alba, J. 1985. Mecanismos hormonales reguladores de la reproducción y funcionamiento del sistema reproductivo de la hembra. En: Reproducción Animal, J. de Alba (Ed.), Editorial Prensa Medica Mexicana, México, D. F. Pp.1-48; 89-122.

De Reviers, M. M., J. P. Ravault, Y. Tillet and J. Pelletier. 1989. Melatonin binding sites in the sheep pars tuberalis. Neuroscience Letters 100:89-93.
Domanski, E., F. Przekop and J. Polkowska. 1980. Hypothalamic centres involved in the control of gonadotropin secretion. Journal of Reproduction and Fertility 58:493-499.
Dobson, H. and W. R. Ward. 1977. Alterations in plasma gonadotrophin patterns caused by sodium pentobarbitone in ewes at oestrus and in anoestrus ewes after infusion of oestradiol. Journal of Endocrinology 75:109-118.
Dukes, H. H. y M. J. Swenson. 1981. Fisiología de los animales domésticos, Vol. 1. Editorial Aguilar, Madrid, España, 1864 p.
Durotoye, L. A., G. E. Webley and R. G. Rodway. 1997. Stimulation of the production of progesterone by the corpus luteum of the ewe by the perfusion of melatonin *in vivo* and by treatment of granulosa cells with melatonin *in vitro*. Research in Veterinary Science 62:87-91. doi:10.1016/S0034-5288 (97)90126-0.
Ebling, F. J. P. 2005. The neuroendocrine timing of puberty. Reproduction 129:675–683.
England, B. G., M. K. Dahmer and R. Webb. 1981. Relationships between follicular size and antral fluid steroid concentrations at three stages of the estrous cycle in the ewe. Biology of Reproduction 24:1068-1075.
English, J., A. L. Poulton, J. Arendt and A.M. Symons. 1986. A comparison of the efficiency of melatonin treatments in advancing oestrus in ewes. Journal of Reproduction and Fertility 77:321-327.
Foster, D. L., D. H. Olster and S. M. Yellon. 1985. Neuroendocrine regulation of puberty by nutrition and photoperiod. In: C. Flamigni, S. Venturoli and J. R. Givens, (Eds.), Adolescence in females, Year Book Medical Publishers, Chicago, IL, U. S. A., pp. 1–21.
Ginther, O. J., D. R. Bergfelt, L. J. Kulick and K. Kot. 1998. Pulsatility of systemic FSH and LH concentration during folicular-wave development in cattle. Theriogenology 50:507-519.
Ginther, O. J., D. R. Bergfelt, L. J. Kulick and K. Kot. 2000. Selection of the dominant follicle in cattle: Role of two-way functional coupling between follicle-stimulating hormone and the follicles. Biology of Reproduction 62:920-927.
Ginther, O. J. and K. Kot. 1994. Follicular dynamics during the ovulatory season in goats. Theriogenology 42:987-1001.
Ginther, O. J., J. P. Kastelic and L. Knopf. 1989a. Composition and characteristics of folicular waves during the bovine estrous cycle. Animal Reproduction Science 20:187-200.
Ginther, O. J., L. Knopf and J. P. Kastelic. 1989b. Temporal associations among ovarian events in cattle during oestrous cycles with two and three follicuar waves. Journal of Reproduction and Fertility 87:223-230.
Goldman, B. D. and R. J. Nelson. 1993. Melatonin and seasonality in mammals. In: Melatonin: Biosynthesis, Physiological Effects and Clinical Applications, H. S. Yu and R. J. Reiter (Eds.), pp. 225-252, CRC Press, Boca Raton, FL, U. S. A. (21) (PDF) Biology of Mammalian Photoperiodism and the Critical Role of the Pineal Gland and Melatonin. Available from: https://www.researchgate.net/publication/11839449_Biology_of_Mammalian_Photoperiodism_and_the_Critical_Role_of_the_Pineal_Gland_and_Melatonin [Accessed Oct 02 2020].
Goodman, R. L. and E. K. Inskeep. 2014. Control of the ovarian cycle of the sheep, Chapter 27. In: Plant, T. M. and A. J. Zeleznik (Eds.), Knobil and Neill's Physiology of Reproduction, 4th Ed., Elsevier Academic Press, Amsterdam, The Netherlands.

Hafez, E. S. E. 1952. Studies on the breeding season and reproduction of the ewe. Journal of Agriculture Science (Cambridge) 42:189-265.

Hafez, E. S. E. 1987. Endocrinología de la reproducción. Reproducción e Inseminación Artificial en Animales, Lea & Febiger, Philadelphia, PA, U. S. A. Pp. 91-101; 319-340.

Haresign, W., A. R. Peters and L. D. Staples. 1990. The effect of melatonin implants on breeding activity and litter size in commercial sheep flocks in the UK. Animal Production 50(2):111-121.

Haresign, W. 1992. The effect of implantation of lowland ewes with melatonin on the time of mating and reproductive performance. Animal Production 54:31-39.

Herbert, J., P. M. Stacey and D. H. Thorpe. 1978. Recurrent breeding seasons in pinealectomized or optic-nerve-sectioned ferrets. Journal of Endocrinology 78(3):389-397.

Heredia, A., T. M. Menendez, and M. A. Velázquez. 1991. Factores que influyen en la estacionalidad reproductiva de la oveja ´ Pelibuey. Memorias, Reunion Nacional de Investigación Pecuaria, Cd. Victoria, Tamps., México, pp. 115-126.

Hirata, F., O. Hayaishi, T. Tokuyama and S. Senboh. 1974. *In vitro* and *in vivo* formation of two new metabolites of melatonin. Journal of Biological Chemistry 249:1311-1313.

Jordan, B. T., J. P. Hanrahan and J. F. Roche. 1990. The effect of melatonin implantation in the middle of the breeding season on the subsequent reproductive activity of Scottish Blackface ewes. Animal Reproduction Science 23(1):43-48.

Karsch, F. J., E. L. Bittman, D. L. Foster, R. L. Goodman, S. J. Legan and J. E. Robinson. 1984. Neuroendocrine basis of seasonal reproduction. Recent Progress in Hormone Research 40:185-232.

Karsch, F. J., J. E. Robinson, C. J. I. Woodfill and M. B. Brown. 1989. Circannual cycles of luteinizing hormone and prolactin secretion in ewes during prolonged exposure to a fixed photoperiod: Evidence for an endogenous reproductive rhythm. Biology of Reproduction 41:1034-1046.

Kennaway, D. J., T. A. Gilmore and R. F. Seamark. 1982. Effect of melatonin feeding on serum prolactin and gonadotrophin levels and the onset of seasonal oestrous cyclicity in sheep. Endocrinology 110:1766-1772.

Klein, D. C. 1979. Circadian rhythms in the pineal gland. In: Endocrine rhythms, Krieger, D. T. (Ed.), Raven, New York, U. S. A., pp. 203-223.

Klein, D. C., S. L. Coon, P. H. Roseboom, J. L. Weller, M. Bernard, J. A. Gastel, M. Zatz, P. M. Iuvone, I. R. Rodríguez, V. Végay, J. Fálcon, G. M. Cahill, V. M. Cassone and R. Baler. 1997. The melatonin rhythm-generating enzyme: Molecular regulation of serotonin N-acetyltransferase in the pineal gland. Recent Progress in Hormone Research 52:307-357.

Knight, T. W., P. D. Muir, J. F. Smith, G. H. Scales, T. C. Reid, S. R. McPhee and L. D. Staples. 1992. Effects of long acting melatonin implants on the reproductive performance of Corriedale, Borderdale, Romney, Coopworth, and Perendale ewes in New Zealand. New Zealand Journal of Agricultural Research 35:185-193.

Knobil, E. and J. D. Neill (Eds.). 1994. The physiology of reproduction, Vol. 1. Raven, New York, U. S. A. 1878 p.

Kouimtzis, S. A., S. Belibasaki and J. M. Doney. 1989. Melatonin advances and condenses the onset of seasonal breeding in greek dairy ewes. Animal Production 48:399-405.

Legan, S. J. and F. J. Karsch. Neuroendocrine regulation of the estrous cycle and seasonal breeding in the ewe. Biology of Reproduction 20:74-85.

Legan, S. L. and S. S. Winans. 1981. The photoneuroendocrine control of seasonal breeding in the ewe. General and Comparative Endocrinology 45:317-328.

Levine, J. E. and M. E. Freeman. 2014. Control of the ovarian cycle of the rat and mouse, Chapter 26. In: Plant, T. M. and A. J. Zeleznik, (Eds.), Knobil and Neill's Physiology of Reproduction, 4th Ed., Elsevier Academic Press, Amsterdam, The Netherlands.

Lincoln, G. A. 1979. Photoperiodic control of seasonal breeding in the ram: participation of the cranial sympathetic nervous system. Journal of Endocrinology 82:135-47. (21) (PDF) Seasonality of reproduction in sheep and its control by photoperiod. Available from: https://www.researchgate.net/publication/20078026_Seasonality_of_reproduction_in_sheep_and_its_control_by_photoperiod [accessed Oct 01 2020].

Lincoln, G. A. and F. J. P. Ebling. 1985. Effect of constant-release implants of melatonin on seasonal cycles in reproduction, prolactin secretion and moulting in rams. Journal of Reproduction and Fertility 73:241-253.

Lincoln, G. A. and K. I. Maeda. 1992. Reproductive effects of placing microimplants of melatonin in the mediobasal hypothalamus and preoptic area in rams. Journal of Endocrinology 132:201-215.

López, A. and E. K. Inskeep. 1991. Response of ewes of mediterranean sheep breeds to subcutaneous implants of melatonin. Livestock Production Science 27:177-184.

Malpaux, B. and F. J. Karsch. 1990. A role for short days in sustaining seasonal reproductive activity in the ewe. Journal of Reproduction and Fertility 90:555-562.

Malpaux, B., J. E. Robinson and F. J. Karsch. 1987. Reproductive refractoriness of the ewe to inductive photoperiod is not caused by inappropriate secretion of melatonin. Biology of Reproduction 36:1333-1341.

Malpaux, B., J. E. Robinson, M. B. Brown a d F. J. Karsch. I988. Importance of changing photoperiod and melatonin secretory pattern in determining the length of the breeding season in the Suffolk ewe. Journal of Reproduction and Fertility 83:461-470.

Malpaux, B., J. E. Robinson, N. L. Wayne and F. J. Karsch. 1989. Regulation of the onset of the breeding season of the ewe: Importance of long days and of an endogenous reproductive rhythm. Journal of Endocrinology 122:269-278.

Malpaux. B., A. Daveau, F. Maurice, V. Gayrard and J. C. Thiery. 1993. Shortday effects of melatonin on luteinizing hormone secretion in the ewe: Evidence for central sites of action in the mediobasal hypothalamus. Biology of Reproduction 48:752-760.

Malpaux, B., A. Daveau, F. Maurice, A. Locatelli and J. C. Thiéry. 1994. Evidence that melatonin-binding sites in the pars tuberalis do not mediate the photoperiodic actions of melatonin on LH and prolactin secretion in ewes. Journall of Reproduction and Fertility 101:625-632.

Malpaux, B., D. C. Skinner and F. Maurice. 1995. The ovine pars tuberalis does not appear to be targeted by melatonin to modulate luteinizing hormone secretion, but may be important for prolactin release. Journal of Neuroendocrinology 7:199-206.

Marshall, F. H. A. 1937. On the changeover in the oestrous cycle in animals after transference across the equator with further observations on the incidence of the breeding seasons and the factors controlling sexual periodicity. Proceedings Royal Society Series B, 122:413-428.

Marshall, F. C. W. and J. Lochhead. 1986. The physiology of reproduction. (London): Longmans, Green & Co; 1910. p. 706.

Martin, G. B., C. M. Oldham, Y. Cognié and D. T. Pearce. 1986. The physiological response of anovulatory ewes to the introduction of rams: A review. Livestock Production Science 15:219-247.

Mauleon, P. Oogenesis and folliculogenesis. In: Cole, H. H. and Cupps, P. T. (Eds.), Reproduction in domestic animals, 2nd Ed., Academic Press, New York, U. S. A., pp. 187-215.

Mauleon, P. et J. Rugeot. 1962. Regulation des saisons sexuelles chez des brebis de races différentes au moyens de divers rythmes lumineux. Annals, Biologie, Animal, Biochimie et Biophysics 2:209-222.

Maywood, E. S. and M. H. Hastings. 1995. Lesions of the iodo melatonin binding sites of the mediobasal hypothalamus spare the lactotropic, but block the gonadotropic response of male Syrian hamsters to short photoperiod and to melatonin. Endocrinology 136:144-153.

Maywood, E. S., J. S. O'Neill, J. E. Chesham and M. H. Hastings. 2007. Minireview: The circadian clockwork of the suprachiasmatic nuclei–analysis of a cellular oscillator that drives endocrine rhythms. Endocrinology 148:5624-5634.

McDonald, L. E. 1983: Reproducción y endocrinología veterinaria. 2ª. Ed., Editorial Interamericana, México, D.F. Pp. 365-371.

McMillan, W. H. and R. C. Sealy. 1989. Do melatonin implants influence the breeding season in Coopworth ewes? Proceedings, New Zealand Society of Animal Production 49:43-45.

McNeilly, A. S., M. O´Conell and D. T. Baird. 1980. Induction of ovulation by pulsatile injection of LH in anoestrous ewes. Biology of Reproduction 22(Suppl. 1):48 A, abstract.

Miller, B. G., N. W. Moore, L. Murphy and G. M. Stone. 1977. Early pregnancy in the ewe: Effects ofoestradiol and progesterone on uterine metabolism and on embryo survival. Australian Journal of Biological Sciences 30:279-288.

Moore RW, Miller CM, Dow BW, Staples LD 1988. Effects of melatonin on early breeding of F+ and ++ Booroola × Perendale and Romney ewes. Proceedings of the New Zealand Society of Animal Production 48:109-111

Mori, Y., M. Tanaka, K. Maeda, K. Hoshino and Y. Kano. 1987. Photoperiodic modification of negative and positive feedback effects of oestradiol on LH secretion in ovariectomized goats. Journal of Reproduction and Fertility 80(2):523-529.

Niswender, G. D. and T. M. Nett. 1994. Corpus luteum and its control in infraprimate species, Chapter 14. In: E. Knobil and J. D. Neill, The physiology of reproduction, Raven, New York, U. S. A., pp. 781-816.

Niswender, G. D., J. Reimers, A. Diekman and T. Nett. 1976. Blood flow: A mediator of ovarian function. Biology of Reproduction 14:64-81.

Niswender, G. D., J. L. Juengel, W. J. McGuire, C. J. Belfiore and M. C. Wiltbank. 1994. Luteal function: The estrous cycle and early pregnancy. Biology of Reproduction 50:239-347.

Nowak, R. and R. G. Rodway. 1985. Effect of intravaginal implants on the onset of ovarian activity in adult and prepubertal ewes. Journal of Reproduction and Fertility 74:287-293.

Nowak, R., R. R. Rajkumar, G. E. Webley and R. G. Rodway. 1990. Effect of prolonged exposure to exogenous melatonin on the onset and end of the breeding season and on the growth rate of ewe lambs. British Veterinary Journal 146(1):17-23.

O'Callaghan, D., F. J. Karsch, M. P. Boland and J. F. Roche. 1991. Role of short days in timing the onset and duration of reproductive activity in ewes under artificial photoperiods. Biology of Reproduction 44:23-28.

O'Callaghan, D., A. Wendling, F. J. Karsch and J. F. Roche. 1993. Effect of exogenous thyroxine on timing of seasonal reproductive transitions in ewes. Biology of Reproduction 49:311-315.

Ortavant, R., P. Mauleon C. Thibault. 1964. Photoperiodic control of gonadal and hypophyseal activity in domestic animals. Annals of the New York Academy of Sciences, 11:157-193.

Ortavant, R., J. Pelletier, J. P. Ravault, J. Thimonier and P. Volland-Nail. 1985. Photoperiod: Main proximal and distal factor of the circannual cycle of reproduction in farm mammals. Oxfords Reviews of Reproductive Biology 7:305-345.

Pelletier, J. and R. Ortavant. 1975a. Photoperiodic control of LH release in the ram. I. Influence of increasing and decreasing light pphotoperiods. Acta Endocrinologica Copenhagen 78:435-441.

Pelletier, J. and R. Ortavant. 1975b. Photoperiodic control of LH release in the ram. II. Light-androgens interaction. Acta Endocrinologica Copenhagen 78:442-450.

Pitrosky, B. M., R. Masson-Pevet, R. B. Kirsch, B. Vivien-Roels, B. Canguilhem, and P. Pevet. 1991. Effect of different doses and durations of melatonin infusions on plasma melatonin concentrations in pinealectomized Syrian hamsters: Consequences at the level of sexual activity. Journal of Pineal Research 11:149-155.

Pitrosky, B., R. Kirsch, B. Vivien-Roels, I. Georg-Bentz, B. Canguilhem and P. Pevet. 1995. The photoperiodic response in Syrian hamster depends upon a melatonin-driven circadian rhythm of sensitivity to melatonin. Journal of Neuroendocrinology 7:889-895.

Poulton, A. L. 1987. Role of melatonin in seasonal breeding in sheep. In: Proceedings of the 38th Annual Meeting of the EAAP Commission on Sheep and Goat Production. Lisbon, Portugal.

Poulton, A. L., J. English, A. M. Symons and J. Arendt. 1987. Changes in plasma concentration of LH, FSH, and prolactin in ewes receiving melatonin and short-photoperiod treatments to induce early onset of breeding activity. Journal of Endocrinology 112:103-111.

Ramirez, V. D. 1973. Endocrinology of puberty. In. In: Greep, R. O. and E. B. Astwood (Eds.), Handbook of physiology, Endocrinology, Vol. 2, Part 1. American Physiological Society, Washington, D. C., U. S. A., pp. 1-28.

Reiter, R. J. 1980. The pineal and its hormones in the control of reproduction in mammals. Endocrine Reviews 1:109-131.

Reiter, R. J. 1987. The melatonin message: Duration versus coincidence hypotheses. Life Scence 40:2119-2131.

Reiter, R. J. 1991a. Pineal gland-Interface between the photoperiodic environment and the endocrine system. Trends in Endocrinology and Metabolism 2:13-19.

Reiter, R. J. 1991b. Melatonin: The chemical expression of darkness. Molecular and Cellular Endocrinology 79:C153-C158.

Reiter, R. J., G. M. Vaughan, M. S. S. Oaknin, M. E. Troiani, B. Cozzi and K. Li. 1987. Norepinephrine or isoproterenol stimulation of pineal *N*-acetyltransferase activity and melatonin content in the Syrian hamster is restricted to the second half of the daily dark phase. Neuroendocrinology 45:249-256.

Robinson, J. E. and F. J. Karsch. 1984. Refractoriness to inductive day lengths terminates the breeding season of the Suffolk ewe. Biology of Reproduction 31:656-663.

Robinson, J. E. and F. J. Karsch. 1987. Photoperiodic history and a changing melatonin pattern can determine the neuro- endocrine response of the ewe to daylength. Journal of Reproduction and Fertility 80:159-165.

Robinson, J. E., H. M. Radford and F. J. Karsch. 1985. Seasonal changes in pulsatile luteinizing (LH) secretion in the ewe: Relationship of frequency of LH pulses to daylength and response to estradiol negative feedback. Biology of Reproduction 33(2):324-334.

Robinson, J. J., S. Wigzell, R. P. Aitken, J. M. Wallace, S. Ireland and I. S. Robertson. 1992. Daily oral administration of melatonin from March onwards advances by 4 months the breeding season of ewes maintained under the ambient photoperiod at 57° N. Animal Reproduction Science 27:141-160.

Roché, J. F., J. P. Hanrahan, J. F. Quirke and E. Ronayne. 1985. Effects of melatonin on the time of onset of the breeding season in different breeds of sheep. In: Endocrine causes of seasonal and lactational anestrus in farm animals, F. Ellendorf and F. Elsaesser (Eds.), Springer Nature, Switzerland, pp. 55-65. https://doi.org/10.1007/978-94-009-5026-9_7.

Rollag, M. D. and G. D. Niswender. 1976. Radioummunoassay of serum concentration of melatonin in sheep exposed to different lighting regimes. Endocrinology 98:482-489.

Ronayne, E., B. Jordan, J. F. Quirke and J. F. Roche. 1989. The effect of frequency of administration of melatonin on the time of onset of the breeding season in anoestrous ewes. Animal Reproduction Science 18:13-24.

Senger, P. L. 2003. Pathways to pregnancy and parturition. Current Conceptions, 2nd Ed., Pullman, WA, U. S. A., 380 p.

Signoret, J. P. 1980. Effet de la presence du male sur les mecanismes de reproduction chez la femelle des mammiferes. Reproduction, Nutrition et Developpement 20:457-468.

Silvia, W. J., T. A. Fitz, M. H. Mayan and G. D. Niswender. 1984. Cellular and molecular mechanisms involved in luteolysis and maternal recognition of pregnancy in the ewe. Animal Reproduction Science 7(1-3):57-74

Sorensen Jr., A. M. 1982. Reproducción animal, principios y prácticas. McGraw Hill, México, D. F., 539 p.

Staples, L., S. McPhee, J. Reeve and A. H. Williams. 1991. Practical applications for controlled release melatonin implants in sheep. In: A. Foldes and R. J. Reiter (Eds.), Advances in pineal research, John Libbey & Co., London, England, pp. 199-208.

Stetson, M. H., M. Watson-Whitmyre. 1986. Effects of exogenous and endogenous melatonin on gonadal function in hamsters. Journal of Neural Transmission 21:55-80.

Stouffer, R. L. 2006. Structure, function and regulation of the corpus luteum. In: Neill, J. D., (Ed.), Knobil and Neill's Physiology of Reproduction, 3rd Ed., Elsevier, Amsterdam, The Netherlands, pp. 475-526.

Swanson, L. W. and H. G. J. M. Kuypers. 1980. The paraventricular nucleus of the hypothalamus: Cytoarchitectonic subdivisions and organization of projections to the pituitary, dorsal vagal complex, and spinal cord as demonstrated by retrograde fluorescence double-labeling methods. J. Comparative Neurology 194:555-570.

Tamarkin, L., W. K. Westrom, A. I. Hamill and B. D. Goldman. 1976. Effect of melatonin on the reproductive systems of male and female Syrian hamsters: A diurnal rhythm in sensitivity to melatonin. Endocrinology 99: 1534-1541.

Tessonneaud, A., A. Locatelli, M. Caldani and M. C. Viguier-Martinez. 1995. Bilateral lesions of the suprachiasmatic nuclei alter the nocturnal melatonin secretion in sheep. Journal of Neuroendocrinology 7:145-152.

Thwaites, C. J. 1965. Photoperiodic control of breeding activity in the Southdown ewe with particular reference to the effects of an equatorial light regime. Journal of Agricultural Science, Cambridge 65:57-64.

Thimonier, J. et P. Mauleon. 1969. Variations saisonieres du comportment d´oestrus des activités ovarienne et hypohpysaire chez les ovines. Annals d´Biologie, Animaeux, Biochimie et Biophysics 9:233-250.

Thimonier, J., J. P. Ravault and R. Ortavant. 1978. Plasma prolactin variations and cyclic ovarian activity in ewes submitted to different light regimens. Annals, Biologie, Animals, Biochimie et Biophysique 18:1229-1235. (21) (PDF) Seasonality of reproduction in sheep and its control by photoperiod. Available from: https://www.researchgate.net/publication/20078026_Seasonality_of_reproduction_in_sheep_and_its_control_by_photoperiod [accessed Oct 01 2020].

Thimonier, J. and D. Gauthier. 1984. Seasonality of reproduction in cattle and sheep and its consequences on reproduction management. In: The Reproductive Potential of Cattle and Sheep, R. Ortavant and H. Schindler, (Eds.), pp. 139-157. (INRA: 145 Rue de l'Universite, 75341, Paris). (21) (PDF) Seasonality of reproduction in sheep and its control by photoperiod. Available from: https://www.researchgate.net/publication/20078026_Seasonality_of_reproduction_in_sheep_and_its_control_by_photoperiod [Accessed Oct 01 2020].

Thimonier, J., V. Brieu, R. Ortavant and J. Pelletier. 1985. Daylength measurement in sheep. Biology of Reproduction 32(Suppl. 1):36, abstract.

Turek, F. W. and C. S. Campbell. 1979. Photoperiodic regulation of neuroendocrine-gonadal activity. Biology of Reproduction 20:32-50.

Van Camp, S. D. 1991. Understanding the processes of placental separation and uterine involution. Veterinary Medicine 86:642-646

Watanabe, K. 2002. Prostaglandin F synthase.. Prostaglandins and Lipid Mediators 68-69: 401-407.

Watanabe, K., R. Yoshida, T. Shimizu y O. Hayaishi. 1985. Enzymatic formation of prostaglandin F2 alpha from prostaglandin H2 and D2. Purification and properties of prostaglandin F synthetase from bovine lung. Journal of Biological Chemistry 260:7035-7041.

Wayne, N. L., B. Malpaux and F. J. Karsch. 1988. How does melatonin code for day length in the ewe: Duration of nocturnal melatonin release or coincidence of melatonin with a light-entrained sensitive period? Biology of Reproduction 39:66-75.

Wayne, N. L., B. Malpaux and F. J. Karsch. 1989. Social cues can play a role in timing onset of the breeding season of the ewe. Journal of Reproduction and Fertility 87:707-713.

Wayne, N. L., B. Malpaux and F. J. Karsch. 1990. Photoperiodic requirements for timing onset and duration of the breeding season of the ewe: Synchronization of an endogenous rhythm of reproduction. Journal of Comparative Physiology 166:835-842.

Woodfill, C. J. I., J. E. Robinson, B. Malpaux and F. J. Karsch. 1991. Sychronization of the circannual reproductive rhythm of the ewe by discrete photoperiodic signals. Biology of Reproduction 45:110-121.

Worthy, K. and W. Haresign. 1983. Evidence that the onset of seasonal anoestrus in the ewe may be independent of increasing prolactin concentrations and daylength. Journal of Reproduction and Fertility 69:41-48.

Worthy, K., W. Haresign, S. Dobson, B. J. McLeod, G. R. Foxcroft and N. B. Haynes. 1985. Evidence that the onset of the breeding season in the ewe may be independent of decreasing plasma prolactin concentrations. Journal of Reproduction and Fertility 75:237-246.

Yeates, N. T. M. 1949. The breeding season of the sheep with particular reference to its modification by artificial means using light. Journal of Agricultural Science, Cambridge 39:1-43.

Yu, K. LI, P. M. Rosenblum and R. E. Peter. 1991. *In vitro* release of gonadotropin-releasing hormone from the brain preoptic-anterior hypothalamic region and pituitary of female goldfish. Genetic and Comparative Endocrinology 81:256-267.

Zarazaga, L. A., B. Malpaux, L. Bodin and P. Chemineau. 1998. The large variability in melatonin blood levels in ewes is under strong genetic influence. American Journal of Physiology (Endocrinology and Metabolism) 274:E607-E610. (21) (PDF) Biology of Mammalian Photoperiodism and the Critical Role of the Pineal Gland and Melatonin. https://www.researchgate.net/publication/11839449_Biology_of_Mammalian_Photoperiodism_and_the_Critical_Role_of_the_Pineal_Gland_and_Melatonin [Accessed Oct 02 2020].

Zeleznik, A. J. and T. M. Plant. 2014. Control of the primate menstrual cycle, Chapter 28. In: Plant, T. M. and A. J. Zeleznik (Eds.), Knobil and Neill's Physiology of Reproduction, 4th Ed., Elsevier Academic Press, Amsterdam, The Netherlands.

Zuckerman, S. and T. G. Baker. 1977. The development of the ovary and the process of oogenesis. In: S. Zuckerman and B. J. Weir, The Ovary, Academic Press, New York, U. S. A., pp. 41–67.

Zuckerman, S. and B. J. Weir. 1977. The ovary. Academic Press, New York, U. S. A., 535 p.

SI-3

FISIOLOGÍA Y ANATOMÍA DE LA REPRODUCCIÓN EN EL MACHO OVINO Y CAPRINO

Arnoldo González R.1, Froylán A. Lucero M.1, F. J. Trejo M.2 y José F. Vázquez A.3
1 Universidad Autónoma de Tamaulipas, 2 Unión Ganadera Regional de Tamaulipas, 3Universidad Autónoma del Estado de México

ANATOMÍA DE LA REPRODUCCIÓN EN EL MACHO OVINO Y EL CAPRINO

El manejo adecuado y propio del semental es esencial cuando se requiere aumentar la eficiencia productiva de la oveja o del rebaño. Como se mencionó en páginas anteriores, el conocimiento de la anatomía del aparato genital del morueco ayudaría a diseñar programas de manejo de la reproducción. Los componentes del aparato genital masculino comprenden los testículos, epidídimos, las glándulas accesorias sexuales, la uretra, el pene y el prepucio, enseguida se describen las partes de las estructuras del sistema reproductivo del morueco.

Testículos

Los testículos representan un par de estructuras, las gónadas masculinas, éstos son glándulas de funciones exocrinas y endocrinas, anatómicamente, el interior de cada testículo está compuesto por los túbulos seminíferos, células de Sertoli, células de Leydig o intersticiales y la rete testis; cada testículo está cubierto por una capa de tejido conectivo, llamada túnica albugínea, la cual contiene vasos sanguíneos.

A su vez, cada testículo está cubierto por otra capa de tejido conectivo, llamada túnica vaginalis o de Dartos; ambos testículos están envueltos en el escroto, regularmente guardan una posición pendulosa, en relación a la región inguinal, dicha posición la mantienen por medio del músculo cremaster (interno y externo), en conjunto con el cordón espermático.

El complejo del cordón espermático contiene también el vaso deferente, vasos sanguíneos y algunos nervios; el testículo se sube y se baja por medio de contracciones del cordón espermático, éste subir y bajar le permite mantener una temperatura menor a la temperatura corporal, de otra forma, la espermatogénesis no se llevaría a cabo.

El testículo se comunica con el pene, los espermatozoides se producen en los túbulos seminíferos, estos llegan a la rete testis, la que a su vez, se comunica con el epidídimo, con el vaso eferente; una vez en el epidídimo, los espermatozoides llegan a las glándulas accesorias sexuales vía el vaso deferente, el cual termina en la ampula, el líquido seminal se agrega en las glándulas accesorias sexuales, un eyaculado está formado por líquido seminal y espermatozoides.

La función exocrina del testículo consiste en la producción de espermatozoides, mientras que la función endocrina, consiste en la producción de testosterona e inhibina.

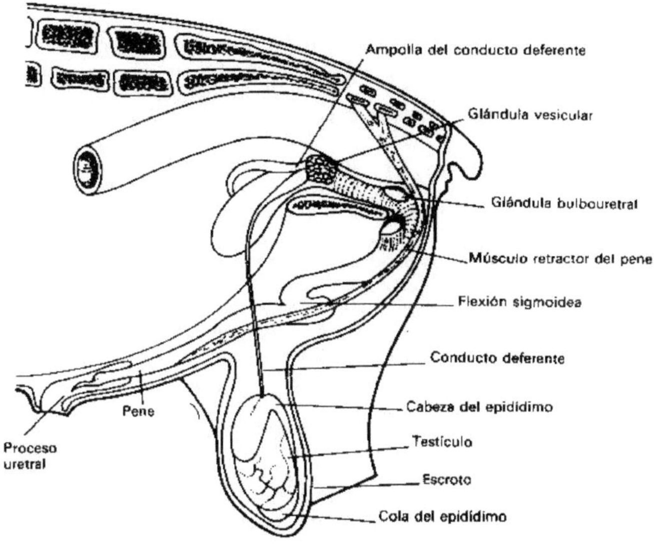

Figura 3. Diagrama que ilustra el aparato genital del morueco y la colocación y orientación de cada uno de sus órganos (Cortesía de MVZ M. García G.).

Epidídimo

Esta adherido al borde de inserción del testículo y adherido en parte a su superficie lateral. Se divide en cabeza, cuerpo y cola. La cabeza está íntimamente conectada con el testículo por los conductos eferentes, tejido conjuntivo y la serosa. El cuerpo esta menos unido e insertado por la serosa que lo cubre y forma lateralmente una bolsa, el seno del epidídimo.

La cola se continúa por el deferente y se inserta a la extremidad inferior del testículo por el ligamento de la cola del epidídimo, formado por la túnica vaginal. Está totalmente cubierto por albugínea y la túnica vaginal. La cabeza está formada por 10-12 túbulos que se agrupan en lóbulos y se unen para formar un único tubo, el conducto del epidídimo, que por sus ondulaciones forma el cuerpo y la cola y se termina en el deferente. Las principales funciones del epidídimo son la maduración, alimentación y concentración.

Escroto

Está formado por capas que se corresponden con las de la pared abdominal, estas son: **Piel**, con pelos en gatos, toro, carnero y chivos; y sin pelos en caballo y perro. Esta puede ser pigmentada o no dependiendo de la especie y de la raza. Está marcada centralmente por una cresta longitudinal.

Túnica de dartos, íntimamente adherida a la piel, está formada por un tejido fibroelástico y musculo liso; a lo largo de la cresta y forma el septum del escroto (al que divide en 2 bolsas), en el fondo del escroto las fibras se conectan a la túnica de dartos con la túnica vaginal y con la cola del epidídimo formando el ligamento escrotal es parcialmente responsable de la termorregulación testicular.

Fascia escrotal, está dividida en 3, las cuales son fascia espermática externa, que deriva del borde del anillo inguinal superficial, fascia del cremaster, derivada del musculo oblicuo abdominal interno (MOAI) y fascia espermática interna, deriva de la fascia transversa.

Cubierta parietal de la túnica vaginal, se continúa con la hoja parietal del peritoneo a nivel del anillo inguinal profundo. En el equino, el escroto tiene forma globular, es asimétrico (ya que generalmente el testículo izquierdo es mayor y más caudal que el derecho). Cuando esta relajado (por calor) se hace más pendular y liso con un cuello de posición dorsal. En los rumiantes es largo y penduloso con un cuello bien marcado que no se contrae. En los cerdos está a corta distancia del ano y no tan definido como en otras especies.

Vas deferens

Se extiende desde la cola del epidídimo hasta la parte pelviana de la uretra, corre medial al epidídimo, asciende por el canal inguinal, se incurva caudal y medialmente pasando dorsalmente a la vejiga y medialmente a las vesículas seminales. Desaparece bajo la próstata y se continúa a través de la pared uretral para abrirse junto con el conducto excretor de la vesícula seminal en el orificio eyaculatorio; la última porción forma la ampolla del vaso deferente con un gran número de glándulas tubulares.

Cordón espermático

Se extiende desde el borde de inserción del testículo hasta el anillo inguinal profundo. El cordon está formado por las estructuras como arteria testicular, venas testiculares que forman el plexo pampiniforme, vasos linfáticos que corren con las venas, nervios del plexo testicular que corren con la arteria, vaso deferente con arteria y vena deferente, músculo liso (Antes se llamaba cremáster interno), capa visceral de la túnica vaginal. El musculo cremáster (Externo) deriva del MOAI, corre por el canal inguinal pero no forma parte del cordón (No está revestido por el peritoneo), toma una posición lateral en relación al resto de las estructuras que así forman parte del cordon espermático.

En el equino, el vaso deferente va separado del resto de las estructuras del cordón (Posee meso propio); en los rumiantes y cerdos el cordón espermático es mucho más largo que en el caballo (mide unos 20 - 25 cm en total en el cerdo y en el toro la porción extra inguinal es de 20 - 25 cm.

Canal inguinal

Es corto y con el anillo inguinal grande en el perro, toro y cerdo; en el caballo es largo y el anillo inguinal interno es pequeño, lo que puede traer problemas en el descenso testicular.

Vesículas seminales

Se ubican a ambos lados de la parte caudal de la superficie dorsal de la vejiga. En el equino son senos piriformes elongados que convergen caudalmente. Tienen un fondo, un cuerpo y un cuello o conducto; miden 15 - 20 cm de largo y unos 5 cm de diámetro. En los rumiantes presentan superficie lobulada. En el toro miden 10 - 12 cm de largo. Comúnmente son asimétricos de tamaño y forma; en el cerdo son muy grandes, piramidales y lobulares; miden entre 12 - 15 cm de largo. No existen en los carnívoros.

Próstata

Existen 2 tipos, diseminada (carneros), o lobulada (ej caballo y perro). El toro y el cerdo tienen ambos tipos. Se asienta en el cuello de la vejiga y al principio de la uretra.

Glándulas bulbouretrales o de Cowper

Son 2, de forma ovoidea y situadas a los lados de la parte pelviana de la uretra. En el equino miden cerca de 4 cm de largo, en el toro son más pequeñas, y en el cerdo pueden llegar hasta 12 cm y son lobuladas. No están presentes en el perro, pero si en el gato.

Pene

Existen 2 tipos de pene de acuerdo al predominio del tejido eréctil sobre el conectivo ej caballo y perro, que forma un órgano elástico en el estado de reposo; o el conectivo sobre el eréctil que le da una consistencia compacta. En el equino, tiene forma cilíndrica y en erección duplica su longitud y espesor; en los rumiantes es caudal al escroto y forma la S peneana (flexura sigmoidea) que desaparece durante la erección.

En el carnero la uretra se continua unos centímetros más allá del glande por el proceso uretral, en el cerdo la flexura sigmoidea es preescrotal y la porción anterior esta retorcida espiralmente.

En el perro, en su parte craneal existe un hueso (Que puede existir o no en el gato); por detrás existe un ensanchamiento, el bulbo del glande que juega un importante papel durante la copula.

Prepucio

Es una invaginación de la piel que contiene y cubre la porción libre o preescrotal del pene cuando no está en erección. En el equino es una invaginación doble, en el cerdo en la región dorsal de la parte anterior de la cavidad prepucial existe una abertura que conduce al divertículo prepucial. Normalmente contiene orina descompuesta y epitelio macerado o concreciones de diferentes tipos.

Examen de los órganos genitales

Escroto o bolsas testiculares, se debe inspeccionar la posición y simetría de los testículos, así como su volumen; después se deben palpar cada uno de los testículos y los distintos órganos que se hallan contenidos en las bolsas, apreciando de esta manera la flexibilidad y la integridad del escroto, la movilidad y la consistencia de los testículos, sus dimensiones globales, su longitud y el volumen de uno con relación al otro.

Normalmente, la palpación de los órganos sanos no produce dolor. Ciertas anomalías del epidídimo pueden ser detectadas mediante palpación. La cabeza, el cuerpo y la cola del órgano serán palpados sucesivamente, se preciara su volumen, grado de desarrollo, posible dilatación, inflamación, atrofias, etc.

El cordón espermático se extiende desde el polo dorsal del testículo hasta el anillo inguinal superficial (la parte palpable) la palpación permite apreciar el volumen, consistencia y movilidad; cada cordón se deberá comparar con el otro. La palpación de los ganglios inguinales esta siempre indicada.

Exploración rectal

Permite apreciar el volumen del cordón espermático en su trayecto intra abdominal, las dimensiones del anillo inguinal, el volumen, consistencia y sensibilidad de las glándulas anexas. La exploración rectal propiamente dicha solo puede ser realizada en toros y garañones, en el verraco, carnero o perro el examen se realiza por medio del tacto rectal, pero en estos casos los resultados obtenidos con la exploración no pueden ser significativos.

Las vesículas seminales son claramente lobuladas en el toro, alargadas y piriformes en el garañon y anchas y gruesas en el verraco. Normalmente el volumen y las dimensiones de las dos vesículas son casi iguales. La próstata en el toro rodea completamente a la uretra, mientras que en el garañon está formada por 2 lóbulos laterales y en el perro tiene una conformación claramente redondeada.

Las glándulas bulbouretrales están muy desarrolladas y son fácilmente explorables en el cerdo, mientras que en las otras especies apenas si se perciben, No existen en el perro.

La exploración rectal puede también revelar la existencia de anomalías congénitas o adquiridas de la pelvis, lesiones peritoneales o trastornos de los órganos urinarios que pueden interferir con la capacidad reproductora del animal.

Examen de pene y prepucio

Se debe inspeccionar la abertura prepucial en busca de posibles fallas (Fimosis). El pene puede palparse a través del prepucio, pero un examen completo requiere la exteriorización del órgano, que puede realizarse de varias formas, con anestesia epidural o mediante el uso de tranquilizantes del tipo del propionil promacina que permiten una buena exteriorización del órgano pero con una disminución de la sensibilidad fundamentalmente dolorosa. El pene también se pude examiner mediante exposición por medio de masajes de las vesículas seminales por vía rectal.

Sea cual sea el método utilizado, se apreciara fácilmente el volumen del órgano, la presencia eventual de tumores o de bridas fibrosas, si la mucosa se encuentra o no integra, así como la existencia de pliegues, ulceras, etc.

Pubertad

La pubertad comienza cuando un macho produce por primera vez suficientes espermatozoides para preñar una hembra, por practica se define la pubertad de un toro como "la edad en la cual se obtiene por primera vez un eyaculado con 50 millones de espermatozoides, con por lo menos 10% de motilidad ". Existe un factor clave que es la disminución en la sensibilidad del hipotálamo a los andrógenos testiculares, esto permite que la liberación pulsátil comience con una frecuencia suficiente como para activar la producción de testosterona por medio de las células de Leydig. En reproductores estacionales es favorable el fotoperíodo, el cual es esencial para el comienzo de la pubertad y la reproducción estacional. La pubertad ocurre a diferentes edades en diferentes especies, como sigue, en el verraco ocurre entre 5 y 7 meses, en morueco entre 7 y 8 meses, en el perro entre 7 y 10 meses, en el gato entre 8 y 10 meses, en el toro entre 9 y 12 meses y en el garañón entre 12 a 24 meses.

El hecho de que un animal llegue a la pubertad no significa que adquiera la plena capacidad reproductiva. La pubertad inicia en el toro a los 7–9 meses de edad y corresponde con el periodo en que el toro muestra su primer interés sexual, indicado por la voluntad de montar una novilla atada. La primera eyaculación se produce entre los 8.5 y 11 meses. Durante el periodo desde la demostración del primer interés sexual y la primera eyaculación, el pene crece y se desarrolla rápidamente, el glande queda liberado del prepucio y es posible sacar el pene fuera de él. Existen diferencias individuales y entre razas, en la edad de la primera producción de espermatozoides activos y de la primera eyaculación; el factor de manejo más importante que afecta la madurez sexual es la alimentación, limitando la cantidad de alimento a toros en desarrollo, a un nivel por debajo de lo necesario, aumentará la edad de la primera aparición de la función sexual y hace más tardía la producción de células espermáticas.

La cronología del desarrollo testicular y el establecimiento de la espermiogénesis en el macho bovino ocurre de manera específica y ordenada, alos 4-6 meses comienza la espermatogénesis, a los 5 meses aparecen las células de Sértoli y se completan a los 7 meses, a los 6-8 meses aumenta el peso testicular en tres veces, a los 6 -7 meses comienza la formación del lumen en los tubos seminíferos, a los 7 meses se aprecian espermatocitos en meiosis y el comienzo del funcionamiento de la barrera sanguínea testicular, a los 12 meses alcanza a completar la espermatogénesis.

Regulación hormonal de la pubertad

La LH y la testosterona son bajas al principio de la vida del animal, pero aumentan a los 5 -6 meses; uno de los momentos críticos en la iniciación de la pubertad es un cambio en la sensibilidad del hipotálamo a la retroalimentación negativa de los esteroides sexuales. Durante el periodo prepuberal existe una secreción inconsistente de gonadotropinas, un bajo nivel de secreción de esteroides gonadales y una ausencia de secreción de GnRH.

En contraste, la pubertad esta asociada a un aumento en la secreción de gonadotropinas, se da la secreción de testosterona en respuesta a LH y la iniciación de la espermatogénesis. El aumento de secreción de gonadotropinas marca el final del periodo prepuberal que termina con la liberación del primer espermatozoide del túbulo seminífero.

La secuencia de eventos hormonales inicia de la descarga pulsátil de LH, se da diferenciación de las células de Leyding por inducción de LH y por secreción de la testosterona, diferenciación de las células de Sértoli, por inducción de testosterona y diferenciación de gonocitos en espermatogonias tipo A. Se da un aumento en la sensibilidad del hipotálamo y la adenohipófisis a la retroalimentación negativa de testosterona y disminuye la frecuencia y amplitud de la descarga de LH.

Funciones de las hormonas

Testosterona, es responsable de la diferenciación de las células de Sertoli, estimula el desarrollo de las glándulas accesorias, actúa en la transformación de espermatocito primario a secundario y la maduración del espermatocito y es responsible de la retroalimentación negative sobre el hipotálamo y la adenohipófisis.

Funciones de la hormona luteinizante, es responsable de la diferenciación de las células de Leyding y la secreción de testosterona de las células de Leyding y de la transformación de espermatocito secundario a inmaduro y de la regulación del desarrollo testicular.
Funciones de la horona folículo estimulante, actúa sobre las células de Leyding, en sinergia con la LH para producir el cambio de espermatocito secundario a inmaduro, actúa en las células de Sertoli provocando exocitosis del espermatozoide. La testosterona estimula el desarrollo de las glándulas accesorias, produciendo el líquido seminal para el transporte del semen. La FSH y LH actúan sobre las células de Leydig y producen testosterona, esta actúa sobre las células de Sertoli produciendo una proteína que se une a los andrógenos (Proteína fijadora de andrógenos, ABP) y acusa un aumento en la producción de testosterona en el testículo, esto se puede comprobar pues en caso de tumores testiculares esta proteína no se produce y se da el síndrome de feminización. El 17 beta estradiol posee una acción negativa sobre la secreción de FSH y la hipófisis.

Espermatogénesis

Los espermatozoides se forman en los tubos seminíferos, se desarrollan a partir de las espermatogonias del epitelio germinal que esta sobre el borde externo de los túbulos seminíferos; donde ocurre una serie de divisiones celulares hacia el lumen del tubo, se va modificando el aspecto y los caracteres de la célula hasta que finalmente son liberadas al centro del túbulo seminífero. Tras un período de fijación a las células nodrizas, los espermatozoides llegan a ser independientes y pasan a lo largo de los tubos hacia los conductos colectores. Todo el proceso de formación de los espermatozoides recibe el nombre de espermatogénesis, la cual consta de 2 fases principals, la espermatocitogénesis y la espermiogénesis.

Espermatocitogénesis

Se realiza a partir de las células de la línea germinal, estas constituyen una única línea ontogénica y representan etapas sucesivas en un proceso continuo de multiplicación y diferenciación cellular, clásicamente, se dice que durante la espermatogénesis, es decir, durante el proceso por el cual las espermatogonias sufren cambios hasta convertirse en espermatozoides, ocurren tres fases, proliferación, meiosis y espermiogénesis.

Fase de proliferación: Las espermatogonias

Las espermatogonias son células aproximadamente semiesféricas, con una cara plana que está en contacto con la membrana basal y una cara convexa, en contacto con las células de Sértoli. Se encuentran en el compartimento basal del túbulo seminífero. La dinámica de las espermatogonias ha sido extensamente estudiada en la rata, podemos hablar de tres tipos de espermatogonias, células madres, espermatogonias en proliferación y espermatogonias en diferenciación.

Los primeros dos tipos son llamados también espermatogonias indiferenciadas.

Las células madres son muy resistentes a muchos tipos de agentes nocivos, entre otras razones porque se dividen infrecuentemente. Funcionan como fuentes de células de la línea germinal y son capaces de repoblar el epitelio seminífero cuando un testículo es sometido a lesiones que destruyen la mayor parte de las células de la línea germinal. Si todas las espermatogonias de un animal fueran destruidas, la pérdida de la capacidad reproductiva seria definitiva durante la proliferación las espermatogonias sufren una serie de divisiones mitóticas rápidas, hasta que finalmente se transforman en espermatogonias en diferenciación. Estas últimas son conocidas como espermatogonias A1, A2, A3 y A4, espermatogonias intermedias y espermatogonias B, en el caso de las ratas, de acuerdo al número de generaciones y al aspecto de las células para otras especies el número puede variar. En general es posible de distinguir las espermatogonias por la cantidad de heterocromatina que presentan dispuestas en la cara interna de la envoltura nuclear. Las espermatogonias indiferenciadas y las primeras generaciones de las diferenciadas se llaman espermatogonias A se caracterizan por tener escasa heterocromatina en la envoltura nuclear y tener nucléolo evidente. Las epermatogonias intermedias presentan heterocromatina en poca cantidad y las espermatogonias B presentan heterocromatina contra la envoltura nuclear.

La importancia de las espermatogonias reside no solo en la capacidad que tienen las más indiferenciadas de entre ellas soportar ciertas agentes químicos, sino también de población de reserva a partir de la cual se origina las restantes células de la línea germinal en todo momento y de ser responsables de la mayor parte del incremento numérico de las células que realizan la espermatogénesis. En la rata, la fase de proliferación multiplica la población de células que surgen de las espermatogonias madres aproximadamente mil veces, mientras que la fase de meiosis solo multiplica por cuatro la población que surge de la fase proliferativa, y la espermatogénesis no aumenta esta última población.

Fase de meiosis: Los espermatocitos

Es bien sabido que la meiosis es una división reduccional del material genético a partir de dos divisiones celulares sucesivas, sin que medie replicación del material genético entre ellas. A los espermatocitos se les denomina primarios y secundarios según el momento de la división en que se encuentren. Al final de la fase de proliferación las espermatogonias B se dividen y dan origen al espermatocito primario. Estas células son muy similar en su aspecto a la espermatogonia B, aunque algo menores de tamaño y con algo menos de heterocromatina. A partir de ellas comienza la prolongada profase de la división meiótica 1. El pasaje de una fase a la otra, en la profase 1 es gradual, con muchas figuras de aspecto intermedio. A lo largo de esta profase, aumenta el volumen celular y nuclear. La cromatina se organiza en cromosomas que en un comienzo se ven como filamentos muy delgados (leptoteno), que se aparean (cigoteno), luego el núcleo sufre un aumento de volumen y ocurre la recombinación genética (paquiteno) que es la fase más larga, por lo que los cromosomas pasan a verse más gruesos y cortos. Posteriormente desaparecen los complejos sinaptonémicos y los cromosomas solo se mantienen unidos en los quiasmas (Diploteno muy breve), para finalmente separarse definitivamente (Diacinesis muy breve también). Las restantes fases de la meiosis 1 ocurren muy rápidamente y son de aspecto similar a las fases correspondientes de la mitosis (Metafase 1, anafase 1, telofase 1).

Los espermatocitos secundarios pueden diferenciarse fácilmente de los espermatocitos primarios en base a su menor tamaño. Todas las fases de la meiosis 2 son breves. Al final de la meiosis 2 se obtienen células haploides, o sea, las espermátidas redondas.

Espermiogénesis

Se aplica a la metamorfosis que tiene lugar durante la transformación de una espermátida a un espermatozoide, aunque inmaduro. Durante esta etapa se forma la cabeza, la pieza media y la cola (importante para la fisiología reproductiva).

Durante la transformación las células del esperma se fijan a las células nodrizas o de Sértoli para recibir alimentación hasta que se desprenden y se trasladan a través de los conductos colectores.

El núcleo de la espermátida se localiza en la parte anterior de la célula muy próximo a la periferia y fuera del lumen del tubo. El aparato de Golgi se acumula en el polo anterior del núcleo y luego se aplasta formando una vacuola que luego formara parte del acrosoma. Luego de haberse formado el acrosome, el aparato de Golgi migra hacia el interior del citoplasma y va hacia la región posterior de la célula y se pone en contacto con la zona del cuello. Luego aparecen los centriolos que derivan de la sustancia de Golgi, se tiñen con plata perla que permanecen unidas al polo posterior de los núcleos.

El anillo terminal (Anillo de Jensen) emigra para formar el espacio requerido para las mitocondrias y la pieza a intercalar.

Las mitocondrias se concentran en la parte posterior de la célula formando un collar que asoma desde los bordes externos de la parte posterior del núcleo dentro de la membrana intercitoplasmática que formara el futuro límite externo de la pieza intermedia.

Las mitocondrias de la parte intermedia son las que aportan la energía para que se contraigan las proteínas de los túbulos de dineína y se mueva el espermatozoide.

La espermátida se alarga y el filamento axial se proyecta desde el borde posterior de la célula hasta formar la cola.

El acrosoma se halla en la depresión dejada por la vacuola en el polo anterior de la célula por detrás del acrosoma la cromatina esta condensada y distribuida uniformemente en forma de gránulos.

En el cuello completamente formado, se hallan los cuerpos granulares de Golgi y los centriolos que permanecen sobre el espermatozoide cuando es alimentado por las células de Sértoli a las que se fija y se elimina en el paso del espermatozoide a través del epidídimo.

Cinética de la espermatogénesis

Es un proceso constante en el tiempo gracias a las células madres que se mantienen quiescentes. El proceso de división se produce de 2 maneras, desde la base hacia el lumen del tubo, y a lo largo del túbulo seminífero.

Las divisiones están sincronizadas a lo largo de las diferentes porciones del tubo seminífero, los espermatozoides son liberados al lumen en diferentes momentos, no salen todos juntos se van diferenciando poco a poco. Al grupo de células producidas aproximadamente al mismo tiempo y que evolucionan sincronizadamente a través del proceso espermatogónico se les denomina generación. El epitelio seminífero está compuesto por 5 o 6 generaciones de células germinales que no están dispuestas al azar sino que forman asociaciones celulares de disposición fija y con estrecha relación unas con otras. La sincronía puede ser debida a la persistencia de uniones celulares luego que se han dividido. Las generaciones de células germinales se encuentran según la edad de la periferia al centro del túbulo; más adelante en el tiempo aparece una nueva generación que fuerza a la anterior hacia el lumen del túbulo seminífero.

Las asociaciones celulares que reaparecen a intervalos regulares representan etapas del ciclo del epitelio seminífero que son una serie de cambios en un área dada del epitelio seminífero entre dos apariciones de las mismas etapas de desarrollo.

En el toro, cada ciclo dura 13.5 días y se requieren 4.5 ciclos para completar el proceso, lo que resulta en la duración de alrededor de 61 días (13.5 x 4.5).

Existen en el ciclo células que no llegan a su desarrollo, estas son fagocitadas por las células de Sértoli. En la diferenciación, cuanto más se acerca una célula al lumen del tubo es más madura y es más sensible a las interrupciones del proceso espermatogénico y da lugar a una espermatogénesis inmadura y un eyaculado inmaduro.

Si las lesiones son graves pero breves, se producen anormalidades de la cabeza, pieza media o cola; pero si la lesión dura mucho tiempo, el porcentaje de estas anormalidades aumenta y él número de espermatozoides disminuye pudiendo llegar a ser nulo (como la esterilidad del carnero durante el verano), llegando el eyaculado a ser solo líquido seminal sin espermatozoides y si se corta el epitelio seminífero se hallan solo células de Sértoli, quiescentes, no habiendo células maduras.

La existencia del ciclo espermatogénico deriva de la duración constante del proceso espermatogénico, porque una nueva generación comienza a desarrollarse antes de que la generación anterior se halla desarrollado completamente. Además, la renovación y desarrollo cíclico de las células madre en la primera etapa del ciclo, cada espermatogonia madre quiescente produce 2 células hijas, una sigue dividiéndose en las diferentes etapas del ciclo, la otra produce una célula que sigue la evolución y otra queda latente, estas son las espermatogonias A o de reserva, las cuales son muy resistentes a las agresiones externas como radiaciones o tóxicos. También ocurre la evolución sincronizada de las células madre y sus descendientes a lo largo de un área determinada del tubo seminífero.

En resumen, el proceso de la espermiogénesis es cíclico y constante en condiciones fisiológicas e independiente de variaciones estacionales. Un ciclo se termina cuando aparece otra vez la misma asociación celular con la que inició, si en una asociación celular existen 4 o 5 tipos de células, al cabo de un ciclo la que estaba en la posición del tipo 1 pasa a la 2, entonces se requieren 4 o 5 ciclos para terminar el proceso de la espermatogénesis.

Espermiación

Representa el proceso mediante el cual los espermatozoides son liberados de su unión en las células de Sértoli y transportados a través de la rete testis y conductos eferentes hacia el epidídimo. Se liberan por exocitosis al lumen del túbulo seminífero y los cuerpos residuales quedan en las células de Sértoli, estas no solo los fagocitan sino también reducen un número considerable de células germinales degeneradas en caso de procesos espermatogénicos ineficientes.

El transporte espermático hacia el epidídimo esta ayudado por el abundante fluido testicular elementos contráctiles de la cápsula testicular y la pared del tubo seminífero y por células ciliadas del epitelio de los conductos eferentes.

Regulación endocrina de la espermatogénesis

Células de Sertoli

La única célula somática dentro del tubo seminífero es la célula de Sertoli, esta célula dicta el desarrollo y mantenimiento de la espermatogénesis y está regulado por la testosterona y la FSH. Tiene receptores citoplasmáticos y nucleares para andrógenos y de membrana para FSH. Ciertas evidencias sugieren que la FSH estimula a la célula de Sértoli a secretar estrógenos por conversión intracelular (aromatasa) de la testosterona que esta célula obtiene de la célula de Leydig. Esta idea resulta atractiva desde el punto de vista de la similitud con la actividad esteroidogénica de los folículos ováricos, en los cuales la teca interna secreta testosterona (bajo control de la LH) y la granulosa secreta estrógeno vía conversión de la testosterona (controlada por FSH). Este concepto debe ser tomado con precaución ya que solo se ha demostrado en ratas jóvenes. Se sabe poco sobre la actividad de los estrenos testiculares en la espermatogénesis, los testículos de los garañones y el cerdo son excepcionales debido a la gran cantidad de estrógenos que producen.

Las células de Sértoli aíslan el medio interno del externo del túbulo; a su vez éstas células dividen al túbulo en una zona basal donde existen espermatogonias y otra zona apical. Las ramificaciones de las células de Sértoli forman la barrera hemato-testicular, no permite que los anticuerpos pasen al interior del túbulo, es una barrera selectiva.

La FSH induce a la célula de Sértoli a producir ABP (proteína transportadora de andrógenos) que es secretada en el lumen del túbulo seminífero. La función de esta proteína es desconocida pero es probable que sirva para mantener las concentraciones de andrógenos altas que existen en los túbulos seminíferos, que resultan importantes tanto para la espermatogénesis como para la actividad general de la célula de Sértoli. Como verá más adelante, la producción de testosterona es pulsátil y tiene aumentos y caídas grandes durante el día.

Funciones de la célula de Sértoli, son responsables de las funciones nutritivas de las células espermatogénicas (selecciona que nutriente es el adecuado para cada estadío), función de sostén y soporte de las células espermatogénicas (Externo e interno), fagocitosis de células espermatogénicas en regresión, permite la espermiación, es decir, la liberación de los espermatozoides en el lumen del túbulo seminífero, modifican la modulación de la acción de la FSH y testosterona sobre las células germinales, permite la sincronización de eventos espermatogénicos y la secreción de la proteína fijadora de andrógenos (ABP).

La célula de Sértoli también produce Inhibina, una molécula proteica que tiene un efecto supresor sobre la secreción de FSH in vivo e in vitro. La acción de la Inhibina sobre la secreción de FSH ocurre probablemente en forma directa sobre las células gonadotropas de la hipófisis. Una de las evidencias de la existencia de la Inhibina es el hecho que la secreción de FSH aumenta luego de la destrucción de los elementos cel. De los túbulos seminíferos (que incluyen la célula de Sertoli). El mecanismo de regulación de su secreción es aún poco conocido. La inhibina también actúa en forma parácrina estimulando las funciones de la célula de Leydig. La célula de Sértoli también produce otras sustancias que actúan en forma parácrina en la célula de Leydig, también de forma endocrina, IGF-I, activina, AUP, EGF-TGFa, TGFb, FGF y TNFa. Cada célula de Sertoli puede apoyar metabólicamente un número determinado de células germinales para que completen su diferenciación en espermatozoides. Si se inhibe la mitosis de las células de Sertoli inmaduras en la rata recién nacidas se obtendrá una población menor de células de Sertoli en las ratas adultas, con una población de espermatozoides y un peso testicular también menor. La mitosis en la célula de Sertoli cesa en la rata, el ratón, y el conejo alrededor del día 15 de vida. En el carnero, cerdo y toro, probablemente se extienda hasta las 6 a 10 semanas de edad. La FSH es probablemente el regulador más importante en la mitosis de la célula de Sértoli durante la vida fetal y neonatal. La supresión de los niveles de FSH reduce los números de la célula de Sertoli, y este efecto puede ser revertido administrando FSH.

La prolongación del periodo durante el cual las células de Sertoli se replican puede lograrse mediante la inducción de hipotiroidismo transitorio. Esto determina un aumento en el número final de célula con una producción diaria de espermatozoides y un peso test mayores a los normales. Se trata de cambios importantes; alrededor de un 80% más de peso y producción de espermatozoides.

Células de Leydig

Las células de Leydig se ubican en el espacio intersticialde los túbulos seminíferos (Fuera del túbulo seminífero). Su función principal es la de producir testosterona, que es importante para el mantenimiento de la espermatogénesis. La producción de testosterona es regulada por la LH, a veces denominada también hormona estimulante de las células intersticiales. La LH se une específicamente a receptores de membrana de la célula de Leydig y activa el AMPc. Esto inicia la activación de quinasas protéicas que catalizan la fosforilación de proteínas intracelular y la metabolización de precursores esteroideos, fundamentalmente por medio del cambio de colesterol a pregnenolona. La desaparición de LH lleva a la detención de la producción de testosterona y a una gran reducción en el tamaño de las células de Leydig.

Existe un sistema de retroalimentación, muy sensible entre LH y la secreción de testosterona. Los aumentos en la secreción de LH son seguidos por niveles plasmáticos aumentados de testosterona. Este último aumento comienza 30-60 min. Después del aumento de LH y se prolonga de una a varias horas según la especie de que se trate. Luego ocurre una inhibición de la secreción de LH por retroalimentación a partir de este aumento de testosterona, lo que provoca posteriormente una disminución en la síntesis de testosterona.

La testosterona producida por la célula de Leydig llega al túbulo seminífero tanto por difusión simple como por difusión facilitada. Las altas concentraciones locales de testosterona que se encuentran en el túbulo seminífero son necesarias para que exista una adecuada espermatogénesis, especialmente para que transcurra correctamente la meiosis. La testosterona alcanza rápidamente el torrente sanguíneo, donde resulta importante para el mantenimiento y desarrollo de la libido, la actividad secretoria de los órganos sexuales accesorios y las características sexuales secundarias asociadas con el fenotipo masculino tales como la masa muscular.

El testículo del cerdo secreta cantidades importantes de andrógenos. En esta especie las concentraciones plasmáticas de 5-alfa-androstenona son generalmente más altas que las de testosterona. Este esteroide es prácticamente excretado en la saliva, donde actúa como una feromona, facilitando el desarrollo del reflejo de rigidez (o actitud copulatoria) de la cerda en estro. Este andrógeno es un componente importante del olor de la orina del cerdo macho y responsable del olor desagradable que puede presentar su carne.

Prolactina y espermiogénesis

Además de las gonadotrofinas y la FSH, muchas otras hormonas pueden influir en la actividad testicular. Actualmente se sabe que la prolactina estimula la espermatogénesis. La prolactina es secretada por la adenohipófisis, actúa en la regulación de la ciclicidad. Existe un factor inhibidor de la prolactina (PIF) pero no existe factor liberador. El factor estimulador de la TSH (el TRH) es estimulador de la prolactina. La prolactina actúa aumentando los receptores de LH presentes en las células de Leydig.

Esto está demostrado en ratas y seres humanos y existe evidencia que sugiere lo mismo en carnero, en el cual la prolactina tendría un papel importante, en el periodo de recuperación de las células de Leydig, previo a la temporada reproductiva siguiente, estimulando el desarrollo de la capacidad de estas células para responder al mayor estimulo por parte de la LH que sobrevendrá luego.

Control parácrino de la espermatogénesis

Además de las influencias endocrinas, se ha comprobado en los últimos años la existencia de una serie de influencias en las células locales vinculadas directa o indirectamente con la espermatogénesis. Son parahormonas y metabolitos de corta vida y de actividad local, estos determinan la existencia de microambientes metabólicamente distintos según la etapa del ciclo del epitelio seminífero.

Por ejemplo, el número de receptores para FSH en las células de Sertoli varía según el estado del ciclo y así mismo.

Las células de Leydig varían su volumen citoplasmático según el estadio en que se encuentren las porciones cercanas a estas células del túbulo seminífero. Resulta interesante que cuando esas porciones de túbulo seminífero se encuentren en estadios muy dependientes de altas concentraciones de andrógeno, las células de Leydig vecinas aumentan su volumen.

De la misma manera, las células peri tubulares secretan una proteína moduladora de las células de Sertoli , que estimula la secreción de ABP por parte de la células de Sertoli , y a su vez los andrógenos originados en la cellas de Leydig estimulan tanto la actividad de la células peri tubular como la de las células de Sertoli.

Las gonadotrofinas y la espermatogénesis;

La presencia continua de LH es necesaria para que la actividad de espermatogénesis sea normal debido a la importancia que tiene esta hormona para la producción de testosterona.

La FSH es necesaria para iniciar la espermatogénesis. Una vez que la espermatogénesis ha sido iniciada al comienzo de la pubertad, la secreción de FSH no parece ser esencial para el mantenimiento de la espermatogénesis. La respuesta celular de la célula de Sertoli a la FSH no parece necesitar de un refuerzo continuo, al menos de un nivel comparable a las concentraciones de FSH necesarias para iniciar la espermatogénesis durante la pubertad. Si la espermatogénesis se detiene por razones fisiológicas (fotoperiodo inhibitorio) o patológicas, la FSH resulta nuevamente necesaria para reiniciar la espermatogénesis.

La testosterona en el sistema periférico: Regulación de la secreción de testosterona

La secreción de testosterona por las células de Leydig está bajo el control de la LH. A su vez, la secreción de LH está controlada por la liberación pulsátil de GnRH. La frecuencia de pulsos de LH varía 4-5/24 horas en el toro y 12/24 horas en el carnero. La liberación pulsátil de LH por encima de una frecuencia mínima es un hecho fisiológico esencial para la secreción de testosterona.

La testosterona abandona el intersticio testicular que rodea la célula de Sértoli y se dirige hacia 3 áreas, vasos sanguíneos, linfáticos, y túbulos seminíferos.

La mayor parte de la testosterona se dirige hacia la sangre. La presencia de varias proteínas plasmáticas, incluyendo la globulina transportadora de esteroides sexuales es importante no solo para el transporte sino también para la secreción de testosterona. En ausencia (O disminución) de proteínas transportadoras de testosterona, la producción de testosterona baja. Esto sugiere que el aumento de las concentraciones de testosterona en el intersticio (En ausencia de ABP) inhibe la secreción de testosterona.

Es posible controlar la secreción de testosterona por parte de la célula de Leydig administrando testosterona por vía sistémica. La testosterona exógena actúa vía retroalimentación negativa inhibiendo la liberación de la LH. Es posible inhibir la espermatogénesis ya que ciertos niveles relativamente bajos de testosterona son suficientes para inhibir la liberación hipofisaria de LH y para mantener la libido, pero no alcanzan para mantener las concentraciones altas de testosterona en el intersticio, las cuales son necesarias para que haya actividad espermatogénica. Estas altas concentraciones de testosterona, debidas a su producción local por parte de las células de Leydig, son muy difíciles de obtener por medios exógenos. La pulsatilidad de la secreción de testosterona hace difícil evaluar con certeza la actividad de las células de Leydig midiendo solo una muestra de sangre, se realizan sangrados seriados para obtener niveles séricos confiables de testosterona.

Funciones de la testosterona, es responsable del mantenimiento de libido y el comportamiento sexual del macho, de la actividad secretora de órganos accesorios y los rasgos asociados a la masculinidad, del desarrollo y mantenimiento del epitelio secretor de órganos sexuales accesorios, mantiene la funcionalidad de la próstata y el comportamiento sexual del macho y estimula el crecimiento y mantenimiento de las glándulas accesorias masculinas.

La testosterona también es responsible de la meiosis de los espermatocitos, durante la espermatogénesis y de la retroalimentación negativa sobre la hipófisis y el hipotálamo (Inhibe la GnRH y FSH y LH); la testosterona inhibe el centro cíclico de la GnRH.

Cambios estructurales y/o funcionales, tienen efecto anabólicos (Inotrópico), cambio de voz (Engrosamiento cuerdas vocales), regula las zonas de crecimiento de pelo, la calcificación de cornamenta, mantenimiento prenatal del conducto de Wolff y su diferenciación en conducto deferente y epidídimo. También ocurren cambios en la conducta, como en la posición para orinar, independencia y agresividad, y la secreción de feromonas. Las hormonas son esenciales en la espermatogénesis desde la etapa de espermatocito en adelante pero no en etapas más tempranas. Las principales glándulas implicadas son la pituitaria y los testículos, aunque también actúan secundariamente las adrenales y la tiroides. La LH afecta la espermiogénesis, secretando andrógenos así regula el desarrollo testicular. La FSH y la LH actúan induciendo secreción de andrógenos y en el desarrollo de espermátidas y espermatozoide maduros; regula la exostosis del espermatozoide de la célula de Sértoli.

Otras hormonas intervienen en la fisiología testicular aunque no directamente en la espermatogénesis, son las prostaglandinas que estimulan la contracción del músculo liso del testículo contribuyendo al transporte espermático y al aumento de la circulación testicular; por otro lado las prostaglandinas pueden disminuir el flujo sanguíneo testicular y la formación de testosterona (pueden actuar disminuyendo la fertilidad). En la pubertad, la LH actúa sobre las células de Leydig para producir andrógenos; estos actúan localmente iniciando la espermatogénesis actuando junto a la FSH, completándose la producción de espermatozoides. La continuación de la espermatogénesis se realiza por la LH junto con hormonas testiculares (andrógenos y estrógenos). El andrógeno actúa sobre el aparato sexual masculino ayudando a mantener las condiciones óptimas para espermiogénesis, transporte de espermatozoides y deposito del semen.

Factores exógenos que afectan a la espermatogénesis

Agentes nocivos, en general afectan poco a las espermatogonias. Estos pueden ser rayos X, radiaciones y el daño puede ir desde espermatozoides hasta muerte embrionaria y fetal. Las células de Sertoli resisten casi todo lo que daña las células germinales y con frecuencia son las únicas células tubulares que quedan después de agresiones prolongadas, ocurre variaciones estacionales, la calidad y fertilidad de las eyaculaciones tiende a ser optima durante la estación reproductora. La temperature varìa en el organismo, en cavidad abdominal la temperatura es de 37-38ºC, mientras que en el epitelio seminal la temperatura es de 33ºC.

La espermatogénesis en el toro en servicio es un fenómeno continuo de producción de espermatozooides por medio del epitelio seminífero. Para que tenga éxito la espermatogénesis, se tienen que dar ciertas condiciones; que incluyen componentes endocrinos, componentes metabólicos y una temperatura uniforme.

En el toro para que sea normal la temperatura escrotal, esta debe permanecer de 2 a 6 grados más baja que la corporal. Cuando la temperatura escrotal / testicular aumenta (ej, golpe de calor) la calidad del semen es normal por un corto periodo de tiempo, correspondiente este a el tiempo de transito por el epidídimo, luego comienza a declinar. Por lo tanto, se deduce que el epidídimo es bastante resistente a los efectos del calor. Por otro lado la función de las células de Leydig y de Sertoli es afectada adversamente por el calor, también las células germinales. El daño depende de la duración y la potencia del mismo. El calor afecta los espermatozoides vivos y que se mueven progresivamente y aumenta la incidencia de los espermatozoides morfológicamente anormales.

El intervalo que va desde que la fuente de calor es retirada hasta la restauración normal de espermatozoides corresponde al tiempo que va desde el comienzo de la diferenciación a la eyaculación (± 8 semanas), siempre y cuando no existan espermatogonias afectadas.

En resumen, con el aumento de temperatura, se pierde la capacidad de regular la espermatogénesis, los espermatozoides de epidídimo se consideran como resistentes al shock térmico, los espermatozoides sufren degeneraciones de diferente grado a lo largo de la maduración.

Mecanismo de termorregulación

Escroto, la piel escrotal carece de grasa por lo que libera calor mas fácilmente, además cuenta con un rico aporte de glándulas sudoríparas (mucho más que la piel y por lo tanto pierde más calor por sudor) y un componente muscular que es la túnica de Dartos. Este músculo le permite variar la proximidad al testículo con respecto a la pared del cuerpo. En condiciones frías el músculo cremáster y la túnica de Dartos se contraen elevando los testículos.

El escroto tiene varias funciones que facilitan la termorregulación, un escroto penduloso expone el cuello escrotal al medio ambiente facilitando la perdida de calor , también tiene un extensivo sistema de vasos sanguíneos cerca de la superficie de la piel que facilitan la perdida de calor. A su vez el escroto no tiene pelos.

El plexo pampiniforme conforma un sistema de enfriamiento de flujo de sangre a contracorriente, la sangre arterial que entra al testículo se enfría por medio de la sangre venosa que abandona el mismo.

El cono vascular del testículo está concentrado en el complejo venoso pampiniforme alrededor de la arteria testicular. Este es un sistema que transfiere calor, el calor es transmitido desde la sangre tibia de la arteria testicular a la sangre fría del sistema venoso testicular.

La magnitud de este intercambio de calor por contracorriente depende del gradiente de temperatura entre el cuerpo y el escroto. Por lo tanto esta contracorriente solo puede enfriar el testículo si la sangre venosa es más fría que la arterial.

Funciones del plexo pampiniforme

Sistema de contracorriente, donde la sangre que entra está fría y la sangre que sale del testículo está caliente, así disminuye la temperature.

Disminución de la presión, en el plexo se produce un intercambio hormonal (Generalmente de esteroides como testosterona) de venas a arteria directamente. Las paredes de los vasos son muy finos en el plexo. La espermatogénesis necesita mucha testosterone.

Túnica de Dartos y músculo cremaster, debajo de la piel escrotal hay una fina capa de músculo liso llamado túnica de Dartos; este músculo está bajo el control de los nervios lumbares de la rama del simpático y responde a la temperatura ambiente. El cremáster es un músculo estriado que colabora con la túnica de Dartos y probablemente no pueda mantener esta contracción por tiempo prolongado. Existen 2 mecanismos sistémicos para regular la temperatura, plexo pampiniforme, y si aumenta la temperatura en los testículos el animal aumenta la frecuencia respiratoria.

Glándulas reproductivas del macho y sus funciones

Testículos

Los testículos son glándulas de doble función, una función exócrina, con formación de gametos vivos y fértiles y otra función endócrina, en la manutención del aparato sexual masculino en condiciones adecuadas para asegurar el éxito de la reproducción.

En la función endócrina, las hormonas masculinas son los andrógenos, el principal andrógeno es la testosterona aunque hay un derivado más potente que es la dihidrotestosterona que es el andrógeno activo a nivel celular.

Las hormonas sexuales se forman en los testículos bajo, la influencia de las gonadotrofinas (FSH y hormona estimulante de las células intersticiales, ICSH), de la pituitaria anterior. A su vez la tasa de secreción de gonadotrofinas se halla controlada por los andrógenos y estrógenos, un exceso de estos últimos da lugar a la disminución de la producción de gonadotropinas.

La hormona masculina (Andrógeno testicular) actúa en el interior del testículo y en todo el organismo, es esencial en el comienzo y mantenimiento de la espermatogénesis y es responsable del impulso sexual o libido en el macho; y el desarrollo de los caracteres sexuales secundarios. La hormona masculina es necesaria para mantener la integridad funcional del músculo de la túnica de Dartos y el epidídimo; y para la actividad secretora de las glándulas sexuales accesorias. También actúan en el metabolismo general del organismo comprendiendo la utilización de proteína y la retención de nitrógeno. Con la castración se produce la esterilización, ya que se eliminan los órganos formadores de espermatozoides y de andrógenos; por cierto tiempo después el toro mantiene igual la libido hasta que el andrógeno se metabolice por completo y se reabsorban los espermatozoides de los vasos deferentes. Pero como el andrógeno no se deposita en el organismo, pronto se pierde la libido y se atrofian los órganos sexuales secundarios (cuernos, etc.) pero si se castra antes de la pubertad (novillo) no desarrolla caracteres sexuales secundarios, ni demuestra agresividad.

Epidídimo

Mecanismos de transporte de los espermatozoides

Los espermatozoides son transportados en gran cantidad por líquido proveniente del epitelio seminífero y de la red testicular y llegan al epidídimo. En los conductos deferentes, existen células secretorias y ciliadas que baten hacia el epidídimo, estas células ciliadas en el toro pueden llegar a excretarse y pasar a formar lo que se denomina células medusa en el líquido testicular.

También contribuyen en el transporte la actividad del músculo liso de estos conductos. En el epidídimo, la actividad peristáltica de los músculos lisos de los conductos son en gran medida la que transporta al esperma, estas contracciones son mediadas por prostaglandinas a una razón de 3 por minuto.

Las células del epidídimo tienen microvellosidades, pero estas no son móviles. Los espermatozoides son transportados a través del epidídimo en el toro por 7 días, en verraco 12, en carnero 16. El tiempo de transito puede reducirse 10 a 20 % al aumentar la frecuencia de eyaculados.

El contenido de células lisas aumenta poco a poco durante el pasaje de la cola al conducto deferente, se tiene un aumento progresivo de la innervación del conducto lo cual permite un control más preciso de la emisión de espermatozoides durante el proceso eyaculatorio.

Maduración de espermatozoides

El epitelio epididimario tiene funciones de secreción y absorción lo cual hace que ocurran cambios en las concentraciones de calcio, potasio, cloro, sodio, enzima glicerilfosforilcolina. También se secreta "inmovilina" y el factor de quietud (en toro) que prolonga la supervivencia del espermatozoide al prevenir un metabolismo innecesario.

La composición del plasma epididimario se relaciona estrechamente con la función testicular, el pasaje de espermatozoides y el ambiente hormonal y físico del testículo. El volumen normal de un toro se multiplica debido a secreciones de la cabeza del epidídimo y se redujo a la mitad por absorción de la cola, mientras que en verraco sufre diluciones continuas entre el pasaje de la cabeza a la cola, 7 a 15 días es el tiempo requerido para el pasaje de los espermatozoides de la cabeza a la cola, el reposo sexual retarda esta pasaje y las eyaculaciones frecuentes lo adelantan.

Los espermatozoides que entran al epidídimo son infértiles pero adquieren la capacidad fecundante durante el proceso de maduración, en la cabeza, se produce la reabsorción de fluido testicular, en el cuerpo, se produce la maduración espermática, en la cola, se cumplen funciones de almacenamiento. El movimiento de espermatozoides a través del epidídimo se realiza por contracciones peristálticas del músculo liso que rodea el ducto del epidídimo; en la cola las contracciones no son frecuentes, a no ser durante la excitación sexual cuando las contracciones ocurren debido a la estimulación.

En el epidídimo los espermatozoides adquieren, la capacidad de movimiento vibratorio y circular, luego movimientos progresivos (Cuando los espermatozoides llegan al epidídimo no se mueven luego sí), la capacidad fertilizante (Completan la espermiogénesis, eliminando restos del aparato de Golgi y adquiriendo la capacidad de movimiento independiente), existe activación de receptor de membrana plasmática de los espermatozoides necesarios en la fecundación, modificación de sus dimensiones,migración y pérdida de la gota citoplasmática, aumento de la resistencia al frío (Cold shock), aumenta la carga negativa en la superficie, cambios en lípidos y proteínas así como en la composición antigénica, modificación de su capacidad enzimática, alteración de la tinción de gram y de las propiedades de enlaces (Se hace gram +) y estabilización de la membrana plasmática por oxidación de grupos sulfidrilos.

El proceso de maduración espermática es dependiente de los andrógenos, al igual que el mantenimiento de la capacidad de fecundación de los espermatozoides maduros almacenados en el epidídimo. El epidídimo aporta al plasma seminal glicerilfosforilcolina, aminoácidos (Carnitina) y ácido cítrico.

El tiempo que demora el transporte espermático a través del epidídimo en un toro es de 11 días, 13 días en el carnero, y esto no se modifica por las eyaculaciones frecuentes, lo que si se reduce es el número de espermatozoides en la cola del epidídimo.

Desarrollo del potencial fecundante

El espermatozoide desarrolla su capacidad inicial de fecundar el óvulo durante su transporte a través del epidídimo. Su capacidad fecundante se considera potencial porque aún debe sufrir la capacitación antes de penetrar al óvulo. La falta de fecundidad en los espermatozoides de la cabeza del epidídimo puede estar relacionada con el tipo de movilidad, ya que estos poseen un movimiento circular de nado y no son capaces aun de realizar el movimiento unidireccional vigoroso.

La adquisición de la capacidad fecundante del espermatozoide, es un proceso progresivo, debido a que se ha demostrado que los espermatozoides colectados de la mitad distal del cuerpo del epidídimo estaban capacitados para fecundar pero la tasa de la misma era menor que cuando los espermatozoides eran obtenidos de la cola del epidídimo o del conducto deferente. El andrógeno producido por el epitelio del epidídimo es fundamental, pues la orquiectomía bilateral origina espermatozoides infértiles en pocos días.

El desarrollo de la capacidad fecundante corre paralelo a cambios en los aspectos de la integridad funcional del espermatozoide, que son, adquisición del potencial para sostener la movilidad progresiva, alteración de los patrones metabólicos y del estado estructural de los organelos específicos de la cola, cambios en la cromatina nuclear y cambios en la naturaleza de la superficie de la membrana plasmática, movimientos y la pérdida de la gota citoplasmática y modificación en algunas especies de la forma del acrosoma. Los espermatozoides pueden mantenerse viables y fértiles durante aproximadamente 60 días en el epidídimo.

Almacenamiento de espermatozoides

El sitio principal de almacenamiento de espermatozoides es la porción caudal de la cola del epidídimo. Esta parte tiene un lumen bastante amplio, donde se almacenan grandes concentraciones de semen (alrededor del 70% del número total), mientras que el conducto deferente solo contiene el 2% del total.

GLÁNDULAS SEXUALES ACCESORIAS

Son las que proporcionan a mayor parte del plasma seminal que contiene abundantes carbohidratos, proteínas y aminoácidos, enzima, vitaminas hidrosolubles, minerales y una capacidad tampón alta, siendo este plasma esencial para mantener la vitalidad de un espermatozoide. Las glándulas prostáticas y vesiculares se han extirpado en verracos y ratas sin dañar la fecundidad, tampoco altera la eficiencia de monta.

Glándulas seminales

Son dos cuerpos lobulados situados dorsalmente a la vejiga urinaria, cranealmente quedan englobadas cranealmente en el pliegue urogenital, situándose entre ambas la terminación de los conductos eferentes. El conducto excretor se asienta bajo la próstata y el perro y el gato carecen de esta glándula. En los rumiantes son compactas y bilobuladas. En el garañón, son verdaderas vesículas con grandes sacos glandulares piriformes. Esta glándula secreta fructosa, ácido cítrico, ácido ascórbico, potasio, proteínas y enzimas. También puede haber riboflavina la cual le da el color amarillo al semen del toro.

Estas vesículas aportan el 50% del volumen de semen en toro y 20 % del verraco. En el cerdo, los conductos deferentes comparten un conducto eyaculador que se abre hacia la uretra. La fructosa es la principal fuente de energía en toro, morueco y cabra; aunque está ausente en el caballo. Esta glándula la transforma en ácido láctico. Tras la castración, los niveles de fructosa caen rápidamente, pudiéndose evitar estos con implantes de testosterona. En el semen del caballo, predomina un alcohol relacionado con los azucares, el sorbitol, y en el verraco el inositol, que se presenta en pequeñas dosis en el toro, morueco y caballo, desembocan en la uretra por medio del colículo seminal.

Próstata

Localizada sobre el cuello de la vejiga y comienzo de la uretra, ventral al recto, es bilobulada, formada por dos lóbulos laterales y un istmo que los conecta. Las glándulas en el bovino y porcino se componen del cuerpo, que recubre el origen de la uretra pélvica y la próstata diseminada que rodea la uretra pélvica. La próstata del carnero consiste en dos lóbulos laterales que se conectan por un istmo dorsal al origen de la uretra pélvica. La próstata de los perros es la única glándula accesoria presente, está bien desarrollada y aporta una gran cantidad de fluido a la eyaculación, que es liberado en su mayor parte como una fracción post-espermática del eyaculado.

La próstata diseminada se extiende en sentido caudal hasta los conductos de las glándulas bulbouretrales; rodea la uretra en el toro, borrego y verraco pero no tiene una localización ventral como en el carnero. El cuerpo de la próstata en el toro es pequeño y grande en el verraco, mientras que no puede observarse en pequeños rumiantes. En el garañón está situada por completo en el exterior.

La próstata elabora una proteína conjugada llamada antiaglutinina cefálica que previene la aglutinación de espermatozoides. También algunas especies producen prostaglandinas, que favorecen las contracciones uterinas en las hembras.

Glándulas bulbouretrales

Llamadas también de glándulas de Cowper, se trata de dos pequeños cuerpos glandulares esféricos situados en la superficie dorsal de la uretra en el arco isquiático. En el toro están cubiertas por el músculo bulboesponjoso, lo que en circunstancias normales enmascara algo su exploración.

En el verraco, son especialmente grandes y aportan el componente gelatinoso del semen de este, en rumiantes y verraco, los conductos de esta glándula desembocan en la depresión uretral con localización dorsal, los cuales pueden impedir el pasaje de catéter en estas especies. El conducto excretor termina bajo un pliegue de la mucosa uretral, dicho pliegue dificulta enormemente el cateterismo de la porción pelviana de la uretra, una vez que se pasa con la sonda la flexura pelviana. La secreción tiene cloruros que aumentan el pH (7,8 a 8).

Glándulas uretrales

Existen autores que no las consideran como glándulas accesorias genitales, existen en el carnero, también se la llama glándulas de Litrre. El toro no tiene estas glándulas. En el caballo se les considera semejantes a la próstata diseminada de los rumiantes, pero en el verraco la próstata diseminada y las glándulas uretrales histológicamente son diferentes. No existen las glándulas uretrales.

Ampula

Agrandamiento fusiforme del conducto deferente, con proliferación glandular en su mucosa, secretan ácido cítrico, fructosa y ergotionina. El toro, carnero, verraco y caballo tienen todas las glándulas anexas.

Todas las glándulas constituyen un conjunto funcionalmente exócrino que contribuye al volumen y propiedades biológicas del esperma hasta el punto que la ausencia del contenido típico de algunas de ellas compromete y hasta anula la capacidad fecundante del esperma.

Estas secreciones además de proporcionan un medio líquido para los espermatozoides y su transporte, pero la función de estas glándulas no está clara todavía, aunque se sabe mucho de los componentes químicos con los que contribuyen al eyaculado.

Estos agentes sirven como marcadores de la contribución específica que hacen las glándulas al semen, y como indicadores de la función glandular. La fructosa y el ácido cítrico son componentes importantes de la secreción de las vesículas seminales de los rumiantes. Las glándulas del cerdo contienen poca fructosa pero tienen un alto contenido de ergotionina e inositol.

La glicerilfosforilcolina es un componente característico del epidídimo. La ergotionina también se encuentra en glándulas vesiculares del caballo.

Por el tamaño de las glándulas bulbouretrales del cerdo se puede saber si un cerdo es monorquideo o fue castrado, ya que luego de la castración prepuberal las glándulas bulbouretrales son pequeñas, a los 100 kg de peso, cada glándula mide 5 cm y pesa 1 gr y en los cerdos con testículos retenidos las glándulas son de un tamaño normal, 10 cm y 45 gr cada 100 kg de peso.

El trébol subterráneo puede provocar cambios en borregos debido a su componente estrogénico (estrógenos vegetales), que provoca feminización a nivel del epitelio glandular. Los productos de las glándulas accesorias se eliminan de una vez en el toro y en otras especies. Las vesículas seminales, son productoras de una secreción rica en fructosa y ácido cítrico. La próstata segrega un líquido rico en minerales. Las glándulas bulbouretrales producen una sustancia lubricante y viscosa, de composición no conocida.

EYACULACIÓN

Previo a la eyaculación existe una fase llamada de emisión en donde ocurre un pasaje de líquido espermático hacia la uretra pélvica, en donde se mezcla con las secreciones de las glándulas accesorias. La eyaculación es el paso del semen por la uretra peneana, la emisión se hace efectiva debido a la estimulación del músculo liso, bajo el control del sistema nervioso autónomo.

Naturalmente, las terminaciones nerviosas sensoriales del tegumento peneano y tejidos peneanos más profundos cumplen un papel fundamental en la eyaculación, los nervios aferentes viajan en el nervio dorsal del pene hacia el nervio pudendo (S2 a S4). El paso del semen por los conductos deferentes es continuo durante la inactividad sexual, lo que ocurre, es que se da un proceso ligado al azar o proceso cíclico de eliminación de esperma por la cola epididimal, esto ayuda a controlar las reservas de esperma.

La excitación sexual y la eyaculación se acompañan de contracciones del epidídimo caudal y conductos deferentes, lo que aumenta la tasa de flujo, esto es seguido de movimientos de líquido espermático de regreso al epidídimo y de una reducción en la tasa de flujo 10 a 20 horas luego de la eyaculación. Es el resultado del estímulo nervioso que produce una serie de contracciones musculares que comienzan en los vasos deferentes y afectan al epidídimo, vasos deferentes y glándulas accesorias, es controlado por los nervios autónomos del plexo pélvico provenientes de los nervios hipogástricos.

La emisión de semen por el conducto a la uretra se acompaña de contracciones musculares del ámpula de los conductos deferentes. Las secreciones almacenadas de una parte de las glándulas accesorias probablemente se libere por la contracción muscular controlada por nervios autónomos, la actividad secretora del epitelio glandular puede estar controlada por el mismo sistema.

La descarga final se produce por las contracciones rítmicas de los músculos del pene y los que revisten al uretra del pene; las contracciones avanzan progresivamente en oleadas impulsando el semen hacia el orificio uretral del pene. Los impulsos reflejos nacen del glande del pene y se trasmiten a través del nervio pudendo interno a la sección lumbosacra de la medula, el impulso eferente que inicia la emisión vuelve por el nervio erector al plexo hipogástrico y desde allí se dirige a los músculos implicados; además de las vías nerviosas, el sistema cuenta con un sistema de regulación neuroendocrina, como responsable de la excitación sexual que regula el volumen y calidad del semen eyaculado.

En el toro y el carnero, uno de los factores que influye en la eyaculación es la temperatura vaginal, no siendo tan importantes la presión y fricción, como estímulos eyaculatorios. En verraco, perro y garañón, la presión ejercida sobre el pene es relativamente más importante que la temperatura.

El proceso de eyaculación probablemente comience en el epidídimo y se desplace a lo largo del conducto deferente al mismo tiempo que las paredes de las glándulas accesorias se contraen e impulsan su contenido hacia la uretra. La estimulación sexual en el macho puede incluir la liberación de oxitocina, ya que se observó luego de administrar oxitocina exógena un aumento en el volumen y numero del eyaculado. La uretra se vacía a raíz de las contracciones de los músculos isquiocavernosos, uretrales y bulbocavernosos. El garañón requiere de alrededor de 10 segundos para lograr la eyaculación completa, la que consta de 10 pulsaciones uretrales separados por un segundo cada una.

BIBLIOGRAFÍA

Abecia, J. A., J. A. Valares, F. Forcada, S. Palacín, A. Martín and H. Martino. 2007. The effect of melatonin on the reproductive performance of three sheep breeds in Spain. Small Ruminant Research 69:10-16.

Amann, R. P. 1981. A review of the anatomy and physiology of the stallion. Equine Veterinary Science 1(3): 83–105.

Amann, R. P. 1993. Physiology and endocrinology. In: McKinnon, A. O. and J. L. Voss (Eds.), Equine Reproduction. Lea and Febiger, Philadelphia, PA, U. S. A., pp. 658-685.

Argo, C. M., J. E. Cox and J. L. Gray. 1991. Effect of oral melatonin treatment on the seasonal physiology of pony stallions. Journal Reproduction and Fertility 44:115-125.

Austin, C. R. and R. V. Short (Eds.). 1982. Reproduction in mammals, Volumes I to V, Cambridge University Press, London.

Avdi M., G. Banos, K. Stefos and P. Chemineau. 2004. Seasonal variation in testicular volume and sexual behavior of Chios and Serres rams. Theriogenology 62:275-282.

Baker, T. G. 1972. Gametogenesis. European Journal of Endocrinology 71(Suppl. 1):S18-S41.

Berndtson, W. E., E. L. Squires and D. L. Thompson Jr. 1983. Spermatogenesis, testicular composition and the concentration of testosterone in the equine testis as influenced by season. Theriogenology 20(4):449-457.

Bustos-Obregón, E. 1980. Cytochemical characterization of sperm nucleus during epididymal maturation in mammals. Archives of Biological and Medical Experimentaton 13:335-341.

Blom, E. 1983. Pathological conditions in the genital organs and in the semen as ground for rejection of breeding bulls for import or export to and from Denmark. Nordic Veterinarian 35:105-130.

Calvin, H. and J. M. Bedford. 1971. Formation of disulphide bonds in the nucleus and accesory structures of mammalian spermatozoa during maturation in the epididymus. J. Reprod. Fertil. 13:(Suppl.):65-75.

Carter, D. S. and B. D. Goldman. 1983. Antigonadal effects of timed melatonin infusion in pinealectomized male Djungarian hamsters (*Phodopus sungorus sungorus*): Duration is the critical parameter. Endocrinology 113:1261-1267.

Chemineau, P., D. Guillaume, M. Migaud, J. C. Thiery, M. T. Pellicer-Rubio and B. Malpaux. 2008. Seasonality of reproduction in mammals: Intimate mechanisms and practical applications. Reproduction in Domestic Animals 43(Suppl. 2):40–47.

Coelho, L. A., P. A. Rodrigues, K. O. Nonaka, A. Sasa, J. C. Balieiro, W. R. Vincente and J. Cipolla-Neto. 2006. Annual pattern of plasma melatonin and progesterone concentrations in hair and wool ewe lambs kept under natural photoperiod at lower latitudes in the southern hemisphere. Journal of Pineal Research 41:101-107.

Courot, M. and R. Ortavant. 1981. Endocrine control of spermatogenesis in the ram. Journal of Reproduction and Fertility 30(Suppl.):47-60.

Cox, J. E., P. H. Redhead and N. N. Jawad. 1988. The effect of artificial photoperiod at the end of the breeding season on plasma testosterone concentrations in stallions. Australian Veterinary Journal 65:239-241.

Dacheux, J. L., C. Pisselet, M. R. Blanc, M. T. Hochereau-de-Reviers and M. Courot. 1981. Seasonal variations in *rete testis* fluid secretion and sperm production in different breeds of rams. Journal of Reproduction and Fertility 61:363-371. (21) (PDF) Seasonality of reproduction in sheep and its control by photoperiod. Available from: https://www.researchgate.net/publication/20078026_Seasonality_of_reproduction_in_sheep_and_its_control_by_photoperiod [Site accessed on Oct 01 2020].

Dinger, J. E. and E. E. Noiles. 1986. Prediction of daily sperm output in stallions. Theriogenology 26(1):61-67.

Dukes, H. H. y M. J. Swenson. 1981. Fisiología de los animales domésticos, Vol. 1. Editorial Aguilar, Madrid, España, 1864 p.

Duncan, M. J. 2007. Circannual prolactin rhythms: calendar-like timer revealed in the pituitary gland. Trends in Endocrinology and Metabolism 18:259-260.

Elliott, J. A. 1976. Circadian rhythms and photoperiodic time measurement in mammals. Federation Proceedings 35:2339-2346.

Fossland, R. G. and A. B. A. Schultz. 1961. Histological study of the postnatal development of the bovine testis. University of Nebraska Agriculture Experimental Station Research Bulletin 199:3-16.

Hattar, S., H. W. Liao, M. Takao, M. Berson and K. W. Yau. 2002. Melanopsin containing ganglion cells: Architecture, projections, and intrinsic photosensitivity. Science 295:1065-1070.

Haresign, W. 1992. Manipulation of reproduction in sheep. Journal of Reproduction and Fertilility 45(Suppl.):127-139.

Knobil, E. and J. D. Neill (Eds.). 1994. The physiology of reproduction, Vol. 1. Raven, New York, U. S. A. 1878 p.

Lincoln, G. A. 1979. Photoperiodic control of seasonal breeding in the ram: participation of the cranial sympathetic nervous system. Journal of Endocrinology 82:135-47. (21) (PDF) Seasonality of reproduction in sheep and its control by photoperiod. Available from: https://www.researchgate.net/publication/20078026_Seasonality_of_reproduction_in_sheep_and_its_control_by_photoperiod [accessed Oct 01 2020].

Lincoln, G. A. and F. J. P. Ebling. 1985. Effect of constant-release implants of melatonin on seasonal cycles in reproduction, prolactin secretion and moulting in rams. Journal of Reproduction and Fertility 73:241-253.

Lincoln, G. A. and K. I. Maeda. 1992. Reproductive effects of placing microimplants of melatonin in the mediobasal hypothalamus and preoptic area in rams. Journal of Endocrinology 132:201-215.

Marshall, F. C. W. and J. Lochhead. 1986. The physiology of reproduction. (London): Longmans, Green & Co; 1910. p. 706.

Matamoros, R. y P. Salinas. 2017. Fundamentos de fisiología y endocrinología en animales domésticos. Ediciones Universidad de Santo Tomás, Santiago, Chile, 292 p.

McDonald, L. E. 1983. Reproducción y endocrinología veterinaria. 2ª. Ed., Editorial Interamericana, México, D.F. Pp. 365-371.

Ramirez, V. D. 1973. Endocrinology of puberty. In. In: Greep, R. O. and E. B. Astwood (Eds.), Handbook of physiology, Endocrinology, Vol. 2, Part 1. American Physiological Society, Washington, D. C., U. S. A., pp. 1-28.

Reiter, R. J. 1980. The pineal and its hormones in the control of reproduction in mammals. Endocrine Reviews 1:109-131.

Sorensen Jr., A. M. 1982. Reproducción animal, principios y prácticas. McGraw Hill, México, D. F., 539 p.

Staub, C. and L. Johnson. 2018. Review: Spermatogenesis in the bull. Animal 12(Suppl. 1):s27-s35.

S1-4

Fisiologia de la lactancia y la glandula mamaria en cabras y ovejas

Arnoldo González R.1, Nazario Pescador S.2, José F. Vázquez A.2 y Froylán A. Lucero M.1
1 Universidad Autónoma de Tamaulipas, 2 Universidad Autónoma del Estado de México

ANATOMÍA DE LA GLÁNDULA MAMARIA

La ubre de la cabra consiste en dos glándulas mamarias separadas por un ligamento de suspensión de tejido conectivo, haciéndolas independientes una de otra. Se encuentra suspendida por fuera de la pared del abdomen posterior y no se encuentra fijada, soportada o protegida por ninguna estructura ósea. Su función es la producción de leche y pueden ser extirpadas en cualquier época de la vida sin que se presente ningún trastorno. Cada una de las glándulas mamarias esta constituida por elementos celulares que se agrupan en alvéolos formando después los canales galactóforos que conducen la leche hacia la cisterna de la glándula y termina en el pezón (Frandson, 1995).

Pezón: Es un depósito con un hueco de salida que permanece cerrado por la acción de un músculo fuerte, el cual impide la salida de la leche de la ubre. Luego sigue un tubo por donde pasa la leche denominado canal del pezón, el cual esta rodeado por un músculo llamado esfínter, dicho canal llega hasta la cisterna del pezón en donde la leche se recoge y de allí sale durante el ordeño. La cisterna del pezón se comunica con la cisterna del cuarto (ubre), está es la parte baja del cuarto que se parece a una esponja y en se almacena la leche, la cual se comunica con los alvéolos a través de los conductos de la leche. Los alvéolos son el componente básico del tejido secretor; constituidos por una capa de células dispuesta entorno a una cavidad que es el lumen y descansa sobre una membrana basal. Son una especie de saquitos muy pequeños, de forma esférica, cada alvéolo internamente esta cubierta por una capa de células epiteliales que son las que secretan la leche. La parte externa del alvéolo esta provista de una capa de célula alargadas llamadas mioepiteliales. Los alvéolos están rodeados de capilares que lo irrigan de sangre para la síntesis de la leche (Agraz, 1984).

Toda la ubre esta bien irrigada por la sangre que aporta los elementos esenciales para la producción de leche. La arteria de la ubre es la pudenda o mamaria que penetra por el abdomen y se subdivide en miles de ramificaciones mas finas hasta terminar en los capilares. Además, cuenta con una red nerviosa y una linfática.

El control endocrino del crecimiento de la ubre es estimulado por la progesterona y estrógenos durante la preñez. El aumento en la secreción de estrógenos por la placenta en las etapas finales de la gestación supera la función fisiológica de la progesterona (mantener la preñez) y ayuda a la iniciación del parto. Este aumento de la secreción de estrógenos estimula la secreción de prolactina que actúe sobre las células epiteliales de la glándula para iniciar la lactación. Después del parto, la secreción de estrógenos baja rápidamente paro se mantiene la secreción de prolactina que es estimulada por el amamantamiento y/u ordeña.

La primera secreción viene a ser el calostro, que es un alimento completo par ala cría y proporciona, además inmunidad frente a varias enfermedades. La transición de calostro a leche normal ha sido estudiada por varios autores, afirmando que al tercer o cuarto día la leche es normal. Las gammaglobulinas bajan casi verticalmente hasta el segundo día para luego descender mas lentamente hasta llegar a su expresión mínima más o menos el noveno día (Quittet, 1986).

Cada cuarto esta integrado por:

- Una glándula que fabrica leche. Esta leche se vierte por canales que terminan en las cavidades o cisternas de la leche.
- Un tejido conjuntivo, más o menos abundante, que rellena los huecos que separan las diversas partes de la glándula, 8 acini o racimos, canales y cisternas de la leche). La mama contiene, igualmente, ligamentos constituidos de un tejido elástico, que la mantienen, impidiéndole que se "cuelgue", tanto cuando esta llena como cuando esta vacía.
- Red de nervios y vasos sanguíneos, estos últimos alimentados por la arteria mamaria. La sangre se distribuye después por varias venas. Dos de ellas (una por cada cuarterón) se dirigen hacia delante, pudiendo seguir su trayecto más o menos sinuoso bajo la piel, entrando en el tórax por dos orificios denominados fuentes de leche.

La leche es evacuada por el pezón y el conjunto de la mama esta recubierto por la piel, que debe ser fina, suave y retraerse bien.

La glándula. Es una glándula denominada arracimada, pues semeja a un gran racimo de uvas vuelto al revés; los canales conducen la leche a las cisternas de la mama.

Cada grano o acinus es una cavidad de pequeño diámetro, delimitada por una base de células, en las cuales va a producirse la leche a partir de los elementos aportados por la sangre. El acini esta rodeado por capilares y células musculares llamadas células mioepiteliales, que tienen influencia en el momento del ordeño. Los acini en gran número, vierten la leche que elaboran en los canales. Estos a la salida de los acinis, son muy finos y se les atribuye un papel comparable al de los acinis. La leche puede avanzar por estos capilares por la presión ejercida por la leche que continúa formándose. Progresivamente, a medida que los canales se reúnen, su diámetro aumenta; reciben el nombre de canales galactóforos y vierten la leche en los senos galactóforos o cisternas de la mama. Estas últimas representan un volumen considerable, proporcionalmente más importante que en la vaca (Agraz, 1984).

La cisterna comunica con el pezón, que representa una cavidad, o cisterna del pezón, cuyo volumen esta ligado al grosor de este último. La leche es mantenida en el pezón por un músculo circular denominado esfínter, que cierra el orificio situado en su extremo. Algunas veces este músculo pierde su eficacia. Bajo la presión interna o de heridas, y la leche se vierte entonces, gota a gota en un fino hilo.

FUNCIONAMIENTO DE LA MAMA O GLÁNDULA MAMARIA

Su desarrollo, los pezones son pequeños y generalmente no se desarrollaran hasta el momento de la gestación y bajo la influencia de hormonas (progesterona y estrógenos) segregadas por los ovarios y la placenta (envolturas fetales). Su volumen continuará en el curso de las lactaciones siguientes. La glándula se desarrolla por el influjo de la hormona folicular ovárica, cuya acción comienza en la pubertad y termina con la involución climatérica. Esta hormona produce en la mama una hiperplasia conjuntiva, aumento de la vascularización, desarrollo de los conductos galactóforos e iniciación del crecimiento y multiplicación de los alveolos, cuyas células de revestimiento comienzan a mostrar figuras mitósicas.

Iniciada la gestación, la glándula crece considerablemente como consecuencia de la producción de conductos, alveolos y células de secreción; asimismo se desarrolla una gran actividad secretora y se acumulan en las glándulas los productos que van formando el calostro (Quittet, 1986).

Desencadenamiento de la secreción láctea, durante la gestación la secreción de estrógenos y de progesterona impide la secreción de leche; en la cabra en lactación, estas hormonas facilitan el secado. En el momento del parto, la secreción de la progesterona disminuye abruptamente, dando lugar a un desequilibrio entre las hormonas que desencadenan la actividad de la glándula mamaria; por otra parte esta disminución permite la secreción por la hipófisis, al final de la gestación de una hormona denominada prolactina que participa en la actividad de la glándula mamaria y en la secreción láctea.

La secreción se acrecienta durante un periodo determinado, y luego va disminuyendo hasta que se interrumpe. Cuando sucede esto la glándula se contrae enormemente, debido al decrecimiento en tamaño de los alveolos y conductos, y permanece en ese estado hasta que comienza un nuevo periodo de preñez, renovándose entonces el crecimiento y la secreción de la misma.

Cuando la sangre pasa por los alvéolos, las células especializadas productoras de leche, toman de ellas sustancias como proteínas, azúcar, grasa, vitaminas y minerales con la cuales se elabora la leche. A medida que se produce la leche las células epiteliales se van alargando, la leche pasa de las células epiteliales al lumen alveolar y es evacuada por un pequeño conducto, conducto intercalar; estos conductos intercalares se reúnen para formar los conductos intralobulillares que extraen la leche al exterior del lobulillo que es un cúmulo de alvéolos, la agrupación de lobulillos forman el lóbulo. Los lóbulos drenan a conductos que desembocan a otro de mayor tamaño que fluye en los grandes conductos que terminan en la cisterna glandular encima del pezón. El sistema de conductos y la cisterna glandular conduce la leche del sistema secretor hasta el pezón, de donde es extraída por el ordeño manual o mecánico, o por el ternero.

Después del ordeño se inicia de nuevo la secreción láctea a través de las células epiteliales y se acumula en la cavidad de los alvéolos o lumen, luego pasan a los conductos lácteos y de allí a la cisterna de la ubre. La cisterna glandular se forma a partir de las terminaciones de los conductos galactóforos más grandes. Su capacidad varía de 100-400 grs. De leche. La cisterna del pezón son cavidades situadas en el interior del pezón y se localiza debajo de la cisterna glandular su capacidad es de 50 gr. de leche.

Al principio la secreción es rápida, pero a medida que los espacios de almacenamientos se van llenando, la secreción disminuye porque la presión aumenta. La secreción de la leche es un proceso continuo, la mayor parte esta contenida en los alvéolos, cada alvéolo es tan pequeño que almacena una fracción de gotas. Sin embargo, la capacidad de almacenamiento de la ubre es grande; sobre todo al principio de la lactancia y al subir la presión el ritmo de secreción baja y llega un momento en que cesa completamente.

Síntesis de la leche

Durante la lactancia el metabolismo específico de la glándula mamaria esta enormemente aumentado. No toda la mama es igualmente activa, existen zonas que por alguna circunstancia con isocronismo.

La ubre transforma los materiales recibidos de la sangre en sus productos específicos de secreción: proteína, grasas, lactosa, sales, vitaminas y fermentos, son necesarias grandes cantidades de sangre para suministrar a la mama los elementos indispensables para la síntesis de leche. Se estima que para hacer un litro de leche la mama debe ser atravesada por unos 500 litros de sangre. Además para que los elementos que contiene la sangre tengan tiempo de penetrar en las células de los acinis, la corriente sanguínea debe ser lenta. Esto se consigue por el hecho de que la sangre llega por dos arterias (una de cada lado), se distribuye por un sistema capilar amplio y vuelve a marchar por cuatro o seis venas que tienen una sección mayor que la de las arterias, esta disposición disminuirá la presión sanguínea y la velocidad de circulación en la mama (Harold, 1999).

Síntesis de lactosa y ácidos grasos

Durante la lactancia, la glándula mamaria tiene alta prioridad para la utilización de glucosa. La glucosa se utiliza principalmente para la formación de lactosa (azúcar en la leche).

La síntesis de lactosa es controlada por una enzima de dos unidades llamada sintetasa de lactosa. La subunidad -lactoalbúmina se encuentra en la leche como proteína sérica.

Regulación del volumen de leche. La cantidad de leche que se produce es controlada primariamente por la cantidad de lactosa sintetizada por la ubre. La secreción de lactosa dentro de la cavidad del alvéolo incrementa la concentración de substancias disueltas (presión osmótica) en relación al otro lado de las células secretoras, donde circula la sangre.

La concentración de lactosa en la leche es relativamente constante y básicamente, agua se agrega a la cantidad de lactosa producida por las células secretorias hasta lograr una concentración de lactosa de aproximadamente 4.5%. Por eso, la producción de leche está altamente influenciada por la cantidad de glucosa derivada del propionato producido en el rumen. También, la glucosa se convierte en glicerol que se utiliza para la síntesis de la grasa en la leche. Por lo tanto, la lactosa es "la válvula" que regula la cantidad de agua que se arrastra dentro del alvéolo y por lo tanto el volumen de leche producido.

La mama puede fabricar hasta 200 e incluso 250 gramos de materia grasa por día. Son sintetizadas por las células de los acinis a partir de elementos aportados por la sangre: los ácidos grasos. Estos últimos tiene su principal origen en las fermentaciones de los alimentos toscos (celulosa) y almidón que tienen lugar en el rumen.

El principal ácido graso es el acético, cuya proporción se incrementa en la sangre cuando aumenta la proporción de forraje tosco en la ración. El acetato y el butirato producido en el rumen son utilizados, en parte, como los unidades de construcción de los ácidos grasos de cadena corta que se encuentran en la leche. El glicerol necesario para unir tres ácidos grasos en un triglicérido proviene de la glucosa. Cerca del 17-45% de la grasa en la leche se forma del acetato y 8-25% del butirato. La glándula mamaria sintetiza ácidos grasos saturados que contienen de 4 a 16 átomos de carbón (ácidos grasos de cadena corta). Casi la mitad de la grasa de la leche es sintetizada en la glándula mamaria.

Los lípidos movilizados de las reservas corporales en el comienzo de la lactancia son unidades de construcción para la síntesis de grasa. Sin embargo, en general, solamente la mitad de la cantidad de ácidos grasos en la grasa de la leche son sintetizados en la ubre, la otra mitad proviene de los ácidos grasos de cadena larga que se encuentran en la dieta.

Síntesis de proteína para la producción de leche

La proteína y la lactosa de la leche son de formación totalmente glandular y la pequeña cantidad de globulina que contiene es idéntica a la del plasma de la sangre. La mayor parte de los investigadores la consideran como un producto de filtración. Otros afirman que la lactoalbúmina es idéntica a la seroalbúmina de la sangre y que su origen en la leche es el mismo que el de la globulina. La caseína, que constituye cerca del 90 % de las proteínas de la leche, es un producto sintetizado. La globulina del plasma de la sangre es el principal precursor de la caseína. El de la lactosa es la glucosa de la sangre, pero existe la posibilidad de que una pequeña porción de la lactosa provenga de otros componentes de ella, como la glucoproteína (Harold, 1999). Las caseínas que se encuentran en la leche son sintetizadas a partir de aminoácidos que son asimilados de la sangre bajo el control del material genético (DNA). Estas proteínas son envasadas en micelas antes de ser liberadas en el lumen de los alvéolos. El control genético de la leche sintetizada en el alvéolo proviene de la cantidad de la lactoalbúmina sintetizada por las células secretoras.

Durante la lactancia, la glándula mamaria tiene una alta prioridad para utilizar aminoácidos. El metabolismo de los aminoácidos en la glándula mamaria es sumamente complejo. Los aminoácidos pueden ser convertidos a otros aminoácidos u oxidados para producir energía. La mayoría de los aminoácidos absorbidos por la glándula mamaria son utilizados para sintetizar proteínas para la producción de leche. Los aminoácidos esenciales usados para la síntesis de proteína de la leche proceden casi siempre de plasma sanguíneo mientras que la toma de aminoácidos no esenciales es mucho más fluctuante con el tiempo y entre animales, algunas veces las cantidades secretadas en la proteína de la leche no corresponden a las cantidades de plasma sanguíneo. Para la leche no corresponden a las contenidas en plasma sanguíneo. Para esto, el tejido mamario pude usar varios precursores para su síntesis, por ejemplo, ácidos grasos producidos en la fermentación ruminal (acético y propiónico) glucosa y otros aminoácidos.

La leche contiene aproximadamente 30g de proteína por Kg. La proteína principal en la leche es la caseína y esta forma el 90% de la proteína de la leche. Las inmunoglobulinas son sintetizadas por el sistema inmune, y estas grandes proteínas generalmente son extraídas desde la sangre dentro de la leche. La permeabilidad de las células secretoras para las inmunoglobulinas es alta durante la síntesis de calostro, pero decrece rápidamente con el comienzo de la lactancia.

Síntesis de vitaminas

Atraviesan las paredes de los acinis sin cambios. La riqueza de la sangre en vitaminas varía con la alimentación y con el género de vida. Se encuentran sobre todo las vitaminas A, D, B y en menores proporciones las demás. Un cierto número de sustancias pueden igualmente filtrarse a través de la glándula.

LACTOGÉNESIS

La lactogénesis es el inicio de la síntesis y secreción de la leche por las células epiteliales de los alvéolos mamarios. En general se acostumbra a dividirla en 2 fases:

- La fase 1 consiste en una diferenciación estructural y funcional limitada del epitelio secretor durante el último tercio de la preñez.

- La fase 2 corresponde a completar la diferenciación del epitelio secretor durante el periodo periparto, coincidente con el inicio de una intensa y copiosa síntesis y secreción de la leche.

La glándula mamaria es una glándula sudorípara modificada de origen ectodermal. La estructura básica y su localización se establecen durante el desarrollo embrionario. La estructura microscópica es muy similar en todas las especies. La leche se sintetiza y se secreta por las células epiteliales que rodean los alvéolos mamarios en una capa única. Estas células secretorias están rodeadas por células mioepiteliales, que tienen, al igual que las células musculares, la propiedad de contraerse como una parte importante del proceso de eyección de leche. Por debajo de las células epiteliales se encuentra la membrana basal. A continuación de la membrana basal se encuentra una extensa red capilar, la cual entrega las sustancias para la síntesis de la leche. Rodeando el tejido glandular, o parénquima, se encuentra una matriz de tejido adiposo y conectivo, el estroma. Este tejido además de tener un papel como tejido de soporte, tiene un rol importante en el funcionamiento y crecimiento del tejido glandular. El tamaño del estroma influye en algunas especies en el tamaño de la glándula ya que los conductos mamarios se desarrollan en el estroma (Swenson and Reece).

Al final de la gestación se desarrolla la verdadera secreción láctea bajo el influjo de la prolactina, hormona prehipofisiaria. El control endócrino del crecimiento de la ubre es estimulado por la progesterona y los estrógenos durante la preñez. Más tarde la placenta aumenta la secreción de estrógeno, que estimula la secreción de prolactina, que inicia a su vez la lactación por las células epiteliales de la ubre. Al final de la gestación y comienzo de la lactancia ocurre la máxima diferenciación celular del sistema epitelial ductal y lóbulo-alveolar en el tejido mamario normal, y se establece una interacción neuroendocrina para regular la síntesis y eyección de la leche. Esta cascada de acontecimientos neuroendocrinos y bioquímicos, que van desde la estimulación de la secreción de prolactina por la succión a la inducción de la síntesis de los componentes de la leche y de su eyección, es uno de los modelos mejor estudiados de inducción del reflejo neuroendocrino de estimulación de la secreción hormonal y del metabolismo de un tejido.

El rápido aumento de la secreción de estrógenos en la preñez tardía supera la función fisiológica de la progesterona (que normalmente mantiene la preñez) y ayuda la iniciación del parto. Una vez después del parto y removida la placenta, la secreción de estrógenos cae rápidamente y se mantiene la secreción de prolactina que es estimulada por el ordeño. Altos niveles de prolactina en la sangre son necesarios para el mantenimiento de la secreción de la leche. En la cabra existe un aumento en el pico de la curva de prolactina después de 1 ó 2 minutos de iniciarse los estímulos de succión y este aumento se mantiene hasta aproximadamente 15 minutos después.

Las células secretoras deben estar ampliamente irrigadas; la actividad circulatoria aunque es muy grande, es lenta, la sangre permanece durante mucho tiempo en contacto con los tejidos de la glándula, y una fina red capilar permite el intercambio de sustancias. La eyección de la leche se produce por un movimiento reflejo que es estimulado por la acción de mamar. Los nervios del pezón actúan como receptores a nivel de la piel. Este reflejo llega a hipotálamo donde causa la liberación de la oxitocina (lóbulo posterior). Se ha comprobado que esta acción refleja es menos importante que en la vaca y en algunos cosos se puede obtener leche en forma completa sin esta acción. No se ha comprobado bien la causa exacta de esta diferencia pero, podría ser debida a una mayor sensitividad de las células epiteliales (Requieren menos estímulo) y a un drenaje más fácil de la leche a través de los conductos (Jahn *et al.*, 1993).

Índices de Lactogénesis. Algunos de los índices de la lactogénesis en el tejido mamario incluyen: aumento en la síntesis de metabolitos, enzimas, de mRNA asociado a la secreción de caseína, lactosa, a -lactoalbúmina y citratos. También se puede mencionar la diferenciación de organelos en el epitelio mamario, y la aparición histológica de secreción en el tejido mamario.

Control de la lactogénesis

Se ha demostrado que los 2 principales reguladores de la diferenciación estructural son la prolactina y los glucocorticoides. La prolactina estaría asociada a la diferenciación y maduración del aparato de Golgi y los glucocorticoides con el desarrollo del retículo endoplásmico. Sin embargo, a pesar de la continua presencia en la sangre de estas 2 hormonas, no se avanza hacia la fase 2 hasta que desciende la progesterona. La fase 2 de la lactancia depende de la prolactina, glucocorticoides, hormona del crecimiento y estradiol. Las concentraciones de estradiol aumentan progresivamente durante la preñez hasta alcanzar un máximo unos pocos días antes del parto. En cambio, la progesterona desciende abruptamente 3 a 4 días antes del parto. Estos cambios en las hormonas circulantes se asocian con aumentos en la cantidad de receptores para PRL, IGF-1 y cortisol durante la preñez tardía en la glándula mamaria, en cambio los receptores para progesterona descienden. Las variaciones en las concentraciones plasmáticas así como en la cantidad de receptores en la glándula mamaria en los factores de crecimiento IGF-I y II también sirven para regular la fase 2 (Alan, 1995).

GALACTOPOYESIS

Una vez que termina la lactogénesis, la glándula mamaria está competente anatómicamente y bioquímicamente para sintetizar y secretar leche. La capacidad de la glándula mamaria para secretar grandes cantidades de leche empieza en el periodo postparto temprano, aumenta por un periodo de tiempo variable y luego decrece. Tres tipos de estímulos se necesitan para mantener la lactancia: estímulos que mantienen el número de células secretoras, estímulos que mantienen la capacidad secretoria y estímulos asociados con la remoción de la leche. Todos ellos dependen del control hormonal de la lactancia. Las hormonas que controlan la mantención de la lactancia son: prolactina, GH, glucocorticoides, T3 y T4, insulina y PTH. Las hormonas más importantes tienen un efecto claro sobre la partición de los nutrientes hacia la GM. Se ha calculado que durante la lactancia temprana, las reservas corporales aportan casi un 33% de la energía en la producción de leche.

Mantenimiento de la secreción, un complejo hormonal producido por la hipófisis mantiene la lactación; esta, por otra parte, es estimulada por la succión de la cría, el ordeño (si este esta bien ejecutado) y también por el medio en que se encuentre.

La prolactina es una hormona fundamental en el control hormonal del crecimiento de la glándula mamaria, en la lactogénesis (inicio de la secreción láctea) y en el mantenimiento de la secreción láctea. El control de la secreción y liberación de prolactina tiene lugar por acción directa sobre la pituitaria. El hipotálamo produce una sustancia con efecto inhibidor sobre la síntesis y liberación de prolactina (Factor inhibidor de la prolactina). El mantenimiento de la sección láctea depende del estímulo producido por el amamantamiento y/o por el ordeño, que determina la liberación de prolactina y oxitocina por la hipófisis.

Si no se extrae la leche, se va acumulando en la glándula mamaria una presión, que termina por hacer cesar la secreción y da comienzo a la involución (la leche es reabsorbida por la sangre). Para extraer la leche de los alvéolos y conductos lácteos hay que producir estímulos como: ruido de los baldes, la presencia y mamada del ternero y el lavado de la ubre; estos estímulos hacen secretar desde la hipófisis la hormona oxitocina.

La hipófisis es una glándula situada en la base del cerebro, su tamaño es similar a un frijol. Para que se produzca la oxitocina, es necesario un estimulo nervioso que la ponga en actividad, ese estímulo entra como en una corriente eléctrica trasmitida por los nervios. La oxitocina viaja con la sangre a todas partes del cuerpo y llega a los alvéolos y ante al presencia de ella las células mioepiteliales se contraen y oprimen los alvéolos, haciendo salir la leche del lumen alveolar por los pequeños conductos galactóforos, para que llegue a la cisterna del cuarto y de aquí a la cisterna del pezón y de este al canal del pezón para salir cuando sea presionada por la cría, la mano del hombre o la maquina ordeñadora. El estimulo de la oxitocina dura de 5-7 minutos.

Importancia del ordeño. Para comprender la importancia del ordeño, hay que recordar que la mama presenta cavidades o cisternas que reciben la leche por los canales galactóforos, cuyo diámetro, bastante grande cerca de las cisternas, va disminuyendo hasta el acini, lugar de fabricación de la leche. Por otra parte la capacidad de las cisternas y gruesos canales es importante, en ellos se encuentra el 70 % de la leche contenida en la mama.

La leche en la cisterna es la que se encuentra a disposición para ser ordeñada, pero el resto de la leche alveolar cuya proporción puede pasar del 30 % del volumen total esta localizada en los acinis o alvéolos y en los canales más pequeños; es mantenida ahí por el pequeño diámetro de los conductos y esta fracción no podrá ser obtenida si no hay una presión interna que la expulse hacia los gruesos canales; en los cuales circula bajo su propio peso. Esta presión interna esta bajo la influencia de hormona, al oxitocina, segregada también por la hipófisis en el momento del ordeño. El ruido de los recipientes, el desplazamiento de los animales hacia el lugar del ordeño, etc. de sencadenan la secreción de oxitocina que llega por la sangre a la mama. Esta hormona que dilata los canales galactóforos, tiene el efecto de favorecer la evacuación de la leche hacia los pezones.

Pero esta hormona es rápidamente destruida, su acción no pasa de la duración de un ordeño normal y de ahí la necesidad de un ordeño rápido, para obtener una eficacia máxima de la oxitocina. La adrenalina impide la llegada de la oxitocina a la glándula mamaria, o neutraliza su acción a nivel del acini. La leche que se encuentra ahí y la de los finos canales no es enviada hacia los pezones; se dice entonces que el animal retiene la leche. Una vez que el ordeño ha terminado y que la mama esta vacía, la actividad glandular se reinicia. La leche es segregada a un ritmo que se mantiene, alrededor de 16 horas.

BIBLIOGRAFÍA

Agraz, G. Abraham A. 1984. Caprinotecnia I. 2a Ed., LIMUSA, México, D. F., pp. 739-754.

Akers, R. M. 1999. Lactogenesis. In: Encyclopedia of Reproduction, Vol 2, E. Knobil, (Ed.), Academic Press, San Diego, CA, U. S. A., pp 979-986.

Arbiza A., S. I. y J. De Lucas T. 2001. La leche caprin y su producción. Editores Mexicanos Unidos, México, D. F., 211 p.

Bell, A. W. 1995. Regulation of organic nutrient metabolism during transition from late pregnancy to early lactation. Journal of Animal Science 73: 2804-2819.

Bell, A. W. and D. E. Bauman. 1997. Adaptations of glucose metabolism during pregnancy and lactation. Journal of Mammary Gland Biology and Neoplasia 2: 265-278.

Collier, R. J. 1999. Lactation, nonhuman. In: Encyclopedia of reproduction Vol 2, E. Knobil (Ed.), Academic Press, San Diego, CA, U. S. A., pp 973-979.

Farrell Jr., H. M. 1999. Milk, composition and synthesis. In: Encyclopedia of reproduction, Vol 3, E. Knobil (Ed.), Academic Press, San Diego, CA, U. S. A., pp. 256-263.

Flint, D. J. and C. H. Knight. 1997. Interactions of prolactin and growth hormone (GH) in the regulation of mammary gland function and epitelial cell survival. Journal of Mammary Gland Biology and Neoplasia 2: 41-48.

Fogwell, R. 1999. Cattle. In: Encyclopedia of reproduction, Vol 1, E. Knobil, (Ed.), Academic Press, San Diego, CA, U. S. A., pp. 510-525.

Forsyth, I. 1999. Mammary gland, overview. In: Encyclopedia of reproduction, Vol 3, E. Knobil (Ed.), Academic Press, San Diego, CA, U. S. A., pp. 81-88.

Frandson, R. D. 1995. Anatomía y fisiología de los animales domésticos, 5ª Edición. Editorial Interamericana, México, D. F., 635 p.

Goffin, V. and P. A. Kelly. 1997. The prolactin/GH receptor family: structure/function relationship. Journal of Mammary Gland Biology and Neoplasia 2: 7-17.

Jahn, G.A. Rastrilla, A.M. and Deis, R.P. 1993 Correlation of GH secretion during pregnancy with circulating prolactin in rats. Journal of Reproduction and Fertility 98:327-333.

Kleinberg, D. L. 1997. Early mammary development: Growth hormone and IGF-1. Journal of Mammary Gland Biology and Neoplasia 2: 49-57.

López, J. L., 1999. Inducción hormonal de la lactancia en vacas de alto potencial genético. Tesis Lic., Universidad de Concepción, Chillán, Chile, 76 p.

National Research Council. 1981. Nutrient requirements of goats. 1st Edition, National Academy of Sciences, Washington, D. C., U. S. A.

Quittet, E.1986. La cabra. Guía práctica para el ganadero. Ed. Mundi-Prensa. Pp. 71-78.

Swenson M. J. and W. Reece. 1999. Fisiología de los animales domésticos de Dukes. 2ª edición. Ed. Limusa, México, D. F., 569 p.

Tucker, A. H. 1988. Lactation and its hormonal control. In: Physiology of Reproduction, E. Knobil and J. Neill (Eds.), Chap. 56, Raven Press, New York, U. S. A., pp. 2235-2263.

SECCION II.

BIOTECNOLOGÍA APLICADA AL MANEJO REPRODUCTIVO EN OVINOS Y CAPRINOS

Edición
Arnoldo González Reyna

Compilación
José Fernando Vázquez Armijo
Froylán Andrés Lucero Magaña
Nazario Pescador Salas

S II-1

METODOLOGÍA DE LA INSEMINACIÓN ARTIFICIAL EN OVEJAS Y CABRAS

José F. Vázquez A.1, Arnoldo González R.2, Francisco J. Trejo M.3, y Froylán A. Lucero M.2
1 Universidad Autónoma del Estado de México, 2 Universidad Autónoma de Tamaulipas, 3 Unión Ganadera Regional de Tamaulipas

INTRODDCCIÓN

La reproducción, en la mayoría de la especies de interés económico para el humano, representa uno de los componentes mas importantes de los sistemas de producción, cuando se busca mejorar la eficiencia terminal y la productividad. Si bien es cierto, siempre será necesario considerar el componente animal en forma integral, por naturaleza del propio animal, la reproducción representa el punto de partida para lograr niveles altos de producción. En otras palabras, la reproducción deberá de ser utilizada para mejorar la productividad y eficiencia terminal, una vez que la nutrición, mejoramiento genético, sanidad, manejo y otros componentes del animal ya han sido atendidos.

Una vez que la oveja ya se encuentra en buenas condiciones de nutrición, manejo, sanidad etc., entonces se puede planear un programa de manejo intensivo de la reproducción. La metodología que se puede utilizar en un programa de manejo de la reproducción es muy variada, se incluyen desde programas de manejo e inducción de estro en forma natural, hasta las formas mas modernas, como la ovulación múltiple y transferencia de embriones y la clonación.

Una de las formas mas sencillas de mejorar la eficiencia reproductiva en la oveja, es mediante la inseminación artificial (IA), la IA consiste en depositar mediante ciertos instrumentos, una cantidad de espermatozoides en un volumen determinado, también en una región determinada del útero de la oveja, en el momento mas apropiado para que se lleve a cabo la fecundación y se obtenga una gestación. Esta práctica requiere de obtener una muestra de semen, la cual se tiene que diluir, previamente, en ese sentido, también se evita el contacto del macho con la hembra y la diseminación de enfermedades infecciosas del aparato genital de macho y hembra. Se ha utilizado la IA en diferentes especies, y dependiendo de la especie, el método ha sido adaptado a el tipo y anatomía del aparato genital de la hembra; así, se realiza la IA en la vaca, depositando el semen directamente en el útero, penetrando el cérvix, mediante la manipulación de éste, a través del recto. En la cerda, la IA se realiza depositando el semen en la vagina, con ligera penetración del cérvix; en aves, el semen se deposita en la cloaca, en la cercanía con el recto.

La IA se ha realizado desde hace ya muchos años, en 1780 se realizó en la perra, en la oveja se realiza desde 1936 en la oveja, la sincronización de estro se desarrolló en 1965; desde 1982 se realiza la IA mediante laparoscopia, mientras que la IA de tipo transcervical, se realiza desde 1989. La IA en la oveja se realiza de varias maneras, transcervical, pericervical y vía uterina, colocando el semen directamente en el útero, con la ayuda de un laparoscopio. A continuación se describen detalladamente cada una de éstas técnicas.

Métodos de inseminación artificial en la oveja

Inseminación artificial vía vaginal o pericervical

Este método requiere depositar el semen en la vagina de la oveja, lo mas cercano posible a la entrada del cérvix, ésta práctica se realiza utilizando un vaginoscopio o espéculo plástico o metálico, con ayuda de una fuente de luz, se localiza la entrada del cérvix, el semen se deposita una vez que se ha identificado la entrada del cervix. El semen, previamente envasado en pajillas francesas de 0.25 o 0.5 cc, se deposita utilizando una pipeta de acero inoxidable, específicamente diseñada para IA en la oveja; también se utiliza la pipeta bovinos.

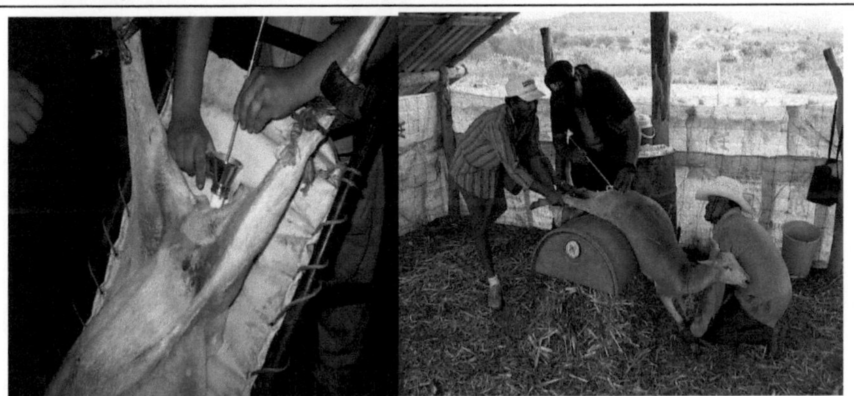

Figura 1. Ilustración de inseminación pericervical en una oveja, utilizando una cama para laparotomía (lado izquierdo) y en campo (lado derecho).

También se podría utilizar una pipeta de plástico. Este método es relativamente sencillo y cualquier técnico lo podría aprender y el equipo requerido para el caso es relativamente económico. La desventaja principal del método, es la tasa baja de gestación que se obtiene, ésta varía de 20 a 50 %, con semen fresco; los resultados varían con semen congelado de 10 a 60 %. La Figura 1, muestra una fotografía donde se realiza una inseminación vía pericervical en una oveja. La Figura 2, muestra un diagrama donde se ilustra la inseminación pericervical en la cabra.

Inseminación artificial vía transcervical

Este método consiste en depositar el semen en el cuerpo del útero, inmediatamente delante de donde termina el cérvix, lo cual requiere que el técnico atraviese totalmente el cérvix, lo cual se logra con una pipeta de acero inoxidable mas delgada (pistola de inseminación transcervical) que la convencionalmente utilizada para la IA pericervical. Esta técnica es similar a la anterior, también es relativamente sencilla de aprender, excepto que se utiliza una pistola para IA mas especializada en su diseño. La dificultad principal de ésta técnica consiste en atravesar el cérvix, lo cual se logra en 80 % de las ovejas, la dificultad para atravesar el cérvix, se ha asociado a factores como, experiencia del técnico, edad y paridad de la oveja, raza y días de parida. Los resultados que se obtienen con éste método varían de 25 a 70 %.

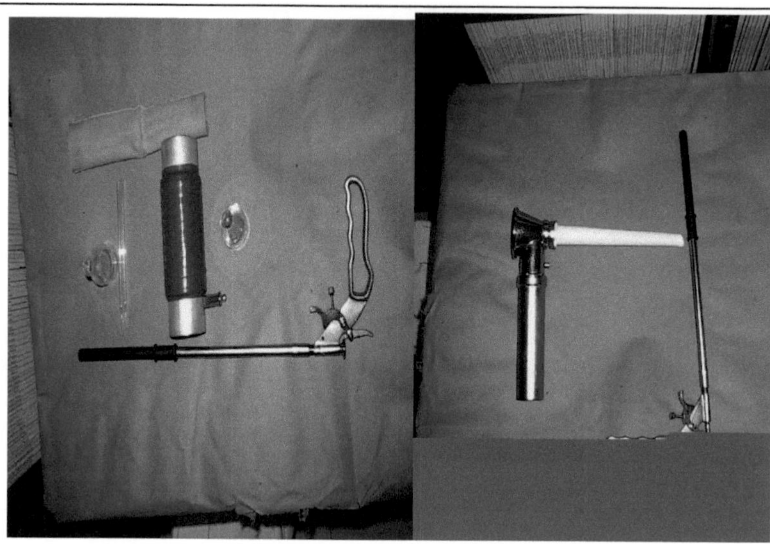

Figura 1a. Ilustración del material necesario para realizar la inseminación pericervical en la oveja o la cabra, se presentan también los componentes de una vagina artificial.

Inseminación artificial intrauterina o vía laparoscopia

La IA intrauterina o laparoscópica consiste en depositar el semen directamente en el lumen del útero, lo mas cercano posible a la punta del cuerno; para ello se utiliza la pipeta francesa para bovinos, con una funda o cubierta de plástico adaptada con una aguja en la punta (La funda recibe el nombre de Aspic). También se utiliza una pipeta de vidrio con punta, la cual se prepara fundiendo el tubo de vidrio con un mechero de Bunsen, se estiran ambos extremos hasta que ambos lados terminen en una punta afilada. Este método requiere del uso de un laparoscopio, el cual consiste de un lente, un trocar y una fuente de poder; además de un dispositivo para inyectar aire o un gas inerte en el vientre de la oveja (Figura 3). Los resultados obtenidos con éste método varían de 55 a 90 % de gestación con semen fresco y de 45 a 70 %, con semen congelado.

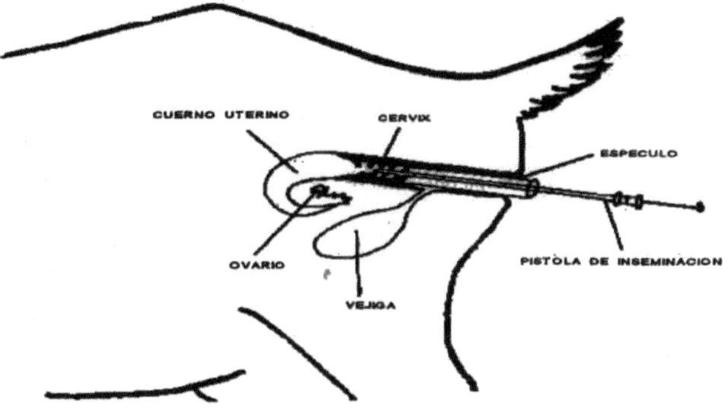

Figura 2. Diagrama de una inseminación pericervical en la cabra (Cortesía de MVZ M. García G.)

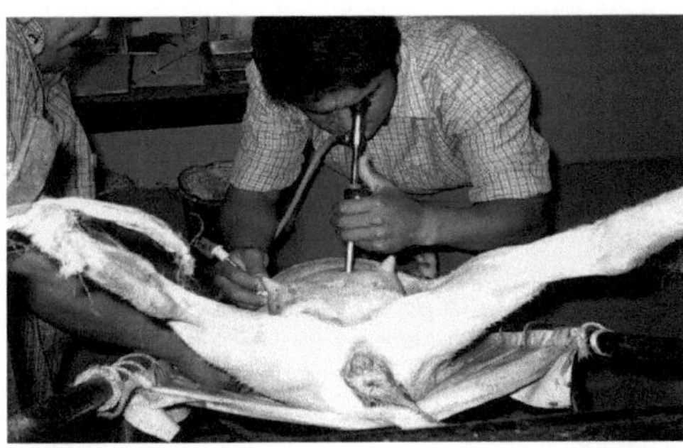

Figura 3. Ilustración que muestra la inseminación vía laparoscopía, se observa el lente en la mano izquierda y el trocar en la mano derecha del técnico.

Factores que afectan la inseminación artificial en ovejas

Edad y paridad o número de partos, a partir del primer parto, la oveja madura con cada parto, a medida que aumenta el número de partos y la edad de la oveja, aumenta su capacidad reproductiva y productiva y en consecuencia su productividad; a partir del quinto o sexto parto, ésta capacidad comienza a disminuir, de aquí la importancia de llevar registros de cada oveja.

Condición corporal, la condición corporal de la oveja es un reflejo del estado metabólico y condición física de la oveja; la oveja durante su ciclo productivo, atraviesa por cambios de hasta 40 % de su peso vivo, lo que quiere decir que una oveja de 100 kg, puede perder hasta 40 kg, después del parto, ya que la lactancia es la etapa mas difícil para ella. De tal manera, para evitar que la pérdida de peso afecte la reproducción, se requiere que la oveja tenga sus crías en una condición corporal de cuando menos 4, en una escala de 1 a 5.

Días postparto y lactancia, después del parto, la oveja necesita tiempo para que su aparato genital recupere su estado previo a la gestación y al parto; es necesario que el útero elimine todo el fluido y el tejido placentario que quedó de la gestación, una vez que la oveja se recuperó del parto, ésta necesita también recuperar su condición corporal para reiniciar su actividad cíclica reproductiva, que le permita quedar nuevamente gestante. La involución uterina termina a los 30 días postparto y si la oveja tiene una condición corporal de 3 a 3.5, la oveja mostrará estro de 40 a 50 días postparto, lo que le permitirá tener intervalos entre partos de aproximadamente 8 meses. De tal manera, que cuando se requiera iniciar un programa de IA en ovejas, se deberá contemplar los días de parida.

Raza, medio ambiente y época del año, las razas de ovejas de Lana son mucho mas estacionales que las de razas de Pelo, las ovejas de cara negra son mas estacionales que las ovejas de cara blanca; el grado de especialización de la producción de la raza, también las hace mas estacionales. Con variaciones entre razas, la oveja de Lana inicia su temporada reproductiva durante el otoño, a medida que los días se acortan, de tal manera que solo tendrán un parto por año. La época de ausencia de actividad reproductiva será durante la primavera y el verano. La oveja de Pelo es menos estacional, con éstas, se puede pensar en tener partos cada 8 meses; sin embargo, también tienen un período de máxima actividad reproductiva, de junio a enero, mientras que la época de baja actividad es de febrero a mayo. Se podría considerar establecer programas de IA en cualquier época del año, en ambos tipos de ovejas, los resultados serán mas afectados por la época del año en las ovejas de Lana, en relación a las ovejas de Pelo.

Requisitos para iniciar un programa de inseminación artificial

Programa de producción, objetivos, es requisito esencial de todo programa de producción, contar con objetivos definidos y precisos, desde el inicio de la operación. Es cierto, en muchas ocasiones será necesario corregir errores, pero siempre será mas sencillo corregirlos, cuando se contaba con éstos objetivos.

Identificación de animales, éste componente de manejo del rebaño, representa uno de los aspectos mas importantes y afecta de manera importante la producción y los programas de manejo del rebaño. Como ejemplo, si no se cuenta con un sistema de identificación de los animales, no se podrá implementar un programa de selección y de reemplazos, ni se contará con un inventario de animales exacto.

Registros de producción, al igual que el concepto anterior, los registros de producción constituyen un componente crítico del programa de manejo del rebaño; si no se cuenta con un sistema de identificación de los animales, no se podrán levantar los registros de producción y no podrá implementar un sistema de evaluación de la productividad, al no realizarse éste, nunca se podrá conocer la rentabilidad de la empresa. Si se desconoce el nivel de productividad de la empresa, no tendrá sentido iniciar un programa de IA, cuando no se podrán evaluar los resultados de éste.

Selección de sementales, la selección del semental para uso en IA es determinante para aumentar la productividad de la oveja, si se utilizara un semental cuyas características productivas se desconocen, se desconocerá también cuanto contribuirá a aumentar la productividad de la oveja, en consecuencia, cual sería el fin de su uso. Se deberá utilizar sementales probados por sus características productivas, de tal manera, que permita aumentar la productividad de la oveja y del rebaño.

Cuadro 1. Formato para el levantamiento de datos de un programa de empadre programado, con o sin sincronización de estro e inseminación artificial. El tipo de información y el número de datos que se tomarán variará con el rancho y el programa.
PROGRAMA DE EMPADRE PROGRAMADO
GANADERIA:
TRATAMIENTO HORMONAL:

RAZA:			ID MACHO:			EDAD:			
INICIO TRAT:			FIN TRAT:			# DE OVEJAS:			
ID Oveja	Raza/ CC	F/H Estro	ID Macho	F/H Estro	ID Macho	Gest/ Fecha	F Parto	Sexo crías	Observaciones

Programa de manejo, sanitario, alimenticio, del mismo modo que los componentes anteriores, un programa de manejo integral del rebaño, será esencial cuando se requiera iniciar un programa de IA. Como se mencionó en líneas anteriores, el manejo y la condición de la oveja son esenciales para la reproducción, así mismo, las ovejas deberán estar sanas para iniciar un programa intensivo de manejo reproductivo. Si el manejo, la condición corporal y la sanidad de una oveja, de nada servirá iniciar un programa de IA.

Cuadro 2. Formato para el levantamiento de datos para un programa de sincronización de estros e inseminación artificial. La cantidad y tipo de información por recabar, dependerá del tipo y de los objetivos del programa.
PROGRAMA DE EMPADRE CONTROLADO, Inseminación Artificial y Sincronización de Estro
Ganadería: Tratamiento:

RAZA:		ID MACHO:		EDAD/RAZA:	
INICIO:		FIN:		# OVEJAS:	
Oveja # Raza	Fecha Estro	F 2do Estro	C. C. Edad	D. Gestación	Observaciones
% ESTRO:		% GEST:		% PARTOS:	

Formatos de captura de datos para programas de IA, la información de un programa de IA en ovejas será parte de un sistema de registros de producción del rebaño, se anexan formatos que permitirán recabar la información de un programa y analizar dichos números, para determinar el impacto del programa de IA sobre la productividad del rebaño.

Cuadro 3. Formato para un programa de empadre programado, sin la utilización de tratamiento con hormonas, se utiliza en éste caso, el efecto macho, como herramienta de manejo.

PROGRAMA DE EMPADRE CONTROLADO: Empadre con monta natural

GANADERIA:

RAZA:		ID MACHO:		EDAD:	
INICIO:		FIN:		# OVEJAS:	
OVEJA #	F ESTRO	F ESTRO	F ESTRO	D 1er ESTRO	INTERVALO / ESTROS
% ESTRO:		% GEST:		% PARTOS:	

Ventajas de la inseminación artificial en ovejas y cabras

Tasa de mejoramiento genético y de la producción mas acelerada, la IA mediante el uso de sementales valiosos, permitiría mejorar la calidad genética y de la producción en mayor proporción y en un gran número de ovejas, también se podría aumentar el número de crías por semental por año.

Evaluación de sementales mediante el comportamiento individual y de su progenie, la IA permitiría la evaluación en gran escala de uno o varios sementales, mediante la ganancia diaria de sus crías o mediante la producción de los hijos de uno o varios sementales, es decir, mediante la evaluación de sus progenie.

Conservación, uso y transporte de semen, la IA permite la colección y congelación de semen, lo cual a su vez facilita el almacenamiento del mismo; además, permite el uso de uno o varios sementales, a los cuales no se tiene acceso a uso de ellos mediante monta natural, debido a su costo o a la distancia de donde se encuentran, incluso considerar el uso de semen de sementales de otros países. De tal manera que, el transporte de semen congelado es mas económico, además de que no se requiere la inversión en la compra del semental.

Reducción del monto de inversión en la compra y reposición de sementales, la IA permite el uso de uno o varios sementales al mismo tiempo, incluyendo de varias razas, sin que se tenga que realizar el gasto de la inversión en la compra o reposición de los sementales.

Uso de programas de manejo intensivo de la reproducción, además del uso del propio método de la IA, ésta permite la implementación de otros programas de manejo reproductivo como programas de empadre, ovulación múltiple y transferencia de embriones, entre otros.

Planeación de los programas de manejo integral del rebaño y otras prácticas de la explotación, el uso dela IA requiere de una programación de la reproducción, de tal manera que, dicha programación en consecuencia permita la programación de muchas otras tareas de manejo del rebaño, facilita la selección y desecho de ovejas y reemplazos, como la suplementación durante la gestación, atención durante la temporada de partos y la lactancia y el levantamiento de registros productivos. En conjunto, todo lo anterior permite la posibilidad de obtener tasas reproductivas más altas y un uso mas eficiente de los sementales y las ovejas y también permite un ahorro en recursos y tiempo.

Prevención de enfermedades del canal reproductivo de sementales y ovejas, mediante el uso de la IA se evita el contacto directo del macho con la hembra, de esa manera, se previene la dispersión de enfermedades, tanto por parte de la oveja, como por parte de los sementales.

Desventajas y limitantes de la inseminación artificial en ovejas y cabras

Limitantes y necesidad de un técnico especialista y disponibilidad de material, equipo y semen, el uso de la IA requiere de personal especializado, el técnico deberá de tener experiencia en colección y proceso de semen, además, de que el personal del propio rancho pase por una etapa de entrenamiento para la atención y el manejo de los animales por inseminar. Por otro lado, la disponibilidad de los productos hormonales, equipo para IA y de semen o de sementales valiosos para colectar el semen, también presenta limitantes; además de que el uso de semen congelado resulta en tasas de gestación mas bajas, en relación con el uso de semen fresco.

Costos de un programa de IA, los costos de la IA son variables y relativamente altos, dependiendo de la región, el número de animales por inseminar, los honorarios del técnico, el costo de los productos hormonales y el material desechable que se utiliza, el costo del semen y del equipo, dependiendo del método de inseminación.

Disponibilidad de razas, diversificación y selección, existe una gran variedad de razas, desgraciadamente, solamente unas pocas y en unos pocos países se encuentran disponibles para uso en el mundo; tampoco se cuenta con un sistema de prueba en gran escala de sementales, que permitan realizar la selección de sementales probados por su capacidad productiva. La diversidad es muy amplia en ovinos, pero la mayoría de los rebaños se explotan bajo condiciones comerciales, con animales cruzados; los rebaños puros son relativamente pequeños.

Diagnóstico de la gestación

El diagnóstico temprano de la gestación en la oveja y la cabra, es una herramienta bastante importante, en un programa de manejo de la reproducción, sobretodo, cuando se utilizan programas de manejo intensivo de la reproducción, cuando se utiliza un programa de IA. A pesar del costo que representa el realizarlo, el determinar la gestación temprana de la oveja, permitirá tomar decisiones sobre los animales que no quedaron gestantes, que finalmente determinará la productividad del rebaño. Existen varias formas para determinar la gestación en la oveja, una de ellas es mediante el uso de equipo de ultrasonido, también se puede realizar con métodos analíticos. A continuación se describen algunos de éstos métodos.

Métodos de manejo y palpación

Detección de estro, cuando la oveja está en buena condición corporal y no muestra estro, es probable que esté gestante, sobretodo, cuando ya se ha inseminado o empadrado mediante monta natural; ésta práctica requiere revisar constante las ovejas, con un macho marcador.

Palpación abdominal, cuando el feto ha alcanzado cierto tamaño (15 a 20 cm) y la gestación se encuentra avanzada (2-3 meses de gestación), es posible palpar el feto en la región anterior a la ubre, cuando se coloca a la oveja patas hacia arriba y se apoya sobre la grupa. Cuando está en esa posición, se puede introducir una especie de estaca en el recto, empujar el feto hacia la región de la ubre y palpar el o los fetos. Con éste último método se corre el riesgo de dañar la pared interna del recto.

Laparoscopia o laparotomía exploratoria, la laparoscopia consiste en introducir un lente a través de un orificio, en la pared abdominal, es efectivo, pero implica el uso de cirugía menor.

La laparotomía implica el uso de cirugía menor también, se hace una abertura de 2 a 3 cm en la pared abdominal, cercana a la ubre; también es efectivo, pero poco práctico en gran escala.

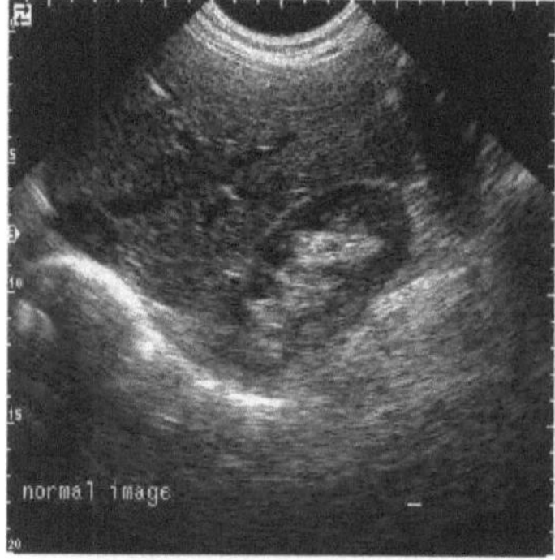

Figura 4. Imagen de ultrasonido que muestra el producto de una hembra, con una sonda sectorial (Cortesía de M.V.Z. M. García G.)

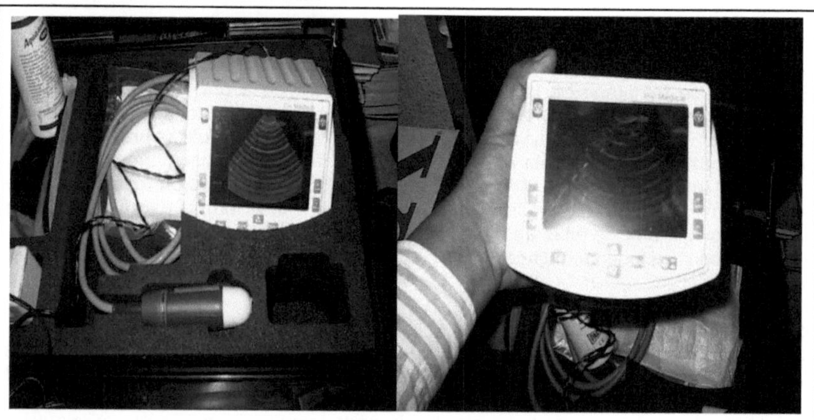

Figura 5. Fotografías de una cámara de ultrasonido portátil, modelo Tringa, para uso en ovejas y cabras, la fotografía de la izquierda muestra el tamaño de la cámara en relación al tamaño de la mano.

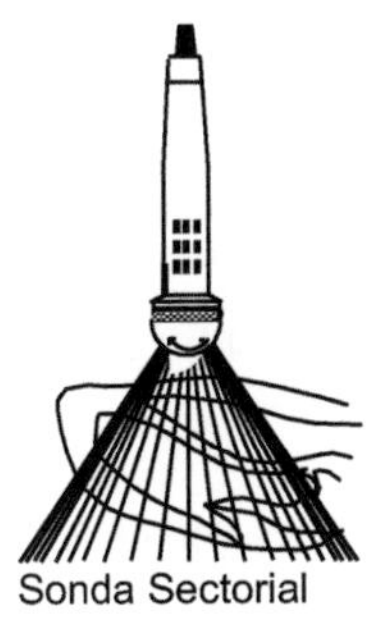

Sonda Sectorial

Sonda sectorial: Amplio recorrido del cristal para una mejor resolución,
Ventana pequeña para entrar entre las costillas, etc.,
Ángulo ancho de escaneo, mejor para transductores rectales o vaginales

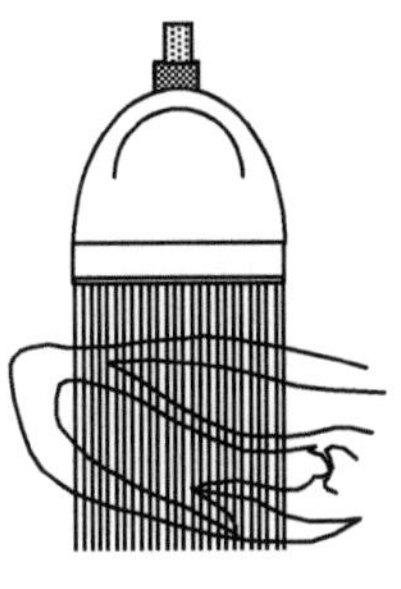

Sonda Lineal

Sonda Lineal: Amplio plano de contacto, ideal para pequeñas estructuras con 7.5 MHz.

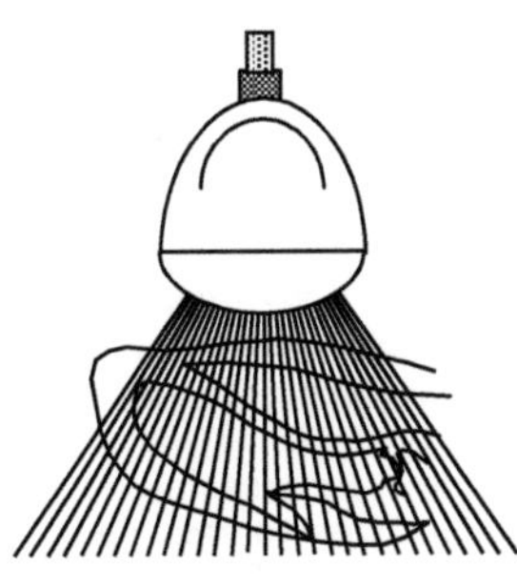

Sonda Convexa

Sonda convexa: Amplio campo a distancia con un justo tamaño de "ventana" Foco electrónico para una mejor resolución a profundidad.

Figura 5. Diferentes sondas para ultrasonido de tiempo real (Cortesía M.V.Z. M. García G.).

Métodos analíticos

Biopsia vaginal, se pueden tomar muestras de células del epitelio de la vagina, durante diferentes etapas de la gestación y comparar su morfología, para determinar si se encuentra gestante la oveja. Este método es exacto, pero no práctico, bajo condiciones de campo.

Análisis de suero o plasma, mediante el análisis de una muestra de suero o plasma, se pueden determinar los niveles de progesterona, proteínas placentarias, o el sulfato de estrona. Todos estos métodos son exactos, pero poco prácticos, porque implican la necesidad de un laboratorio especializado.

Métodos de radiografía y ultrasonido

Radiografía, es un método efectivo, pero debe realizarse después de la calcificación de los huesos, es costoso e implica cierto grado de riesgo.

Modo A (modo de amplitud), forma de ultrasonido, de dos tipos, el sonar (ecografía) y el doppler (interno y externo); ambos requieren el uso de sondas de buen contacto, efectivos; aunque el doppler podría resultar en diagnósticos falsos positivos, cuando se confunde la vejiga con el útero.

Modo B (modo de brillantez), forma de ultrasonido de varios tipos, de arreglo lineal, sectorial o convexo o tipo scanner, de barrido; éstos tipos son de tiempo real, lo que significa que se pueden visualizar las estructuras por detectar conforme van cambiando de posición, dentro del vientre de la madre, es decir, placentomas, fetos de corazón, etc. La principal ventaja de estos métodos es su exactitud, la principal desventaja es el costo del equipo, además de la experiencia del técnico operador. Las Figuras 4 y 5 ilustran ejemplos del uso de ultrasonido en ovejas y cabras.

BIBLIOGRAFÍA

Byrne, G. P., P. Lonergan, M. Wade, P. Duffy, A. Donovan, J. P. Narran and M. P. Boland. 2000. Effect of freezing rate of ram spermatozoa on subsequient fertility *in vivo* and *in vitro*. Animal Reproduction Science 62 (4): 265-275.

Cole, H. H. and P. T. Cupps. 1977. Reproduction in domestic animals. 31st Ed., Academic Press, San Diego, CA, U. S. A., pp. 495-496.

Cueto, M., J. García Vincent, A. Gibbons, M. Wolff y J. Arrigo. 1993. Obtención, procesamiento y conservación del semen ovino. Manual de divulgación. Comunicación Técnica de Producción Animal, No. 200, INTA Bariloche, Argentina, 58 p.

De las Haras, M. A., A. Valcárcel, C. Furnus, L. Pérez, D. Moses and H. Baldassarre. 1996. Changes in sperm-bound amidase activity suggests subtle damage to ram sperm acrosome by freezing/thawing, not detected by light microscopy. Animal Reproduction Science 45:81-89.

Eppleston, J., and W. Maxwell. 1993. Recent attempts improve the fertility of frozen ram semen inseminated into the cervix (review). Wool Technology and Sheep Breeding Australia 41:291-302.

Evans, G. and W. Maxwell. 1987. Salomon´s artificial insemination of sheep and goats. Ed. Sidney, Butterworths. pp. 185.

Fiser, P. S. and R. W. Fairfull. 1984. The effect of glicerol concentration and cooling velocity on criosurvival of ram spermatozoa frozen in straws. Criobiology. 21(5):542-551.

García Vinent, J.; R. González, M. Cueto, M. y A. Gibbons. 1992. Efecto de la inseminación artificial intrauterina con dos concentraciones de semen congelado, celo natural y sincronizado, sobre la fertilidad en ovejas merino australiano. Manual de divulgación. Comunicación Técnica de Producción Animal No. 187, INTA Bariloche, Argentina, 59 p.

Gordon, I. 1989. Control en la crianza de los animales de granja. Compañía Editorial Continental, S. A. de C. V., México. pp. 240-400.

Gordon, I. 1999. Reproducción Controlada del Ganado Vacuno y Búfalos. Ed. Acribia. Zaragoza, España. pp. 45.

Gorlach, A. 1999. Transferencia de Embriones en el Ganado Vacuno. Traducción a cargo de Susana Ortíz Blanco. Editorial Acribia., Zaragoza, España. pp. 6-80.

Hafez, E. S. E. 1994. Reproducción e Inseminación Artificial en Animales. 5ª Edición. Ed. Mc-Graw-Hill. México, D. F. pp. 625.

Holt, V. W. 2000. Basic aspect of frozen storage of semen. Animal Reproduction Science. 62: 3-22.

Hunter, F. H. R. 1987. Reproducción de los Animales de granja. Editorial Acribia, Zaragoza, España. Pp. 70-80.

Knobil, E. and J. D. Neill (Eds. in Chief). 1994. The physiology of reproduction, Volume 1. Raven Press, New York, U. S. A., 1878 p.

Landers, A. J., F. C. Molina, G. Evans and W. M. C. Maxwell. 1992. Survival of ram spermatozoa frozen in pellets, straws and minitubes. Australian Society for Reproductive Biology 24:20 (Abstract).

Maxwell, W. M. C. and P. F. Whatson. 1996. Recent progress in the preservation of ram semen. Animal Reproduction Science 42 (1-4): 55-65.

Maxwell, W. M. C., R. Curnock, D. Logue and H. Reed. 1980. Fertility of ewes following artificial insemination with semen frozen in pellets or straws, a preliminary report. Theriogenology. 14:83-89.

Molina, F. C., G. Evans and W. M. C. Maxwell. 1994. Incorporation of penetrating cryoprotectans in diluents for pellet-freezing ram spermatozoa. Theriogenology 42:849-858.

Neira, V. J. B. y P. A. J. Solar. 1984. Comparación entre la motilidad y morfología de los espermatozoides de carnero antes y desués de la congelación de muestras obtenidas con vagina artificial y electroeyaculador. Tesis de Licenciatura, F. E. S. C., UNAM, México. pp. 3-52.

Peña, V. M. y A. F. Melesio. 1984. Comparación de la motilidad progresiva y anormalidades de los espermatozoides de carnero de la raza Merino Australiano, antes y después de la congelación en pellets en tres diferentes diluyentes. Tesis de Licenciatura, F. E. S. C., UNAM, México. pp. 5-34.

Pérez, F. J. y M. Alcaide. 1993. Vitalidad y congelación del esperma del morueco de raza manchega. Mundo Ganadero. No. 10:85-89.

Rangel, N. A. 1985. Comparación de la motilidad progresiva del semen de carnero Merino Australiano antes y después de la congelación con pajillas, centrifugando y sin centrifugar, utilizando dos clases de diluyentes. Tesis de Licenciatura, F. E. S. C., UNAM, México, pp. 10-38.

Rangel S., R., C. Apodaca S. R. Rodríguez de L., J. G. García M., J. G. Ávila O., O. J. Ayala y J. Armendáriz M. 2000. Efecto del semental en la fertilidad de ovejas inseminadas intrauterinamente. En: Memorias de la XXVIII Reunión Nacional de la Asociación Mexicana de Producción Animal. Tapachula, Chiapas, México, pp. 134-137.

Quinn, P., S. Salamon and G. White. 1968. The effect of cold shock and deep-freezing on ram spermatozoa collected by electrical eyaculation and by an artificial vagina. Australian Health Science 19:119-125.

Salamon, S and R. L. Lightfoot. 1970. Fertility of ram spermatozoa frozen by the pellet method. II. The effects of method of insemination on fertilization and embryonic mortality. Journal of Reproduction and Fertility 22:399-408.

Salamon, S. and W. M. C. Maxwell. 1995. Frozen storage of semen I. Processing, freezing, thawing and fertility after cervical insemination. Animal Reproduction Science 37:85-94.

Salamon, S. and W. M. C. Maxwell. 2000. Storage of ram semen. Animal Reproduction Science 62:77-91.

Salgado M., B. and B. Tello A. 1985. Correlaciones entre la motilidad progresiva y las anormalidades acrosómicas en el semen de carnero fresco y congelado en pastillas en tres diferentes dilutores. Tesis de Licenciatura, F. E. S. C., UNAM, México, pp. 1-25.

Sansone, G., M. J. F. Nastri and and A. Fabbrocini. 2000. Storage of buffalo (*Bubalus bubalis)* semen. Animal Reproduction Science 62:55-76.

Sukardi, S., M. R. Curry and P. F. Watson. 1997. Simultaneous detection of the acrosomal status and viability of incubated ram spermatozoa using fluorescent markers. Animal Reproduction Science 46:89-96.

Trejo G., A. y M. B. Raya. 1999. Efecto de la velocidad de enfriamiento de 37 ºC a 5 ºC sobre las características seminales del semen ovino congelado. Memorias. X Congreso Nacional de Producción Ovina. Veracruz, Méx.

Trejo G., A., R. Soto G. B. Neria y M. Peña V. 1985. Inseminación artificial en ovinos con semen fresco y refrigerado. Memorias, Reunión de Investigaciones Pecuarias en México, pp. 44-87.

Vishwanath, R. and P. Shannon. 2000. Storage of bovine semen in liquid and frozen state. Animal Reproduction Science 62:23-53.

Watson, F. P. 1995. Recent developments and concepts in the cryopreservation of spermatozoa and the assessment of their post-thawing function. Reproduction Fertility et Development 7:871-891.

Yoshida, Y. and M. Buhr. 1996. Localization of various ATPases in fresh and cryopreservad bovine spermatozoa. Animal Reproduction Science 44:139-148.

S II-2

REGULACIÓN ARTIFICIAL DE LA REPRODUCCIÓN EN OVEJAS Y CABRAS

Arnoldo González R.1, José F. Vázquez A.2, Francisco J. Trejo M.3 y Froylán A. Lucero M.1
1 Universidad Autónoma de Tamaulipas, 2 Universidad Autónoma del Estado de México, 3 Unión Ganadera Regional de Tamaulipas

INTRODUCCIÓN

El manejo intensivo de la reproducción o regulación artificial de la reproducción implica el uso de programas y protocolos hormonales, algunas son idénticas a las naturales, excepto que se han cosechado en forma intensiva de sus fuentes, otras son producidas en forma totalmente artificial; éste uso de las hormonas implica el diseño de programas específicos para cada caso y cada tipo de oveja, de acuerdo también a su estado reproductivo. Lo anterior, requiere que el técnico responsable del programa de manejo reproductivo conozca los procesos reproductivos de la oveja; el conocer los procesos reproductivos de la oveja e identificar el estado reproductivo de la oveja, determinarán el programa que se requiere para inducir la reproducción en forma artificial en la oveja. En otras palabras, lo anterior significa que las hormonas que se utilizan para inducir y sincronizar el ciclo estrual en la oveja, son exactamente, las mismas hormonas que la oveja produce durante sus ciclos reproductivos.

Existe la preocupación de intensificar los procesos reproductivos, pero también es importante buscar una reducción en los costos de producción. Una forma de intensificar los procesos reproductivos, es mediante el uso de tratamientos hormonales aplicados en forma artificial a la oveja, aunque ello traiga consigo un aumento aparente en los costos de producción. En realidad, lo que se estaría buscando es aumentar la productividad del rebaño, el inducir y sincronizar la actividad reproductiva en un grupo de ovejas, trae consigo una serie de ventajas, las cuales ya se han discutido en otras secciones de éste manual; el resultado final es lograr que una mayor cantidad de ovejas quede gestante, se lograría también una mayor cosecha de corderos, mas uniforme y finalmente, se reduce el número de ovejas que no lograra parir, finalmente, esto significa reducir los costos de producción. Esto podría ser al disminuir los costos de mantenimiento de los vientres por el aumento en el porcentaje de destetes y el uso más intensivo de los moruecos. Además, regularmente, el momento del estro no puede predecirse con certeza en un solo individuo, la detección de éste requiere tiempo, es laborioso y está sujeta a error humano, por lo que la sincronización en un grupo de hembras permite predecir el momento del estro (Hafez, 1994).

INDUCCIÓN DE LA OVULACIÓN Y DEL ESTRO EN LA OVEJA Y LA CABRA

Inducción y sincronización de la actividad reproductiva

El objetivo fundamental de un programa de inducción y sincronización de la ovulación y el estro en ovejas, deberá ser el lograr que todas o la mayoría de las ovejas en dicho programa respondan al tratamiento hormonal artificial, mostrando estro y posteriormente la ovulación. Del grado de sincronización de los eventos fisiológicos, hormonales, anatómicos y de comportamiento, involucrados en la reproducción, dependerá el éxito del programa, en gran parte. Además de seleccionar y diseñar el programa a utilizar, existen algunos factores que podrían modificar la respuesta de la oveja; entre los de mas interés por ahora, está el tipo de hormonas a utilizar.

El principio de uso de las hormonas es simular un ciclo estrual artificial o induciruna ovulación, mediante la aplicación artificial de las mismas hormonas que la oveja produciría durante un ciclo estrual natural, al retiro del tratamiento hormonal artificial, la oveja responde mostrando estro y ovulando; existen varios protocolos de aplicación de las hormonas, dependiendo del tipo de programa seleccionado y del tipo de animales por utilizar.

Básicamente, existen dos métodos para la inducción y sincronización del ciclo estrual y/o la ovulación en un grupo de ovejas o cabras, el primero, es el tratamiento con un progestágeno para suprimir el estro y la ovulación por suficiente tiempo para que ocurra la regresión del cuerpo lúteo (CL) de todas las ovejas del grupo, el segundo método consiste en inducir la destrucción del CL de los animales en el programa, con inyecciones de una prostaglandina luteolítica ($PGF_2\ \alpha$; Hansel y Convey, 1983). Otros dos métodos para la inducción y sincronización de estro en la oveja se basan en el uso del efecto macho (Efecto descrito en otra sección del manual), para inducir en forma natural la actividad reproductiva; la otra forma, es mediante el uso de la hormona melatonina (Éste método no es efectivo para la sincronización de estro para IA, no se describirá). A continuación se describen algunas características de algunos de éstos métodos, con algunos resultados y ejemplos de su utilización.

Uso de progestágenos para inducir el estro en la oveja

Los progestágenos representan un grupo de hormonas esteroides que producen las ovejas durante sus procesos reproductivos, como el ciclo estrual y la gestación. El progestágeno natural mas abundante es la progesterona, se produce durante la fase lútea del ciclo estrual; la progesterona actúa como una hormona anticonceptiva, cuando se aplica en forma adicional a la natural, y cuando se aplica por un período de tiempo prolongado, la progesterona suprime la actividad estrual y la ovulación. Además de la progesterona, se han descubierto otros progestágenos sintéticos, que actúan de manera similar a la progesterona, algunos de los mas comúnmente usados son el acetato de fluorogestona (FGA), el acetato de melengestrol (MGA), el acetato de medroxiprogesterona (MPA) y el norgestomet, existen otros muchos, pero no dan la misma respuesta en la oveja. Las hormonas mencionadas se utilizan en la oveja mediante varias maneras y utilizando varios vehículos. Las formas mas comunes de uso en la oveja, son los implantes subcutáneos y las esponjas o dispositivos vaginales; algunos esteroides se utilizan por vía oral.

Implantes subcutáneos

El Syncro-Mate-B (SMB) induce el estro en hembras en anestro, además de sincronizar el estro a hembras cíclicas (Zoetis, 2003). El SMB es la combinación de dos componentes en un tratamiento, un progestágeno sintético (Norgestomet) y un E_2, el valerato de estradiol (VE). Estos componentes son aplicados en un implante subcutáneo y una inyección. Los 6 mg de Norgestomet contenidos en el implante suministran una dosis continua suficiente para inhibir la ovulación durante los días en que éste colocado el implante. Al momento de retirar el implante, ocurre una marcada caída de los niveles sanguíneos de Norgestomet, para simular la caída de P_4 en sangre que se observa durante la regresión del CL en un ciclo estrual natural. Con esto, se inicia un desarrollo folicular rápido, ocurriendo el estro. El VE en la fracción inyectable, debe de inducir la luteólisis de un CL presente (Zoetis, 2003). El SMB se puede utilizar en la oveja hasta por un período de 12 días, sin que se afecte la respuesta de la misma; cuando se utiliza durante períodos mas prolongados, se afecta la respuesta de la oveja al estro y a la ovulación.

Esponjas y dispositivos vaginales

En 1948 se demostró que el uso de P_4 inhibe el estro y aumenta la ovulación en ovejas. En 1962 se reportó que se podría manipular el estro y la ovulación en ovejas utilizando un compuesto derivado de la P_4, en forma oral y de larga duración. Un mayor avance se reportó en 1964, donde se demostró que éstos compuestos pueden ser administrados en dosis fisiológicamente activas por un período de tiempo (12 a 14 días) por vía intravaginal (Hansel y Convey, 1983). Boland *et al.* (1983) determinaron que el tratamiento con P_4 tiene un efecto significativo sobre el porcentaje de ovulación.

El estro se puede inducir mediante la utilización de esponjas impregnadas de acetato de fluorogestona (FGA) insertadas por 14 días (Driancourt, 1987). También se logra un efecto similar, con 60 mg de acetato de medroxiprogesterona (MPA) por 14 días. Este tratamiento resulta en una buena respuesta a la sincronización del estro (Buckrell, 1988).

En los últimos años, se ha utilizado un dispositivo vaginal de origen neozelandés, que contiene progesterona (CIDR), en principio el uso del CIDR, rinde los mismos resultados en ovejas; su uso en México no está muy documentado.

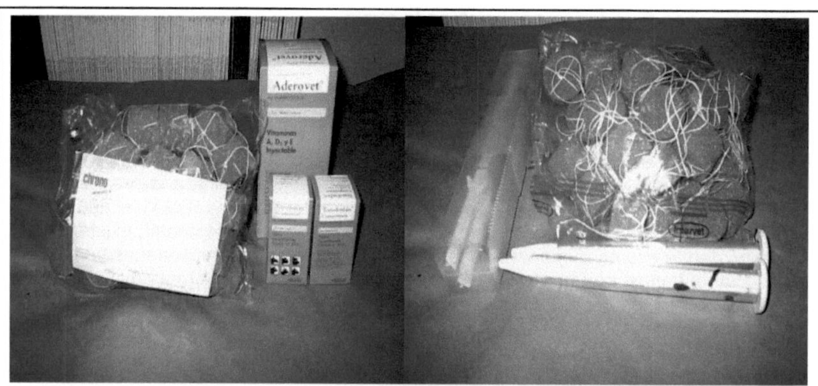

Figura 1. Ilustración que muestra esponjas impregnadas con acetato de fluorogestona y otros compuestos (Complejo ADE y calcio y fósforo) que se utilizan para sincronizar estro en ovejas y cabras; así como los aplicadores para colocar las esponjas.

No se ha encontrado evidencia para sugerir que diferentes niveles circulantes de P_4, con un rango de 3.3 a 7.3 ng / ml durante el día 11 del ciclo afecta la respuesta superovulatoria en ovejas tratadas con PMSG 28 horas antes del retiro del dispositivo (Scudamore *et al.*, 1993). También, al probar la efectividad de dos progestágenos (MPA y

FGA) y un análogo de PGF2α para sincronizar el estro en ovejas West African Dwarf, se observó que todas las ovejas se sincronizaron por los tres métodos, hasta después de 24 horas (Oyediji *et al.,* 1990).

El producto para inducir y sincronizar la actividad reproductiva en la oveja es la esponja impregnada de FGA, la cual recibe el nombre comercial de Cronogest, aunque también existe una esponja con MPA, la cual se le conoce como Repromap. Ambas son efectivas para inducir el estro y la ovulación en la oveja, se recomienda utilizarlas en programas de no mas de 12 días, con el uso de PMSG, de 24 a 48 horas antes o al retirar la esponja.

Uso de prostaglandinas en ovejas

El uso de prostaglandinas es recomendable en ovejas. Para que sea efectivo el método y se logren resultados positivos, se deberá utilizar solamente en ovejas que ya hayan iniciado a mostrar sus ciclos reproductivos, además, las ovejas deberán de tener un CL en sus ovarios; de otra forma, el uso de las prostaglandinas no sería efectivo. También se deberá de tener cuidado de no utilizarse en ovejas gestantes, porque se provocaría el aborto en ellas. Por otro lado, en ovejas Menze se sincronizó un grupo con $PGF_{2\alpha}$ en dos inyecciones y el otro con P_4 en una esponja intravaginal; se encontró que la inyección con $PGF_{2\alpha}$ exhibía un estro significativamente mas temprano que los del grupo de P_4 (Mutiga *et al*, 1992). Por otro lado, se sincronizó el estro aplicando un progestágeno por vía intravaginal y $PGF_{2\alpha}$ por vía intramuscular, no encontrándose diferencias en la presentación del estro (Evans y Armstrong, 1984). Por otra parte, el estro es afectado por la ocurrencia de ovulación prematura, la variabilidad en el tiempo del comienzo de la ovulación y la variabilidad en el tiempo para la primera y ultima ovulación (Walker *et al.*, 1986). Estos factores se deben de tomar en cuenta para programas de sincronización.

La forma mas recomendable de uso de las prostaglandinas en ovejas, es diseñar un programa que comprenda un tratamiento con dos inyecciones, aplicadas a un intervalo de 9 a 11 días, después de cada inyección se inseminarán las ovejas que mostraron estro; la inyección se repetirá solamente en las ovejas que no mostraron estro después de la primera inyección.

Detección de estro en ovinos

La efectividad y el éxito de un programa de inducción y sincronización del estro y la ovulación, dependerá en gran parte del método de detección de estro y de la sincronía con que se lleve a cabo la IA, en relación al momento del inicio del estro o del retiro de la esponja o dispositivo vaginal. La oveja, a diferencia de la vaca, es relativamente, mas sencilla para sincronizar y determinar el momento del estro y posteriormente la IA; además, también, la efectividad y el porcentaje de gestación, es mayor en la oveja, porque ésta responde mejor a IA a tiempo fijo, después del retiro del tratamiento, independientemente, si se determina el momento del estro.

La manifestación de estro en la oveja, después de que se retiró el tratamiento hormonal, se puede realizar con un macho vasectomizado o con un macho con el pene desviado, aunque es mucho mas sencillo realizar la vasectomía que el desvío del pene. El

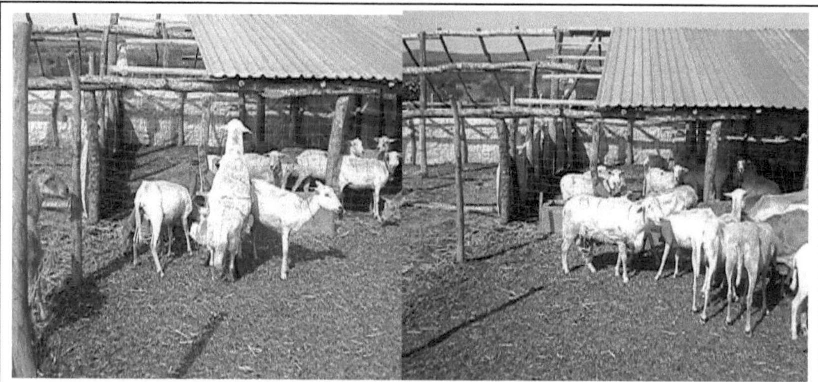

Figura 2. Ilustraciones que muestran como se revisa la manifestación de estro en ovejas tratadas con esponjas impregnadas con progestágenos, los moruecos se preparan con un mandil o cubierta para evitar la cópula.

otro método que se utiliza en ovinos, para la detección del estro, es mediante el uso de un macho con mandil, colocado en el vientre, de tal manera que le cubra el prepucio; para el caso, se utiliza un saco de azúcar o de harina, se le hacen perforaciones para las cuatro extremidades, y se amarra sobre los hombros, el lomo y la grupa del morueco. Cuando no se desea identificar las ovejas que mostraron estro, se puede colocar un peto marcador en el esternón del morueco, o éste se pinta con una mezcla de manteca vegetal o grasa mecánica y pintura en polvo, de color diferente al de las ovejas. Independientemente, del método de determinar las ovejas en estro, no se recomienda dejar el morueco todo el tiempo con las ovejas, cuando se espera un número grande de ovejas entren en estro, porque algunos moruecos marcadores muestran tendencia a montar una oveja en repetidas ocasiones y permanecer con ella durante mucho tiempo, olvidándose de las demás ovejas en estro.

BIBLIOGRAFÍA

Abecia, J. A., F. Forcada and A. González-BulneA. 2011. Pharmaceutical control of reproduction in sheep and goats.Veterinary Clinics of North America: Food Animal Practice 27(1):67-79.

Abecia, J. A., F. Forcada and A. González-Bulnes. 2012. Hormonal control of reproduction in small ruminants. Animal Reproduction Science 130:173-179.

Ake L., J. R., F. G. Centurion C., M. G. Alfaro G., J. R. Ake V. y N. Y. Ake V. 2013. Sincronización del estro e inseminación artificial en ovinos. Ediciones Universidad Autónoma de Yucatán, Mérida, Yuc., México, 144 p.

Amiridis, G. S. and S. Cseh. 2012. Assisted reproductive technologies in the reproductive management of small ruminants. Animal Reproduction Science 130:152-161.

Baldassarre, H. 2007. Assisted reproduction in goats: Artificial insemination to cloning. Revista Brasileña de Reproducción Animal 31:274-282.

Baril, G., B. Remy, B. Leboeuf, J. F. Beckers and J. Saumande. 1996. Synchronization of estrus in goats: The relationship between eCG binding in plasma, time of occurrence of estrus and fertility following artificial insemination. Theriogenology 45:1553-1559.

Boland, M. P., T. F. Crosby and I. Gordon 1983. Ovarian response in ewes following horse anterior pituitary extract and progestagen treatment. Animal Reproduction Science 6:119-137.

Buckrell, B. C. 1988. Application of ultrasonography in reproduction in sheep and goats. Theriogenology 29:71-84.

Bukar, M. M., R. Yusoff, A. W. Haron, G. K. Dhaliwal, M. A. Khan and M. A. Omar. 2012. Estrus response and follicular development in Boer does synchronized with fluorogestone acetate and PGF2alpha or their combination with eCG or FSH. Tropical Animal Health and Production 44:1505- 1511.

Cole, H. H. and P. T. Cupps. 1977. Reproduction in domestic animals. 31st Ed., Academic Press, San Diego, CA, U. S. A., pp. 495-496.

Córdova-Izquierdo, A., M. S. Córdova-Jiménez, C. A. Córdova-Jiménez y J. E. Guerra-Liera. 2008. Procedures to increase the reproductive potential in sheep and goat. Revista Veterinaria 19:67-79.

Cueto, M., J. García Vincent, A. Gibbons, M. Wolff y J. Arrigo. 1993. Obtención, procesamiento y conservación del semen ovino. Manual de divulgación. Comunicación Técnica de Producción Animal, No. 200, INTA Bariloche, Argentina, 58 p.

Deligiannis, C., I. Valasi, C. Rekkas, P. Goulas, E. Theodosiadou, T. Lainas and G. Amiridis. 2005. Synchronization of ovulation and fixed timed intrauterine insemination in ewes. Reproduction in Domestic Animals 40:6-10.

De las Heras, M. A., A. Valcárcel, C. Furnus, L. Pérez, D. Moses and H. Baldassarre. 1996. Changes in sperm-bound amidase activity suggests subtle damage to ram sperm acrosome by freezing/thawing, not detected by light microscopy. Animal Reproduction Science 45:81-89.

Driancourt, M. A. 1987. Ovarian features contributing to the variability of PMSG-induced ovulation rate in sheep. Journal of Reproductionn and Fertility 80:207-212.

Eppleston, J. and W. Maxwell. 1993. Recent attempts improve the fertility of frozen ram semen inseminated into the cervix (Review). Wool Technology and Sheep Breeding in Australia 41:291-302.

Evans, G. and D. T. Armstrong. 1984. Reduction of sperm transport in ewes by superovulation treatments. Journal of Reproduction and Fertility 70:47-53.

Evans, G. and W. Maxwell. 1987. Salomon´s artificial insemination of sheep and goats. Ed. Sidney, Butterworths, London, England, . pp. 185.

Fernández A., D. 1993. Principios de fisiología reproductiva ovina. Editorial Hemisferio Sur, Montevideo, Uruguay, 247 p.

Fiser, P. S. and R. W. Fairfull. 1984. The effect of glicerol concentration and cooling velocity on criosurvival of ram spermatozoa frozen in straws. Cryobiology. 21(5):542-551.

Freitas, V. J., G. Baril and J. Saumande, 1996a. Induction and synchronization of estrus in goats: The relative efficacy of one versus two fluorogestone acetate-impregnated vaginal sponges. Theriogenology 46:1251-1256.

Freitas, V. J. F., G. Baril, M. Bosc and J. Saumande. 1996b. The influence of ovarian status on response to estrus synchronization treatment in dairy goats during the breeding season. Theriogenology 45:1561-1567.

García Vinent, J., R. González, M. Cueto, M. y A. Gibbons. 1992. Efecto de la inseminación artificial intrauterina con dos concentraciones de semen congelado, celo natural y sincronizado, sobre la fertilidad en ovejas merino australiano. Manual de divulgación. Comunicación Técnica de Producción Animal No. 187, INTA Bariloche, Argentina, 59 p.

Gordon, I. 1989. Control en la crianza de los animales de granja. Compañía Editorial Continental, México. pp. 240-400.

Gordon, I. 1999. Reproducción Controlada del Ganado Vacuno y Búfalos. Ed. Acribia, Zaragoza, España. pp. 45-66.

Greyling, J. P. C. and C. H. Van Niekerk. 1986. Synchronisation of oestrus in the Boer goat doe: Dose effect of prostaglandin in the double injection regime. South African Journal of Animal Science 16(3):146-150.

Greyling, J. P. C., C. H. Van Niekerk and J. A. N. Grobbelaar. 1985. Synchronization of oestrus in the Boer goat doe: The response to the use of intravaginal progestagen and PMSG. South African Journal of Animal Science 15:52-59.

Greyling, J. P. C. and C. H. Van Niekerk. 1990. Effect of pregnant mare serum gonadotrophin (PMSG) and route of aministration after progestagen treatment on oestrus and LH secretion in the Boer goat. Small Ruminant Research 3:511-516.

Hafez, E. S. E. 1994. Reproducción e Inseminación Artificial en Animales. 5ª Edición. Ed. Mc-Graw-Hill. México, D. F., 625 p.

Hansel, W. and E. M. Convey. 1983. Physiology of the estrous cycle. Journal of Animal Science 57(Suppl. 2):404-424.

Holt, V. W. 2000. Basic aspect of frozen storage of semen. Animal Reproduction Science 62: 3-22.

Holtz, W. 2005. Recent developments in assisted reproduction in goats. Small Ruminant Research 60:95-110. https://doi.org/10. 1016/j.smallrumres.2005.06.032

Hunter, F. H. R. 1987. Reproducción de los Animales de granja. Editorial Acribia, Zaragoza, España, pp. 70-80.

Jainudeen, M. R. and E. S. E. Hafez. 1993. Sheep and Goats. In: Hafez, E. S. E. (Ed.), Reproduction in Farm Animals, Lea and Febinger, Philadelphia, U. S. A. Pp. 330-342.

Knobil, E. and J. D. Neill (Eds. in Chief). 1994. The physiology of reproduction, Volume 1. Raven Press, New York, U. S. A., 1878 p.

Leboeuf, B., Y. Forgerit, D. Bernelas, J. L. Pougnard, E. Senty and M. A. Driancourt. 2003. Efficacy of two types of vaginal sponges to control onset of oestrus, time of preovulatory LH peak and kidding rate in goats inseminated with variable numbers of spermatozoa. Theriogenology 60:1371-1378.

López-Sebastián, A., A. González-Bulnes, J. A. Carrizosa, B. Urritia, C. Díaz-Delfa, J. Santiago-Moreno and A. Gómez-Brunet. 2007. New estrus synchronization and artificial insemination protocol for goats based on male exposure, progesterone and cloprostenol during the non-breeding season. Theriogenology 68:1081-1087.

Maffili, V. V., C. A. A. Torres, J. F. Fonseca, E. A. Moraes and R. A. M. Puentes. 2005. Sincronização de estro em cabras da raça Saanem com esponja intravaginal e CIDR-G. Arquivos Brasileiros de Medicina Veterinária e Zootecnia 57:591-598.

Martin, G. B., J. T. B. Milton, R. H. Davidson, G. E. Banchero Hunzicker, D. R. Lindsay and D. Blache. 2004. Natural methods for increasing reproductive efficiency in small ruminants. Animal Reproduction Science 82-83:231-246.

Maxwell, W. M. C. and P. F. Watson. 1996. Recent progress in the preservation of ram semen. Animal Reproduction Science 42(1-4): 55-65.

Maxwell, W. M. C., R. Curnock, D. Logue and H. Reed. 1980. Fertility of ewes following artificial insemination with semen frozen in pellets or straws, a preliminary report. Theriogenology. 14:83-89.

Mutiga, E. R. and E. Mukasa-Mugerva. 1992. Effect of the method of estrus synchronization and PMSG dosage on estrus and twinning in Ethiopian Menz sheep. Theriogenology, 38: 727-734.

Neira, V. J. B. y P. A. J. Solar. 1984. Comparación entre la motilidad y morfología de los espermatozoides de carnero antes y desués de la congelación de muestras obtenidas con vagina artificial y electroeyaculador. Tesis de Licenciatura, F. E. S. C., UNAM, México, D. F., pp. 3-52.

Oyediji, G. O., M. O. Akusu and G. N. Egbunike. 1990. Comparative studies on the effectiveness of Sil-estrus implants, Veramix sheep sponges and prostaglandin $F_2\alpha$ in the synchronizing estrus in West African Dwarf sheep. Theriogenology 34(3):613-618.

Ridler, A. L., S. L. Smith and D. M. West. 2012. Ram and buck management. Animal Reproduction Science 130:180-183.

Rubianes, E., T. de Castro and S. Kmaid. 1998. Estrus response after a short progesterone priming in seasonally anestrous goats. Theriogenology 49:356-365.

Ruiz, R., J. L. Fernández, A. C. De la Vega y A. E. Rabasa. 2002. Evaluación de diferentes tratamientos hormonales para la sincronización del estro en cabras criollas serranas durante el verano. Zootecnia Tropical 20:473-482.

Scudamore, C. L., J. J. Robinson, R. P. Aitken and I. S. Robertson. 1993. The effect of method of oestrous synchronisation on the response of ewes to superovulation with porcine follicle stimulating hormone. Animal Reproduction Science 34:127-133.

Vishwanath, R. and P. Shannon. 2000. Storage of bovine semen in liquid and frozen state. Animal Reproduction Science 62:23-53.

Vivanco M., H. W. 2011. Uso de las tecnologías reproductivas avanzadas en programas de mejora genética en ovinos. In: R. González G., A. C. Berúmen A. y R. Montes de Oca (Compiladores), Tópicos selectos en producción ovina. Universidad Autónoma Chapingo, Texcoco, Edo. De México, México, pp. 79-94.

Walker, S. K., D. H. Smith and R. F. Seamark. 1986. Timing of multiple ovulations in the ewe after treatment with FSH or PMSG with and without GnRH. Journal of Reproduction and Fertility 77:135-142.

Watson, F. P. 1995. Recent developments and concepts in the cryopreservation of spermatozoa and the assessment of their post-thawing function. Reproduction, Fertility and Development 7:871-891.

Zoetis. 2003. Soluciones reproductivas: Trabajando juntos para el éxito reproductive, Folleto Técnico No. 23. Fort Dodge Animal Health, Fort Dodge, IA, U. S. A., 16 p.

S II-3

COLECCIÓN Y EVALUACIÓN DE SEMEN DE SEMENTALES OVINOS Y CAPRINOS PARA USO EN FRESCO O CONGELADO

Arnoldo González R.1, Javier Hernández M.1, José F. Vázquez A.2 y Froylán A. Lucero M.1
1 Universidad Autónoma de Tamaulipas, 2 Universidad Autónoma del Estado de México

INTRODUCCIÓN

Los resultados de un programa de IA dependerán en parte del diseño del programa mismo, pero, en gran parte, éste dependerá de cómo se haya seleccionado el semental y de la capacidad del semen para congelar y claro, también de la capacidad del técnico para congelar el semen o para utilizarse en fresco. El valor de la IA depende principalmente del número, elevado, de dosis de semen que se pueden obtener del eyaculado de un semental; entre otros factores, la calidad de un lote de semen, para utilizarse en fresco o para congelar y utilizar después, dependerá de la capacidad técnica del individuo, para obtener, procesar y congelar el eyaculado de un semental. De tal manera, que la forma de obtener una muestra de semen del morueco es determinante para la calidad de ese semen y desde luego, que determinante también para los resultados del programa de IA, donde se vaya a utilizar ese semen. A continuación se describe la metodología para obtener una muestra de semen y el procedimiento que se sigue para utilizar semen en fresco.

MÉTODOS DE COLECCIÓN DE SEMEN

Colección de semen mediante la vagina artificial

El método mas comúnmente utilizado para la colección de una muestra de semen de un macho es el de la vagina artificial (VA), de manera sencilla, éste método trata de utilizar un instrumento que simule las condiciones de temperatura, consistencia y presión de la vagina de la hembra. Independiente de la especie, la construcción de una VA es similar, solamente variarán en tamaño, de acuerdo a la especie.

El material que se requiere para preparar una VA incluye un tubo de algún material plástico, rígido (Como el de manguera de radiador) y liso, un tubo o funda de látex, un cono de látex y un tubo colector para el semen. Además, se requiere un embudo y un termómetro. El tubo exterior deberá de tener un orificio de llenado y de ser posible, con una válvula, que permita la entrada de agua y aire. La VA se prepara colocando la funda de látex por dentro del tubo rígido, se doblan los extremos del tubo de látex, sobre los extremos del tubo rígido, de manera que quede un espacio vacío entre el tubo rígido y el de látex, los extremos de la funda de látex se aseguran con ligas; enseguida se coloca el embudo de látex en uno de los extremos de la VA, se coloca también el tubo colector del semen. Una vez armada la VA, se llena con agua caliente y se ajusta la presión en el interior de la VA, inflándola con aire.

La temperatura en el interior de la VA es mas importante que la presión, regularmente se utiliza una temperatura similar a la de la vagina de la hembra o un poco mas elevada, el rango de temperatura que se utiliza varía de 38 a 42° C; algunos sementales requerirán de temperaturas mas elevadas o mas bajas, regularmente el morueco es mas sencillo de colectar que el toro.

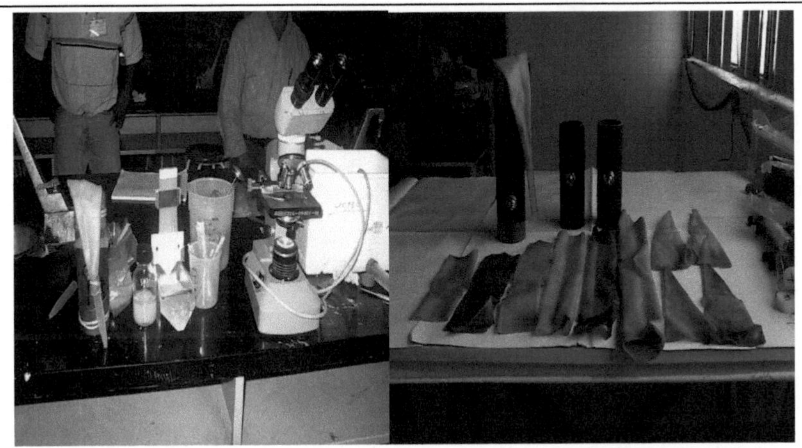

Figura 1. Ilustraciones que muestran los materiales para el proceso de colección de semen con la vagina artificial y los materiales necesarios para la evaluación de semen.

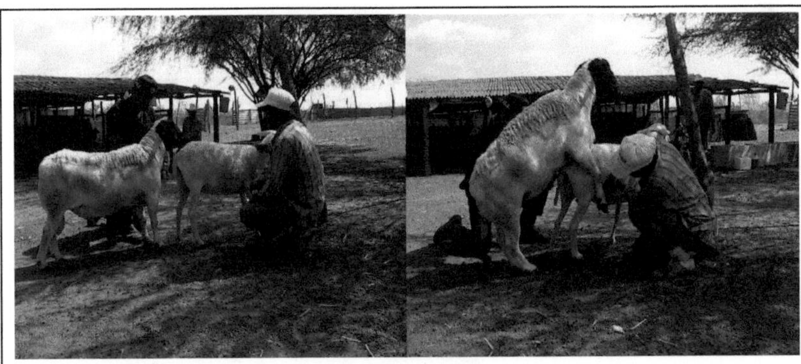

Figura 2. Ilustraciones que muestran el proceso de colección de semen mediante la vagina artificial, en condiciones de campo.

Una vez que se tiene la VA preparada y a la temperatura deseada se procede a colectar el semen, esto se logra haciendo que el semental monte una hembra en estro o estrogenizada o que monte un potro preparado especialmente para el caso, también se podría entrenar el semental a que monte otro macho o un macho castrado.

Se aproxima el semental a el lugar donde va a montar, el técnico deberá estar preparado para estimar o adivinar cuando el semental va a montar, las señas que el semental muestra cuando se acerca a la hembra, servirán de guía, antes de que el semental monte completamente y haga contacto con la hembra, el técnico deberá de sujetar el pene por el prepucio, y desviarlo a la VA; los movimientos del técnico para acercarse al semental y desviar el pene, deberán de ser con cautela, pero a la vez con celeridad, de tal manera que el semental no se asuste cuando se acerque el técnico, ni cuando se desvíe el pene. La mejor manera de colectar una muestra de semen de buena calidad es con la VA y deberá procurarse utilizar éste método cuando se pueda, la desventaja principal de éste método es que algunos sementales requieren de cierto entrenamiento para permitir la colección de semen. Se puede colectar un morueco hasta tres o cuatro veces en forma consecutiva, a partir de la cuarta o quinta colección, la concentración disminuye drásticamente.

Colección de semen mediante electroeyaculación

Una alternativa para colectar semen de un semental, especialmente cuando éstos no tienen manejo o cuando no están entrenados a trabajarse con la VA, es utilizar el método de electroeyaculación; el método consiste en aplicar descargas eléctricas directamente en las glándulas accesorias sexuales, vía recto, éstas descargas van aumentando en intensidad y frecuencia, a medida que el semental responde al estímulo eléctrico, puede presentar una erección o no, el semental empieza a expulsar el semen, el técnico deberá estar preparado con un embudo colector, para el semen.

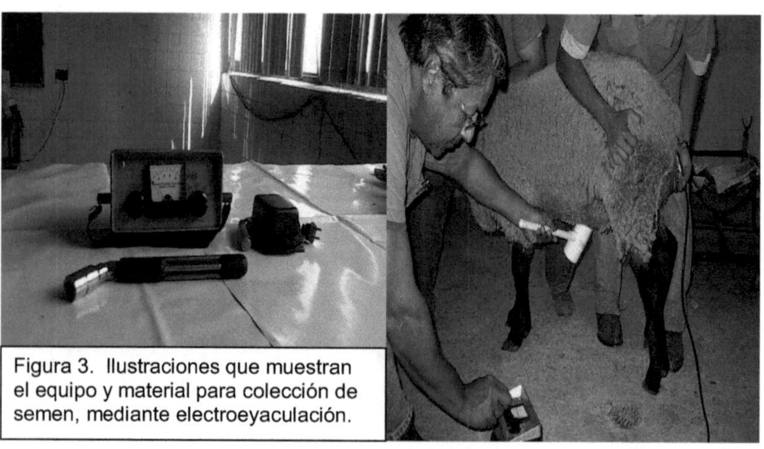

Figura 3. Ilustraciones que muestran el equipo y material para colección de semen, mediante electroeyaculación.

Este método requiere de buen entrenamiento del técnico, para evitar dañar los genitales internos del semental, cuando se utilizan descargas eléctricas demasiado altas; cuando se utilizan descargas eléctricas elevadas se podría afectar al semental en forma permanente. El método es efectivo y relativamente mas rápido, especialmente, cuando los sementales no están entrenados a la VA, aunque la calidad de la muestra de semen es mas variable que con la VA, probablemente debido a contaminación con orina del mismo semental.

Colección de semen directamente de la vagina de la hembra

Cuando no se cuenta con una VA o con un electroeyaculador, se podría colectar semen, directamente de la vagina de la hembra, una vez que ésta haya sido montada por el semental. La muestra de semen se colecta con una bureta o un tubo de vidrio o plástico, el tubo se inserta en la vagina de la hembra y con succión ligera, se obtiene el semen; cuando la muestra es demasiado pequeña, se podrá utilizar 1 o 2 cc de diluyente, para de cierta manera lavar el semen de la vagina y obtener el semen. Este método es fácil, solo que representa ciertos riesgos, sobretodo en el aspecto sanitario, deberá de utilizarse una hembra completamente sana, de otra manera, si se utiliza una hembra enferma, la enfermedad se trasmitirá a todas las hembras que se inseminan con ese semen.

Evaluación de una muestra de semen

Una vez obtenida la muestra de semen, ésta deberá de colocarse en un baño maría o en un recipiente con agua a una temperatura de 38° C, para evitar que se enfríe o caliente demasiado la muestra y ocurra daño a los espermatozoides. Una vez protegido el semen, se obtiene una muestra de éste, para su evaluación. La calidad de una muestra de semen se basa en determinar o estima ciertas características físicas y morfológicas del semen, cuando menos se deberá de estimar la consistencia a simple vista, color y el volumen; con la ayuda de un microscopio simple se deberá determinar la motilidad del semen y el grado de movilidad en masa y cuando se pueda o se requiera, se deberá también de determinar la movilidad progresiva. También se requerirá determinar la concentración de la muestra, la proporción de vivos y muertos y el porcentaje de espermatozoides dañados y de anormalidades; las características anteriores permitirán determinar la tasa de dilución de la muestra y determinar el número de dosis que se obtendrán de esa muestra.

Preparación del diluyente para el semen

Existen varios tipos de diluyentes y varios métodos de prepararlos, de acuerdo al uso final del semen; si se utilizará en fresco o congelado, los mas recomendados por su facilidad de preparación incluyen, el primero se prepara con yema de huevo, como fuente de energía y de nutrientes, citrato de sodio, como buffer y penicilina y estreptomicina. El segundo diluyente se prepara con leche descremada líquida o en polvo, se puede preparar otro diluyente, se utiliza un compuesto preparado llamado Triladyl, y se combina con yema de huevo. Además de los ingredientes mencionados, el diluyente deberá contener agua destilada, y penicilina y estreptomicina, como antibióticos. Cuando se requiere congelar el semen, el diluyente se prepara en dos porciones, la primera, se denomina la porción A, la cual contiene los ingredientes mencionados anteriormente; la segunda, la porción B, se prepara agregando glicerina a la porción A.

El diluyente con yema de huevo y citrato de sodio contiene 20% de yema de huevo, 2.9% de citrato de sodio y se ajusta el volumen con agua destilada; una vez preparado el diluyente, se le agrega 1000 UI de penicilina y 1000 μg de estreptomicina por ml de diluyente, éste diluyente representa la porción A. La porción B se prepara agregando 14% de glicerina a la porción A, de tal manera que la dilución final del semen contenga solamente el 7% de glicerina. Una variante a utilizar con semen de morueco, es preparar solamente el diluyente con glicerina al 7% y utilizarse como único diluyente.

El diluyente con leche descremada líquida se prepara utilizando la leche en forma directa, de preferencia deberá de utilizarse leche ultrapasteurizada, la leche se le agrega al semen de acuerdo a la dilución previamente determinada. Se sigue el mismo procedimiento anteriormente mencionado, para preparar las porciones A y B. También se deberá de utilizar el antibiótico en las mismas dosis mencionadas. El diluyente con Triladyl (20%) se prepara agregándole solamente yema de huevo (20%) y agua bidestilada (60%); también se podría utilizer otro diliyente commercial, llamado Andromed.

Proceso, dilución y envasado de semen

El proceso de preparación del semen inicia con la determinación de la concentración de la muestra, la concentración de la muestra se calcula en forma manual, con la ayuda de un hemocitómetro, aunque también existen otros métodos para hacerlo, una vez determinada ésta, se calcula la tasa de dilución y el volumen de diluyente que se requiere. Si se utilizará el semen en fresco, no se requiere usar la porción B, solamente, se usará la porción A; cuando se requiera congelar el semen, se utilizarán ambas porciones. También se podrá utilizar solamente la porción B del diluyente. Una vez que se determinó la tasa de dilución y el volumen de diluyente por utilizar, el semen y el diluyente deberán de estar a la misma temperatura, es decir a 37° C, para ello, se deberá de colocar el diluyente en el mismo baño maría, donde se colocó la muestra de semen.

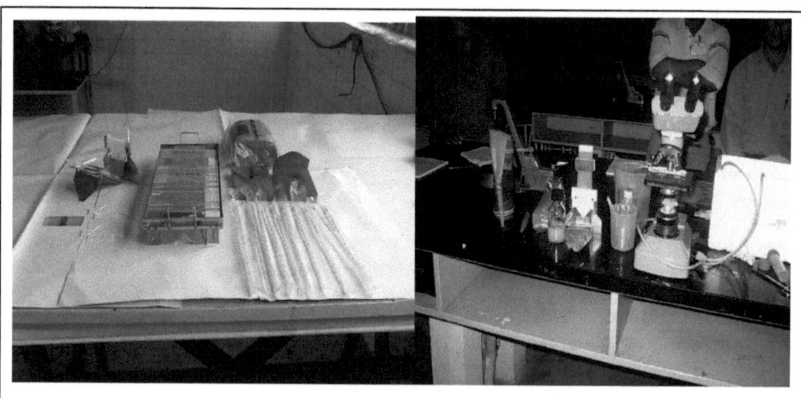

Figura 4. Ilustraciones que muestran el material para la evaluación, proceso y envasado de semen.

Una vez diluido el semen, se procede a envasarlo en pajillas de 0.25 o de 0.5 cc, si el semen se va a utilizarse inmediatamente, se deberá de conservar en una recipiente aislado, en una caja de poliuretano o en un recipiente, dentro de un termo de boca ancha; lo anterior es con el fin de evitar el daño al semen, debido al descenso en la temperatura. Si se requiere usar el semen por un período de tiempo mayor a 2-3 horas, éste deberá enfriarse a 5° C, de ésta forma, el semen podría conservarse hasta durante 3 a 6 días, sin deterioro de la motilidad.

BIBLIOGRAFÍA

Byrne, G. P., P. Lonergan, M. Wade, P. Duffy, A. Donovan, J. P. Narran and M. P. Boland. 2000. Effect of freezing rate of ram spermatozoa on subsequient fertility *in vivo* and *in vitro*. Animal Reproduction Science 62 (4): 265-275.

Cole, H. H. and P. T. Cupps. 1977. Reproduction in domestic animals. 31st Ed., Academic Press, San Diego, CA, U. S. A., pp. 495-496.

Cueto, M., J. García Vincent, A. Gibbons, M. Wolff y J. Arrigo. 1993. Obtención, procesamiento y conservación del semen ovino. Manual de divulgación. Comunicación Técnica de Producción Animal, No. 200, INTA Bariloche, Argentina, 58 p.

De las Heras, M. A., A. Valcárcel, C. Furnus, L. Pérez, D. Moses and H. Baldassarre. 1996. Changes in sperm-bound amidase activity suggests subtle damage to ram sperm acrosome by freezing/thawing, not detected by light microscopy. Animal Reproduction Science 45:81-89.

Eppleston, J. and W. Maxwell. 1993. Recent attempts improve the fertility of frozen ram semen inseminated into the cervix (review). Wool Technology and Sheep Breeding Australia 41:291-302.

Evans, G. and W. Maxwell. 1987. Salomon´s artificial insemination of sheep and goats. Ed. Sidney, Butterworths, 185 p.

Fiser, P. S. and R. W. Fairfull. 1984. The effect of glicerol concentration and cooling velocity on criosurvival of ram spermatozoa frozen in straws. Cryobiology. 21(5):542-551.

García Vinent, J.; R. González, M. Cueto, M. y A. Gibbons. 1992. Efecto de la inseminación artificial intrauterina con dos concentraciones de semen congelado, celo natural y sincronizado, sobre la fertilidad en ovejas merino australiano. Manual de divulgación. Comunicación Técnica de Producción Animal No. 187, INTA Bariloche, Argentina, 59 p.

Gordon, I. 1989. Control en la crianza de los animales de granja. Compañía Editorial Continental, S. A. de C. V., México. pp. 240-400.

Gordon, I. 1999. Reproducción Controlada del Ganado Vacuno y Búfalos. Ed. Acribia. Zaragoza, España. pp. 45.

Gorlach, A. 1999. Transferencia de Embriones en el Ganado Vacuno. Traducción a cargo de Susana Ortíz Blanco. Editorial Acribia., Zaragoza, España, pp. 6-80.

Hafez, E. S. E. 1994. Reproducción e Inseminación Artificial en Animales. 5ª Edición. Ed. Mc-Graw-Hill. México, D. F., pp. 625.

Holt, V. W. 2000. Basic aspect of frozen storage of semen. Animal Reproduction Science 62:3-22.

Hunter, F. H. R. 1987. Reproducción de los Animales de granja. Editorial Acribia, Zaragoza, España. Pp. 70-80.

Molina, F. C., G. Evans and W. M. C. Maxwell. 1994. Incorporation of penetrating cryoprotectans in diluents for pellet-freezing ram spermatozoa. Theriogenology 42:849-858.

Landers, A. J., F. C. Molina, G. Evans and W. M. C. Maxwell. 1992. Survival of ram spermatozoa frozen in pellets, straws and minitubes. Australian Society for Reproductive Biology 24:20 (Abstract).

Maxwell, W. M. C. and P. F. Whatson. 1996. Recent progress in the preservation of ram semen. Animal Reproduction Science 42 (1-4):55-65.

Maxwell, W. M. C., R. Curnock, D. Logue and H. Reed. 1980. Fertility of ewes following artificial insemination with semen frozen in pellets or straws, a preliminary report. Theriogenology 14:83-89.

Neira, V. J. B. y P. A. J. Solar. 1984. Comparación entre la motilidad y morfología de los espermatozoides de carnero antes y desués de la congelación de muestras obtenidas con vagina artificial y electroeyaculador. Tesis de Licenciatura, F. E. S. C., UNAM, México. pp. 3-52.

Peña, V. M. y A. F. Melesio. 1984. Comparación de la motilidad progresiva y anormalidades de los espermatozoides de carnero de la raza Merino Australiano, antes y después de la congelación en pellets en tres diferentes diluyentes. Tesis de Licenciatura, F. E. S. C., UNAM, México, pp. 5-34.

Pérez, F. J. y M. Alcaide. 1993. Vitalidad y congelación del esperma del morueco de raza Manchega. Mundo Ganadero No. 10:85-89.

Rangel, N. A. 1985. Comparación de la motilidad progresiva del semen de carnero Merino Australiano antes y después de la congelación con pajillas, centrifugando y sin centrifugar, utilizando dos clases de diluyentes. Tesis de Licenciatura, F. E. S. C., UNAM, México, pp. 10-38.

Rangel S., R., C. Apodaca S. R. Rodríguez de L., J. G. García M., J. G. Ávila O., O. J. Ayala y J. Armendáriz M. 2000. Efecto del semental en la fertilidad de ovejas inseminadas intrauterinamente. En: Memorias de la XXVIII Reunión Nacional de la Asociación Mexicana de Producción Animal. Tapachula, Chiapas, México, pp. 134-137.

Quinn, P., S. Salamon and G. White. 1968. The effect of cold shock and deep-freezing on ram spermatozoa collected by electrical eyaculation and by an artificial vagina. Australian Health Science 19:119-125.

Salamon, S and R. L. Lightfoot. 1970. Fertility of ram spermatozoa frozen by the pellet method. II. The effects of method of insemination on fertilization and embryonic mortality. Journal of Reproduction and Fertility 22:399-408.

Salamon, S. and W. M. C. Maxwell. 1995. Frozen storage of semen I. Processing, freezing, thawing and fertility after cervical insemination. Animal Reproduction Science 37:85-94.

Salamon, S. and W. M. C. Maxwell. 2000. Storage of ram semen. Animal Reproduction Science 62:77-91.

Salgado M., B. and B. Tello A. 1985. Correlaciones entre la motilidad progresiva y las anormalidades acrosómicas en el semen de carnero fresco y congelado en pastillas en tres diferentes dilutores. Tesis de Licenciatura, F. E. S. C., UNAM, México, pp. 1-25.

Sansone, G., M. J. F. Nastri and and A. Fabbrocini. 2000. Storage of buffalo (*Bubalus bubalis)* semen. Animal Reproduction Science 62:55-76.

Sukardi, S., M. R. Curry and P. F. Watson. 1997. Simultaneous detection of the acrosomal status and viability of incubated ram spermatozoa using fluorescent markers. Animal Reproduction Science 46:89-96.

Trejo G., A. y M. B. Raya. 1999. Efecto de la velocidad de enfriamiento de 37ºC a 5ºC sobre las características seminales del semen ovino congelado. Memorias. X Congreso Nacional de Producción Ovina. Veracruz, Méx.

Vishwanath, R. and P. Shannon. 2000. Storage of bovine semen in liquid and frozen state. Animal Reproduction Science 62:23-53.

Watson, F. P. 1995. Recent developments and concepts in the cryopreservation of spermatozoa and the assessment of their post-thawing function. Reproduction Fertility et Development 7:871-891.

Yoshida, Y. and M. Buhr. 1996. Localization of various ATPases in fresh and cryopreservad bovine spermatozoa. Animal Reproduction Science 44:139-148.

S 11-4

PROCESO Y CONGELACIÓN DE SEMEN EN OVINOS Y CAPRINOS

Arnoldo González R.1, Froylán A. Lucero M.1, José F. Vázquez A.2, y Javier Hernández M.1
1 Universidad Autónoma de Tamaulipas, 2 Universidad Autónoma del Estado de México

INTRODUCCIÓN

La inseminación artificial (IA), una de las biotecnologías de gran relevancia que se viene desarrollando desde hace varios años y que permite un rápido avance genético, con el mejor aprovechamiento de los sementales de características productivas superiores. El éxito de la IA depende en gran medida del desarrollo de diluyentes satisfactorios para el semen, el cual debe incrementar el volumen de un eyaculado, proteger a los espermatozoides durante el enfriamiento y prolongar su vida con un mínimo efecto sobre la fertilidad (García *et al.,* 1992).

El éxito en la preservación del semen congelado depende de la interacción de varios factores, tales como tipo y composición del dilutor, método de adición y concentración de crioprotector, dilución precongelante y procesamiento del semen, tipo y método de congelamiento y descongelamiento (Eppleston and Maxwell, 1993).

La inseminación artificial tiene como objetivo principal contribuir a la multiplicación de las características de los reproductores de mayor valor genético. Su potencial reside en maximizar el poder fecundante del semen, de tal forma que con la inseminación artificial aumenta el número de crías logradas por reproductor en comparación a la monta natural.

La IA en caprinos es limitada en comparación con otras especies, debido entre otros factores a la dificultad para congelar y descongelar el semen, ya que algunos diluyentes pueden resultar tóxicos para los espermatozoides (Evans y Maxwell, 1987). Actualmente en el mercado existe un número variable de diluyentes comerciales, como; el Illini variable temperatura (IVT), Laiciphos, caprogen, entre otros, pero dentro de los más aplicables y efectivos, considerados así por diversos autores, se tiene a los dilutores citrato-yerna y leche descremada-yema. Los diluyentes que contienen yema de huevo son benéficos en la preservación de la fertilidad de espermatozoides, en la protección contra el shock por frío y variaciones de temperatura de conservación, por las lipoproteinas y lecitinas contenidas en la yema de huevo. La leche descremada usada como dilutor también protege del shock por frío a los espermatozoides manteniendo su fertilidad, debido a la caseína presente en la leche (Cole y Cupps, 1977).

Las técnicas de congelamiento de semen posibilitan aún más la multiplicación y difusión de genes, al mismo tiempo que su conservación por períodos prolongados de tiempo. El uso de semen congelado ovino produjo un gran impacto en el mejoramiento genético mundial, al permitir acelerar considerablemente el flujo de material genético superior hacia sectores de inferiores características productivas, así como por facilitar el transporte de semen a nivel internacional evitándose el costoso traslado de los reproductores y disminuyendo los riesgos sanitarios (Cueto *et al.,* 1993).

Con la técnica del congelamiento del semen se incrementan las posibilidades de utilizar la IA y se facilita el desarrollo de programas tendientes a mejorar la especie ovina y caprina, además la calidad genética de estas especies se vería acelera da y el costo de adquisición de sementales sería inferior al necesario. El semen ovino presenta una aceptable supervivencia espermática al proceso de descongelado.

La inseminación cervical con semen congelado en ovinos presenta varias dificultades, debido a la reducción de la viabilidad espermática producida por el proceso de congelamiento y descongelamiento (Salamon y Lightfoot, 1970). A esto se suma la dificultad de transponer la cérvix de la oveja con la pipeta de inseminación. Por estas razones, en el ovino, la inseminación artificial con semen congelado utiliza la técnica no quirúrgica de laparoscopía con la que se han obtenido mejores tasas de preñez.

Fertilidad del semen congelado

La baja fertilidad del semen almacenado comparado con semen fresco es explicada por la reducción progresiva de la motilidad de los espermatozoides por procesos tales como enfriamiento, congelamiento y descongelamiento. Para explicar la baja fertilidad existen dos hipótesis: la primera es que el proceso de congelamiento y descongelamiento hace una selección de los espermatozoides con una población de motilidad uniforme, pero de células infértiles; la segunda hipótesis es que el proceso de congelamiento y descongelamiento modifica las membranas de las células (Maxwell y Whatson, 1996).

El daño a la membrana durante el proceso de congelamiento-descongelamiento ocurre en un rango de -15 a -60 °C y no durante el almacenamiento en nitrógeno líquido. El daño más grande ocurre entre -10 y -25 °C, el cual es conocido como región de cristalización (Byrne *et al.,* 2000).

El semen congelado rápidamente (de 5 °C a -25 °C con un descenso de 5 °C/min.) tiene una mejor viabilidad, actividad mitocondrial y actividad del acrosoma (Byrne *et al.,* 2000). Sin embargo; este proceso conlleva a la formación de un solo cristal de hielo intracelular y el enfriamiento lento a una deshidratación paulatina que suele dañar a las membranas. (Trejo y Raya, 1999). La presión osmótica del diluyente de congelación es un factor importante sobre la vitalidad postdescongelación. Los diluyentes hiperosmóticos provocan una retirada parcial del agua antes de su congelación reduciendo la formación de hielo intracelular (Pérez y Alcalde, 1993). Fiser y Fairfull (1984), mencionan que la mejor proporción de sobrevivencia del espermatozoide se encuentra cuando la concentración de glicerol es de 4-6% y cuando la tasa de congelación tiene un rango de 10° a 100° por minuto.

Aunque es incuestionable la acción crioprotectora del glicerol, éste ejerce un efecto negativo sobre las estructuras del tracto intermedio y cola de los espermatozoides, por lo cual es necesario buscar el equilibrio entre acción crioprotectora y toxicidad (Pérez y Alcalde, 1993). El efecto tóxico del glicerol aumenta cuando la concentración es alrededor de 8% (Fiser y Fairfull, 1984)

Congelamiento de semen

En especies con periodo reproductivo estacional como los ovinos, la principal ventaja de la conservación de semen por largos periodos de tiempo, es poder almacenarlo en la estación reproductiva cuando se produce de mejor calidad y utilizarlo en cualquier época del año en las ovejas (Rao y Pandey, 1977; citados por Neira y Solar, 1984).

La baja fertilidad del semen congelado es debida a fallas en el transporte espermático dentro del tracto genital de la hembra, a la reducción de la motilidad espermática y al daño acrosomal causado por el congelamiento (Tasseron *et al.*, 1977; citados por Trejo *et al.*, 1985).

El principal factor que limita el uso del semen congelado en el ganado ovino, es la baja motilidad espermática que presenta después de la congelación ya que no se ha encontrado un dilutor eficaz para proteger a los espermatozoides durante la congelación. Hasta el momento en los trabajos realizados en el país, los mejores resultados se obtiene con el diluyente TRIS-yema de huevo (Trihidroxiaminometano, Rangel, 1985).

Peña y Melesio (1984), reportan que las anormalidades acrosómicas después del congelado son estadísticamente similares para los diluyentes Tris, Glucosa y Lactosa, pero si existe significancia respecto al semen fresco, por lo que se puede decir que el daño es causado por el manejo del semen durante las etapas de colección, dilución, enfriado, congelado y descongelado.

La motilidad progresiva individual del semen fresco, es superior a 70.6%, valor considerablemente mayor al encontrado después de descongelar; de igual manera ocurre en el porcentaje de anormalidades acrosomales, siendo mayores al sufrir el proceso de congelamiento y descongelamiento. A estos daños se les añade un efecto depresivo en la fertilidad de las células descongeladas y por tal motivo sería necesario modificar el volumen de inseminación y concentración espermática que compense la pérdida de dichas células y de esta forma lograr mejores índices de fertilidad (Peña y Melesio 1984).

Los diluyentes a base de leche descremada y lactosa presentan una correlación negativa entre anormalidades acrosomales y la motilidad progresiva individual de los espermatozoides, mientras que en el diluyente a base de Tris no existe esta correlación, lo que indica un efecto del diluyente sobre la presentación del daño acrosomal post-descongelamiento (Salgado, 1985).

En muchos estudios comparativos, la fertilidad del semen de carnero congelado y descongelado ha estado muy por debajo del semen fresco, esta reducida fertilidad se ha atribuido al transporte alterado del esperma a través del cérvix y que produce una falla para establecer una adecuada reserva de espermas en el cérvix (Lightfoot y Salamon, 1970; citados por Gordon, 1989).

Cuando se haya logrado la forma ideal de congelar el semen, sin duda alguna, será valioso en el apareamiento de ovinos y en los programas de producción, especialmente cuando se trate de importar semen para su uso durante los programas de mejoramiento genético (Colas, 1980; citado por Gordon, 1989).

Un dilutor de congelamiento para semen ovino es el elaborado a base de 3,634 g de Tris, 0,5 g de glucosa, 1,99 g de ac. Citrico, 15 ml de yema de huevo, 5 ml de glicerina, 100,000 UI de penicilina y 100 mg de estreptomicina, agregando a estos insumos agua destilada c.s.p. 100 ml. El dilutor se agrega al semen en dos partes, el primero sin glicerol a temperatura de ambiente y el segundo con glicerol a 4-5° C, en 3 fracciones iguales cada 10 minutos. El semen completamente diluido se mantiene a 4-5° C por 45 a 60 minutos (Tiempo de equilibrio a la glicerina), luego de la cual se realiza el proceso de congelamiento.

La congelación de semen se puede realizar en pellets o en pajillas. Rangel *et al.*, (2000), no encontraron diferencias significativas al utilizar semen congelado en pellets y en pajillas con dosis de 150 x 10^6. El porcentaje de fertilidad obtenido fue de 62.5% y 68.75%, respectivamente. Por otra parte, Landers *et al.* (1992), mencionan que la motilidad y sobrevivencia espermática es inferior en un 10% cuando el semen se congela en pajillas que cuando se envasa en pellets. La desventaja de la congelación en pellets es que presenta unas limitantes de carácter práctico, debido a que es necesario manipular el semen a nivel de campo al momento de la inseminación, además de una mayor dificultad para identificar las dosis de semen, que cuando se utilizan pajillas (Rangel *et al.*, 2000).

Para el congelamiento de semen en pastillas es necesario contar con un bloque de hielo seco (-79° C) de superficie lisa. Se preparan agujeros de capacidad aproximada 0,2 ml (Aprox.), en estos se dosifica 0,2 ml semen equilibrado (5° C) y se deja por 2 a 3 minutos y se va observando el cambio de estado (Liquido a sólido), luego se vierte el contenido de los agujeros (pellets o pastillas) directamente a recipientes conteniendo nitrógeno liquido (-196 °C). El almacenamiento se realiza en goblets debidamente identificados en un tanque criogénico (Maxwell *et al.*, 1980).

Aspectos generales de la criopreservación

El objetivo de la criopreservación es la interrupción del metabolismo celular por un tiempo determinado arbitrariamente, con lo cual los espermatozoides se mantienen en una anabiosis artificial (Gorlach, 1999). Los principios de la criopreservación son los mismos para todas las células vivas, siendo el aspecto más importante de este proceso la eliminación de agua del interior de la célula antes de congelar (Gordon, 1999). Además, el momento más crítico de la criopreservación del semen se considera al inicio de la congelación y al momento del descongelado, puesto que es aquí donde se presentan un sinnúmero de procesos fisico-químicos regidos por las diferencias de temperatura y transporte de agua entre las células y el medio (Gorlach, 1999). Estudios recientes sobre congelamiento de semen, mencionan que los espermatozoides que sobreviven al congelado y descongelado, se ven afectados en sus propiedades estructurales de la membrana plasmática, lo cual se semeja a un estado de capacitación prematura y reacción acrosomal (Watson, 1995).

El acrosoma del espermatozoide es una estructura vesicular que contiene una gama amplia de enzimas líticas necesarias para la fertilización, por lo cual la integridad del acrosoma es requisito indispensable para que se de la fecundación.

El acrosoma se localiza en la parte anterior de la cabeza del espermatozoide, la pérdida o desintegración del mismo del mismo, se da como resultado del enfriamiento y congelación.

Es de suma importancia conocer el porcentaje de alteraciones del acrosoma durante el proceso de congelado y descongelado y para ello existen varias técnicas de carácter enzimático y de colorantes vitales como la triple tinción y el colorante giemsa entre otros (Sukardi *et al.*, 1997).

Sustancias crioprotectoras

Las sustancias que protegen a los espermatozoides de los mamíferos durante los procesos de congelación y descongelación se denominan sustancias crioprotectoras (Salamon y Maxwell, 1995). Sin embargo, es conocido que dichas sustancias pueden tener efectos negativos sobre las células espermáticas. Tomando en consideración su viabilidad y fertilidad, las sustancias crioprotectoras se pueden clasificar en dos grupos: las de rápida penetración al interior de la célula, como son: dimetil-sulfoxido (DMSO), etilenglicol (EG) y propilenglicol (PG). En el otro grupo se incluyen las sustancias de lenta penetración celular, las cuales presentan mayor peso molecular como el glicerol (Molina *et al.*, 1994).

Glicerol

El glicerol es la sustancia crioprotectora más comúnmente utilizada para adicionar a los dilutores con la finalidad de conservar semen frío o congelado de la mayoría de la s especies de interés zootécnico (Salamon y Maxwell, 2000). El glicerol al igual que otras sustancias que son capaces de penetrar la barrera de la membrana celular, reducen los daños causados por la formación de cristales de hielo en el citoplasma celular del espermatozoide, ya que baja el grado de disociación de las sales, bajando la presión osmótica del medio de congelamiento, con lo cual disminuye el grado de hipertonicidad del medio que rodea a la célula. Sin embargo, aún así provoca la salida del líquido intracelular (Salamon y Maxwell, 1995). La adición de glicerol al semen diluido antes de la congelación, baja el punto de congelación del agua, lo anterior ocasiona una reducción de la cristalización y cambios osmóticos bruscos. El glicerol también deshidrata parcialmente la célula espermática, reduciendo aún más el riesgo de cristalización intracelular (Salamon y Maxwell, 2000).

Generalmente para la congelación de semen de carnero o de chivo, se utilizan los métodos convencionales al utilizar dilutores hipertónicos. Las óptimas concentraciones a utilizar son de 6 a 8% (v/v), sin embargo, varios investigadores mencionan que el glicerol puede ser tóxico para el espermatozoide (Molina *et al.,* 1994), lo cual reduce su capacidad fertilizante. Es esto lo que limita la inclusión de altos niveles de glicerol en el medio de congelación, pero además pueden mencionarse otros factores como la tasa de enfriamiento y congelación, la composición del dilutor, y el método de adición del glicerol (Salamon y Maxwell, 1995). De la misma manera en otras investigaciones también se menciona que las concentraciones de glicerol se ven influenciadas por los niveles de yema de huevo en el dilutor, ya que al incrementar la concentración de yema de huevo se puede reducir la concentración de glicerol (Watson, 1995).

Yema de huevo

La yema de huevo generalmente no se considera como un agente crioprotector, pero debido a sus características y el papel que juega en la protección de la célula espermática es posible considerarla como tal. La yema de huevo mantiene la motilidad, integridad del acrosoma y además la integridad de la membrana de la mitocondria y del citoplasma del espermatozoide (Salamon y Maxwell, 1995). Además, es considerado como un buffer natural, ya que en su presencia las células espermáticas, son capaces de soportar dilutores tanto hipertónicos como hipotónicos.

Es un efecto que protege la membrana plasmática y del acrosoma durante el congelamiento, lo cual es atribuido a las lecitinas y lipoproteínas de baja densidad y alto peso molecular; por otra parte se piensa que estimula el sistema enzimático de la misma célula (Sansone *et al.,* 2000).

La cantidad de yema de huevo generalmente utilizada en el medio de congelación va de un 15 a un 30% (v/v), dependiendo de varios factores como la composición del dilutor, concentración del glicerol, así como la especie animal cuyo semen se va a congelar. La motilidad espermática no varía significativamente cuando se adiciona una u otra concentración (Vishwanath y Shannon, 2000).

La utilización de otros agentes con funciones crioprotectoras tienden a ser utilizados en el congelamiento de semen ovino, pero ninguno a dado mejores resultados que el glicerol (Salamon y Maxwell, 1995).

Los agentes potenciales a utilizar son el dimetil-sulfoxido, etilenglicol, propilenglicol que pertenecen a l grupo de rápida penetración de la membrana, debido a su bajo peso molecular si se comparan con el glicerol (Molina *et al.,* 1994).

El DMSO y el EG son utilizados con mucha frecuencia para el congelamiento de embriones ovinos. Molina *et al.* (1994) mencionan que el DMSO es un agente que muy rápidamente penetra la membrana celular del espermatozoide de carnero, lo cual protege al espermatozoide durante el enfriamiento, pero es altamente tóxico y lo anterior provoca poca sobrevivencia del espermatozoide.

El EG es frecuentemente utilizado en la vitrificación de embriones de varias especies con buenos resultados. Por otra parte el propilenglicol, es más utilizado para minimizar la formación de cristales de hielo en diversos compuestos.

Daños causados por el congelamiento y descongelamiento

El proceso de la criopreservación acarrea consigo u gran número de daños tanto de tipo estructural (alteraciones morfológicas), bioquímico y funcional, ocasionados por: cambios en la temperatura, cambios en la presión osmótica debido a la concentración del crioprotector y debido a la formación y disolución de cristales de hielo en forma intra y extracelular.

Alteraciones morfológicas y/o estructurales

Los daños estructurales generalmente ocurren en las membranas de la célula, mitocondria y del acrosoma. También pueden presentarse alteraciones en los filamentos de la cola del espermatozoide, los cuales por lo regular son poco perceptibles después del congelado y descongelado (Salamon y Maxwell, 2000).

Es bien conocido que los cambios en la temperatura, ya sean lentos o rápidos a los que son sometidos lo espermatozoides de los mamíferos entre los 30 y 0 °C, provocan una serie de daños letales para la célula, los cuales son influenciados por la tasa de enfriamiento, intervalos de temperatura y rangos de temperatura (Watson, 1995). Este fenómeno generalmente es conocido como "shock por frío".

El enfriamiento causa una serie de trastornos en la capa lipídica de la mitocondria y membrana celular, al parecer dichos disturbios ocurren en los rangos de temperatura de enfriamiento de los 15 a 5 °C (Watson, 1995).

La sensibilidad de los espermatozoides al shock por frío esta determinado por la especie, características del individuo y las características propias del eyaculado (Byrne *et al.,* 2000), en este sentido, los espermatozoides de conejo, cerdo, borrego y macho cabrío son más sensibles a los daños por enfriamiento que los espermatozoides de toro. Salamon y Maxwell (2000), mencionan que de la gran proporción de espermatozoides que presentan motilidad después del descongelado (40-60%), solo un 20 a 30% de este porcentaje no presenta ninguna alteración de cualquier tipo. Un espermatozoide puede ser móvil, pero estar dañado (Salamon y Maxwell, 1995). Los daños estructurales más comunes ocurren en las membranas del citoplasma y del acrosoma, las cuales son más sensibles que las membranas del núcleo y del sistema locomotor (Yoshida, 2000). El acrosoma, es una estructura en forma de gorra que recubre la parte anterior de la cabeza del espermatozoide. Esta estructura contiene una serie de enzimas líticas necesarias para la fertilización las cuales son: la acrosina, que es la enzima de carácter proteico más abundante y la hialuronidasa (De las

Heras *et al.,* 1996). Estas enzimas son liberadas mediante un proceso de fusión y vesiculación de las dos membranas más externas de la cabeza del espermatozoide (membrana plasmática y membrana acrosómica externa) lo cual es conocido como *reacción acrosómica* (Hunter, 1987). La reacción acrosómica se presenta inmediatamente después de la capacitación del espermatozoide, la cual consiste en la remoción de los componentes de las membranas originales del epidídimo por parte del espermatozoide.

La integridad del acrosoma es un requisito fundamental para que se de la fertilización, pero al perderse la permeabilidad del acrosoma puede acelerarse la salida del contenido acrosomal e inhibir la penetración del oocito por el espermatozoide (De las Haras *et al.,* 1996).

Alteraciones bioquímicas

Es claro que los daños ocasionados por el enfriamiento, afectan sobremanera la bicapa lipídica de la membrana celular del espermatozoide, pero también pueden afectarse las estructuras proteicas de los acarreadores de la membrana, los cuales sufren alteraciones de tipo funcional en el transporte de iones hacia el interior o exterior de la misma membrana (Watson, 1995).

Los lípidos son uno de los constituyentes más importantes de la membrana celular, dentro de los cuales un 65-70% son del tipo de los fosfolípidos, los cuales tienen una estructura muy especial determinada por un éter unido a un ácido graso insaturado. Las características de los fosfolípidos le confieren a la membrana propiedades de gran estabilidad y fluidez (Holt, 2000). Se considera que los efectos adversos del enfriamiento al cual se someten los espermatozoides antes y durante el congelamiento tiene un efecto desestabilizador en los fosfolípidos, cambiando su fluidez natural y causando una condensación en forma de gel (fase de transición), lo que ocasiona una mala permeabilidad (Holt, 2000). Watson (1995) menciona que con el enfriamiento se incrementa la permeabilidad de la membrana y con esto se puede incrementar de igual manera la fuga o acceso de sustancias, pero además se descompensa el efecto regulador del calcio y la bomba de Na^+/K^+.

Alteraciones funcionales

La adición o remoción de la sustancia crioprotectora ocasiona una gama de trastornos de carácter osmótico causados por alteraciones en la permeabilidad de la membrana plasmática del espermatozoide (Watson, 1995). Holt (2000), menciona que las sustancias crioprotectoras pueden clasificarse de acuerdo a su sitio de acción en: Sustancias que son capaces de penetrar al interior del citoplasma celular, dentro de las cuales se encuentran el glicerol, metanol, etilenglicol, propilenglicol y dimetil-sulfoxido entre otras Todas aquellas sustancias que no pueden penetrar al interior del citoplasma celular, debido a su alto peso molecular y gran tamaño. En este grupo se encuentran los disacáridos, trisacáridos y goma arábiga, además de la yema de huevo.Generalmente el crioprotector más utilizado es el glicerol, cuyas concentraciones han sido muy estudiadas (Molina *et al.,* 1994; Salamon y Maxwell, 1995).

La concentración del crioprotector depende del dilutor y especialmente de la presión osmótica. Esta misma característica puede verse influenciada por los niveles de yema de huevo a utilizar, debido a que si se incrementan los niveles de yema de huevo se puede reducir los requerimientos en cuanto a la concentración de glicerol (Salamon y Maxwell,

1995). La concentración del crioprotector en altos o bajos niveles, afecta en gran medida la sobrevivencia de los espermatozoides, los cuales a su vez son muy susceptibles a los efectos tóxicos de los crioprotectores en altas concentraciones (Molina *et al.*, 1994; Watson, 1995).

Los daños causados por la formación y disolución de cristales de hielo durante el congelamiento y descongelamiento del semen son acompañados por cambios en la presión osmótica de la fracción de congelamiento. Cuando la fracción de congelamiento es enfriada cerca del punto de congelación, los cristales de hielo se forman debido a la cristalización del agua presente dentro y fuera de la célula (Watson, 1995). La proporción de agua que se cristaliza y se convierte en hielo depende de la presión osmótica de la solución y la temperatura (Holt, 2000).

Los espermatozoides pueden dañarse durante la criopreservación, el descongelamiento, o ambos, ya sea por la formación de grandes cristales de hielo intracelular o por el aumento en la concentración intracelular de soluto y los cambios que la acompañan y que dan por resultado la deshidratación de la célula durante la criopreservación. La congelación rápida reduce al mínimo los daños por los efectos de la solución, ello conduce a la formación de grandes cristales de hielo que causan graves daños mecánicos. Por otro lado la congelación lenta evita la formación de grandes cristales de hielo, pero a su vez provoca un incremento en los daños causados por la solución (Hafez, 1994). Cuando una solución celular es enfriada por debajo de 0 °C, se forman cristales de hielo extracelular que causan concentraciones altas de soluto en el líquido acuoso restante. La membrana celular actúa como barrera para evitar la diseminación de los cristales de hielo dentro de los compartimentos intracelulares. Dado que hay una presión diferencial y el agua tiende a transportarse hacia fuera de la célula (Watson, 1995), al adicionar algún crioprotector como glicerol, etilenglicol, propilenglicol entre otros, al medio de congelación, se produce congelamiento a más bajas temperaturas. Esto probablemente retarda la deshidratación de la célula, con el consiguiente daño causado por la solución, por lo tanto no hay formación de grandes cristales de hielo, pero si se da un efecto tóxico asociado con cambios en molaridad de la solución. El descongelado del semen encierra una reacción de carácter reversible en cuanto a la entrada de líquidos al citoplasma celular, con la consiguiente formación de cristales pequeños o grandes, todo esto determinado por la tasa de descongelación lenta o rápida (Holt, 2000).

Evaluación de semen congelado

Entre las causas que afectan la viabilidad del semen congelado está la formación de hielo intracelular, tanto en la congelación como en la descongelación; los espermatozoides pueden sufrir la pérdida de la integridad de las membranas celulares, así como una inactivación de 20% de enzimas acrosomales y la pérdida de fosfolípidos. Los espermatozoides tienen mejor recuperación si un crioprotector está presente en el medio que los suspende al congelar y al descongelar.

El daño celular de los espermatozoides congelados con glicerol es menor que el producido al utilizar otros crioprotectores como el DMSO. La concentración del glicerol, requerida para proteger a un máximo de espermatozoides, se determina mediante la velocidad del enfriamiento y del descongelamiento. El glicerol utilizado como crioprotector reduce la formación del hielo intracelular y evita la muerte de los espermatozoides. Para evaluar semen resulta esencial contar con un microscopio de calidad, preferentemente con adaptación para contraste de fase, una platina térmica y un baño María. En la evaluación del semen congelado se deben tener en cuenta al menos 3 parámetros básicos, estos son la viabilidad post-descongelación, la morfología y el número de espermatozoides con motilidad progresiva por dosis de inseminación.

Viabilidad post-descongelación

Se determina mediante el porcentaje de espermatozoides con motilidad progresiva y el vigor espermático. Es recomendable efectuar además, un examen directo del acrosoma.

El daño a la membrana puede no ser completamente expresado inmediatamente después de la descongelación. Por ello, el semen debe ser incubado a 37° C durante 2 horas. Esta evaluación es conocida como prueba de termorresistencia o de incubación.

a) Exámen de motilidad: el porcentaje de motilidad progresiva y el vigor son determinados inmediatamente después de descongelado el semen y luego de 2 horas de incubación.

b) Porcentaje de acrosomas intactos: la determinación del porcentaje de acrosomas intactos es un método morfológico de medición de la viabilidad post-descongelación, el cual tiene correlación con la fertilidad. Es un valioso complemento de la motilidad, para determinar la viabilidad y fertilidad potencial del semen congelado. Para examinar el acrosoma, el movimiento de los espermatozoides debe ser detenido. La viabilidad post-descongelación es el parámetro más importante y generalmente aparece comprometida en aquellos casos donde se ha producido algún inconveniente en la conservación del semen.

ESTUDIO DE LA MORFOLOGÍA ESPERMÁTICA

La coloración de eosina-nigrosina es ideal para evaluar la morfología espermática

El concepto de defectos primarios y secundarios sirve bien para evaluar la aptitud reproductiva de un toro pero no para predecir la fertilidad de cierta partida de semen congelado. Cabe recordar que por definición, un defecto primario es aquel que se origina durante la espermatogénesis dentro del testículo y un defecto secundario, el que se origina dentro del epidídimo o en el laboratorio.

Número de espermatozoides con motilidad progresiva por dosis

Surge de multiplicar el número de espermatozoides totales por el porcentaje de espermatozoides con motilidad progresiva a la hora 0 post-descongelación. La descongelación de pajuelas, por tratarse de un proceso automatizado con tasas de enfriamiento estrictamente controladas, significó un gran avance. Al resultar menos traumáticos los procesos de congelación y descongelación fue posible disminuir de manera significativa el número de espermatozoides contenidos en cada dosis de semen.

LITERATURA CITADA

Byrne, G. P., P. Lonergan, M. Wade, P. Duffy, A. Donovan, J. P. Narran and M. P. Boland. 2000. Effect of freezing rate of ram spermatozoa on subsequient fertility *in vivo* and *in vitro*. Animal Reproduction Science 62 (4): 265-275.

Cole, H. H. and P. T. Cupps. 1977. Reproduction in domestic animals. 31st Ed., Academic Press, San Diego, CA, U. S. A., pp. 495-496.

Cueto, M., J. García Vincent, A. Gibbons, M. Wolff y J. Arrigo. 1993. Obtención, procesamiento y conservación del semen ovino. Manual de divulgación. Comunicación Técnica de Producción Animal, No. 200, INTA Bariloche, Argentina, 58 p.

De las Heras, M. A., A. Valcárcel, C. Furnus, L. Pérez, D. Moses and H. Baldassarre. 1996. Changes in sperm-bound amidase activity suggests subtle damage to ram sperm acrosome by freezing/thawing, not detected by light microscopy. Animal Reproduction Science 45:81-89.

Eppleston, J., and W. Maxwell. 1993. Recent attempts improve the fertility of frozen ram semen inseminated into the cervix (review). Wool Technology and Sheep Breeding Australia 41:291-302.

Evans, G. and W. Maxwell. 1987. Salomon´s artificial insemination of sheep and goats. Ed. Sidney, Butterworths. pp. 185.

Fiser, P. S. and R. W. Fairfull. 1984. The effect of glicerol concentration and cooling velocity on criosurvival of ram spermatozoa frozen in straws. Criobiology. 21(5):542-551.

García Vinent, J., R. González, M. Cueto, M. y A. Gibbons. 1992. Efecto de la inseminación artificial intrauterina con dos concentraciones de semen congelado, celo natural y sincronizado, sobre la fertilidad en ovejas merino australiano. Manual de divulgación. Comunicación Técnica de Producción Animal No. 187, INTA Bariloche, Argentina, 59 p.

Gordon, I. 1989. Control en la crianza de los animales de granja. Compañía Editorial Continental, S. A. de C. V., México. pp. 240-400.

Gordon, I. 1999. Reproducción Controlada del Ganado Vacuno y Búfalos. Ed. Acribia. Zaragoza, España. pp. 45.

Gorlach, A. 1999. Transferencia de Embriones en el Ganado Vacuno. Traducción a cargo de Susana Ortíz Blanco. Editorial Acribia., Zaragoza, España. pp. 6-80.

Hafez, E. S. E. 1994. Reproducción e Inseminación Artificial en Animales. 5ª Edición. Ed. Mc-Graw-Hill. México, D. F. pp. 625.

Holt, V. W. 2000. Basic aspect of frozen storage of semen. Animal Reproduction Science. 62: 3-22.

Hunter, F. H. R. 1987. Reproducción de los Animales de granja. Editorial Acribia, Zaragoza, España. Pp. 70-80.

Molina, F. C., G. Evans and W. M. C. Maxwell. 1994. Incorporation of penetrating cryoprotectans in diluents for pellet-freezing ram spermatozoa. Theriogenology 42:849-858.

Landers, A. J., F. C. Molina, G. Evans and W. M. C. Maxwell. 1992. Survival of ram spermatozoa frozen in pellets, straws and minitubes. Australian Society for Reproductive Biology 24:20 (Abstract).

Maxwell, W. M. C. and P. F. Whatson. 1996. Recent progress in the preservation of ram semen. Animal Reproduction Science 42 (1-4): 55-65.

Maxwell, W. M. C., R. Curnock, D. Logue and H. Reed. 1980. Fertility of ewes following artificial insemination with semen frozen in pellets or straws, a preliminary report. Theriogenology. 14:83-89.

Neira, V. J. B. y P. A. J. Solar. 1984. Comparación entre la motilidad y morfología de los espermatozoides de carnero antes y desués de la congelación de muestras obtenidas con vagina artificial y electroeyaculador. Tesis de Licenciatura, F. E. S. C., UNAM, México. pp. 3-52.

Peña, V. M. y A. F. Melesio. 1984. Comparación de la motilidad progresiva y anormalidades de los espermatozoides de carnero de la raza Merino Australiano, antes y después de la congelación en pellets en tres diferentes diluyentes. Tesis de Licenciatura, F. E. S. C., UNAM, México. pp. 5-34.

Pérez, F. J. y M. Alcaide. 1993. Vitalidad y congelación del esperma del morueco de raza manchega. Mundo Ganadero. No. 10:85-89.

Rangel, N. A. 1985. Comparación de la motilidad progresiva del semen de carnero Merino Australiano antes y después de la congelación con pajillas, centrifugando y sin centrifugar, utilizando dos clases de diluyentes. Tesis de Licenciatura, F. E. S. C., UNAM, México, pp. 10-38.

Rangel S., R., C. Apodaca S. R. Rodríguez de L., J. G. García M., J. G. Ávila O., O. J. Ayala y J. Armendáriz M. 2000. Efecto del semental en la fertilidad de ovejas inseminadas intrauterinamente. En: Memorias de la XXVIII Reunión Nacional de la Asociación Mexicana de Producción Animal. Tapachula, Chiapas, México, pp. 134-137.

Quinn, P., S. Salamon and G. White. 1968. The effect of cold shock and deep-freezing on ram spermatozoa collected by electrical eyaculation and by an artificial vagina. Australian Health Science 19:119-125.

Salamon, S and R. L. Lightfoot. 1970. Fertility of ram spermatozoa frozen by the pellet method. II. The effects of method of insemination on fertilization and embryonic mortality. Journal of Reproduction and Fertility 22:399-408.

Salamon, S. and W. M. C. Maxwell. 1995. Frozen storage of semen I. Processing, freezing, thawing and fertility after cervical insemination. Animal Reproduction Science 37:85-94.

Salamon, S. and W. M. C. Maxwell. 2000. Storage of ram semen. Animal Reproduction Science 62:77-91.

Salgado M., B. y B. Tello A. 1985. Correlaciones entre la motilidad progresiva y las anormalidades acrosómicas en el semen de carnero fresco y congelado en pastillas en tres diferentes dilutores. Tesis de Licenciatura, F. E. S. C., UNAM, México, pp. 1-25.

Sansone, G., M. J. F. Nastri and and A. Fabbrocini. 2000. Storage of buffalo (*Bubalus bubalis)* semen. Animal Reproduction Science 62:55-76.

Sukardi, S., M. R. Curry and P. F. Watson. 1997. Simultaneous detection of the acrosomal status and viability of incubated ram spermatozoa using fluorescent markers. Animal Reproduction Science 46:89-96.

Trejo G., A. y M. B. Raya. 1999. Efecto de la velocidad de enfriamiento de 37 ºC a 5 ºC sobre las características seminales del semen ovino congelado. Memorias. X Congreso Nacional de Producción Ovina. Veracruz, Méx.

Trejo G., A., R. Soto G. B. Neria y M. Peña V. 1985. Inseminación artificial en ovinos con semen fresco y refrigerado. Memorias, Reunión de Investigaciones Pecuarias en México, pp. 44-87.

Vishwanath, R. and P. Shannon. 2000. Storage of bovine semen in liquid and frozen state. Animal Reproduction Science 62:23-53.

Watson, F. P. 1995. Recent developments and concepts in the cryopreservation of spermatozoa and the assessment of their post-thawing function. Reproduction Fertility et Development 7:871-891.

Yoshida, Y. and M. Buhr. 1996. Localization of various ATPases in fresh and cryopreservad bovine spermatozoa. Animal Reproduction Science 44:139-148.

S II-5

EL MANEJO INTEGRAL DE LA REPRODUCCIÓN EN OVINOS Y CAPRINOS EN EL TRÓPICO SECO DEL NORESTE DE MÉXICO

Froylán A. Lucero M.1, Arnoldo González R.1, José F. Vázquez A.2 y Francisco J. Trejo M.3
1 Universidad Autónoma de Tamaulipas, 2 Universidad Autónoma del Estado de México, 3 Unión Ganadera Regional de Tamaulipas

Introducción

La mayor parte de la producción ovina y caprina del país ocurre en agostaderos de zonas áridas o semiáridas o en terrenos agrícolas, que con los residuos de cosechas, son según muchos productores fuentes inagotables y perdurables de forrajes. Sin embargo, por la falta de conocimiento y aplicación de los principios básicos de sustentabilidad, estas áreas representan regiones ecológicas muy frágiles, desde el punto de vista de conservación de los recursos naturales. En muy contadas ocasiones, los productores realizan inversiones para promover la producción de forrajes y conservar dicha producción de forraje de dichas áreas o del suelo. Dichas prácticas traen como consecuencia sobrepastoreo, invasión de plantas indeseables, erosión y pérdida de los recursos naturales, entre otros efectos negativos. Por otro lado, uno de los factores limitantes de mayor importancia en la producción ovina y caprina es el manejo de los sistemas de producción, incluyendo el manejo del rebaño, dentro de estos, la sustentabilidad representa un factor también crítico y por lo tanto importante y que en muy pocas ocasiones se cumple. Regularmente, el manejo de los sistemas presenta deficiencias en manejo nutricional o manejo reproductivo de los rebaños, los cuales representan serias limitantes para alcanzar niveles altos de productividad y eficiencia terminal (González, 1998a).

La producción animal en zonas climáticas difíciles, como algunas del estado de Tamaulipas y de otras regiones del país, debería de enfocarse con estrategias de manejo para sistemas integrales, así como incluir estrategias de conservación y manejo de los recursos naturales y el medio ambiente. Es obvio que las disciplinas dentro del subsistema animal son importantes para la producción biológica, tales como el mejoramiento genético, reproducción, nutrición, sanidad, administración, mejoramiento, etc. Dichas disciplinas inciden directa e individualmente sobre la eficiencia terminal de los sistemas de producción animal, independientemente del producto final, y algunas de ellas, como el manejo de la reproducción y la nutrición afectan directamente la productividad y la eficiencia terminal (Hernández, 2000).

Los sistemas de producción ovina de tipo extensivo, regularmente, carecen de programas de manejo, para los diferentes tipos de animales, en especial para los moruecos y las ovejas reproductoras, los moruecos permanecen con las ovejas durante todo el año, bajo empadre continuo. Lo anterior, representa una limitante importante, desde el punto de vista biológico y productivo, ya que afecta el comportamiento reproductivo del morueco y la oveja; y representa desventajas para la planeación de la producción (Cruz, 1999; González, 1998c). Además, también prevendría la implementación de programas cortos de empadre, en los cuales, las ovejas presentan actividad reproductiva a los pocos días de introducido el morueco al rebaño (Efecto macho; Flores, 1999), mientras que cuando ovejas y moruecos permanecen juntos, la respuesta de las ovejas al efecto macho es de menor impacto. Del mismo modo, que el manejo de los sementales es importante, el manejo de todo el rebaño también es importante para lograr buenas tasas de parición y de destete; un componente de manejo del rebaño importante en éste sentido, es el de contar con empadres programados, de acuerdo a los objetivos de la explotación y condiciones climáticas y de mercadeo. En los sistemas de producción animal destinados a la producción de carne, el contar con programas de empadre es esencial, para que el productor conozca con seguridad como, cuanto y cuando va a producir que productos, para poder preparar el mercado para esos productos. De no contar con épocas de empadre definidas, la producción de corderos ocurriría en forma natural, de acuerdo a la distribución anual de las lluvias y consecuentemente de la producción de forraje; es decir, la distribución de los nacimientos durante el año dependería de la épocas de mayor abundancia de forrajes.

El manejo de la reproducción del morueco y la oveja merece especial cuidado y se le debe de prestar la atención necesaria para que tanto moruecos como ovejas estén siempre en óptima condición corporal y por tanto deberán de permanecer bajo inspección constante.

Algunos de los conceptos expresados en los párrafos anteriores resaltan la importancia de la evaluación, no solo del comportamiento reproductivo del morueco y de la oveja, sino de todo el componente animal y realizar evaluaciones de productividad o eficiencia terminal, en términos no solo de biología de la producción, sino también en términos de la relación costo-beneficio, de rentabilidad, o de retorno a la inversión; entre otras formas de evaluación de la producción y la rentabilidad de la empresa (Hernández, 2000).

El objetivo de la presente comunicación es presentar una guía sobre el manejo de la reproducción para razas de ovinos de Pelo, como la Pelibuey, Blackbelly, Saint Croix, etc., considerando el manejo integral del rebaño y para mejorar la eficiencia terminal y la productividad.

EL MANEJO DE LA NUTRICIÓN EN LOS OVINOS DE PELO

La alimentación es un área estratégica de la producción animal, la producción ovina no escapa a ésta regla. Aunque se discutirá en otras sesiones, aquí se mencionan en forma breve ciertas áreas dónde la nutrición juega un papel determinante sobre el manejo de la reproducción, como la alimentación durante el empadre, la gestación y la lactancia.

Alimentación durante el período seco y la gestación.

Una oveja adulta debe de ser alimentada de acuerdo a su estado fisiológico, es recomendable la utilización de la condición corporal de las ovejas (Anexo 1) como un indicador, para planear la alimentación de la oveja (Thompson y Meyer, 2002), considerando como extremos a una calificación de 1 (Extremadamente flaca, sin grasa dorsal) o 5 (Extremadamente gorda y con grandes depósitos de grasa dorsal). Se recomienda alimentar a la oveja o cabra adulta para lograr los cambios de peso vivo y condición corporal que se muestran en la Figura 1. La oveja o cabra puede ser alimentada con una dieta de mantenimiento durante 4-5 meses, es decir una tercera parte del año. Las ovejas y cabras pueden entonces llenar sus requerimientos de esta etapa con forraje de mediana calidad.

Una dieta balanceada de mantenimiento es suficiente para alimentar a la oveja desde la concepción hasta los 100-120 días de gestación. Durante el último tercio de la gestación, ocurre el 65 % del crecimiento fetal. El contenido de proteína en la dieta, durante éste tiempo es mas crítico debido, a los requerimientos del tejido fetal y el calostro. La energía es también importante para incrementar las reservas de grasa corporal para lactancia, en éste período la oveja debe de aumentar de un 15-20% su peso corporal. Si la oveja pierde peso antes de este período, su alimentación se vuelve doblemente crítica, ya que no solo debe guardar reservas, sino recobrar el peso perdido. Esto es común, cuando se programan los partos en marzo y el último tercio de la gestación ocurre durante el invierno, cuando la vegetación puede ser insuficiente para las necesidades de la oveja, próxima a parir. En la práctica, se recomienda dividir el rebaño en 2 ó 3 grupos en esta etapa y alimentarlos de acuerdo a su condición corporal. Cuando menos, se recomienda separar las hembras en buena condición corporal, de aquellas que por su edad requieran de una atención y alimentación especial.

Las bondades de la suplementación con proteína a hembras antes del parto, son evidenciadas por el aumento en la producción de calostros después del parto, lo cual es trascendente para la sobrevivencia de los corderos. Un aumento de 48 g de proteína suplementaria incrementó la producción de calostro en las ovejas y cabras recién paridas, en un 50 % (Gutiérrez, 2000).

Alimentación previa al empadre: Flushing

La suplementación o "flushing" por 3-4 semanas antes del empadre, es un método utilizado para incrementar la tasa de ovulación y concepción, esto ocurre solo cuando se utiliza correctamente, ya que su efectividad depende de la condición corporal que tenga la oveja al momento del empadre. Ovejas con una condición corporal de 3 a 3.5 (escala de 1 a 5), no responden a la suplementación, en cambio, las ovejas con condición de 2.5 responden positivamente, mientras que en condición de 3.5 o mas, la suplementación tendría un efecto negativo. La suplementación o "flushing" no tiene que ser a base de granos o suplementos proteicos, un forraje de buena calidad puede ser igualmente eficiente y mas económico para promover mejores índices reproductivos.

Alimentación durante la lactancia

Las ovejas que crían corderos cuates producen 30-50% mas leche que las que crían corderos sencillos. Los corderos sencillos tienen un ritmo de crecimiento más rápido que los cuates y existe una gran variación en la producción diaria de leche de las ovejas, dependiendo de la raza, número de partos, edad, condición corporal, entre otros factores. Las ovejas con parto sencillo producen menos leche que las de parto doble (880 g/d *vs* 1043 g/d; González, 1977). Después del primer mes de lactancia, se reduce la producción de leche drásticamente, siendo ésta de solo 200-400 g/día, durante el segundo mes de lactancia, por lo que los corderos deben de ser alimentados a partir del primer mes y destetados a los 60 días.

La máxima producción de leche en ovejas solo puede darse cuando consumen altas cantidades de energía. Las necesidades energéticas de la oveja durante el primer mes de lactancia, rara vez son cubiertas con energía de la dieta, por lo que ésta utilizará sus propias reservas de grasa, para tratar de producir la máxima cantidad de leche para sus crías (Gutiérrez, 2000).

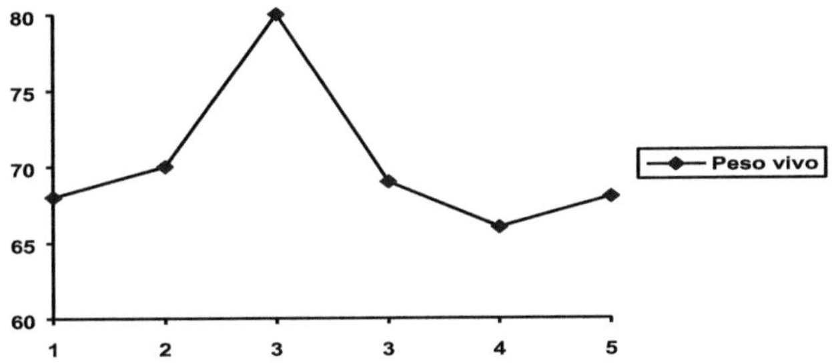

Empadre 3 meses Preparto Parto Destete Empadre

Figura 1. Cambios en peso vivo (kg) en ovejas o cabras durante el ciclo productivo (Adaptado de Gutiérrez, 2000).

Estimación de la condición corporal en ovejas y cabras

Todo ovinocultor deberá estar conciente de la condición corporal (CC) de sus ovejas, a través de todo el ciclo de producción, éste deberá saber si sus ovejas están muy flacas, muy gordas o en condición óptima, para la etapa fisiológica en que se encuentren, empadre, gestación o lactancia. El peso es el mejor indicador en una etapa dada, sin embargo, debido a que existe una gran variedad de tamaños y razas en ovinos, es muy difícil utilizar el peso vivo como estimador de la CC. La determinación de la CC describe el estado físico de la oveja, es conveniente y mucho mas exacto que una simple estimación a ojo; ya que éste representa una estimación real del estado metabólico de la misma.

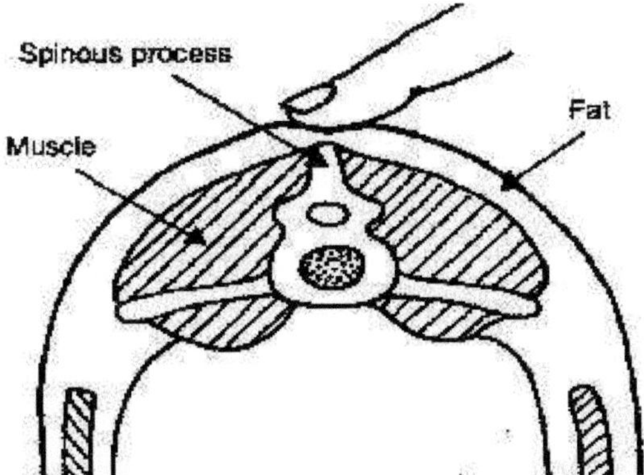

Figura 2. Palpación del proceso espinoso en el centro del lomo de la oveja; atrás de la última costilla y enfrente del hueso de la cadera (Adap6tado de Thompson y Meyer, 2002).

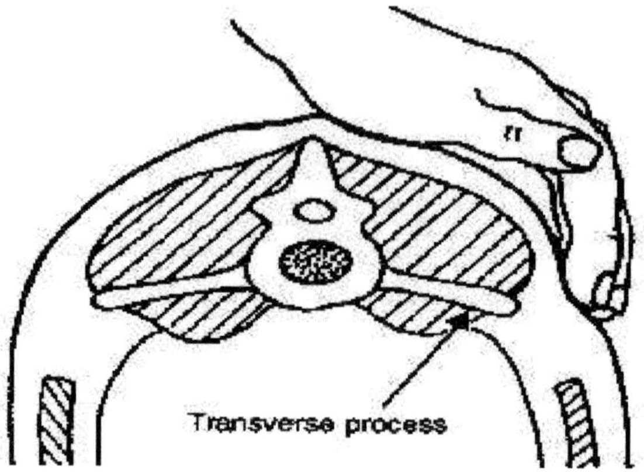

Figura 3. Palpación de las puntas del proceso transversal (Adaptado de Thompson y Meyer, 2002).

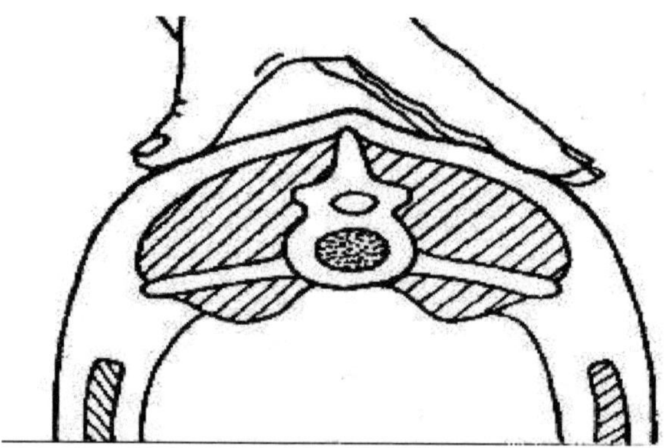

Figura 4. Palpación del llenado de músculo y la cubierta de grasa (Adaptado de Thompson y Meyer, 2002).

Una estimación de CC mide el desarrollo del músculo y de la grasa. La puntuación se basa en como se palpa la deposición de grasa y músculo sobre y alrededor de las vértebras en la región del lomo (Figuras 2 a 4). Además de la columna espinal central, las vértebras del lomo tienen una protrusión ósea vertical (proceso espinoso) y una protrusión transversal corta (proceso transversal). Estas dos protrusiones se palpan y se utilizan para determinar la puntuación de condición CC de un individuo. En el Anexo 1, se presenta la escala de puntuación utilizada estimar la CC en ovejas (Thompson y Meyer, 2002).

EL MANEJO REPRODUCTIVO DEL MORUECO Y LOS SISTEMAS DE PRODUCCIÓN DE OVINOS DE PELO

Importancia del macho sobre la eficiencia terminal en los sistemas de producción animal

La producción animal en zonas climáticas difíciles, como algunas del estado de Tamaulipas, deberían de enfocarse con estrategias de sistemas integrales, es decir de sistemas sustentables, lo que implica incluir estrategias de conservación y manejo de los recursos naturales. Es obvio que las disciplinas dentro del subsistema animal juegan papeles preponderantes, como el mejoramiento genético, reproducción, nutrición, sanidad, administración y economía, etc. Dichas disciplinas inciden directa e individualmente sobre la eficiencia terminal de los sistemas de producción animal, independientemente del producto final, y algunas de ellas, como el manejo de la reproducción y la nutrición, influyen y afectan directamente la productividad.

El manejo de la reproducción en todo el rebaño, y en especial, el manejo de la reproducción en el carnero merece especial cuidado y se le debe de prestar la atención necesaria para que los carneros de un rebaño estén siempre en óptima condición corporal y bajo inspección constante; ya que, la producción de corderos y la aportación de material genético al rebaño, dependerá en un 50% de la capacidad reproductiva de los carneros sementales. Si existe un solo macho en el rebaño, y si ese macho tuviera problemas para montar o para caminar, la producción de un ciclo completo se perdería. Por otro lado, un programa de manejo del carnero deberá contar como componente esencial, el examen periódico de la capacidad reproductiva del semental, ya que de ello dependerán los beneficios, observables a corto y a largo plazo. El principal beneficio a corto plazo, es el mencionado anteriormente, es decir, el carnero afecta directamente la producción de corderos. El beneficio a largo plazo radica en el posible mejoramiento genético del rebaño, cuando se utilizan carneros probados de alguna forma o para el carácter que se busca mejorar.

Los sistemas de producción ovina de tipo extensivo, regularmente, carecen de programas de manejo de la reproducción, ya que, los machos permanecen con las ovejas durante todo el año. Lo anterior representa una limitante importante, desde el punto de vista biológico y productivo, ya que afecta tanto el comportamiento reproductivo del macho, como el de la oveja; y representa desventajas para la planeación de la producción. Además, también prevendría la implementación de programas de empadre cortos, en los cuales, las ovejas presentan actividad reproductiva a los pocos días de introducido el macho al rebaño (efecto macho), mientras que cuando ovejas y carneros permanecen juntos, la respuesta de las ovejas al efecto macho es de menor impacto. Del mismo modo, que el manejo de los sementales es importante, el manejo de todo el rebaño también es importante para lograr buenas tasas de pariciones y destetes; un componente de manejo del rebaño importante en éste sentido es el de contar con empadres programados, de acuerdo a los objetivos de la explotación y condiciones climáticas y de mercadeo. En los sistemas de producción animal destinados a la producción de carne, el contar con programas de empadre es esencial, para que el productor sepa con seguridad como, cuanto y cuando va a producir que, para poder preparar el mercado para esos productos. Ya que de no contar con épocas de empadre definidas, la producción de corderos ocurriría en forma natural, de acuerdo a la distribución anual de las lluvias y consecuentemente la producción de forraje; es decir, la distribución de los nacimientos durante el año dependería de la épocas de mayor abundancia de forrajes (González, 1998b).

Selección de moruecos y chivos para sementales

La selección de un semental deberá realizarse con todo el cuidado posible, ya que como se mencionó, de éste dependerá en buena proporción el comportamiento productivo del rebaño. Con experiencia, se podrán seleccionar sementales a simple vista, sin embargo, éste deberá estar apto para la reproducción. La apariencia general del semental deberá ser masculina, fuerte y de huesos y extremidades gruesos, pero simétrico, ancho y de forma rectangular y con buenas masas musculares, debe de observarse una forma rectangular, desde cualquier ángulo. Los aplomos representan el soporte del individuo, por lo tanto éstos deberán de ser fuertes y estar bien implantados en el cuerpo; de no ser así, el semental no podrá montar un buen número de hembras, ni podrá caminar grandes distancias en busca de ovejas en estro. El lomo deberá de ser largo, ancho y fuerte y musculoso y recto; sin deformaciones como jorobas o depresiones. Los testículos deberán de tener un buen desarrollo de acuerdo a la edad del semental, los testículos no deberán presentar golpes ni laceraciones ni tampoco presentar diferencias de tamaño y posición; éstos deberán estar bien ubicados y colgantes, no tanto que pasen por debajo de los corvejones, ya que ello provocaría lesiones por arrastre. La piel del escroto deberá de ser gruesa y suelta, para permitir a los testículos retraerse y relajarse; la piel gruesa y suelta presenta una ventaja para el semental, ya que ello le permitiría una mejor producción de espermatozoides. La cabeza deberá ser de tamaño moderado con perfil convexo y grueso, muy masculina y con una buena inserción de cuello y hombros; el cuello deberá de ser grueso y musculoso, con o sin crin por debajo y por encima del cuello.

En resumen, el morueco o el chivo semental deberá de ser un animal armonioso de formas, pero con hueso grueso y masas musculares bien desarrolladas, cabeza masculina y cuello grueso y musculoso y bien insertado en los hombros; deberá tener buenos aplomos y menudillos y lomo grueso, ancho y largo. Los testículos deberán de ser colgantes, estar bien implantados y con buena cantidad de piel gruesa y suelta.

El carnero semental no solo se deberá de seleccionar por su fenotipo y buena conformación y figura, sino que se deberá de seleccionar, siempre y cuando las condiciones lo permitan, por su habilidad para trasmitir su fenotipo y conformación a su descendencia; sobretodo, cuando se trata de su habilidad para trasmitir sus características productivas. Es decir, se deberán de seleccionar sementales probados por su capacidad genética para producir carne o leche o ambas características. Es necesario reconocer, que México no cuenta con un centro de pruebas y ni con un Programa Nacional de Mejoramiento Ovino o Caprino, que permita al productor seleccionar sementales en la forma mencionada anteriormente o que oferte sementales seleccionados por su capacidad productiva y no solamente por su fenotipo (González, 1998a). Es muy importante reconocer también, que el productor deberá tener bien definidos los objetivos de su programa de mejoramiento y en base a ellos realizar la selección de su semental. Es decir, primeramente el productor deberá decidir en conjunto con el técnico, las prioridades y opciones de mejoramiento de su rebaño y en base a ellas optar por el mejor camino. Por ejemplo, se pueden seleccionar sementales por su color, tamaño, conformación, tipo de cabeza, etc., pero también se pueden seleccionar sementales por su capacidad de producir carne y / o leche y por su habilidad para trasmitir esa capacidad a su descendencia.

La producción de corderos y la aportación de material genético al rebaño, dependerá en un 50 % de la capacidad reproductiva de los moruecos. Si existe un solo macho en el rebaño, y si ese macho tuviera problemas para montar o para caminar, la producción de un ciclo completo se perdería. Por otro lado, un programa de manejo del morueco deberá contar como componente esencial, el examen periódico de la capacidad reproductiva del semental, ya que de ello dependerán los beneficios, a corto y a largo plazo. El principal beneficio a corto plazo, es la producción de corderos. El principal beneficio a largo plazo radica en el posible mejoramiento genético del rebaño si se utilizan moruecos probados de alguna forma o para el carácter que se busca mejorar (González, 1998b).

La edad y el peso a la pubertad en el morueco

La pubertad en el macho ocurre cuando éste es capaz de entregar un eyaculado con suficientes espermatozoides vivos para garantizar una fecundación, o cuando pueda entregar un eyaculado para garantizar una gestación y que además sea capaz de realizar la monta y depositar el eyaculado en la vagina de la oveja. Otra manera de considerar la pubertad, es cuando se detecta la presencia de espermatozoides vivos en los túbulos seminíferos del testículo. El cordero de las razas de Pelo alcanza la pubertad al momento o antes que la hembra, se han encontrado espermatogonias y espermatocitos secundarios a los 150 días de edad en el macho, mientras que a los 160 días y un peso de 18 kg, se liberan las adherencias del prepucio; a los 180 días de edad ya se han encontrado espermatozoides motiles en el lumen de los túbulos seminíferos. A los 270 días de edad y 23 kg de peso, se obtienen eyaculados de 2-3 billones de espermatozoides por ml. La época de nacimiento parece ser el factor determinante del momento de la pubertad, además de la época de nacimiento y el peso vivo, es de mas importancia la edad. Los corderos nacidos en marzo y mayo alcanzan la pubertad mas temprana (137 y 122 días) en relación a los nacidos en septiembre (215 días).

EL CICLO REPRODUCTIVO ANUAL EN EL CARNERO Y DEL CHIVO

De manera similar a la estacionalidad de la reproducción en la oveja, ocurre la estacionalidad en el morueco, la estación representa un factor determinante en el manejo de programas reproductivos. La estacionalidad de la reproducción se ha estudiado solo parcialmente en las razas de Pelo, y a la fecha no se han encontrado evidencias directas que indiquen efectos de estación sobre la capacidad del macho para lograr la gestación en la oveja. Todavía existe menos información de efectos estacionales sobre la capacidad de empadre en un grupo de ovejas. Sin embargo, si se tiene evidencia de efectos de estación sobre la endocrinología de la reproducción en el carnero. Los niveles de testosterona se encuentran elevados de febrero a agosto y permanecen bajos de septiembre a enero; los patrones de secreción episódica de hormona luteinizante (LH) son similares a los de la testosterona, los niveles de LH se encuentran elevados durante marzo y septiembre (González et al., 1992a).

Características seminales en carneros de razas de Pelo

La producción de semen y la espermatogénesis no han sido estudiados completamente en razas de Pelo, a pesar de ello, se ha encontrado que la época del año no afecta el volumen del eyaculado ni el líbido, y se han encontrado concentraciones bajas de espermatozoides durante la primavera y el verano. La motilidad se ve reducida durante épocas de temperatura y humedad relativa altas. En el Cuadro 1, se resumen las características seminales de carneros Pelibuey mantenidos en climas tropicales; mientras que el Cuadro 2, presenta algunas de las mismas características de carneros Pelibuey durante los primeros años de vida del carnero.

El cuidado del semental previo al empadre y durante todo el año

El carnero es un animal que es relativamente mas fácil de manejar que la oveja, debido a la forma en que éste lleva a cabo sus funciones reproductivas. La oveja posee una actividad reproductiva de tipo cíclica, es decir, presenta ciclos estruales periódicos, si no es expuesta al carnero y queda gestante; mientras que éste presenta una actividad constante, la oveja produce óvulos en cada ciclo estrual y el macho produce espermatozoides en forma continua.

Cuadro 1. Características seminales (Medias, dtm) en carneros Pelibuey mantenidos en clima tropical (Adaptado de Rojas Rdz., 1997).

Método de Colección	Vagina Artificial	Electroeyaculación
Características		
Volumen (ml)	0.88 (0.3)	0.68 (0.3)
Concentración (ml)	6.75 (2.87) Billones	2.93 (2.78) Billones
Motilidad (%)	83 (10)	74 (20)
Anormalidades (%)	7.3 (3.6)	6.2 (4.3)
Espermatozoides vivos	88 (6)	84 (20)
Espermatozoides motiles	5.08 (3.2) Billones	1.80 (2.33) Billones

Es decir, la espermatogénesis, la producción de espermatozoides es un proceso que ocurre continuamente una vez que ocurrió la pubertad y no se detiene o interrumpe hasta que el carnero cesa su reproducción, debido a la edad.

Cuadro 2. Características seminales y testiculares en carneros Pelibuey durante los primeros años de vida reproductiva (Adaptado de Rojas Rdz., 1997).

Características	Primer Año	Segundo Año	> Dos Años
Volumen (ml)	0.61	0.55	0.67
Concentración (ml)	1.6 billones	1.6 billones	2.8 billones
Motilidad (%)	59.0	59.0	71.0
Circunferencia escrotal (cm)	19.1	23.2	25.9
Diámetro testicular (cm)	7.3	8.5	9.4
Peso testicular (g)	119.7	210.1	313.7

La espermatogénesis solamente se puede detener parcial o temporalmente, debido a accidentes o enfermedades.

En otras palabras, lo anterior significa, que la oveja para quedar gestante, tiene que mostrar estro y ser cubierta por un morueco fértil, mientras que un carnero puede cubrir y fecundar a una oveja en cualquier momento de su vida reproductiva. Lo anterior no quiere decir que los moruecos no requieran de cuidados y manejo, sino por el contrario, los carneros son los animales del rebaño que mas atención deben de recibir.

Preparación y manejo del macho y la programación de los empadres

El empadre o monta es una de las actividades de mayor importancia en una explotación pecuaria, ya que de ésta actividad dependerá el total de la producción; y consiste en juntar o aparear las ovejas con uno o varios carneros y lograr que éstos logren que las ovejas queden gestantes. La época de monta o empadre en una explotación ovina deberá planearse de acuerdo a las características reproductivas de la raza bajo explotación, los objetivos e infraestructura de la explotación, y regularmente épocas de empadre de 35-45 días, a intervalos de ocho meses son adecuadas para lograr buenas cosechas de corderos al nacimiento y destete. Desde luego, es importante considerar las características y demandas del mercado al planear las épocas de empadre, de tal manera, que la empresa oferte producto (corderos, pie de cría) cuando mas lo demande el mercado. Es importante recordar que lo que regularmente determina la mejor época de empadre, será el método de alimentación de madres y crías, cuando la alimentación dependerá del pastoreo, lo mejor será planear las épocas de empadre de tal manera que los corderos nazcan durante la temporada de mayor crecimiento de los pastos, para garantizar una buena tasa de sobrevivencia; claro está, sin olvidar los requerimientos del mercado. Cuando no se tiene experiencia en programar épocas de empadre, se recomienda iniciar el empadre en meses alternos, es decir, empadrar un mes y retirar los machos al siguiente; después de algunos meses de utilizar éste tipo de empadres, se observará el cambio en los nacimientos. A partir de ese momento, se podría pensar en agrupar mas aún los nacimientos; entonces se podría cambiar a empadrar un mes y descansar los machos durante dos meses, de ésta última manera, se tendrán 4 temporadas de nacimientos de un mes cada una.

Independientemente, del tipo de empadre (Corto, largo o empadre continuo), el ovinocultor deberá de considerar al carnero semental (o sementales) como huésped de honor del rancho y el mas importante; por lo tanto, éste o éstos deberán estar bajo observación continua en la explotación. Los carneros sementales son animales que deberán de estar siempre en óptimas condiciones físicas y sanitarias y aptos para la reproducción. El carnero expuesto a programas de empadre cortos, es un animal que deberá obtener tasas de gestación de 85-95 % en períodos de 30-35 días y con lotes de hasta 50 ovejas y por lo tanto requerirá estar en óptimas condiciones corporales y de conformación. Es mucho mas barato mantener un carnero en óptimas condiciones durante todo el año, que exponerlo a altas y bajas en alimentación, etc., y de esa manera ahorrar en alimentación, pero arriesgarlo a accidentes o enfermedades durante los periodos de monta. Los carneros sementales deberán de evaluarse periódicamente, no solo para su condición corporal, sino también para su habilidad reproductiva, considerando su capacidad de montar y copular, apetito sexual o líbido, evaluación de semen y estar libre de enfermedades venéreas. La información del Cuadro 3 se puede utilizar como una guía para la evaluación de reproductores.

Importancia y efectos de estación sobre el comportamiento reproductivo del morueco y el chivo y el manejo de la reproducción en la oveja

Los efectos de estación o de época del año sobre la reproducción se han estudiado principalmente en ovejas de razas de Lana, existen algunos estudios en ovejas de razas de Pelo (Galina *et al.*, 1996; González, 1999; Segura *et al.*, 1996) que servirán para ilustrar algunos ejemplos. En ovejas de razas de Lana, el efecto principal se ejerce sobre el establecimiento de la época de empadre, es decir, el fotoperiódo marca el principio y el fin de la época reproductiva.

En la oveja de razas de Pelo, se ha encontrado que existen ciertas diferencias sobre el comportamiento reproductivo a través del año, lo que significa, que éstas están sujetas a ciertos efectos estacionales. Sin embargo, evidencia indirecta, también indica que no es el fotoperiodo, el factor causante de esa estacionalidad; es muy posible que factores como la nutrición y manejo, sean los responsables de esa estacionalidad. Estudios sobre el comportamiento reproductivo y niveles hormonales en la oveja indican que éstos parámetros se reducen de enero a mayo, de manera similar en el carnero, los niveles hormonales también se reducen durante la misma época del año (González, 1997; González *et al.*, 1992b). Por que le interesa todo esto al productor?

La razón es sencilla, como se mencionó anteriormente, no conviene tener empadres abiertos, durante todo el año, por diversas razones, la mejor opción, será siempre utilizar empadres cortos y distribuidos a través del año; la información anterior sobre el comportamiento reproductivo y niveles hormonales permitirá al productor determinar la mejor época de empadre, desde el punto de vista de la reproducción de las ovejas y el carnero. En forma indirecta se puede asumir que la mejor época del año para empadre para la oveja, también lo será para el carnero.

Cuadro 3. Manejo de reproductores previo a la época de empadre: Evaluación de la capacidad reproductiva de los carneros y de las ovejas y cabras.

Evaluación del Carnero	
Características	Descripción
Carneros de Lana	Deben de estar trasquilados,
Condición corporal	Se requiere una CC de 3.5 o mejor,
Medicina preventiva	Tratar carneros con parasiticidas, vitaminas ADE y Ca, P, Mo y Se, previo al empadre,
Examen físico general	Pezuñas y aplomos y lomo rectos,
Examen reproductivo	Genitales externos (escroto, testículos simétricos y pene y prepucio bien implantados, sin hernias y sin inflamaciones), Características seminales (volumen de 1 a 2 ml, concentración de 2 a 4 billones por ml, motilidad de 70 a 90 %), Circunferencia escrotal (de 30 cm para añojos y mayor de 30 cm para adultos),
Evaluación de la oveja	
Pezuñas y aplomos	Pezuñas recortadas y aplomos y lomo rectos,
Dentadura	Deberán de tener dentadura completa,
Condición corporal	CC de 3 a 4,
Examen físico	Ubres y tetas bien implantadas y en buen estado.

Adaptado de Youngs, 1997.

En el Cuadro 4, se presenta información sobre el comportamiento reproductivo de ovejas de Pelo (resultados combinados de las razas Pelibuey Blanco, Pelibuey Rojo y Blackbelly), días a estro, porcentaje de ovejas en estro y porcentajes de gestación.

Como se puede observar, el porcentaje de ovejas en estro, los días a estro y el porcentaje de gestación varían de acuerdo a la época del año, los valores mas altos se encontraron hacia el final del año. Es necesario complementar los resultados anteriores con información sobre la productividad de éstas ovejas. La información del Cuadro 4, indica en que independientemente de la época del año, el tiempo que la oveja tarda en mostrar estro es muy corto, la oveja de Pelo muestra una sincronización natural en respuesta a la presencia del morueco; para ello, las ovejas deberán de permanecer aisladas de carneros, cuando menos dos meses previos al empadre (Efecto "Macho", Flores, 1999). Esta sincronización natural no se presenta cuando las ovejas y los carneros permanecen juntos todo el año (Flores, 1999). Información adicional sobre el tema se presenta en los Cuadros 5 y 6, en dónde se observan resultados similares en trabajos realizados en el estado de Yucatán (Rojas, 1997) y otros realizados en el estado de Tamaulipas (González, 1999; González, 2000).

Cuadro 4. Efecto de la época del año sobre el comportamiento reproductivo en ovejas de razas de Pelo mantenidas en clima tropical seco (Adaptado de González, 1999).

Epoca del Año	Días en Empadre	Número de Ovejas	% Estro (N)	Días a estro (DT)	% Gestación
Mar-Abr	40	62	42 (66)	14.6 (1.9)	65
Mayo-Jun	40	86	70 (60)	11.5 (1.3)	
Jul-Ago	58	89	88 (79)	9.9 (0.8)	77
Oct-Nov	40	46	43 (93.5)	7.5 (1.7)	89.6

Manejo integral de la oveja

De manera similar a el manejo de la alimentación, el manejo de la reproducción durante el empadre, la gestación, la época de partos y lactancia, es determinante de la eficiencia terminal del rebaño y de la oveja (González, 2002), individualmente. A continuación se describe éstas situaciones.

Manejo del rebaño de cría

El manejo de la reproducción, y en especial, en el morueco, merece especial cuidado y se le deberá de prestar la atención necesaria, para que los moruecos del rebaño estén siempre en óptima condición corporal y bajo inspección constante; ya que la producción de corderos y la aportación de material genético del morueco al rebaño, dependerá en un 50 % de la capacidad reproductiva de los carneros sementales (González, 1998a; Umberger, 1996; 1997).

Cuadro 5. Presentación de estros en ovejas de razas de Pelo en diferente época del año y expuestas a carneros en empadres de 35 días (Adaptado de Rojas Rdz., 1997).

	Agosto-Septiembre		Diciembre-Enero	
	Pelibuey	Blackbelly	Pelibuey	Blackbelly
0-17 Días (%)	72.4	64	85.9	90.0
17-35 Días (%)	27.6	36.0	14.1	10.0

Por otro lado, un programa de manejo de moruecos deberá contar como componente esencial, el examen periódico de la capacidad reproductiva del semental (Cuadro 3), ya que de ello dependerán los beneficios, a corto y a largo plazo.

Cuadro 6. Comportamiento productivo y reproductivo en ovejas de razas de Pelo empadradas durante diciembre-enero (Adaptado de Rojas Rdz., 1997).

Característica	Pelibuey	Blackbelly
Ovejas servidas (%)	97.7	92.7
Ovejas paridas (%)	85.4	86.7
Prolificidad (Crías/oveja)	1.34	1.82
Peso al nacer (kg)	2.9	2.4
Peso al destete (kg)	9.6	9.8

A corto plazo, es el mencionado anteriormente, es decir, como el morueco afecta directamente la producción de corderos y segundo permite concentrar las pariciones en épocas de tiempo corto, en relación a la época de empadre (González, 1998a). El beneficio principal a largo plazo consiste en el posible mejoramiento genético que ocurre en el rebaño al utilizar moruecos que hayan sido probados de alguna forma o para el carácter que se busca mejorar. El interés final será siempre buscar la eficiencia reproductiva y productiva del rebaño y esto solo se logrará con una administración eficiente de la producción (González, 1998c).

En el manejo reproductivo eficiente de la oveja interactúan una serie de factores, el principal es la condición corporal de la oveja al momento del empadre. Suplementar antes de el empadre (*Flushing*), permitirá producir de 10 a 20 corderos mas, por cada 100 ovejas bajo empadre. El *flushing*, mejora rápidamente la condición de la oveja, éste puede ser iniciado de 10 días a tres semanas antes de iniciar del empadre. Se deberá de tener cuidado con la suplementación, ya que esta sólo se aplicará a ovejas en condición corporal pobre, porque, de otra forma se corre el riesgo de cebar a las ovejas en buena condición y esto afectaría negativamente el porcentaje de ovejas en estro y las gestantes y no sería rentable. Tampoco sería recomendable aumentar el número de corderos, si las ovejas van a parir en condición corporal pobre, de esa manera, producirán poca leche o carecerán de energía y de habilidad materna para garantizar los cuidados y la vida de los corderos. El tamaño de la oveja, la paridad y le edad afectan la producción de leche, esto significa que las ovejas suplementadas y con excelente condición corporal estarán capacitadas para producir gemelos y éstos deberán ser corderos fuertes y vigorosos. Por tanto, será preferible tener corderos fuertes y sanos, aunque solo sea uno, en lugar de dos corderos débiles y con pesos bajos al nacer y al destete (Brown *et al.,* 1999; Greiner, 1999; Umberger, 1996; 1997).

Manejo de las corderas y cabritas del destete al empadre

Una vez que las corderas destetadas son seleccionadas, se establece un programa de manejo, que incluya aspectos de sanidad, nutrición, reproducción, entre otras disciplinas, para seleccionar cuales de éstas van a formar parte del rebaño reproductor. A partir del destete, las corderas seleccionadas deberán de ser manejadas, de tal manera que a partir de éste, cuenten con una disponibilidad constante de alimento y continúen siempre en constante aumento de peso, hasta que alcancen la pubertad y el primer estro. En observaciones de campo y en la literatura, se considera como factor determinante, el peso a la pubertad, éste deberá oscilar entre 25 y 35 kg, para corderas de razas de Pelo, y que éstas alcancen la pubertad y logren quedar gestantes. Después de alcanzado el peso a la pubertad, la edad es un factor limitante, es conveniente separar del rebaño, en sistemas extensivos de producción, a las corderas con el peso antes mencionado que sean muy jóvenes para quedar gestantes y permitirles madurar mas. Después de que las corderas tienen la edad y peso para el empadre, es recomendable eliminar a las corderas que no quedaron gestantes en su primer empadre.

Los corderos machos se manejan de manera similar a las hembras, al menos en lo que a alimentación se refiere; los machos que serán utilizados como sementales deberán estar bajo alimentación constante hasta su venta o su uso en el lugar de origen (González, 2002).

Cuadro A1. Relación de condición corporal óptima y el estado productivo de la oveja. Adaptado de Thompson y Meyer, 2002.

Etapa Productiva	Condición corporal deseada
Empadre	De 3 a 4,
Gestación temprana, intermedia	De 2.5 a 4,
Partos, sencillos	De 3 a 3.5,
Partos dobles	De 3.5 a 4,
Lactancia	De 3 a 4,
Destete	De 2, o mas alta.

BIBLIOGRAFÍA

Arciniega N., C. C. 1984. La contabilidad en la empresa agropecuaria de bovinos. Trillas, México. 143 p.

Brown, D. T., C. F. Calvin and M. A. McCaan. 1999. Sheep Production in Georgia. http:/www.ces.uga.edu/pubcd/b879-w.htm. 33 p.

Cervantes V., R. 2006. Situación de la caprinocultura en Nuevo León. www.uniongunaderanl.org.mx

Cruz L., C. 1999. Planeación de la producción y desarrollo del rebaño. Memoria, Producción Sustentable de Ovinos Tropicales, Veracrúz, Ver. Pp. 19-28.

Delgadillo, J. A., G. Fitz R., G. Duarte, F. G. Véliz, E. Carrillo, J. A. Flores, J. Vielma, H. F. Hernández and B. Malpaux. 2004. Management of photoperiod to control caprine reproduction in the subtropics. Reproduction Fertility and Development 16:1-8.

Fitzhugh, H. A. and G. E. Bradford. 1983. Hair Sheep of Western Africa and the Americas: A genetic resource for the tropics, H. A. Fitzhugh and G. E. Bradford (Eds.). Westview, Boulder, CO, U. S. A. 319 p.

Flores C., J. A. 1999. El efecto macho y su aplicación en ovinos y caprinos. In: Etiología aplicada a las conductas reproductiva y maternal en rumiantes domésticos. Universidad Autónoma de Querétaro, Querétaro, Qro., M{exico. Pp. 52-61.

González R., A. 1997. Reproducción en ovinos de pelo en el trópico mexicano. Memorias, IX Congreso Nacional de Producción Ovina. Pp. 294-319.

González R., A. 1998a. Los sistemas de producción ovina en México: Estado actual y perspectivas. Memorias, III Foro de Análisis de los Recursos Genéticos: Ganadería Ovina, Caprina, Porcina, Avícola, Apícola, Equina y de Lidia, SAGAR, México. Pp. 205-218.

González R., A. 1998b. El manejo reproductivo del carnero y los sistemas de producción animal. II Simposium de Ovinos de Pelo en Tamaulipas. Cd. Victoria, Tamps., México, octubre, pp. 13-23.

González, R., A. 1998c. Los sistemas de producción de ovinos de Pelo en México: Relación con ovinos de Lana y perspectivas para el año 2000. Simposium Internacional: La Ovinocultura en México hacia el año 2000. Querétaro, Qro., México, diciembre. 18 p.

González R., A. 2000. Evaluaciones de comportamiento reproductivo en ovinos de razas de Pelo en las regiones tropicales de México. V Curso, Bases de la Cría Ovina, AMTEO.

González, A., B. D. Murphy, J. de Alba M. & J. G. Manns. 1987. Endocrinology of the postpartum period in the Pelibuey ewe. J. Anim. Sci. 64:1717-1724.

González, A., B. D. Murphy, W. C. Foote & E. Ortega. 1992. Circannual estrous variations and ovulation rate in Pelibuey ewes. Small Ruminant Resesearch 8:225-232.

González R., G. A. 1999. Efecto de la época de empadre y la introducción del macho sobre el comportamiento estrual, duración de la gestación y prolificidad en ovejas. Tesis M. C., Universidad Autónoma de Tamaulipas, Cd. Victoria, Tamps., México, 85 p.

Greiner, S. 1999. Sheep Update. http//www.ext.ext.vt.edu/news/periodicals/livestock/aps-99_/01/aps-0011.html.

Gutiérrez O., E. 2000. Alimentos y alimentación del rebaño ovino. In: Primera Jornada Técnica de Ovinocultura, AGLOZCT, UAT, Cd. Victoria, Tamps., México, febrero, pp. 3-18.

Gutiérrez O., E., R. E. Solis, G. J. Landa y A. Tapia V. 1995. Efecto de la suplementación energética y con proteína sobrepasante en borregos y cabras pastoreando ryegrass y estrella africana. Avances de Investigación, CIA-Facultad de Agronomía, Universidad Autónoma de Nuevo León, Marín, N. L., México. Pp. 26-27.

Hernández A., H. 2000. La administración de empresas en sistemas de producción de ovinos de Pelo. In: Memorias, Primera Jornada Técnica de Ovinocultura, Cd. Victoria, Tamps., México. Pp. 19-32.

Hernández, H. y M. Mireles. 1998. El proceso administrativo en ranchos ganaderos. Memorias, Taller de Ganadería de Bovinos de Carne del Norte de México y Sur de Texas. Cd. Victoria, Tamps., México, febrero, pp. 91-97.

Hodge, R. W. 1966. The apparent digestibility of ewe's milk and dried pasture by young lambs. Australian Journal of Experimental Agriculture and Animal Husbandry 6:139-144.

Koontz, H. y C. O'Donnell. 1975. Elementos de Administración Moderna. McGraw Hill, México. 455 p.

Legan, S. J. and F. J. Karsch. 1979. Neuroendocrine regulation of the estrous cycle and seasonal breeding in the ewe. Biology of Reproduction 20:74-85.

Legan, S. J. and F. J. Karsch. 1980. Photoperiodic control of seasonal breeding in the ewe: Modulation regulation of the negative feedback action of estradiol. Biology of Reproduction 23:1061-1068.

McGraan, J. 1998. Administración de ranchos como negocio y su economía en el Sur de Texas. In: Memorias Taller de Bovinos de Carne del Norte de México y Sur de Texas. Cd. Victoria, Tamps, México, febrero. Pp. 83-90.

Mellado, M., Pastor, F. y J. Mellado. 2006a. Relación entre la calidad del semen y la dieta de machos cabríos en agostadero. www.buscagro.com

Mellado, M., L. Olivares, R. López y J. Mellado. 2006b. Influencia de la lactancia, peso corporal y reservas de lípidos a la fecundación sobre el comportamiento reproductivo de cabras en agostadero. www.buscagro.com

Ochoa S., G. A. 1992. Administración Financiera. I. Universidad, México. Ed. Alhambra Mexicana. 273 p.

Perón, N., T. Lima y J. L. Fuentes. 1988. Algunas características del ganado ovino Pelibuey de Cuba. Mejoramiento Animal, Boletín de Reseña, CIDA. La Habana, Cuba. 19 p.

Rivas, R., F. G. Véliz, U. Cruz C., H. Hernández, J. Vielma, J. A. Flores, G. Duarte, E. Carrillo, B. Malpaux y J. A. Delgadillo. 2006. Respuesta sexual en cabras sin la presencia continua del macho cabrío. www.buscagro.com

Rojas R., O. 1997. Diferentes tipos de empadre y manejo del semental en ovinos. I Simposio de Ovinos de Pelo en Tamaulipas, AGLOZCT, INIFAP, Cd. Victoria, Tamps., México. 5:25-33.

Rosales N., C. A., J. Urrutia M., H. Gómez V., M. O. Díaz G. y B. M. Ramírez A. 2006. Influencia del nivel de la alimentación en la actividad reproductiva de cabras criollas durante la estación reproductiva. Técnica Pecuaria México 44(3):399-406.

Segura C., J., L. Sarmiento and O. Rojas. 1996. Productivity of Pelibuey and Blackbelly ewes in Mexico under extensive management. Small Ruminant Research 21:57-62.

Stoner, J. A. F., R. E. Freeman y D. R. Gilbert Jr. 1998. Administración. Editorial Prentice Hall, México, D. F., 688 p.

Theriez, M. 1991. Nutrition of the ewe. In: D. C. Church (Editor), Livestock Feeds and Feeding. Prentice-Hall, Englewood Cliff, NJ, U.S. A.

Umberger, H. S. 1996. Sheep Grazing Management. http:/www.ext.vt.edu/ pubs/sheep/410-366/410-366.html.

Umberger, H. S. 1997. Management Strategies for Improved fall-lambing. http://www.ext.vt.edu/pubs/sheep/410-365/4-365.html.

Wildeus, S. 1991. Proceedings, Hair sheep research symposium. The University of the U. S. Virgin Islands, St. Croix, U. S. V. I. 362 p.

Wildeus, S. 1997. Hair sheep genetic resources and their contribution to diversified small ruminant production in the United States. Journal of Animal Science 75:630-640.

SECCION III.

ALIMENTACIÓN, FORRAJES Y MANEJO DE LA NUTRICIÓN EN OVINOS Y CAPRINOS

EDICIÓN
Arnoldo González Reyna

COMPILACIÓN
José Fernando Vázquez Armijo
Froylán Andrés Lucero Magaña
Nazario Pescador Salas

S III-1

SISTEMAS DE PRODUCCIÓN OVINA EN EL NORESTE DE MÉXICO: ESTABLECIMIENTO Y UTILIZACIÓN DE LEGUMINOSAS FORRAJERAS

Pedro Zárate F.✝, Gilberto A. Limas M., Alejandro Carreón P. y Arnoldo González R.

Universidad Autónoma de Tamaulipas

INTRODUCCIÓN

En el Noreste de México existen cerca de 100,000 hectáreas de praderas irrigadas de zacate bermuda y 500,000 de buffel de temporal, en sistemas de producción cuyos rendimientos actuales demandan la aplicación de insumos que eleven su productividad, y donde el mejoramiento de la calidad del forraje utilizado por los animales es prioritario por el impacto que este rubro tiene sobre la producción animal.

La inclusión de leguminosas en los sistemas bajo pastoreo es una alternativa importante para incrementar la productividad animal, ya que al hacerlo se proporciona a los animales una fuente de alto contenido nutritivo en términos proteicos y de contenido mineral; así mismo, por tener la capacidad biológica de fijar nitrógeno atmosférico a partir de la simbiosis que establece con bacterias del género *Rhizobium*. Dicho elemento es utilizado en el crecimiento y desarrollo de las leguminosas además de aumentar su disponibilidad en el suelo, lo que resulta importante para aquellas plantas con las que se encuentran en asociación o que se establecerán en esos sitios.

Las leguminosas forrajeras de clima tropical como Clitoria, Leucaena y Desmanthus, que prosperan en ambientes húmedos o de escasa precipitación es importante, toda vez que se pueden asociar con gramíneas en sistemas con disponibilidad distinta de agua, como los bermudas Cruza uno y los Tifton 68 y 85 en praderas irrigadas, y el buffel común en praderas de temporal. Así mismo, la selección de variedades robustas de dichas leguminosas, podrán ser la solución para equilibrar el crecimiento y permitir la obtención de asociaciones persistentes.

En el caso particular de las asociaciones de gramíneas y leguminosas, la tasa de crecimiento y la agresividad de las gramíneas constituyen los principales problemas en el establecimiento de las leguminosas forrajeras, ya que al coexistir manifiestan un lento desarrollo, debiéndose utilizar métodos mecánicos o químicos para suprimirlas. Al respecto, los métodos más efectivos para lograr un buen establecimiento de las asociaciones de gramíneas y leguminosas están fundamentados en la utilización de herbicidas que permitan reducir la competencia, a través de la supresión de la gramínea durante el crecimiento inicial de la leguminosa. Entre los productos químicos más utilizados se encuentra el glifosato, que es un herbicida de amplio espectro el cual elimina las plantas indeseables, que compiten por los factores que determinan la productividad de las praderas, como luz, agua y nutrientes.

También, un aspecto importante en la productividad de las praderas de gramíneas y leguminosas es la composición botánica del forraje producido, debiéndose mantener la leguminosa en niveles adecuados que permitan obtener el máximo beneficio de los animales que lo consumen, y que persistan durante largo tiempo.

LEGUMINOSAS FORRAJERAS

Importancia de los recursos forrajeros en las regiones tropicales

La extensas áreas del trópico americano, con altos niveles de producción de biomasa vegetal, significan un elevado potencial productivo para los sistemas fundamentados en el pastoreo, sin embargo su productividad actual es baja por el uso de especies de bajo valor nutritivo, baja disponibilidad de nutrientes, limitantes en los insumos requeridos y la estacionalidad de la producción.

También, en las zonas tropicales se cuenta con una amplia diversidad de leguminosas forrajeras, identificándose 748 géneros y casi 20,000 especies, lo que permite a los productores e investigadores disponer de una alta variabilidad genética, necesaria para seleccionar materiales promisorios con potencial para ser usados en las praderas tropicales. Así mismo, en las distintas regiones ecológicas de México han sido colectadas cerca de 1250 accesiones de leguminosas, representando a los géneros *Acacia*, *Aeschynomene*, *Centrosema*, *Desmanthus*, *Desmodium*, *Leucaena*, *Macroptilium*, *Phaseolus* y *Stylosantes*.

La inclusión de leguminosas forrajeras en los sistemas agropecuarios es importante, pudiéndose usar como: (a) cercos vivos, (b) vegetación en áreas de pastizal, (c) áreas de vegetación en suelos con pendientes y (d) entresembradas con cosechas. Además, el aprovechamiento tecnificado de las leguminosas se puede realizar en dos modalidades, las asociaciones con gramíneas y los bancos de proteína; en el caso de las primeras, se establece una interacción armónica y equilibrada entre dos o más especies, pudiéndose asociar leguminosas nativas o introducidas; mientras que un banco de proteína es un área de terreno destinado al uso exclusivo de una especie vegetal rica en proteína, la cual generalmente es una leguminosa que puede ser utilizada mediante un pastoreo controlado o cosecha a través del corte (Cadisch *et al.*, 1994).

Fijación biológica de nitrógeno

Aunque el nitrógeno es de gran importancia para la vida animal y que en la atmósfera de la tierra presenta un 80.0 por ciento de nitrógeno, este elemento se encuentra en cantidades reducidas en los organismos animales. La disponibilidad de este elemento puede favorecerse mediante la fabricación de fertilizantes nitrogenados sintéticos y/o la fijación biológica mediante organismos con capacidad para utilizar el nitrógeno molecular y ponerlo disponible para las plantas.

La cantidad de nitrógeno derivado de la fijación biológica depende de factores como la inoculación con *Rhizobium*, reducción de problemas nutricionales, manejo de la pradera, producción de forraje y la concentración de nitrógeno en el tejido de la planta. En consecuencia, la cantidad de nitrógeno fijado en las leguminosas puede variar desde 0 hasta 306.0 kg/ha, aunque en alfalfa existen reportes de que llega a ser de 499 kg/ha. Así mismo, en praderas de *Brachiaria decumbens*+*C. mucunoides* se ha estimado que el nitrógeno fijado biológicamente es de 84.0 kg/ha, del cual solamente 12.0 a 13.0 kg son retenidos en el animal (Cadisch *et al.*, 1994). Para *D. virgatus* la cantidad de nitrógeno puede ser solamente de 11.0 a 19.0 kg/ha/año, debido a una inefectiva asociación con el *Rhizobium* utilizado (Johnson *et al.* (1996$_b$; Veasey *et al.* (1997).

Valor nutritivo del forraje de las leguminosas forrajeras

La composición química de un forraje es usada como un indicador de la calidad de un forraje y se expresa en diversas formas, como son la descripción de un análisis proximal hasta la definición precisa de compuestos específicos.

El valor nutricional de una planta forrajera depende de su capacidad para satisfacer las necesidades del animal en proteína, energía, minerales y vitaminas, y altos valores de degradabilidad de la materia seca se asocian con el potencial de los rumiantes para mantener niveles adecuados de producción (Flores *et al*., 1998). En relación con la digestibilidad de la proteína en las leguminosas forrajeras, éste alcanza valores del 44.0 al 78.3 %, mientras que la digestibilidad *in vitro* de la materia seca es de 51.5 %. Otras expresiones del valor nutricional son los porcentajes de NDF, ADF y lignina, los cuales en *Desmanthus* son de 63.2, 42.0 y 6.3 %, respectivamente. Así mismo, el contenido de energía digestible, metabolizable y neta del forraje en el forraje son aspectos importantes en la calidad de los forrajes. En el caso de la *Leucaena leucocephala*, ésta presenta valores de 22.6, 32.2, 1.8 y 0.25 por ciento de proteína cruda, FDN, Ca y P, respectivamente, mientras que la digestibilidad de la materia orgánica es de 72.0 % (Faria, 1996).

Factores anticualitativos en el forraje de leguminosas forrajeras

Otro aspecto importante en el uso y la productividad de los animales que consumen leguminosas tropicales, es la presencia de compuestos secundarios que producen efectos tóxicos en el animal que las consume. La concentración de dichos compuestos está determinada por el genotipo de la planta (especie y variedad), características ambientales (radiación solar y disponibilidad de agua), tasa de crecimiento, madurez, condición nutricional del suelo, depredación y enfermedades (Romero *et al*., 2000).

La concentración y astringencia de los taninos inducen efectos depresivos sobre el consumo de materia, como en el caso de *C. calothyrsus*, la cual es consumida en menor cantidad que *Gliricidia sepium* debido a su alto contenido de taninos condensados y fenoles totales (Flores *et al*., 1998). Cabe señalar que el efecto detrimental de los factores anticualitativos puede ser reducido mediante tratamientos químicos, aunque esto resulta en menor cantidad de proteína de escape en el rumen y nitrógeno fecal, lo cual es importante, sin embargo un nivel adecuado de taninos en la dieta protege parte del nitrógeno de la degradación ruminal y favorece su utilización en el tracto posterior (Flores *et al*., 1998). En el caso del *Desmanthus,* el contenido de taninos en *D. virgatus* es más alto que en *D. illinoensis*, tanto en las hojas como en los tallos, siendo las hojas las que presentan mayor concentración (28.0 g/kg). Así mismo, el *D. illinoensis* en su etapa madura presenta altos contenidos de triptaminas, kaempfenol, rutina, miricitina y ácido gallico, que pueden significar la reducción del comportamiento animal (Adjei, 1995; Anonymous, 1997).

FORRAJERAS CON USO POTENCIAL EN EL NORESTE DE MÉXICO

Desmanthus spp.

Es un arbusto agresivo, persistente y tolerante al pastoreo ya que es rápido para rebrotar, además de ser altamente consumido por el ganado y presentar un mayor valor nutricional que las gramíneas en las regiones tropicales (Oliveira y Silva, 1988; Abarca *et al*., 1999). También, este género tiene un gran potencial para mejorar la dieta del ganado durante la estación seca en el Sur de Texas y Noreste de México (Ortega *et al*., 1994) y la fauna silvestre, pudiéndose utilizar como banco de proteína o asociado con gramíneas, y representa una importante fuente de nutrientes para el suelo (Clement *et al.*, 1998).

Este género pertenece a la subfamilia *Mimosoideae* y comprende más de 30 especies, con plantas arbustivas perennes que producen forraje de alto valor nutritivo (Ortega *et al.*, 1994). En el territorio de la República Mexicana se han encontrado más de la mitad de las especies reconocidas de este género y algunas de ellas son endémicas de algunas regiones (Luckow, 1997). Las plantas de este género presentan hábitos de crecimiento erecto o postrado, con gran número de vástagos (ramas), que presentan una alta persistencia (Michaud *et al.*, 1989; Patridge, 1998), y se les encuentra en ambientes diversos, como savanas y lomeríos, pudiendo incluso desarrollarse a 1520 msnm (Shrestha *et al.*, 1990) y proliferar en suelos arcillosos con problemas de salinidad (Allen y Allen, 1981; Grichar *et al.*, 1998).

En México, el *Desmanthus* es conocido como Huizachillo y se le encuentra desde el Centro del estado de Veracruz, con 1500 mm de precipitación y suelos arenosos, hasta la parte semiárida del Norte de Coahuila, con precipitaciones de 300 mm por año (Ortega *et al.*, 1997). En el Noreste de México, el *D. virgathus* cv. Depressus es el cultivar que se presenta con mayor frecuencia en los pastizales, mientras que en el Sur de Texas el *D. illinoensis* Michx, llamado Sabine, se utiliza como forrajera cultivada en una gran diversidad de habitats (Latting, 1962; Anonymous, 1997).

Algunos cultivares de relevancia forrajera han sido encontrados en México (cvs. 495 y 543, que son nativos de Yucatán), Venezuela (NI-38351), Brasil (NI-49728), Argentina (NI-78382), y Belice (NI-92809). También, el *Desmanthus* ha sido encontrado en Taiwán, Trinidad y Tobago, Cuba, Nepal, y en Islas Vírgenes, donde está presente en el 83 por ciento de las praderas de *Panicum maximum* (Michaud, 1986). De Carvalho y De Mattus (1974) y Burrows y Porter (1993) mencionan que numerosas accesiones de *D. virgatus* han sido colectadas en praderas de Argentina y Brasil, donde ha mostrado una notable capacidad para rebrotar bajo condiciones de pastoreo. En el Sur de Texas los cultivares Marc (CPI-78373), Bayamo (CPI-82285) y Uman (CPI-92803) han mostrado características productivas sobresalientes.

Cuadro 2.1. Comportamiento del *Desmanthus* en el Sur de Texas (Grichar *et al.*, 1998).

Nombre científico	No. ID	País de origen	Tipo de crecim.	Tamaño semilla	Altura cm	% sobrevivencia				
						CS	Steph	Uva	Bee	Lul
D. virgatus	Bayamo	Cuba	V	0.3961	114.3	>8	0	50	43	29
D. virgatus	Hussey		P		172.7	30	0	0	29	-
D. virgatus	Marc	Argentina	P	0.3427	86.4	0	10	0	21	4
D. virgatus	Uman	México	P	0.5375	119.4	0	0	100	21	29
D. virgatus	PI 84508	México	V	0.4324	185.4	30	20	93	100	100
D. virgatus	PI 90906	México	V	0.4339	157.5	46	0	100	100	100
D. subulatus	PI 90857	México	V	0.8189	134.6	8	0	100	100	57
D. virgatus	PI 81337	México	V	0.5833	175.3	29	0	100	100	93

V= Vertical, P= Postrado; Sobrevivencia basada en un total de 14 transplantes de cada registro, evaluaciones tomadas durante el verano de la siguiente estación de crecimiento. CS= College Station; Steph=Stephenville; Uva=Uvalde; Bee=Beeville; Lul=Luling.

En el cuadro siguiente se presentan los resultados obtenidos en un estudio realizado en el Sur de Texas, donde se observa el comportamiento de algunos cultivares de *Desmanthus* que originalmente fueron colectadas en México, y que presentan características importante para la producción forrajera (Ocumpaugh y Rodríguez (1998).

Clitoria (*Clitoria ternatea* L)

La Clitoria es una leguminosa forrajera también llamada Conchita azul, Zapatico de la Reina en Costa Rica, Cunha en Brasil, Chícharo azul, Alfalfa del Trópico y Clitoria en México, la cual presenta características de crecimiento arbustivo y semierecto (80-90 cm de altura). Es originaria del Sureste de Asia, en donde predomina el clima tropical, y está ampliamente distribuida en las zonas tropicales, de manera natural y cultivada, aunque su mejoramiento genético como un cultivo forrajero es escaso (Fantz, 1990).

El género *Clitoria* comprende un total de 58 especies, las cuales se encuentran distribuidas alrededor del mundo en áreas tropicales y subtropicales, tanto de América, Asia, Áfica y Australia.

Particularmente, en México se le encuentra en los estados de Tabasco y Veracruz, en donde se puede localizar la clitoria. El género se ubica dentro de la tribu *Phaseoleae*, subfamilia *Papilionoideae*, y la familia *Leguminosae* (*Fabaceae*). Es una planta herbácea perenne, que presenta tallos lisos que llegan a medir de 0.5 a 3.0 m de longitud. Las plantas de este género presentan hojas pinadas, las que están constituidas por 5 o 7 foliolos que miden de 1.5 a 7 cm de longitud y de 0.3 a 4.0 cm de ancho, adquiriendo formas lanceoladas o elípticas, además de presentar pubescencias cortas por el envés.

La floración se observa entre los 60 a 70 días después de la emergencia de las plántulas, con flores que miden de 4 a 5 cm de longitud, de color azúl oscuro, azúl malva e inclusive blancas, y el pedúnculo de la flor llega a medir de 4 a 5 cm de largo. Sus vainas son planas, lineales, picudas, llegando a medir de 8 a 12 cm de largo por 0.7 a 1.2 cm de ancho, y son similares a las del fríjol; cada vaina puede tener hasta 10 semillas, las cuales presentan coloraciones variadas según la especie, pudiendo ser de color negro, café oscuro a olivo, y miden de 4.5 a 7 mm de longitud y de 3 a 4 mm de ancho.

La clitoria se adapta muy bien a diversos climas y suelos bajo condiciones de riego o buen temporal, principalmente en áreas libres de heladas y sujetas a periodos de lluvia y sequía bien definida. Puede prosperar con éxito en lugares que se ubiquen en altitudes que van desde el nivel del mar hasta los 1600 msnm (Flores, 1983).

El mismo autor indica que existen evidencias que prospera de los 20° Latitud Norte hasta los 24° Latitud Sur, además de adaptarse a rangos de temperatura que van desde 15 a 40 °C, con la presencia de precipitaciones pluviales de 450 hasta 1000 mm.

Las plantas de la clitoria presentan buena tolerancia a períodos largos de sequía, característicos de los trópicos subhúmedos, y se adapta a una gran variedad de suelos, desde arcillosos hasta aluviales, limosos y profundos, pero lo hace de mejor manera a suelos ricos en calcio y fósforo, los que favorecen una buena nodulación.

ESTABLECIMIENTO DE ASOCIACIONES DE GRAMÍNEAS CON LEGUMINOSAS TROPICALES

Importancia

Con la inclusión de leguminosas en praderas de gramíneas, se pretende introducir un componente mejorador de la dieta animal, ya que además de fijar nitrógeno biológicamente e incrementar la acumulación de materia seca, se extiende la estación de crecimiento del forraje, y se eleva el valor nutritivo de la mezcla, además de mejorarse la calidad fermentativa del alimento consumido (Ojeda *et al.*, 1990).

El establecimiento de praderas asociadas mejora la productividad animal; además, las mayores y más estables ganancias de peso se pueden obtener con pasturas a base de leguminosas (Lascano, 1991), siempre y cuando se realice una adecuada selección de las especies y variedades a utilizar, tomando como referencia el sitio de trabajo y los requerimientos de competencia intra e interespecífica (Ross y Cameron, 1991; Borowiecki, 2000).

Además, la introducción de leguminosas en praderas de gramíneas puede ser utilizada como una estrategia para renovar los pastizales, sin tener que reducir la carga animal, además de hacer mínima la incidencia de plagas (Piper *et al.*, 1996).

En algunos casos, donde se busca una mayor frecuencia en el aprovechamiento forrajero, es conveniente la utilización de mezclas de leguminosas con diferencias en sus características productivas, lo que permite: (a) mayor tolerancia a las variaciones ambientales, (b) mantener un alto contenido de la leguminosa en el forraje cosechado, (c) tolerancia a enfermedades y parásitos y (d) mayor competencia con malas hierbas (Liu y Revell, 2001).

Con la utilización de praderas asociadas de los bermudas Midland y Común (*Cynodon dactylon* (L.) Pers) con trébol ladino (*Trifolium repens* L.), tall fescue (*Festuca arundinacea* Schreb.) y Orchardgrass (*Dactylis glomerata* L.), las ganancias de peso en bovinos se incrementaron de 390.0 a 720.0 kg/ha (Fribourgh *et al.*, 1984).

Así mismo, las leguminosas como el *Desmanthus* pueden sobresembrarse en praderas establecidas de los zacates napier, buffel y green panic.

Problemática en el establecimiento de las leguminosas tropicales

Las leguminosas forrajeras tropicales presentan en muchas ocasiones problemas para su establecimiento, tanto solas o en asociación con gramíneas, principalmente durante el crecimiento inicial , toda vez que la presencia de malezas en monocultivos de leguminosas y la tasa de crecimiento y la agresividad de la gramínea en asociaciones, constituyen los principales problemas en el establecimiento, ya que al competir con ellas, ocasionan un lento desarrollo y aumentan los costos debido a la necesidad de utilizar métodos mecánicos o químicos para su control (Pinzón *et al.*, 1985; Blackett y Clem, 1997).

Por lo anterior, el manejo de las praderas asociadas debe dirigirse con el entendimiento de que se establece una importante competencia entre los componentes de la pradera con relación a los factores ambientales (Luz, suelo, nutrientes y humedad) y cómo esta competencia puede ser mejorada, y que cualquier reducción en ella mediante el pastoreo intenso o la aplicación de herbicidas pueden llevar a que las leguminosas crezcan y se establezcan satisfactoriamente. De la misma manera, hay que tomar en cuenta que cuando se hacen monocultivos de leguminosas el establecimiento es mayor que en asociaciones, como sucede con *D. illinoensis*, el cual en mezclas con gramíneas su población se estabiliza hasta la tercera estación de crecimiento (Skousen y Call, 1987). En relación a esto, Adjei (1995) indica que en similares condiciones el *Desmanthus* se estableció más rápido que la leucaena, logrando una mayor acumulación de materia seca en su crecimiento inicial (1.3 y 0.6 ton MS/ha).

Métodos de plantación en praderas asociadas de gramíneas y leguminosas

Los métodos de plantación más usados para introducir leguminosas en praderas establecidas de gramíneas son: (a) sin cama de siembra, en el que la semilla es depositada en la pradera, preferentemente después de ser pastoreada intensivamente, (b) con sembradora, donde además de colocarse la semilla en el suelo, se realiza la aplicación de herbicida en bandas laterales al surco de siembra, y (c) la utilización de la sembradora "crocodile", la cual coloca la semilla en pequeños orificios hechos por la misma (Macleod *et al.*, 1991; Middleton y Filet, 1997).

La aplicación de bandas de herbicida tiene como objetivo minimizar la competencia de la gramínea y favorecer el establecimiento de la leguminosa (Knights y Weston, 1997). Dichas bandas pueden ser de 25.0 cm de ancho y utilizar herbicidas como glifosato (Skousen y Call, 1985) o imidazolinone (Masters *et al.*, 1996).

Uso de herbicidas en el establecimiento de praderas asociadas

Los métodos químicos a base de herbicidas han sido evaluados cuando se requiere la introducción de leguminosas en praderas de gramíneas previamente establecidas, ya que se facilita el crecimiento inicial de las plántulas al reducir la competencia de las gramíneas (Evers, 1977) y favorecer el establecimiento de la leguminosa en la mezcla, además de permitir la preparación de la cama de siembra (Macleod *et al.*, 1991; Miller, 1992). Lo anterior adquiere mayor importancia cuando en la asociación se incluyen gramíneas agresivas, lo que hace que estas sean responsables de una baja cobertura en la leguminosa (Johnson, 1976).

Uno de los herbicidas más utilizados para favorecer la introducción de leguminosas en praderas establecidas es el glifosato, el cual se puede utilizar en dosificaciones de 2.0 a 8.0 l/ha de producto comercial ó 360.0 g de ia/ha (Bowman *et al.*, 1998). También, la aplicación de paraquat ha mostrado incrementar la proporción del trébol en praderas deterioradas (Hamilton y Court, 1996), mientras que el establecimiento del *D. virgatus* fue facilitado con la aplicación de 70.0 g de ia/ha de imazethapyr (Masters *et al.*, 1996).

Otros métodos para incrementar el establecimiento de las leguminosas

Como ya se indicó, la introducción de leguminosas se facilita mediante la supresión de la gramínea a la mínima expresión, lo que se logra con fuego, aunque el beneficio es inferior al obtenido con el uso de herbicidas (Middleton y Filet, 1997). También, la aplicación de un paso de rastra después del pastoreo intenso, se ha mostrado como un método para favorecer el establecimiento de las leguminosas (Pitman, 1991; Barrios *et al.*, 1998).

PRODUCTIVIDAD DE LAS PRADERAS MIXTAS

Rendimiento de forraje

La utilización de mezclas de gramíneas y leguminosas es de gran importancia para los sistemas de producción, tanto agrícola como pecuaria. En el caso de los sistemas ganaderos basados en el pastoreo, la inclusión de leguminosas es dirigida a incrementar el rendimiento y la calidad del forraje, lo que se pone de manifiesto en el estudio reportado por Dwivedi *et al.* (1991), quienes indican que las praderas de *P. maximum* asociadas con *D. virgatus*, *S. aegyptical*, *S. sesban*, *M. atropureum*, *D. tortuosum* y *S. hamata* produjeron de 29.7 a 34.6 ton/ha, mientras que en el monocultivo de la gramínea el rendimiento fue menor (22.3 ton/ha). También, Rai (1988) y Gawali y Bhaskar (1993) mencionan que el rendimiento de forraje en praderas mixtas de *Dichanthium annulatum*+*D. virgatus* fue de 5.3 ton MS/ha, mientras que con la gramínea solamente se produjeron 4.9 ton. Así mismo, en *Brachiaria decumbens* el rendimiento de forraje se incrementó de 15.0 hasta 21.0 ton MS/ha/año cuando fue sembrado con *Calopogonium mucunoides*, debido principalmente al forraje producido por la última (Cadisch *et al.*, 1994).

En el caso de praderas de zacate bermuda, la inclusión de leguminosas como *Arachis glabrata* (Benth) ha permitido el establecimiento de asociaciones altamente persistentes, como en el caso de Tifton 44+*A. glabrata* (Benth) que produjo 4.7 ton MS/ha, manteniéndose estabilizada la asociación durante tres años (Dunavin, 1992).

También, en mezclas de zacate bermuda con *Medicago sativa* produjeron mayores rendimientos (8.7 a 9.9 ton MS/ha) que cuando la gramínea fue sembrada sola o se fertilizó con 300 kg N/ha (Brown y Byrd, 1990).

Cabe señalar también que leguminosas como el *Desmanthus* presentan mayores rendimientos en monocultivo que en las mezclas (Suresh *et al.*, 1991; Rebancos *et al.*, 1992; Carangal *et al.*, 1994), como en el caso del *D. virgatus*, sembrado con las gramíneas *Cenchrus ciliaris* (Conway *et al.*, 1988) y *Panicum coloratum* (González *et al.*, 1997a). Este mismo efecto fue observado en mezclas de *M. sativa* y *M. scutellata* con *Triticum aestivium*, donde se mejoró el rendimiento de grano del cereal, pero las leguminosas decrecieron su producción de forraje (Lloyd *et al.*, 1998).

En un estudio de pastoreo rotacional con corderos Pelibuey, las praderas de bermuda Tifton 68 (*C. nlemfuensis* Vanderyst) asociadas con diferentes cultivares de Desmanthus, la cantidad de forraje disponible y desaparecido en la pradera fue similar y solamente la estación del año produjo diferencias (Cuadro 2).

También, el porcentaje de la leguminosa fue mayor en las praderas bermuda+CPI-90857 y bermuda+CPI-84508, siendo mayor en el Verano, limitando su rebrote durante el Otoño (Escamilla *et al.*, 2002).

Valor nutritivo del forraje en las praderas mixtas

Otro aspecto importante en el establecimiento de praderas mixtas de especies tropicales es la cantidad de nitrógeno que la leguminosa puede aportar al forraje producido, la cual se incrementa cuando la leguminosa es dominante y es poco relevante cuando su proporción es reducida. En relación a esto, Ortega *et al.* (1997), reportan que las praderas de *Panicum coloratum* + *Desmanthus* produjeron mayor cantidad de proteína (618.0 kg/ha).

En relación con la gramínea sembrada sola (194.0 kg), debido a las diferencias en las concentraciones del contenido proteico entre las especies, como se pone de manifiesto en el estudio de Gawail (1994), quien señala que en mezclas de *P. maximum*+*D. virgatus* el contenido porcentual de proteína cruda de la gramínea fue de 13.1 a 13.8, mientras que en la leguminosa fue de 22.6 a 24.2 %.

De manera similar, Ortega *et al.* (1994) determinaron que en mezclas de *D. aristatum* y *P. coloratum* con *D. virgatus*, las gramíneas presentaron contenidos proteicos de 7.9 y 8.7 %, mientras que en la leguminosa éste fue de 16.0 %. También, Rangnekar *et al.* (1983) y Schlink y Burt (1993) reportan que el contenido porcentual de proteína cruda en cultivares de *Desmanthus* varía de 18.5 de a 30.6 %, debido principalmente a diferencias en la proporción de hojas que contienen, la cual varía de 23.0 a 27.5 % (González, 1998).

Cuadro 2. Comportamiento forrajero de praderas mixtas de bermuda Tifton 68 (*Cynodon nlemfuensis* Vanderyst) y *Desmanthus spp.* bajo pastoreo rotacional con ovinos.

	Verano						Otoño					
Tipo de pradera	F. disponible (kg MS/ha/día)		F. desaparecido (kg MS/ha/día)		% leguminosa		F. disponible (kg MS/ha/día)		F. desaparecido (kg MS/ha/día)		% leguminosa	
Bermuda solo	87.0	a	52.1	a	-		92.3	a	61.7	b	-	
Bermuda + cv. Hussey	94.8	a	57.1	a	4.8	b	100.3	a	69.8	a	0.0	
Bermuda + CPI-84508	91.9	a	61.3	a	9.2	a	100.4	a	73.7	a	4.5	a
Bermuda + CPI-90857	90.2	a	53.3	a	11.0	a	101.6	a	69.5	a	1.0	b

Persistencia de las asociaciones de forrajeras tropicales

En relación con la persistencia de las plantas de *Desmanthus*, en Florida el cv. 1857 de *D. virgatus*, presenta una sobrevivencia del 68 %, 60 días después del transplante, pero solamente el 22.0 % de las plantas se establecieron en las praderas. Lo mismo se ha observado en mezclas de *C. ternatea*, *D. virgatus* o *Sthylosantes sp.* con *C. ciliaris* o sorgo para grano (Muir, 1990; Muir y Pitman, 1991$_a$). Una vez que se han establecido las plantas, algunos cultivares de *Desmanthus* pueden sobrevivir por largo tiempo (más de 4 años) en praderas que son pastoreadas todo el año, debido a la producción de tallos no comestibles, y/o semilla en buena cantidad (Conway *et al.*, 1988).

Cuando son sometidas al pastoreo, la defoliación continua de las forrajeras reduce la producción de forraje, toda vez que es menor la concentración de carbohidratos no estructurales de las raíces y en la base del tallo, como sucede también en Desmanthus, siratro y setaria (Jones, 1988), en los que su productividad se degrada con pastoreos continuos o cuando son sometidos al sobrepastoreo, requiriéndose períodos de descanso prolongados para recuperar su productividad.

En este sentido, el *D. virgatus* y el *Centrosema pubescens* sembrados en praderas de zacate bermuda presentan un crecimiento vigoroso cuando el pastoreo es reducido en intensidad y frecuencia (Kretschmer *et al.*, 1985).

También, en mezclas de bermuda Cruza uno y *Phaseolus atropurpureus* y *D. intortum*, los períodos largos de descanso favorecen la recuperación de las leguminosas (Maraschini y Mott, 1989).

Composición botánica del forraje en praderas mixtas

Un factor determinante para tener éxito en los sistemas de producción en los que se utilizan praderas mixtas, es la estabilidad de los componentes de la pradera y el mantenimiento de un nivel adecuado de la leguminosa, lo cual puede ser logrado a través de la selección adecuada de genotipos, época y densidad de siembra, así como la altura e intensidad de la defoliación (Machado y Dávila, 1997b).

Al respecto, en estudios se ha determinado que la leguminosa en praderas de clima templado y tropical deberá aportar del 10.0 al 45.0 % de la materia seca producida, aunque en praderas de *D. carpon* y *Paspalum notatum* se produjo una respuesta positiva cuando la leguminosa aportó solamente el 5.0 % del forraje (Pitman, 1989).

Comportamiento de los animales que consumen mezclas de leguminosas y gramíneas

Es conocido que las diferencias en la aceptabilidad de especies lleva a un pastoreo selectivo en mezclas de gramíneas y leguminosas. En ensayos de pastoreo se observó que la proporción de la leguminosa en la dieta disminuyó de 3.6 a 1.4 en el cuarto día de pastoreo, mientras que el porcentaje de hoja lo hizo de 46.3 a 14.0 (Liscano *et al.*, 1982). Por otra parte, la inclusión de follaje de leguminosas tropicales en dietas de ovinos incrementa el consumo total de materia seca de dietas basadas en caña de azúcar, mejorándose los incrementos de peso y la condición corporal durante la época seca (Vargas, 1993; Macedo y Palma, 1998), aunque existe diferencia en los resultados obtenidos, como fue observado por Combellas *et al.* (1999), quienes señalan que la suplementación con follaje de *Glyricidia sepium* produjo mayores incrementos de peso en corderos West African que aquellos que recibieron follaje de *Leucaena* (98.0 y 87.0 g/animal/día, respectivamente).

Así mismo, existe evidencia de que los incrementos de peso en novillos son mayores cuando son alimentados en praderas mixtas de gramíneas y leguminosas, que cuando se hace con monocultivos de gramíneas, lo que se debe a que la dieta seleccionada presenta mayor digestibilidad y contenido proteico, principalmente (Lascano, 1991).

También, se ha observado que la producción de leche y ganancia de peso en ovejas y corderos fue similar en animales que consumieron forraje en praderas de *Cynodon plectostachyus+Leucaena spp.* y aquellos que pastorearon la gramínea sola y recibieron 300 g/animal/día de un suplemento con 22 % de proteína cruda (Combellas, 1999).

La ganancia de peso (g/animal/día) en los borregos pastoreados en praderas de bermuda Tifton 68 (C. *nlemfuensis* Vanderyst) asociadas con diferentes cultivares de Desmanthus, se incrementó con la presencia de la leguminosa en las praderas, observándose que ésta fue mayor durante el verano, cuando la leguminosa tuvo el mayor aporte en el forraje producido por las praderas (Escamilla *et al.*, 2002).

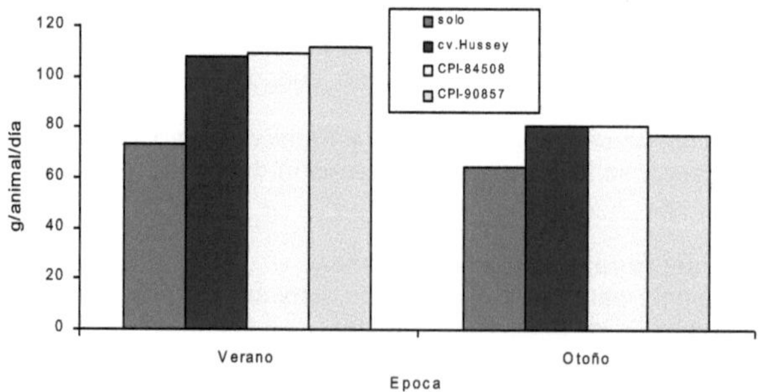

Figura 1. Ganancia de peso en corderos Pelibuey en pastoreo rotacional de praderas mixtas de bermuda Tifton 68 y *Desmanthus spp.*, de riego en la zona Centro de Tamaulipas.

La obtención de mayores ganancias de peso en los animales que pastorearon en praderas asociadas con la leguminosa, se explica por una mayor calidad (alta digestibilidad de la materia seca) y contenido proteico en el forraje consumido por los animales en las praderas mixtas, en comparación con aquellas donde la gramínea estuvo como cultivo monófito. Cabe señalar que los incrementos obtenidos en la pradera del bermuda Tifton 68 sin la leguminosa fue de 705.6 kg/ha.

LITERATURA CITADA

Abarca, S., M. Ibrahim, L.'tMannetje y M. Franco. 1999. Parámetros de fermentación ruminal de animales en pasturas mezcladas gramínea-leguminosa para el trópico húmedo de Costa Rica. Revista Facultad de Agronomía (LUZ) 16:548-552.

Adjei, M. B. 1995. Component forage yield and quality of grass-legume cropping systems in the Caribbean. Tropical Grasslands 29(3):142-149.

Allen, O. N. and E. K. Allen. 1981. The leguminosae. A source book of characteristics, uses and nodulation. The University of Wisconsin Press, Madison, Wis., E. U. A. 227 p.

Anonymous. 1997. *Desmanthus illinoensis* (Michx) MacM. www.herbal-shaman.com/database/desmilli.htm. Sitio visitado el 15/04/2011.

Barahona, R., C. E. Lascano, R. Cochran, J. Morrill and E. C. Titgemeyer. 1997. Intake, digestion and nitrogen utilization by sheep fed tropical legumes with constrasting tannin concentration and astringency. Journal of Animal Science 75:1635-1640.

Barrios, C., J. Beer and M. Ibrahim. 1998. Pastoreo regulado y bostas del Ganado para la protección de plántulas de *Pithecolobium saman* en potreros. Avances de Investigación. Revista Agroforestería en las Américas. www.catie.ac.er/informacion/RAFA/rev23/barrios1.html.

Blackett, D. and R. Clem. 1997. Sown pasture establishment in central Queensland. Departament of Primary Industries. Queensland Beef Industry Institute. Note. BI-97009009. Queensland, Australia. 9 p.

Borowiecki, J. 2000. Legume-grass mixtures in the field forage production. Postepy Nauk Rolniezych (Poland) 1:83-94.

Bowman, A. M., K. Y. Chan, J. J. Friend and R. Van de Ven. 1998. Role of grass/medic ley in the cropping system of North-Western NSW. Proceedings of the 10th Australian Agronomy Conference. http://www.regional.org.au/au/asa/1998/9/044bowman.htm.

Brown, R. H. and G. T. Byrd. 1990. Yield and botanical composition of alfalfa bermuda grass mixtures. Agronomy Journal 82(6):1074-1079.

Burrows, D. M. and J. F. Porter. 1993. Regeneration and survival of *Desmanthus virgatus* 78382 in grazed and ungrazed pastures. Tropical Grasslands. 27(2):100-107.

Cadisch, G., R. M. Schunke and K. E. Giller. 1994. Nitrogen cycling in a pure pasture and a grass-legume mixture on a red latosol in Brazil. Tropical Grasslands 28:43-52.

Carangal, V. R., E. T. Rebancos, E. C. Armada and P. L. Tengco. 1992. Integration of food, forage and green manure production systems. EN: Ladha, J. K.and D. P. Garrity (Eds.). International Rice Research Inst., Los Banos, Laguna (Philippines). Pp. 51-65.

Clement, A., J. K. Ladha and F. P. Chalifour. 1998. Nitrogen dynamics of various green manure species and the relationship to lowland rice production. Agronomy Journal 90:149-154.

Combellas, J., L. Ríos, A. Osea y J. Rojas. 1999. Efecto de la suplementación con follaje de leguminosas sobre la ganancia en peso de corderas recibiendo una dieta basal de pasto de corte. Revista Facultad Agronomía (LUZ) 16:211-216.

Conway, M. J., M. J. Blumenthal and D. A. Ivory. 1988. Evaluation of tropical pasture legumes on alkaline clay soils in the southern brigalow of Queensland. Australian Plant Introduction Review 19(2):1-18.

De Carvalho, J. H. and H. B. De Matthus. 1974. *Desmanthus virgatus* a promising forage legumes for dry regions. Zootecnia 12:171-176.

Dunavin, L. S. 1992. Florigraze rhizoma peanut in asociation with season perennial grasses. Agronomy Journal 84(2):148-151.

Dwivedi, G. K., N. C. Sinha, P. S. Tomer and O. P. Dixit. 1991. Nitrogen economy, seed production efficiency and seed vigour of *Panicum maximum* by intercropping of pasture legumes. Journal of Agronomy and Crop Science. 166(1):58-62.

Evers, G. W. 1977. Use of paraquat in establishing dallisgrass and bahiagrass. Agronomy Journal 69: 505-507.

Fantz, P. R. 1990. Clitoria (Leguminosae) taxonomy of ornamental planta utilizing macromorpholical and micromorpholical characters. Antillarum Mocosa 6: 152-166.

Faria M., J. 1996. Evaluación de accesiones de *Leucaena leucocephala* a pastoreo en el bosque seco tropical. II. Valor nutritivo. Revista Facultad Agronomía (LUZ). 13:179-190.

Flores, O. I., D. M. Bolivar, J. A. Botero y M. A. Ibrahim. 1998. Parámetros nutricionales de algunas arbóreas leguminosas y no leguminosas con potencial forrajero para la suplementación de rumiantes en el trópico. Livestock Research for Rural Development. Vol. 10 (1): www.cipav.org.co/lrrd/lrrd10/1/cati101.htm.

Fribourg, H. A., R. J. Carlisle and J. B. McLaren. 1984. Bermudagrass, Tall fescue and Orchardgrass pasture combinations with Clover or N fertilization for grazing steers. II. The especies composition index and variability in forage growth, consumption, and animal performance. Agronomy Journal 76:615-619.

Gawali, S. R. and B. V. Bhaskar. 1993. Evaluation of hedge lucerne (*Desmanthus virgatus*) as forage crop under different agricultural practices. Indian Journal of Dairy and Biosciences 4:6-8.

Gawali, S. R. and A. V. Bhaskar. 1994. Evaluation of the hedge lucerne (*Desmanthus virgatus*) as forage crop under different irrigations and in combination with guinea grass. Madras Agricultural Journal 81(10):526-528.

González P., M. A. 1998. Valor nutritivo de la dieta de bovinos en pastoreo de Rhodes (*Chloris gayana*) asociado con desmanthus (*Desmanthus virgatus*). Tesis de Maestría, Universidad Autónoma de Tamaulipas. Cd. Victoria, Tamps. 62 p.

González, E. A., M. A. Hussey and J. A. Ortega. 1994. Establishment of Illinois bundleflower and prostrate bundleflower in association with kleingrass. Agronomy Abstracts p. 166.

González, E. A., M. A. Hussey y J. A. Ortega S. 1999. Influencia de la distancia entre surcos y fecha de siembra sobre el establecimiento de asociaciones de zacate klein con *Desmanthus virgatus* y *Desmanthus illinoensis*. Memorias, XXIII Reunion de Investigacion Pecuaria en Mexico. Veracruz, Ver., Mexico. P. 38.

Grichar, W. J., W. R. Ocumpaugh, A. Abrameit, M. A. Hussey, M. K. Owens, N. J. Rahmes, L. E. Reed, J. L. Reilley, M. A. Sanderson and D. C. Sestak. 1998. Adaptation of *Desmanthus virgatus* to South Texas. Proceedings of American Forage and Grassland Council. Indianapolis, Indiana, USA. Pp. 46-49.

Hamilton, L. J. and J. E. Court. 1996. Pasture cleaning increases clover content of spring pasture. Proceedings, 8th Australian Agronomy Conference.http://www.regional.org.au/au/asa/1996/poster/660hamilton.htm. Sitio visitado el 15/04/2011.

Johnson, B. J. 1976. Timing of glyphosate for conversion of bermudagrass turf to tall fescue. Crop Science 16:598-599.

Johnson, S. B., K. B. Walsh and R. D. Armstrong. 1996. Nitrogen fixation by potential ley pasture legumes for central Queensland: 1. Glasshouse studies. Proceedings, 8th Australian Agronomy Conference, Toowomba. http://www.regional.org.au/au/asa/1996/poster/671johnson.htm. Sitio visitado el 15/ 04/ 2011.

Knights, P. and E. Weston. 1997. *Desmanthus.* A promising summer pasture legume for clay soils. Departament of Primary Industries. Queensland Beef Industry Institute. Note. FS-97098003. Queensland. 3 p.

Kretschmer, A. E., G. R. Guevara., M. C. Leiva., C. G. Chambliss. and W. D. Pitman. 1985. Tropical forage persistence in Costa Rica. Agronomy Abstracts p. 36.

Lascano, C. E. 1991. Managing the grazing resource for animal production in savannas of tropical America. Tropical Grasslands 25(1):66-72.

Latting, J. 1962. The biology of *Desmanthus illinoensis*. Ecology 42:487-493.

Liscano, C., H. Huamán y E. Villela. 1982. Efecto de la frecuencia e intensidad de pastoreo en una asociación gramínea+leguminosa sobre la selectividad animal. Agronomía Tropical 31(1-6):171-188.

Liu, A. and C. K. Revell. 2001. Using legume species mixtures to increase and stabilize legume content in pastures. Proceedings, 10th Australian Agronomy Conference. http://www.regional.org.au/au/asa/2001/p/16/liu.htm. Sitio visitado el 15/04/2011.

Lloyd, D. L., B. Johnson, K. C. Teasdale and S. M. O´brien. 1998. Establishing ley legumes in the northern grain belt-undersow or sow alone. Proceedings, 9th Australian Agronomy Conference. http://www.regional.org.au/au/asa/1998/3/019lloyd.htm. Sitio visitado el 15/ 04/ 2011.

Luckow, M. 1993. Monograph of *Desmanthus* (Leguminosae-Mimosoideae). Systematic Botany Monographs. American Society of Plant Taxonomists. Michigan, USA. 166 p.

Macedo, R. y J. M. Palma. 1998. Evaluación productiva y económica del manejo de bancos de proteína de *Leucaena leucocephala* en Colima, México. Revista Facultad Agronomía (LUZ) 15:460-471.

Machado, D. y C. Dávila. 1997. Efectos de la fertilización con N, P, K, micronutrimientos y gallinaza en el establecimiento de la asociación de alfalfa (*Medicago sativa*) y kikuyo (*Pennisetum clandestinum*). Revista Facultad Agronomía 14:111-128.

Macleod, N. D., S. J. Cook and P. A. Walsh. 1991. An economic comparison of three legume establishment technologies for speargrass dominant pastures. Tropical Grasslands 25:225-226.

Maraschini, G. E. e G. O. Mott. 1989. Resposta de uma complexa mistura de pastagem tropical a diferentes sistemas de pastejo. Pesquisa Agropecuaria Brasileira 24: 221-227

Masters, R. A., S. J. Nissen, R. E. Gaussoin, D. D. Beran and R. N. Stougaard. 1996. Imidazolinone herbicides improve restoration of Great Plains grasslands. Weed Technology 10(2):392-403.

Michaud, P. J. 1986. Area report on native pastures research and development in the U.S. Virgin Islands. Pasture Research and Development in the U.S. Virginia Islands. Proceedings of a Workshop Held in Antigua. Pp. 109-117.

Middleton, C. and P. Filet. 1997. Legumes in native pastures in Central Queensland. Departament of Primary Industries. Queensland Beef Industry Institute. Note. BI-97011005. Queensland, Australia, 5 p.

Miller, I. L. 1992. Competition between *Brachiaria humidicola* and *Mimosa pigra*. Tropical Grasslands 26:111-114.

Muir, J. P. 1990. Persistence of seven forage legumes under three grazing regimens. Dissertation Abstracts. Sciences and Engineering 51:3.

Ocampaugh, W. R. and O. Rodriguez. 1998. Producción de Pastos Forrajeros: Integración de Especies Forrajeras Mejoradas en Sistemas de Producción Ganadera en el Sur de Texas. Proceedings Management of Grazinglands in Northern Mexico and South Texas. Workshop, Laredo, Texas. Pp. 141-153.

Ojeda, F., M. Esperance y D. Díaz. 1990. Mezclas de gramíneas y leguminosas para mejorar el valor nutritivo de los ensilajes tropicales. Pastos y Forrajes 13(2):189-196.

Oliveira, M. C. de e C. M. M. de Silva. 1988. Comportamento de algumas leguminosas forrageiras para pastejo direto e producao de feno na regiao semi-arido do nordeste. Comunicado Técnico. Centro de Pesquisa Agropecuaria do Tropico Semi-Arido. EMBRAPA. Brazil. No. 24, 6 p.

Ortega S, J. A., R. Guarneros A. and M. A. Hussey. 1994. Diet quality of grass and legume pastures in northeastern of Mexico. Agronomy Abstracts p. 166.

Ortega S., J. A., E. A. González., J. M. Avila y R. Guarneros. 1997. Manejo y utilización de *Desmanthus* para la alimentación de bovinos. INIFAP. Desplegable para productores No. 1. Campo Experimental Aldama, CIRNE-INIFAP, Aldama, Tamps.

Partridge, I. 1998. Better Pastures for the tropics: Desmanthus (*Desmanthus virgatus*). www.dpi.qld.gov.au/pastures/desmanthus.html. Sitio visitado el 15/04/2011.

Pinzón, R. B., J. P. Argel y R. Montenegro. 1985. Control de malezas en el establecimiento de kudzú tropical. Pasturas Tropicales 7(2):6-9.

Piper, J. K., M. K. Handley and P. A. Kulakow. 1996. Agriculture Ecosystems and Environment 59(3):139-147.

Pitman, W. D. 1989. "Florida" carpon desmodium can be used with Bahia grass. The Florida Cattleman and Livestock Journal. http://www.ifas.ufl.edu/-ona/or2-89.html. Sitio visitado el 15/04/2011.

Pitman, W. D. 1991. Using carpon desmodium in bahiagrass pastures. The Florida Cattleman and Livestock Journal. http://www.ifas.ufl.edu/-ona/or6-91.html. Sitio visitado el 15/04/2011.

Rai, P. 1988. Productivity of marvel grass as influeced by intercropping with pasture legumes. Rangelands Resource and Management. Proceedings of the National Rangeland Symposium. Pp. 104-108.

Rangnekar, D. V., M. R. Bhosrekar, A. L. Joshi, S. T. Kharat, B. N. Sobate and V. C. Badve. 1983. Studies on growth performance and semen characteristics of bulls fed unconventional fodder (*Leucaena leucocephala* and *Desmanthus virgatus*). Tropical Agriculture Trinidad 60(4):294-296.

Rebancos, E. T., P. L. Tengco and V. R. Carangal. 1992. Integration of sorghum and forage legumes for food and feed production and the incorporation of forages as green manure on the yield of rice. Philippine Journal of Crop Science (Philippines) 17(1):3.

Romero L., C. E., J. M. Palma G. y J. López. 2000. Influencia del pastoreo en la concentración de fenoles totales y taninos condensados en *Gliricidia sepium* en el trópico seco. Livestock Research for Rural Development 12(4): www.cipav.org.co/lrrd12/4/rome124.htm. Sitio visitado el 15/06/2011.

Ross, B. J. and A. G. Cameron. 1991. Pasture legume evaluation on seasonally flooded soils in the northern territory. Tropical Grasslands 25:32-36.

Schlink, A. C. and R. L. Burt. 1993. Assessment of the chemical composition of selected tropical legume seeds as animal feed. Tropical Agriculture 70:169-173.

Shrestha, N. P., S. P. Neopane., H. B. Gurung., B. Pakrin and P. Shrestha. 1990. Observation on the adaptability and seed production of forage legumes at Pakhribas. PAC Technical paper. Pakhribas Agricultural Center. No.126. 6 p.

Skousen, J. G. and C. A. Call. 1987. Grass and forb species for revegetation of mixed soil lignite overburden in east central Texas. Journal of Soil and Water Conservation 42(6):438-442.

Smith, F. W. s/a. Fodder legumes. http://www.fertilizer.org/PUBLISH/PUBMAN/fodleg.htm. Sitio visitado el 12/03/2012.

Suresh, K. K., C. Swaminathan and R. S. V. Rai. 1991. Intercropping leaf-yielding crops with fully-grown multipurpose trees. Leucaena Research Reports 12:53-54.

Vargas, J. E. 1993. Efecto de tres follajes arbóreos sobre el consumo voluntario y algunos parámetros de funcionamiento ruminal en ovejas africanas. Livestock Research for Rural Development. 5(3): http://www.fao.org/WAICENT/faoInfo/Agricult/AGA/AGAP/FRG/FEEDback/lrrd/lrrd5/3/vargas2.htm

Veasey, E. A., A. A. Ghisi, M. J. Valarini, I. P. Otsuk, M. A. Cardelli, M. J. F. Sánchez and D. A. Beisman. 1997. Early growth and native nodulation of leguminous shrub and tree species in Brazil. Tropical Grasslands 31(1):40-48.

S III-2

ALIMENTACIÓN DE PEQUEÑOS RUMIANTES EN PRADERAS DE USO INTENSIVO: POTENCIAL DE UTILIZACIÓN EN OVINOS Y CAPRINOS

Pedro Zárate F.✝, Gilberto A. Limas M., Alejandro Carreón P. y Arnoldo González R.
Universidad Autónoma de Tamaulipas

INTRODUCCIÓN

Durante los últimos años la ganadería del Noreste de México ha sido impactada de manera sobresaliente por el incremento del inventario de ganado ovino, principalmente de razas de pelo, las que han mostrado una gran capacidad de adaptación a las condiciones ambientales que prevalecen en el trópico seco.

Por otra parte, en dicha región existen cerca de 100,000 hectáreas de praderas irrigadas de zacate bermuda y 1, 000,000 hectáreas de buffel de temporal, cuya productividad actual puede ser mejorada mediante el uso de gramíneas y leguminosas forrajeras de alto potencial productivo y la incorporación de tecnologías como la suplementación y fertilización, cuyos niveles de aplicación deberán ser determinados con base en la respuesta biológica y económica de los sistemas de producción.

En el trópico seco de Tamaulipas, Nuevo León y Coahuila, el ataque de Pyricularia grisea, que reduce de manera importante la producción y la calidad del forraje y semilla en praderas de zacate buffel, ha generado que en los últimos años se hallan introducido variedades cuya resistencia y características productivas, permiten la generación de expectativas para mejorar la productividad actual de las praderas en áreas de temporal.

Así mismo, en áreas con disponibilidad de agua, los bermudas Tifton 68 y 85, que se establecen fácilmente y presentan elevados rendimientos de forraje con alto valor nutritivo, han mostrado que mejoran significativamente la producción de carne obtenida con otras forrajeras.

Por otra parte, la incorporación de leguminosas forrajeras como Desmanthus, Leucaena y Clitoria en sistemas de producción de trópico seco es factible, toda vez que pueden adaptarse en ambientes con disponibilidad distinta de agua; así mismo, el uso de variedades robustas de dichas leguminosas, podrá ser una alternativa para equilibrar el crecimiento y permitir la obtención de asociaciones persistentes.

EXPERIMENTO I. ALTERNATIVAS FORRAJERAS PARA SISTEMAS DE PRODUCCIÓN OVINA Y CAPRINA

Este trabajo de investigación se realizó en la Posta Zootécnica de la UAMAC, en Güemez, Tamaulipas, durante 180 días (Junio-Noviembre del 2006), evaluándose el comportamiento forrajero de alternativas forrajeras para los sistemas de producción ovina en la zona centro del estado. Se evaluaron variedades de los géneros **Brachiaria** (Mulato y Marandú), **Cenchrus** (Común, Nueces, H-17 y V-135), **Cynodon** (Tifton 68 y 85), **Panicum** (Mombasa y Tanzania) y **Pennisetum** (King grass y Cuba CT-115) en dos periodos de rebrote (30 y 60 días), manejadas bajo condiciones de riego. Para todas las variedades se observó que la altura fue mayor con 60 días de rebrote, sobresaliendo Tanzania y Mombasa (174.0 y 179.0 cm). El porcentaje de hoja fue mayor con 30 días en Mulato y King grass (70.4 y

69.3%), mientras que el porcentaje de tallo se incrementó con la edad de rebrote, determinándose que en buffel Común y King grass se presentaron los mayores valores con 60 días de rebrote (62.2 y 60.9 %).

El rendimiento de materia seca por corte fue mayor en los bermudas Tifton 68 y 85 cuando el período de rebrote fue de 30 días, y en Tanzania y Mombasa cuando éste fue de 60 días. La cantidad de materia seca acumulada para todo el período de crecimiento, fue mayor en Tifton 68, y Tifton 85 (10.9 y 10.7 ton MS/ha, respectivamente). En las variedades Cuba CT-115, King grass y buffel Comun el daño causado al follaje por el gusano falso medidor fue grave, mientras que en Marandú y Mulato no presentaron daño ni presencia del insecto, mientras que para las variedades de zacate buffel, aunque el daño fue grave en todas, en H-17 y V-135 éste fue de menor intensidad.

Importancia de las praderas de zacate bermuda

La utilización del zacate bermuda (Cynodon dactylon L. Pers) para el establecimiento de praderas de uso intensivo se fundamenta en que los genotipos mejorados de esta gramínea superan la productividad de la mayoría de las forrajeras sembradas en una región determinada, debido a que mantiene una excelente producción de forraje, de alto valor nutritivo, y durante gran parte del año (Flores, 1983). Es originaria de la región Mediterránea de Europa, aunque también se tienen evidencias de que existen núcleos de origen en la India, Pakistán y Turquía (McIlroy (1980), y su llegada a América Latina se realizó vía Islas Bermudas.

Establecimiento de praderas de zacate bermuda

El bermuda común y algunas variedades de este zacate se pueden reproducir por semilla y/o material vegetativo, mientras que la mayoría de los híbridos producidos sólo lo hacen a través de material vegetativo, ya sean estolones o rizomas, debido a que no producen semilla fértil (Hanna, 1990). El establecimiento de praderas de este zacate puede realizarse en cualquier época del año, aunque se requiere de humedad y temperatura suficientes para el crecimiento de las plantas, por lo que para el Sur de los Estados Unidos se recomienda que esta se realice de Febrero a Abril (Chamblee y Gooden, 1981; Mueller et al., 1992), mientras que en Tamaulipas y Nuevo León puede hacerse en Febrero-Marzo y Septiembre-Octubre (SARH, 1984). Particularmente, en la zona centro de Tamaulipas (Guemez y Padilla) se han obtenido buenos resultados si la siembra de variedades estoloníferas se realiza al inicio del invierno (Diciembre), toda vez que en dicha época se tiene una alta disponibilidad de material vegetativo, y la temperatura permite el crecimiento inicial.

Cuando la siembra se realiza con semilla, se recomienda utilizar de 6.0 a 12.0 kg/ha, y su distribución en el suelo se puede realizar al voleo o en surcos, colocando la semilla a poca profundidad (Con sembradora "triguera", sin tapar la semilla).

Por otra parte, cuando se utiliza material vegetativo, la siembra puede realizarse utilizando arado, rastra o espeque. Al respecto, cuando la siembra se realiza con rastra se debe utilizar de 1.0 a 3.0 ton/ha de material vegetativo, y donde éste deberá dispersarse en el terreno previamente preparado y pasar enseguida la rastra de discos, lo que permite que los estolones penetren en el suelo, propiciando que el enraizamiento sea mayor (Palomo et al., 1985). En épocas de lluvias, la siembra puede también realizarse con el pisoteo del ganado.

Utilización del forraje en praderas de zacate bermuda

El forraje producido en este tipo de praderas, preferentemente es cosechado a través del pastoreo, con la finalidad de aprovechar al máximo su resistencia al pisoteo. Cabe señalar que cuando se tienen excedentes de forraje, éste puede ser conservado por los medios tradicionalmente utilizados para otras especies forrajeras, como son el henificado y el ensilaje, aunque deberán tomarse en cuenta las características de las plantas, y los requerimientos para que ambos procesos se desarrollen en forma adecuada (Flores, 1983). En relación con el henificado, Cáceres y Hernández (1981) señalan que se requiere que tenga del 74 al 81% de materia seca, lo que se obtiene al tercer día de su exposición al sol, conservando buenos contenidos de proteína cruda (8.4%) y fibra cruda (33.0%). También, el zacate bermuda puede ser conservado como ensilaje, para lo cual deberá cortarse con 6 semanas de rebrote y tener al menos un 30% de materia seca (Domínguez y Elías, 1981; Rodríguez *et al.*, 1989).

Sistema de pastoreo

El objetivo de cualquier sistema de pastoreo es mantener o mejorar la condición de una pradera o agostadero y hacer una utilización eficiente del forraje, para así obtener una producción animal máxima y sostenida, aunque es importante aclarar que no existe sistema capaz de lograr el objetivo si la carga animal excede la capacidad de producción de forraje de la pradera. En el caso particular de las praderas de zacate bermuda, dada la intensificación a la que pueden ser sometidas, el sistema de pastoreo más indicado es el rotacional, el cual consiste en dividir toda el área de la pradera en más de dos potreros, y mientras uno permanece ocupado los demás se encuentran en recuperación.

Al respecto, Avendaño *et al.* (1992) indican que el pastoreo rotacional ha sido la mejor opción que la ganadería tropical ha tenido a su disposición para manejar el aprovechamiento de las praderas, aunque señala que el sistema es vulnerable ya que los periodos de recuperación y la presión de pastoreo que reciben las plantas deseables, muchas veces no son los adecuados para preservar el recurso suelo-planta, y mucho menos para mantener el equilibrio ecológico.

El manejo de este sistema se fundamenta en el mantenimiento de una interrelación entre los principales componentes del sistema, las plantas y los animales, y el principio básico consiste en hacer un consumo rápido del forraje ofrecido, lo cual se logra con periodos cortos de ocupación, áreas pequeñas y altas presiones de pastoreo, otorgándose un período adecuado para la recuperación de la planta, de tal manera que alcance a generar el suficiente forraje y garantizar la producción de reservas, a fin de lograr un rebrote vigoroso y la mayor disponibilidad de forraje (FIRA, 1996).

Cuando se realiza el pastoreo, el periodo de recuperación o rebrote es el tiempo que la planta requiere para volver a crecer y alcanzar su máxima productividad (FIRA, 1996). En general, en la época de lluvias dicho período es más corto y en época de estiaje (invierno y sequía) éste se alarga. También, el periodo de recuperación está directa y estrechamente ligado al periodo de pastoreo.

Algunas de las ventajas más sobresalientes del pastoreo rotacional es de que se aumenta significativamente la carga animal, se logra un aprovechamiento total del forraje, se incrementa el rebrote, se tienen potreros libres de malezas, y se inhibe el desarrollo de plagas comunes en los pastos (FIRA, 1996). Cabe señalar que los incrementos que se han logrados en la producción de forraje varían entre el 10 y 20%.

Mejoramiento genético del zacate Bermuda

A partir del programa de mejoramiento de especies forrajeras iniciado por el Dr. Glenn Burton, en Tifton, Georgia (EUA), se ha obtenido un gran número de variedades de zacate bermuda, muchas de ellas con características sobresalientes para la ganadería moderna. De manera importante, en el inicio de dicho programa se generaron híbridos, de donde se han desarrollado variedades que en la actualidad son utilizadas en muchos ambientes. A continuación se hace una breve descripción de las variedades de zacate bermuda con potencial para ser utilizadas o que actualmente se les encuentra en praderas en la zona Noreste de México.

Coastal Bermuda. Esta variedad es llamada así por haber sido desarrollada, mediante hibridación, en la Estación Experimental de las Llanuras Costeras de Georgia en los Estados Unidos de Norteamérica, y es resultado de cruzamientos realizados entre variedades Africanas y la variedad Tift (Flores, 1983). Las plantas de esta variedad logran su mayor desarrollo cuando la temperatura media diaria es igual o mayor de 24°C, reduciéndose su crecimiento cuando ésta es menor de 8°C, y se mantiene viva en su parte aérea con heladas de hasta -3°C. Esta variedad puede adaptarse hasta altitudes de 1800 msnm, pero sus mejores rendimientos se alcanzan en las regiones tropicales, y aunque resiste bien la sequía, su mejor desarrollo se obtiene cuando se utiliza para el establecimiento de praderas en áreas con disponibilidad de humedad (Flores, 1983). Toda vez que esta variedad produce poca semilla, y ésta es de baja fertilidad, generalmente la siembra de este zacate se efectúa con material vegetativo, ya sean estolones o rizomas. Las plantas de Coastal crecen vigorosamente, y en pruebas de pastoreo ha superado fácilmente los incrementos obtenidos en praderas de bermuda Común.

Bermuda Brazos. Se caracteriza por tener una digestibilidad superior al Coastal, por lo que se logran incrementos de peso superiores al 20%. Se adapta por igual a las condiciones ambientales que Coastal, además de ser más resistente al frío. Presenta un sistema rizomatoso muy fuerte pero no cierra tanto el suelo como Bermuda de la Costa, lo que le permite realizar asociaciones con otras forrajeras. Los rizomas son gruesos, y su inflorescencia es más larga y las hojas más anchas y de color verde oscuro. La variedad Brazos tiene un buen comportamiento productivo en suelos calcáreos y pesados, y su digestibilidad es superior al 55% y la proteína cruda es de 10%.

Bermuda Cruza Uno. Esta variedad se obtuvo a partir del cruzamiento entre el Coastal y el Kenia 59 # 14, y es uno de los híbridos que se ha distribuido con mayor amplitud en nuestro continente, encontrándose en diversas áreas productivas de los Estados Unidos y el Noreste de México, toda vez que presenta excelentes características para adaptarse en regiones con suelos de buena fertilidad y sin problemas de drenaje. En las regiones ganaderas de la Republica Mexicana, el Cruza Uno es una gramínea que ha sido ampliamente utilizada en los distritos de riego. Para Tamaulipas, la SARH (1984) reportó 5,000 ha de praderas de este zacate, aunque dicha superficie se ha incrementado en los últimos años.

Bermuda Tifton 68. Esta variedad fue obtenida a partir del cruzamiento realizado entre los genotipos PI-1255450 y PI-293606, y es un zacate de tipo gigante, con tallos y estolones largos (Burton y Monson, 1984). Este híbrido no produce semilla viable, por lo que el establecimiento de praderas se realiza a través de la siembra de estolones. En Sonora, Tamaulipas y Nuevo León se le conoce también como bermuda Cruza II, y es frecuente que con inviernos moderados continúe creciendo sin entrar en latencia, lo que le permite invadir praderas de otras gramíneas, incluso del zacate estrella Africana (Saldivar, 1992). Esta gramínea tiene una gran aceptación por el ganado, el cual consume el follaje y los tallos sin distinción. Hanna (1990) señala que al compararse con otros híbridos, esta variedad produjo la mayor cantidad de materia seca, con una digestibilidad de 64.3%, 54.9% y 47.3% cuando fue cortado con 2, 4 y 8 semanas de rebrote.

Bermuda Tifton 85. Esta variedad es uno de los mejores híbridos de zacate bermuda que se han obtenido, y se generó a partir del PI-290884 procedente de África y el Tifton 68 (Burton et al., 1993). Sus plantas se caracterizan por presentar tallos y estolones grandes, con hojas de color verde intenso, y su forraje es altamente digestible. En estudios realizados de 1985 a 1989, el Tifton 85 produjo un 26% más de forraje que el Coastal, fue un 11% más digestible, además de que el ganado lo consumió en mayor proporción (10%). Comparado con el Tifton 78, en tres años consecutivos produjo mayores ganancias de peso (47%) en novillos pastoreados de abril a octubre, y los incrementos de peso obtenidos fueron de 1,300 kg de carne/ha (Burton *et al.*, 1993).

EXPERIMENTO II. EVALUACIÓN DE VARIEDADES DE ZACATE BERMUDA

Para evaluar la capacidad para establecer praderas productivas, bajo condiciones de riego en la zona centro del estado, se evaluaron ocho variedades de zacate bermuda durante 1993, 1994 y 1995. Las variedades evaluadas fueron: **Cruza Uno** (C-1), **Coastal** (C), **Brazos** (B), **NK-37** (NK) y los **Tifton 44** (T-44), **68** (T-68), **78** (T-78) y **85** (T-85). Durante tres meses se midieron las características que indican la capacidad de establecimiento, observándose que las variedades estoloníferas (T-68, T-85, C-1 y B) superaron a las rizomatosas (C, NK-37, T-78 y T-44), toda vez que el número de estolones/planta, longitud de estolón, número de entrenudos/estolón y número de rebrotes presentaron valores más altos. La producción de forraje seco por corte y estacional, con 30 días de rebrote, fue también mayor en las variedades estoloníferas, sobresaliendo T-68, T-85 y C-1 (3.9, 3.4 y 2.9 ton MS/ha), y en todas las variedades la producción de forraje fue mayor durante el verano, que en la primavera y el otoño. El contenido de proteína cruda fue similar en todas las variedades en la primavera, aunque presentó una reducción significativa en el verano. También, la digestibilidad de la materia seca fue mayor en T-78 y T-68 (60.5 y 60.3%) y menor en C-1 y B (55.7 y 54.9%); así mismo, la digestibilidad fue mayor en la primavera y menor en el verano. Se concluye que las variedades Tifton 68, Tifton 85 y Cruza uno, se mostraron como alternativas importantes para el establecimiento de praderas de uso intensivo en suelos arcillosos de Tamaulipas.

Rendimiento de forraje

La productividad de una pradera, expresada en términos de la cantidad de forraje crecido, y que llega a ser cosechado, ya sea por corte o por el animal en pastoreo, está determinada por una serie de procesos fisiológicos que contribuyen a la formación de material vegetal. Para el Tifton 68, en trabajos realizados en Cuba se obtuvieron producciones anuales que variaron con base en las condiciones de humedad bajo las cuales fueron utilizadas las praderas, 6.8 ton MS/ha en temporal y 21.2 ton con riego (Hernández et al., 1980; Machado y Lamela, 1982). Para México, Reyes (1995) reporta que en Durango se produjeron 14.7 ton MS/ha cuando el Tifton 68 fue sembrado sólo y 19.5 ton MS/ha cuando fue asociado con ballico anual (Lolium multiflorum). De la misma manera, Terrazas (1995) reporta que en praderas irrigadas las variedades Cruza Uno y Tifton 68 produjeron 24.5 y 23.6 ton MS/ha, y presentaron la distribución más uniforme en la producción de forraje (35, 50 y 15% en primavera, verano y otoño, respectivamente) y menores valores de material muerto, además de que fueron los genotipos con mayor tolerancia al ataque del chahuixtle (Puccinia cynodontis Lacroyx). Para Tamaulipas, Zárate (1995) reporta que la variedad Tifton 68 presentó los mayores rendimientos de forraje cuando la cosecha se hizo con 30 días de rebrote, el cual fue mayor en el verano (4.1 y 5.1 tonMS/ha en Junio y Julio, respectivamente), y menor en el otoño (3.9 y 2.8 tonMS/ha en Septiembre y Octubre, respectivamente).

Valor nutritivo

Uno de los factores que mayor influencia tienen sobre la productividad animal, es la calidad del forraje consumido, la cual es resultante de características dependientes de la planta, como la composición química y la digestibilidad de la materia seca, y de factores de interacción entre el animal y el forraje, tales como el consumo voluntario y la eficiencia con que el rumiante utiliza la energía ingerida.

En el caso de las forrajeras, existen diferencias notorias en la composición química y su digestibilidad, lo cual es atribuible a la variación existente en las características estructurales de las plantas, dentro y entre especies (Hanna, 1990). Un aspecto determinante en el valor nutritivo de los forrajes tropicales es la proporción de hojas con relación al tallo. Para el Cruza Uno cortado con 28 días de rebrote, Jordan *et al.* (1981) mencionan que el porcentaje de hoja fue de 45, mientras que Herrera y Juan (1978) señalan que éste puede ser de 62.5%, y Holt y Conrad (1986) reportan 59, 63, 62, 62 y 57% para las variedades Coastal, Callie, S-16, Tifton 68 y S-83, respectivamente. En un experimento reportado por Zárate (1995), donde se estudió la capacidad productiva de ocho genotipos de zacate bermuda (Tifton 44, 68, 78, y 85, Cruza Uno, Brazos, Coastal y NK-37) en la región centro de Tamaulipas, la relación hoja/tallo varió con la estación del año, obteniéndose los valores más altos en el forraje cosechado durante la primavera (3.0 y 3.1 para mayo y junio, respectivamente), mientras que los menores se presentaron en el verano (2.2 para julio). Como respuesta al anterior comportamiento, el contenido de proteína cruda en la variedad Tifton 68 fue mayor en la primavera (13.8% en Mayo) que en el verano (11.0% en julio), mientras que la digestibilidad de la materia seca se redujo de 59.8% a 53.2%, respectivamente. Un comportamiento similar fue observado para las variedades Coastal, Alicia, Callie y Común, donde el contenido de proteína cruda fue de 10.4, 8.9, 7.0 y 6.8%, para 2, 4, 6 y 8 semanas de rebrote, mientras que la digestibilidad de la materia seca fueron 53.9, 53.4, 52.8 y 52.3%, respectivamente (Griffin y Watson, 1982).

Por otra parte, en relación con el efecto causado por el periodo de rebrote sobre la calidad del forraje en praderas de zacate bermuda, Herrera y Ramos (1978) reportan que el contenido nutritivo en el Cruza uno, irrigado y fertilizado (100 kg de N/ha), fue mayor entre la quinta y sexta semana de crecimiento, reduciéndose los valores de digestibilidad y proteína cruda, en el crecimiento posterior. De acuerdo con Herrera y Hernández (1989), esto último se debe a que la proporción de hoja y proteína cruda no se incrementan después de la quinta semana de rebrote. También, Geerken *et al.* (1980) observaron que en el bermuda Cruza Uno el incremento en el tiempo de rebrote (3, 6, 9, 12 y 15 semanas) provocó un decremento en el contenido porcentual de proteína cruda (de 20 a 4%) y digestibilidad in vitro de la materia seca (de 58 a 44%), mientras que la fibra se aumentó (de 26 a 34%). En este sentido, Gutiérrez (1978) reporta que la digestibilidad in vitro de la materia seca decreció (62, 55, 48 y 45%) con el periodo de rebrote (3, 4, 6 y 8 semanas). Un comportamiento similar fue observado por Griffin y Watson (1982) para las variedades Coastal, Alicia, Callie y Común, donde el contenido de proteína cruda fue de 10.4, 8.9, 7.0 y 6.8%, para 2, 4, 6 y 8 semanas de rebrote.

Fertilización

El zacate Bermuda responde de manera excelente al uso de fertilizantes nitrogenados, pudiéndose aplicar de 80 a 160 kg de N después de cada período de pastoreo, utilizando para ello fuentes comerciales como urea o sulfato de amonio. De acuerdo al tipo de suelo y a la respuesta de la pradera, en suelos arenosos se requerirá de una mayor cantidad de Nitrógeno (150 kg/ha) y en suelos pesados una menor aplicación (100 kg/ha). Después del tercer año es recomendable aplicar de 30 a 80 kg/ha/año de P2O5 en forma líquida, para facilitar su incorporación.

EXPERIMENTO III. DOSIS DE FERTILIZACIÓN NITROGENADA

Durante dos años (2002 y 2003) se evaluó la eficiencia de la fertilización nitrogenada en la producción de forraje en praderas irrigadas de zacate bermuda Tifton 85, en la posta zootécnica de la UAM Agronomía y Ciencias, en Güemez, Tamaulipas. Se evaluaron cinco dosificaciones de nitrógeno (0, 40, 80, 120 y 160 KgN/ha), utilizando urea como fuente de nitrógeno. Para cada época del año se tomaron muestras de forraje, con 30 días de rebrote. El rendimiento de forraje se incrementó linealmente con la dosis de nitrógeno (2591.3, 2949.6, 3770.4, 4408.4 y 4947.6 kg MS/ha para 0, 40, 80, 120 y 160 kgN/ha, respectivamente). Por otro lado, se observó que la eficiencia relativa en la utilización del nitrógeno disminuyó al incrementar el nivel de la dosis (73.7, 47.1, 36.7 y 30.9 kg MS/kg de N aplicado, cuando se aplicaron 40, 80 120 y 160 kgN/ha respectivamente), mientras que en la eficiencia real no mostró diferencia para la dosis aplicada, siendo de 15.9, 14.7, 15.1 y 14.7 kg MS/kg de N aplicado para 40, 80, 120 y 160 kgN/ha, respectivamente.

Suplementación

Al comparar los sistemas de producción bajo pastoreo en comparación con los confinados, es necesario señalar el hecho de que las cantidades de energía de mantenimiento aumentan por el trabajo muscular de los animales en busca del alimento. Lo anterior está relacionado con el tiempo dedicado al pastoreo y la disponibilidad del alimento (Kellaway y Porta, 1993). Cuando los animales en pastoreo reciben suplementos a base de concentrados, la respuesta es variada, ya que aunque se pueden tener efectos negativos en el funcionamiento del rumen (Stockdale, 2000) o reducciones en el tiempo de pastoreo, en términos generales se obtiene un aumento en la digestibilidad total de la dieta. En praderas de zacate bermuda, la suplementación ha mostrado efectos benéficos sobre el comportamiento de los animales y la pradera, observándose que ésta mejora la ganancia individual y la ganancia por hectárea, además de posibilitar el incrementó la carga animal.

EXPERIMENTO IV. SUPLEMENTACIÓN CON MELAZA EN CORDERAS DE REEMPLAZO

De marzo a diciembre del 2004, en la Posta Zootécnica de la FIC, en Güemez, Tamaulipas, se estudió el efecto de la suplementación con melaza de caña en corderas de reemplazo pastoreadas en praderas de zacate bermuda (Tifton 68 y Tifton 85)). Para cada variedad se utilizaron praderas irrigadas (10 días de uso y 30 de descanso) y se realizaron siete rotaciones de pastoreo. Se utilizaron corderas de pelo con un peso vivo inicial de 17.0 kg.

El forraje producido cada 30 días fue mayor en Tifton 85 que en Tifton 68 (4.2 y 3.6 ton MS/ha), reflejándose esto en el forraje acumulado para el período total del estudio (27.6 y 19.8

ton MS/ha, respectivamente). La suplementación con melaza incrementó el forraje producido en las praderas (3.8 y 4.1 tonMS/ha para pastoreo y pastoreo+suplemento, respectivamente) y redujo la cantidad de forraje desaparecido en el pastoreo (3.7 y 3.5 ton MS/ha). El forraje producido en las praderas fue mayor en el verano que en la primavera y el otoño (4.4, 4.0 y 3.5 ton MS/ha, respectivamente). Para ambas variedades de zacate bermuda el consumo de melaza fue de 176 g animal/día.

EXPERIMENTO V. SUPLEMENTACIÓN CON SAL PROTEINADA EN OVEJAS

Durante el verano del 200, se evaluó el efecto de la suplementación con sal proteinada y mineralizada sobre el comportamiento del peso en ovejas bajo pastoreo, en la Posta Zootécnica de la FIC, en Guemez, Tamaulipas. Se utilizaron borregas Dorper-Kathadin con una edad promedio de 6 (primalas) y 18 meses de edad (adultas). El suplemento con sal proteinada se hizo mezclando proporciones iguales de sal en grano, mezcla mineral, grano molido de sorgo y harinolina de algodón, y el de sal mineralizada con proporciones iguales de sal en grano y mezcla mineral. El suplemento fue ofrecido a libre acceso, y el consumo se midió cada 10 días. Las ovejas fueron pastoreadas en una pradera irrigada de bermuda Tifton 85, con 10 días de uso y 30 de descanso. La ganancia de peso fue superior en las ovejas que recibieron sal proteinada, respecto a aquellas que se suplementaron con sal mineralizada, y las adultas presentaron un mayor incremento que las primalas (80.6, 100.2, 52.3 y 58.8 g/día/oveja, para ovejas primerizas y adultas que recibieron sal proteinada, y primerizas y adultas que recibieron sal mineralizada, respectivamente). El consumo de suplemento fue superior en las ovejas que recibieron sal proteinada que en las de sal mineralizada, con valores promedio de 56.0 y 17.9 g MS/animal/día, respectivamente. Para todo el período del estudio, la cantidad de forraje disponible en las praderas al inicio del pastoreo fue similar (7188 kg/ha), y se determinaron consumos del 5.2, 5.3, 4.9 y 4.9% del peso corporal, para ovejas primerizas y adultas que recibieron sal proteinada, y primerizas y adultas que recibieron sal mineralizada, respectivamente.

Carga animal

Para lograr el máximo rendimiento de carne por unidad de superficie, sin disminuir significativamente el ciclo productivo del zacate; es necesario mantener un balance entre las necesidades de los animales y la capacidad productiva de la pradera. Por lo tanto, la carga animal influye notablemente en la utilización de la pradera porque afecta el consumo y el comportamiento animal.

EXPERIMENTO VI: CARGA ANIMAL CON CORDEROS

El trabajo se realizó en el verano y otoño del 2002, en la Posta Zootecnia de la UAM Agronomía y Ciencias, en Güemez Tamaulipas, evaluándose el efecto de la carga animal (62.5 y 95.0 corderos/ha) sobre la producción de forraje en praderas de bermuda Tifton 68 sometidas a pastoreo rotacional con corderos. Las praderas fueron fertilizadas (100 kg N/ha) y regadas después del pastoreo.

El porcentaje de hoja fue mayor con 24 días de rebrote (64.2 y 62.6%, para 62.5 y 95.0 corderos/ha). También, la tasa de acumulación de materia seca fue mayor en las praderas con la carga baja (213.7 y 185.8 kg MS/ha/día). La tasa producción de hoja fue superior en la carga baja (170.7 y 151.7 kg MS/ha/día para 62.5 y 95.0 corderos/ha).

EXPERIMENTO VII: CARGA ANIMAL CON OVEJAS ADULTAS

La investigación se realizó en la Posta Zootecnia de la Facultad de Ingeniería y Ciencias, en Güemez Tamaulipas. Se utilizó una pradera de bermuda Tifton 85 y se trabajó de Mayo a Diciembre del 2005 (196 días). Se probaron cargas animal de 30, 40, 50, 60 ovejas adultas/ha (1000, 1330, 1670 y 2000 kg de peso vivo/ha, al inicio del trabajo). El forraje en las praderas al inicio del pastoreo fue similar para todas las cargas animal (9065 kg MS/ha), al igual que la composición porcentual de hoja, tallo y material muerto (50, 31.5 y 18.5%, respectivamente).Cabe señalar que la época del año produjo cambios significativos en el forraje en las praderas al inicio del pastoreo, observándose que fue mayor en el pastoreo realizado en el verano (8,575 kg MS/ha).

LITERATURA CITADA

Avendaño M., J. C., R. Borel y G. Cubillos. 1992. Fisiología Vegetal Aplicada al Pastoreo. Apuntes del Curso Teórico Práctico para Instructores y Técnicos, FIRA, México, D. F., pp. 20-32.

Burton, G. W. and W. Monson. 1984. Registration of Tifton 68 bermudagrass. Crop. Science 24: 1211.

Burton, G. W., R. N. Gates and M. Hill. 1993. Registration of Tifton 85 bermudagrass. Crop. Sci. 33:644-645.

Cáceres O. y J. L. Hernández. 1981. Características henificativas de seis pastos destacados. Ciencia y Técnica en la agricultura: Pastos y Forrajes. 4:359-371.

Chamblee, D. S. and D. T. Gooden. 1981. Desiccation, temperature, and degree of dormancy of sprigs influence on establishment of Coastal bermudagrass. Agron. J. 73:872-876.

Domínguez, G. H. y A. Elias. 1981. Efectos de la edad de corte la, adición de urea y diferentes niveles de miel final en la calidad del ensilado de Bermuda cruzada numero uno (*Cynodon dactylon L.* Peers). Revista Cubana de Ciencia Agrícola. 15:77-82.

Flores, J. 1983. Bromatología Animal. 3a. Edición. Editorial LIMUSA. México, pp. 299-307.

FIRA. 1996. Administración holística de los recursos I y II. Boletín Informativo. Núm. 282. México, D. F. pp, 8-11, 15-18.

Geerken, C. M., F. Funes y R. González. 1980. Producción runimal de metano *in vitro* con hierba bermuda Cruzada no. 1 (*Cynodon dactylon*). Revista Cubana de Ciencia Agrícola. 14: 279-285.

Griffinn, J. L. and V. H. Watson. 1982. Production and quality of four bermudagrasses as influenced by rainfall patterns. Agronomy Journal 74:1044-1047.

Gutiérrez, O. 1978. Contenido y disponibilidad de fósforo en pastos tropicales. Asociación Latinoamericana de Producción Animal. Memorias 13: 120.

Hanna, W. W. 1990. Mejoramiento genético de zacates tropicales. Memorias de la IV Conferencia Internacional sobre Ganadería Tropical. Variedades forrajeras para Tamaulipas, Cd. Victoria, Tamps., México, pp 31-36.

Hernández, N., C. Hernández y A. Gómez. 1980. Evaluación zonal de pastos tropicales introducidos en Cuba. 4 Seibabo. Secano y con fertilización. Pastos y Forrajes. 3:229-239.

Herrera S., R. y N. Ramos. 1978. Respuesta de la bermuda cruzada a la fertilización nitrogenada y edad de rebrote. Asociación Latinoamericana de producción Animal. Memorias 13:119.

Holt, E. C. and B. E. Conrad. 1986. Influence of harvest frecuency and season on bermudagrass cultivar yield and forage quality. Agronomy Journal 78:433-436.

Kellaway, R., and S. Porta. 1993. Feeding concentrates supplements for dairy cows. Dairy Research and Development Corporation. Australia.

McIlroy, R. J. 1980. Introducción al Cultivo de los Pastos Tropicales. 2ª Ed., Editorial LIMUSA. México, pp. 73-91.

Mueller, J. P., J. T. Green, L. A. Nelson and J. V. Hall. 1992. Establishment of two Bermuda grasses in three soil environments. Agronomy Journal 84:38-43.

Palomo, J., A. de Aquino y J. F. Aguirre. 1985. Determinación de un método y densidad de siembra con material vegetativo sobre el establecimiento de 3 pastos tropicales. Asociación Latinoamericana de Producción Animal. Memorias 20:84.

Reyes J., J. E. 1995. Efecto de la fertilización nitrogenada y fosfatada sobre el mantenimiento del pasto bermuda Callie bajo temporal. XIV Congreso Panamericano de Ciencias Veterinarias. Memorias. Acapulco, México. p. 256.

Rodríguez, J. A., S. Poppe and H. Meier. 1989. The influence of wilting on the quality of tropical grass silage in Cuba. IV. Bermudagrass cv. Coastcross 1 (Cynodon dactylon). Archives of Animal Nutrition 39:851-857.

Saldívar F., A. J. 1992. Tifton 68, el zacate del año 2000. El Pastizal. Boletín de la Sociedad Mexicana del Manejo de Pastizales. 1:5.

SARH. 1984. Guía para la Asistencia Técnica Agrícola Experimental "Las Adjuntas". INIFAP Abasolo, Tamps., México, 123 p.

Stockdale, C. R. 2000. Levels of pasture substitution when concentrates are fed to grazing dairy cows in northern Victoria. Australian Journal of Experimental Agricculture 40:913-921.

Terrazas, P. G. 1995. Adaptación y producción de pastos del género *Cynodon* con riego en el desierto Chihuahuense. Memorias del XIV Congreso Panamericano de Ciencias Veterinarias. Acapulco, México, p. 261.

Zárate, P. 1995. Establecimiento, producción y valor nutritivo del forraje de ocho variedades de zacate bermuda bajo riego en Güemez, Tamaulipas. Tesis Maestría, Universidad Autónoma Agraria Antonio Narro. Buenavista, Saltillo, Coahuila, México, 150 p.

S III-3

UTILIZACIÓN DE GRAMÍNEAS FORRAJERAS EN LA PRODUCCIÓN OVINA Y CAPRINA

Martín A. Ibarra H.†, Gilberto A. Limas M., Alejandro Carreón P. y Arnoldo González R.
Universidad Autónoma de Tamaulipas

INTRODUCCIÓN

En los distintos sistemas de producción ganadera, se sabe que más del 70 % de los costos de producción de la empresa, corresponde al rubro de alimentación. Sin embargo, en la ovinocultura nacional una de las situaciones que sé esta propiciando en los últimos tiempos, es que los sistemas de producción tienden hacia la estabulación, incrementándose consecuentemente los costos de alimentación, por concepto de mano de obra, maquinaria, insumos alimenticios, etc.,

La producción ovina bajo el sistema de estabulación, se presenta toda vez que en la actualidad existen buenos precios y demanda por los ovinos en el mercado nacional. En consecuencia un gran porcentaje de productores de ovinos, confían en que el negocio del momento esta en producir a un ritmo acelerado y manejando grandes volúmenes; sin embargo, existe también otro tipo de productores, sobretodo los que no manejan grandes volúmenes ni tampoco cuentan con recursos económicos para realizar fuertes inversiones, quienes consideran que cualquier estrategia que se proponga con el objeto de disminuir los costos de producción, debiera ser analizada.

Con el objeto de disminuir los costos por concepto de alimentación, una de las estrategias que puede ser utilizada, es que los ovinos cosechen directamente su alimento a través del pastoreo de especies forrajeras, ya sean gramíneas o leguminosas. Lo anterior suena ambicioso, pero es posible plantear algunas estrategias, con el objeto que en el sistema de producción, alguna o algunas de las etapas del sistema, puedan cubrirse bajo condiciones de pastoreo. Lo anterior es posible llevarse a cabo, utilizando gramíneas y/o leguminosa de buena calidad.

Para poder realizar lo anterior, es necesario definir cuales son las mejores opciones de especies forrajeras y las estrategias para determinar cual es la mejor opción. Para realizarlo, la búsqueda deberá ser similar a la que se realiza cuando se selecciona el tipo racial de los corderos de engorda, o bien el tipo de reproductoras o sementales que requiere la explotación. Seguramente que se requerirá de tiempo para realizar el análisis, consultas a técnicos y productores etc. y posteriormente tomar la decisión.

¿Que características se deben buscar en una buena especie forrajera?

Que la especie forrajera se adapte fácilmente a las condiciones ecológicas al área donde se pretende establecer (suelo, temperatura, humedad ambiental, precipitación o riego, etc.).

Que la especie forrajera seleccionada sea una especie de rápido establecimiento, lo que tiene mucha relación con la facilidad en la germinación de la semilla o material vegetativo, emergencia, ritmo de crecimiento y la rápida cobertura del suelo; lo anterior con el objeto de que se utilice lo mas pronto posible.

Que la gramínea o leguminosa no se deteriore ni disminuya su rendimiento al ser utilizada, es decir que sea resistente al pastoreo, lo cual involucra la remoción de parte de su producción vegetativa, el pisoteo, el efecto provocado por las excretas y orina, y aún así tenga la habilidad de rebrotar rápidamente y estar disponible para el siguiente pastoreo.

Lo anterior permite reflexionar que también es importante entender el comportamiento de las plantas forrajeras, para poder exigirle a la pradera todo el potencial que esta puede tener.

Además de las plantas forrajeras, es importante conocer como crecen, cuando crecen, cuando dejan de crecer y así de alguna manera saber como y cuando usarlas. Por ejemplo, si sabemos que estamos en la temporada en que el forraje crece mas, y que se tiene forraje en abundancia, y que por manejo tradicionalmente se alimenten lo borregos destetados en el corral, se podrá hacer el esfuerzo de hacer divisiones, con el objeto de aprovechar ese forraje extra de la temporada, que de no aprovecharlo se sabe que se va a madurar y como tal serviría solo de un simple relleno en la dieta de cualquier rumiante; otro uso que se puede dar al pasto durante la temporada de abundancia es conservarlo como heno, en forma de pacas y así utilizar al forraje durante las épocas críticas. Por el contrario, si se sabe cuando se presenta la temporada en que los forrajes no crecen y falta forraje, se debe de prever con que y como se va a sustituir esa carencia. Lo anterior, recuerda la vieja idea de tener durante una buena parte del año pastura verde, lo cual se puede lograr sembrando en el predio forraje de presencia temporal, es decir, que no son especies de tipo perenne, tal es el caso de las forrajeras de invierno, que en los sitios donde se adapta y se cuenta con agua para riego es una buena alternativa, pudiendo utilizar la avena forrajera y el pasto ballico o rye grass, los cuales se siembran en octubre y se pueden utilizar a partir de enero del año siguiente, precisamente durante el tiempo en que los pasto de crecimiento de verano que tradicionalmente se utiliza en la región, no crecen.

De los pastos de crecimiento de verano, los que se utilizan con mayor frecuencia en la región en las explotaciones de ovinos son el buffel, el estrella africana, el estrella mejorado y últimamente las brachiarias y distintas líneas de bermudas, que dicho sea de paso, le ha costado trabajo a la gente conocer su manejo. Estos pasto crecen durante la temporada de calor y cuando se presentan las precipitaciones, que en esta región se presenta de marzo hasta octubre-noviembre, además se sabe que tienen distintos hábitos de crecimiento, algunos tienen crecimiento de tipo erecto (macollos), como el buffel y guineas; otros son rastreros, como los estrellas y bermudas (estolones). De estos pastos, unos se reproducen por semilla y otros por tallos reproductivos (Guía), los cuales deben de ser sembrados de preferencia durante o antes de la temporada de lluvia (Semilla), esto con el objeto de aprovechar las precipitaciones de la temporada.

Existen diversos pastos que son utilizados en el país y es importante conocer sus características productivas con el objeto de poder reconocer sus potencialidades.

Otra situación a considerar antes de establecer una especie forrajera, es determinar que especie animal la va a consumir, lo anterior reviste gran importancia cuando quienes van a utilizar la pradera son los ovinos, toda vez que se conoce que esta especie es muy selectiva en sus hábitos de consumo. Por lo anterior, una característica deseable en una forrajera que va a ser consumida por ovinos, es que esta contenga una buena proporción de hoja, independientemente de la producción total de materia seca que produzcan, ya que de lo anterior será un buen indicador del estado fisiológico de los ovinos que pueden consumirla (Reproductoras, corderos, primalas, etc.).

En el Cuadro 1, se presenta información sobre el zacate buffel (*Cenchrus ciliaris*), el cual es una de las especies forrajeras que mejor se adaptan al noreste de México. Las producciones que en el se reportan son datos acumulados por año, obtenidas en el centro de Tamaulipas.

Cuadro 1. Comportamiento productivo de genotipos de zacate buffel en el estado de Tamaulipas.

Genotipos	M. S. T. (kg/ha)	H / T (%)	Altura (cm)
Común	7,816.0	1.2	86.0 b
Nueces	10,460.0	1.1	128.0 a
T87A11754	13,242.0	1.2	133.0 a
Formidable	14,222.6	1.0	123.0 a

En regiones subtropicales y tropicales existen otros tipos de zacates los cuales han demostrado su potencial a través de los resultados obtenidos. En el Cuadro 2, se presenta información sobre el pasto Marandu (*Brachiaria brizanhta*) y el Tanzania (*Panicum maximum*), cosechado cada 35 días en distintas estaciones del año.

Finalmente se listan algunas de las gramíneas forrajeras mas utilizadas en nuestro país y la producción anual de materia seca de cada una de ellas.

Cuadro 2. Producción y proporción de hoja en pasto Marandu (*Brachiaria brizantha*) y el Tanzania (*Panicum maximum*) en distintas estaciones del año.

PASTO	PRIMAVERA		VERANO		OTOÑO		INVIERNO	
	MS/HA ton/ha	HOJA %	MS/HA ton/ha	HOJA %	MS/HA ton/ha	HOJA %	MS/HA ton/ha	HOJA %
MARANDU	3.76	68.17	2.3	72.92	1.19	88.67	0.95	99.08
TANZANIA	3.30	81.07	2.88	81.92	2.35	90.17	1.10	97.33

No obstante los contenidos de nutrientes que se reportan en la bibliografía, con respecto a la calidad de los forrajes, se sabe que frecuentemente el valor nutritivo de la dieta de los ovinos en pastoreo puede ser mejor, toda vez que estos seleccionan las partes de las plantas con mayor contenido de nutrientes (hojas y tallos tiernos), asimismo, cuando se determina la producción total de una forrajera por hectárea, es muy probable que sea una proporción menor lo que esta disponible para los ovinos, ya que estos por su habito selectivo no consumirán todo el forraje disponible.

Cuadro 3. Valores de producción de materia seca y contenido de proteína cruda de gramíneas en México

Zacate	ton / ha	P. C. %
Bermuda Cruza 1	16.4	11.1
Bermuda Tifton 68	28.4	10.8
Bermuda Tifton 85	27.3	11.5
Estrella africana	14.8	10.2
Guinea	15.5	10.1
Señal	16.57	9.5
Buffel	12.5	8.5

Bibliografía

Cox, J. R. 1991. El zacate buffel. Historia y establecimiento, un acercamiento internacional para seleccionar sitios de siembra e implicaciones en la agricultura de futuro. Simposium Internacional Zacate Buffel. VII Congreso Nacional SOMMAP. Cd. Victoria, Tamps., México. Pp. 60-66.

Cox, J. R., M. H. Martin, F. A. Ibarra, J. H. Fourie, N. F. G. Rethman, and D. G. Wilcox. 1988. The Influence of climate and soils on the distribution of four African Grasses. Journal of Range Management 41:127-139.

EEPFIH. 1987. Nuevas variedades comerciales de pastos y forrajes registradas en Cuba. Estación Experimental de Pastos y Forrajes “Indio Hatuey”. Instituto Superior Agroindustrial “Camilo Cienfuegos”. Perico, Matanzas, Cuba. Pp. 7-11.

Eguiarte, J. A., A. González y R. Rodríguez. 1994. Potencial productivo de zacates de reciente introducción en comparación con diferentes variedades de buffel en trópico seco. Memorias, X Congreso SOMMAP. Monterrey, N. L. P. 35.

Hanselka, C. W. y D. Johnson. 1991. Establecimiento y manejo de praderas de zacate buffel común en el sur de Texas y en México. Séptimo Congreso Nacional SOMMAP. Simposium Internacional Aprovechamiento Integral de Zacate Buffel. Cd. Victoria, Tamps., México, agosto, pp. 54-55.

S III-4

LOS FORRAJES Y LA ALIMENTACIÓN EN EL MANEJO DE LA REPRODUCCIÓN OVINA Y CAPRINA

Martín A. Ibarra H.†, Daniel López A. y Arnoldo González R.
Universidad Autónoma de Tamaulipas

INTRODUCCIÓN

La alimentación adecuada de los ovinos, provocará un óptimo comportamiento animal. Lo anterior es una expresión fácil de comprender pero muy complejo y en ocasiones difíciles de lograr.

Parte de la complejidad de lo que anteriormente se describe, es que los requerimientos nutricionales de los ovinos, están en constante cambio, conforme cambia el estado fisiológico de los animales. Aunado a esta situación, el valor nutritivo de la dieta de los ovinos cuando esta basada en forrajes, también es cambiante, pues como es sabido, el valor nutritivo de los forrajes cambia, conforme cambia estado fenológico del forraje; antes de la floración los forrajes poseen excelente valor nutritivo pero con baja producción de materia seca, al inicio de la floración el valor nutritivo y producción de materia seca se pueden considerar óptimos, mientras que al final de la floración de cualquier especie forrajera por lo general el valor nutritivo es pobre, aunque la producción de materia seca sea alta.

Es poco práctico tener demasiadas categorías o clasificaciones de los animales, acordes con las necesidades nutritivas de estos, sin embargo se reconocen distintas necesidades nutritivas de las ovejas dependiendo de la etapa fisiológica en que se encuentren, a continuación se describen y se mencionan algunas consideraciones de cada una de ellas

Alimentación durante el periodo seco y gestación

Una oveja adulta debe de ser alimentada de acuerdo a su estado fisiológico. Glimp (1991) utiliza la condición corporal de las ovejas como un indicador a través del ciclo productivo, para planear la alimentación de la oveja, considerando como extremos a una calificación de 1 (Extremadamente flaca sin grasa dorsal) o 5 (Extremadamente gorda y con grandes depósitos de grasa dorsal), se recomienda alimentar a la oveja adulta para permitir los cambios de peso vivo y condición corporal (Revisar otros documentos en ésta memoria, para la clasificación de la condición corporal). La oveja puede ser alimentada con una dieta de mantenimiento durante 4-5 meses, es decir una tercera parte del año. Las ovejas pueden entonces llenar sus requerimientos de esta etapa con solo que exista suficiente forraje de mediana calidad.

El "flushing" o suplementación por 3-4 semanas antes del empadre, es un método utilizado para incrementar la tasa de ovulación y concepción, solo cuando es utilizado correctamente, ya que su efectividad depende de la condición corporal que tenga la oveja al momento del empadre. Ovejas con una condición corporal de 3 a 3.5, no responden a la suplementación. Con o por abajo de condiciones corporales de 2.5, las ovejas responden positivamente, mientras que arriba de 3.5, la suplementación tendrá de hecho un efecto negativo. La Suplementación o "flushing" no tiene que ser a base de granos o suplementos proteicos, un forraje de buena calidad puede ser igualmente eficiente y mas económico para promover mejores índices reproductivos.

Con una dieta balanceada de mantenimiento se debe alimentar a la oveja desde la concepción hasta los 100-120 días de gestación. Durante las últimas 5-6 semanas de la gestación, ocurren las dos terceras partes del crecimiento fetal. El nivel de proteína durante este tiempo es mas crítico debido al alto nivel proteico requerido por el tejido fetal y el calostro. La energía es también importante para incrementar las reservas de grasa corporal para lactancia, en este período la oveja debe de aumentar de un 15-20% su peso corporal. Si la oveja sufre de pérdida de peso antes de este período, su alimentación se vuelve doblemente crítica, ya que no solo debe de guardar reservas, sino recobrar el peso perdido.

Cuadro 1. Ejemplos de raciones para ovinos en diferentes etapas fisiológicas, consumo en kg/animal/día (Gutiérrez *et al.*, 1995).

Ingrediente	Ración 1	Ración 2	Ración 3	Ración 4
		Mantenimiento		
Heno buena calidad (paca)	1.20			
Ensilaje		2.50		
Harinolina		0.10	0.20	
Cama de pollo				0.30
Rastrojo			1.30	1.20
		Gestación temprana		
Heno buena calidad (paca)	1.50	0.90	0.80	0.40
Grano		0.40	0.30	0.20
Harinolina			0.10	0.15
Rastrojo				0.85
		Ultimos 2 meses de gestación		
	Añadir de 200 a 300 g de sorgo a cualquiera de las dietas de preñez de arriba			
		Lactancia		
Heno buena calidad (paca)	1.60		1.50	
Heno baja calidad (paca)		1.60		
Grano	0.40	0.30	0.30	
Harinolina		0.20	0.15	
Melaza			0.15	

Nota : Los animales deberán tener todo el tiempo sal mineralizada a libre acceso.

Lo anterior es común, cuando se programan los partos en marzo y el último tercio de la gestación ocurre durante el invierno, donde la vegetación puede ser insuficiente para las necesidades de la oveja, próxima a parir. En la práctica, se recomienda dividir el rebaño en 2 ó 3 grupos en esta etapa y alimentarlos de acuerdo a su condición corporal. Mínimamente, se recomienda separar las ovejas en buena condición corporal, de aquellas que por su edad requieran de una atención y alimentación especial.

Las bondades de la suplementación con proteína a ovejas antes del parto, son evidenciadas por el aumento en la producción de calostros después del parto, lo cual es trascendente para la sobrevivencia de los corderos. Un aumento de 48 g de proteína suplementaria incrementó la producción de calostro en las ovejas recién paridas, en un 50% (Robinson, 1988).

Alimentación durante la lactancia

Las ovejas que crían corderos cuates producen un 30-50% mas leche que aquellas que crían corderos sencillos. Los corderos de parto sencillo tienen generalmente un ritmo de crecimiento más rápido que los de parto doble y existe una gran variación en la producción diaria de leche de las ovejas, dependiendo de la raza, número de partos, edad, condición corporal, entre otros factores.

Gutiérrez *et al.* (1995) reportan datos de producción de leche de ovejas de diferente raza, con una o dos crías por parto y encontraron que las de la raza Suffolk produjeron 1224 g de leche por día, durante un período de 30 días post parto, producción que fue superior a las de las razas Pelibuey (812 g/d) o Ramboiullet (862 g/d).

Las ovejas con parto sencillo tendieron a producir menos leche que las de parto doble (880 g/d *vs* 1043 g/d). Después del primer mes de lactancia, se reduce la producción de leche drásticamente, siendo ésta de solo 200-400 g/día, durante el segundo mes de lactancia, por lo que los corderos deben de ser alimentados a partir del primer mes y destetados a los 60 días.

La máxima producción de leche en ovejas solo puede darse cuando consumen altas cantidades de energía. Las necesidades energéticas de la oveja durante el primer mes de lactancia, rara vez son cubiertas con energía dietética, por lo que el animal utilizará sus propias reservas de grasa, para tratar de producir la máxima secreción láctea para sus crías.

BIBLIOGRAFÍA

Cox, J. R. 1991. El zacate buffel. Historia y establecimiento, un acercamiento internacional para seleccionar sitios de siembra e implicaciones en la agricultura de futuro. Simposium Internacional Zacate Buffel. VII Congreso Nacional SOMMAP. Cd. Victoria, Tamps., México. Pp. 60-66.

Cox, J. R., M. H. Martin, F. A. Ibarra, J. H. Fourie, N. F. G. Rethman, and D. G. Wilcox. 1988. The Influence of climate and soils on the distribution of four African Grasses. Journal of Range Management 41:127-139.

EEPFIH. 1987. Nuevas variedades comerciales de pastos y forrajes registradas en Cuba. Estación Experimental de Pastos y Forrajes "Indio Hatuey". Instituto Superior Agroindustrial "Camilo Cienfuegos". Perico, Matanzas, Cuba. Pp. 7-11.

Eguiarte, J. A., A. González y R. Rodríguez. 1994. Potencial productivo de zacates de reciente introducción en comparación con diferentes variedades de buffel en trópico seco. Memorias, X Congreso SOMMAP. Monterrey, N. L. P. 35.

Glimp H. A. 1991. Nutrition of the ewe. In: D. C. Church Ed.Livestock Feeds and Feeding, third Ed.. Prentice-Hall, Inc. Englewood Cliffs, NJ, U. S. A.

Gutiérrez O., E. y A. J. Tapia V. 1995. Factores que afectan el consumo voluntario de alimentos de ovinos en crecimiento y engorda. In. Memorias Curso Taller Internacional, Consumo Voluntario de Alimento. UAAAN, Saltillo Coah., México.

Hanselka, C. W. y D. Johnson. 1991. Establecimiento y manejo de praderas de zacate buffel común en el sur de Texas y en México. Séptimo Congreso Nacional SOMMAP. Simposium Internacional Aprovechamiento Integral de Zacate Buffel. Cd. Victoria, Tamps., México, agosto, pp. 54-55.

Hodge R. W. 1966. The apparent digestibility of ewe's milk and dried pasture by young lambs. Australian Journal of Experimental Agricultural and Animal Husbandry 6:139-144.

Robinson J. J., C. Fraser, J. C. Gill and I. McHattie. 1974. The effect of dietary crude protein concentration and time of weaning on milk production and body-weight change in the ewe. Animal Production 19: 331-339.

Robinson J. J. 1988. Energy and protein requirements of the ewe. In: Haresign W. and D. J. A. Cole (Editors). Recent Developments in Ruminant Nutrition 2. Butterworths, London, U. K., pp. 365-382.

S III-5

ALIMENTACIÓN ESTRATÉGICA DE OVINOS Y CAPRINOS DURANTE ÉPOCAS CRÍTICAS

Erasmo Gutiérrez O.1, Arnoldo González R.2 y Froylán A. Lucero M.2
1 Universidad Autónoma de Nuevo León, 2 Universidad Autónoma de Tamaulipas

INTRODUCCIÓN

Cuando se alimenta correctamente a los ovinos, y a cualquier otra especie, se observa fácilmente el impacto benéfico en mayores índices productivos al más bajo costo. Esto se observa aún mas dramático en las épocas y fases criticas de producción, ya que aquellos animales incorrectamente alimentados mostraran debilidad, algunos serán dominados por las enfermedades, otros tendrán problemas reproductivos como reducción en la tasa se preñez, abortos, dificultad al parto etc, y pero todos estos problemas se traducen en tener una inversión de muy baja productividad.

Una época critica es aquella en la que el animal esta en un medio ambiente donde los nutrientes disponibles están por debajo de los requeridos por el animal para satisfacer sus necesidades productivas (Figuras 1 y 2).

Las épocas críticas ocurren naturalmente durante la fase de producción de la producción de borregos y durante las diferentes épocas del año. Es común referirse a la sequía como la época crítica que más impacta; sin embargo, en la práctica los efectos negativos de otras épocas críticas pueden ser mas dramáticos, ya que si no se le coloca a la borrega en un ambiente que satisfaga sus requerimientos de mantenimiento, difícilmente contara con una condición corporal adecuada para preñarse.

Otras fases o épocas criticas en la alimentación de la borrega es el ultimo mes de gestación y el primer mes de lactancia. Para el caso de los corderos las fases criticas son el nacimiento, primer mes de destete y primer mes de la engorda. Las borregas de reemplazo es crítica su alimentación durante toda su primera gestación y parto.

Los objetivos del presente escrito son describir las diferentes épocas criticas del sistema de producción de ganado ovino y su manejo de alimentación que permita obtener la máxima productividad.

Nutrientes. Energía y proteína son los nutrientes que más requieren los animales y son los que más comúnmente limitan la producción del hato (Cuadro 1). Otros nutrientes como minerales, vitaminas y agua son igualmente importantes pero su adecuado suministro es relativamente fácil y económico, por lo que este escrito se hace énfasis en la necesidad de estar siempre proporcionando las cantidades adecuadas de energía y proteína.

La importancia de la proteína es que forma del 16 al 20% de cuerpo, además si la borrega esta produciendo leche, esta contiene de 3.5 a 5% de proteína. Es obvio que de no contar el animal con cantidades adecuadas de este nutriente tanto el crecimiento como la producción de leche se verán reducidas seriamente. Un uso mas de la proteína de la dieta es que cuando es consumida por el borrego, parte de la proteína se degrada en el rumen y esta fracción permite que los microorganismos puedan degradar los forrajes consumidos. Si no existen cantidades suficientes de proteína degradable en rumen (7%) el primer problema que presentara el animal es una disminución en el consumo, reduciendo entonces de una manera muy drástica su producción.

Es importante mencionar que tanto la proteína como la energía no solo son requeridas para la adecuada producción animal sino también para un adecuado mantenimiento. Es común que el productor quiera obtener producción de un animal cuando ni siquiera le esta proporcionando lo nutrientes para el mantenimiento.

Los forrajes son los recursos mas económicos para ser utilizados en la alimentación de ovinos, desafortunadamente su calidad cambia tremendamente en menos de 35 días. Los cambios importantes consisten en que a medida que el pasto esta madurando la proteína y energía digestible se disminuye. La máxima cantidad de forraje con buena calidad se obtiene si se usa antes de la floración, por lo que alimentar borregas con este tipo de pasto seguramente se cubrirán los requerimientos de una borrega en gestación o incluso de una borrega lactando con adecuada condición corporal.

El problema es que no es posible controlar que los pastos maduren rápidamente, en estas condiciones el pasto tendrá valores tan bajos de proteína y energía digestible que aunados al poco consumo de este tipo de pastos, los animales nunca podrán llenar, ni siquiera, sus requerimientos de mantenimiento. La situación es aun mas critica si los ovinos están en crecimiento o en lactancia.

Las principales épocas criticas en la explotación ovina son: las épocas de empadre y gestación, lactancia, destete y engorda. A continuación se describen algunas de las recomendaciones mas importantes para obtener la máxima productividad a bajos costos. Ejemplos de raciones para borregas en sus diferentes etapas productivas se muestran en el Cuadro 2.

Alimentación previa y durante el empadre

Una hembra adulta debe de ser alimentada de acuerdo a su estado fisiológico. Glimp (1991) usa la condición corporal de las hembras como un indicador a través del ciclo productivo para planear la alimentación de la hembra. Considerando como extremos a una calificación de 1 (Extremadamente flaca sin grasa dorsal) o 5 (Extremadamente gorda y con grandes depósitos de grasa dorsal).

"Flushing" o suplementación energética por 2-3 semanas antes del empadre es un método para incrementar la tasa de ovulación y concepción solo cuando es utilizado correctamente ya que su efectividad depende de la condición corporal que tenga la borrega al momento del empadre. Borregas con una condición corporal de 3 a 3.5, no responden a la suplementación. Con o por abajo de condiciones corporales de 2.5, las borregas responden positivamente. Esta alimentación extra no tiene que ser con granos o subproductos caros, un forraje de buena calidad puede ser igualmente eficiente y mas económico para mejorar los índices reproductivos mediante la mejora de condición corporal en los vientres.

La suplementación energética debe de continuar hasta que la borrega quede preñada que normalmente es dentro del primer celo, aunque periodos de empadre de 40 días son recomendados.

Alimntación durante el último tercio de la preñez

Durante las últimas 5-6 semanas de gestación ocurren las dos terceras partes del crecimiento fetal. El nivel de proteína a este tiempo es más crítico debido al alto nivel proteico del tejido fetal y el calostro. La energía es también importante para incrementar las reservas de grasa corporal para lactación. En este período la borrega debe de aumentar de un 15-20% su peso corporal. Si la hembra sufre de pérdida de peso antes de este período, su alimentación se vuelve doblemente crítica ya que no solo debe de guardar reservas sino recobrar el peso perdido. Esto es común cuando se programan los partos en marzo y el último tercio de la preñez ocurre durante el invierno donde la vegetación puede ser insuficiente para las necesidades de la borrega próxima a parir.

Se recomienda separar las hembras más delgadas y darles una mejor alimentación. Las bondades de la suplementación con proteína a hembras antes del parto son evidenciadas por el aumento en la producción de calostros después del parto lo cual es trascendente para la sobrevivencia de los corderos. Un aumento de 48 g de proteína suplementaria (Proteína sobrepasante) incrementó la producción de calostro en las borregas recién paridas en un 50% (Robinson, 1988).

Durante la gestación las hembras normalmente reciben altas cantidades de forraje *ad libitum* y hacia el final de la gestación se les debe de proporcionar un concentrado en cantidades que dependerán de la calidad del forraje disponible (Robinson, 1988). Neal et al. (1985) encontraron que a partir de la semana 16 de gestación se dificulta llenar los requerimientos energéticos de hembras de 75 kg PV con únicamente forraje aún proporcionando 0.7 kg/animal/día de un suplemento energético (3 Mcal EM/kg MS).

La calidad del forraje consumido afecta grandemente que las hembras llenen sus requerimientos, forrajes con contenido de 2.0 Mcal/kg de MS (Pasto de buena calidad) podrán llenar las necesidades energéticas de las hembras solo hasta las semana 17 de gestación; después, la suplementación será obligada si se quiere tener la máxima productividad por hembra.

Alimentación durante el primer mes de lactancia

La producción de leche incrementa la demanda de nutrientes para cubrir los requerimientos propios del mantenimiento de la madre y además, producir una buena cantidad de leche de manera que la cría se desarrolle adecuadamente. Las hembras con crías dobles producen un 30-50% mas leche que aquellas con cría sencilla. Las crías de parto sencillo tienen generalmente un ritmo de crecimiento más rápido que los de parto doble y existe una gran variación en la producción diaria de leche de las hembras dependiendo de la raza. Nuestra información indica que la producción de leche de borregas de diferente raza con una o dos crías por parto es muy diferente; además, borregas de la raza Suffolk producen 1200 g de leche diario durante un período de 30 días post parto, producción superior a las de las razas Pelibuey (800 g/d) y Ramboullet (850 g/d). Borregas con parto sencillo tendieron a producir menos leche que las de parto doble (900 g vs 1050 g/d). Después del primer mes de lactancia se reduce la producción de leche drásticamente siendo solo de 200-400 g/día durante el segundo mes de lactancia por lo que los corderos deben de ser alimentados y destetados a los 60 días.

La máxima producción de leche en borregas y cabras solo puede darse cuando consumen altas cantidades de energía. Las necesidades energéticas de la borrega durante el primer mes de lactancia rara vez son cubiertas con energía dietética, por lo que el animal echara mano de sus reservas de grasa para tratar de producir la máxima secreción láctea para sus crías.

Robinson *et al.* (1974) bajo sistemas estabulados de alimentación encontró un fuerte impacto tanto de la cantidad como la calidad de proteína sobre la producción de leche de borregas o de cabras. Además, encontraron que la proteína puede ser importante para utilizar las reservas de grasa corporales ya que a mayor consumo de proteína, mayor producción de leche y mayor pérdida de peso corporal. Este hecho es sumamente importante y se puede explotar comercialmente ya que permite que las reservas de grasa acumuladas a bajo costo de forrajes antes del empadre puedan ser utilizadas unos 5 meses después cuando los costos para llenar los requerimientos nutritivos en la lactación se tornan prohibitivos.

Corderos y cabritos pre-destete

El peso vivo al nacer de los corderos varía de 1.5 a 6 kg. Un peso al nacer reducido (2.5 kg) incrementa muy fuertemente los riesgos de mortalidad (Theriez, 1991). Al nacer, el cordero debe de generar el calor suficiente para mantener su temperatura corporal, esto solamente lo logra con sus reservas (lípidos, glucógeno y proteínas) y luego con la energía proporcionada por el calostro. La energía de reserva es muy limitada por lo que si el cordero no consume rápidamente calostros moriría por falta de energía. Los calostros son además fundamentales como fuente de anticuerpos. Con 50 a 100 ml/calostro de buena calidad es suficiente para lograr, trasmitir los anticuerpos necesarios al cordero recién nacido.

Hodge (1966) demostró claramente que los corderos recien nacidos inician con el consumo de forraje de un pasto de calidad a los 23-27 días de edad, además los componentes nutricionales de dicho forraje son digeridos en una proporción muy similar a la que realizan borregos adultos. Sin embargo, debido a que los corderos tienen altos requerimientos de proteína y energía y aun no cuentan con la adecuada capacidad ruminal para consumir altas cantidades de forraje, no es posible cubrir sus requerimientos para máxima ganancia aun con forrajes de excelente calidad como la alfalfa o el ryegrass.

El cordero lactante tiene un potencial de crecimiento de 50-100 g/d hasta 350-400 g/d dependiendo de la raza, sexo y alimento. Bajo condiciones del Noreste de México con borregas Pelibuey en pastoreo durante 1996 tuvimos ganancias diarias en corderos antes del destete de 120 g (n=48), siendo la máxima ganancia de 229 g/d.

Las ganancias diarias son afectadas principalmente debida al número de crías al parto, borregas alimentando cría sencilla promueven los mayores incrementos de peso de sus corderos pero producen, aún así, menos kg de cordero por oveja.

La alimentación del cordero antes del destete incrementa el peso al destete de un 10 a 20%, además que disminuye el estrés para el animal al momento del destete pues ya esta acostumbrado a comer alimento.

Lograr el máximo consumo de alimento de buena calidad al destete es fundamental el estrés del destete sea minimizado y el cordero no disminuya drásticamente su ritmo de crecimiento. Se ha encontrado que corderos Pelibuey destetados (60 días) de 10.8 kg consumen 500 g/d de concentrado. Un alto consumo de concentrado al destete se facilita cuando el concentrado ofrecido antes del destete es palatable y de buena calidad.

El cordero no debe de ser destetado antes de las 3 semanas de edad o antes que haya duplicado su peso vivo con respecto a su peso al nacer, esto siempre y cuando ya esté consumiendo de 200-300 g de un concentrado de buena calidad. La alimentación del cordero antes del destete incrementa el peso al destete de un 10 a 20%, además que disminuye el estrés para el animal al momento del destete pues ya esta acostumbrado a comer alimento. Para este suplemento se recomiendan ingredientes muy palatables como, pasta de soya, heno de alfalfa, maíz y melaza.

Los corderos pueden empezar a comer alimento desde los diez días de edad, el alimento consumido es poco, debe ser de buena calidad, palatable y fresco. Los comederos deben ser fácilmente accesibles, lejos del transito de las ovejas pero cercanos a las crías, debe tambien estar en un lugar limpio y seco, que sea un lugar agradable para los corderos.

Inicio de la engorda en corral

Corderos después del destete pueden ser alimentados con forrajes o concentrados, pero estos deben ser consumidos en cantidades suficientes para proporcionar los nutrientes que anteriormente eran aportados por la leche. Una vez destetado, el cordero puede consumir dietas que incluyan grano entero ya que estos deberán serán antes que puedan pasar por el orificio retículo omasal, por lo que no hay posibilidades de que el grano entero pase intacto por el aparato digestivo.

Los corderos en el corral de engorda intensiva a partir del destete consumen 95 g/kg $PV^{.75}$ (Gutiérrez y Tapia, 1995), consumo muy similar al reportado por el NRC (1987). Hemos encontrado que este consumo está influenciado por un gran número de factores como son peso vivo, sexo, raza, época del año, nivel de forraje etc.

Lo mas importante para tener una engorda intensiva de corderos en corral es la adecuada adaptación de los animales a dietas con altas cantidades de grano y limitada cantidad de forraje. La acidosis es un problema muy común causados porque a los corderos se les suministra altas cantidades de concentrado (Mas del 60%) de una manera repentina. Se recomienda adaptar a los corderos durante 2 semanas a consumir dietas altas en granos, iniciando con niveles de 50 % de concentrado e ir aumentándolo cada 5 días en un 10 %.

El manejo de la alimentación de corderos recibiendo dietas altas en concentrado (80%) debe de ser con mucho cuidado, ofrecer alimento fresco 2 veces al día y sin cambios de horarios es sumamente importante para evitar los trastornos digestivos. Cualquier cambio (ejem. cambio de tipo de grano) en la alimentación de los corderos se debe de hacer paulatinamente para evitar problemas de acidosis.

Impacto del medio ambiente sobre la alimentación

Altas o bajas temperaturas, presencia de heladas o sequías afectan tanto al animal como a los recursos forrajeros disponibles para la alimentación del hato. Aquellos animales con mayores requerimientos nutricionales (ultimo tercio de gestación, primer mes de lactancia, destetes) serán los mas afectados. Las ovejas adultas recién paridas y con dos crías no cubren ni el 50 % de sus requerimientos de energía y proteína, aun consumiendo pasto Buffel de excelente calidad, esto obliga a suplementar dependiendo de la condición corporal de la oveja, con 300 a 500 g diarios de suplemento con el 30 % de proteína cruda.

La limitada cantidad de nutrientes que aportan los forrajes secos no solo se debe a su bajo contenido de proteína, energía, minerales y vitaminas; sino además, porque su consumo se reduce hasta en un 50%.

Excesos de humedad afectan la utilización de los nutrientes cuando no se tiene un adecuado manejo de los corrales y/o potreros o un buen programa sanitario del hato. Es fundamental establecer las medidas preventivas para el control de parásitos internos.

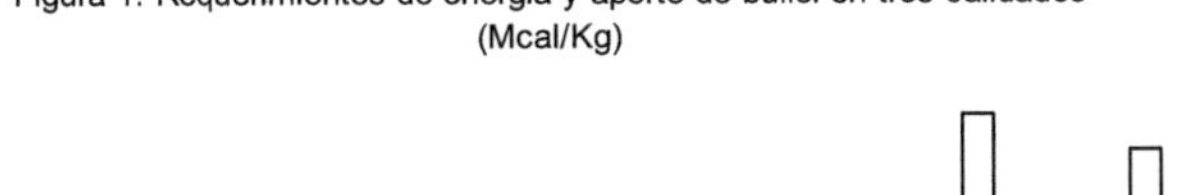

Figura 1. Requerimientos de energia y aporte de buffel en tres calidades (Mcal/Kg)

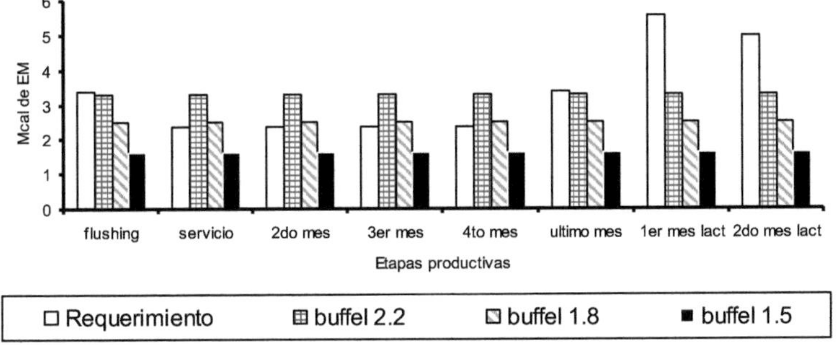

Figura 2. Requerimiento (g/d) y aporte de PC a borregas consumiendo zacate buffel de diferentes calidades

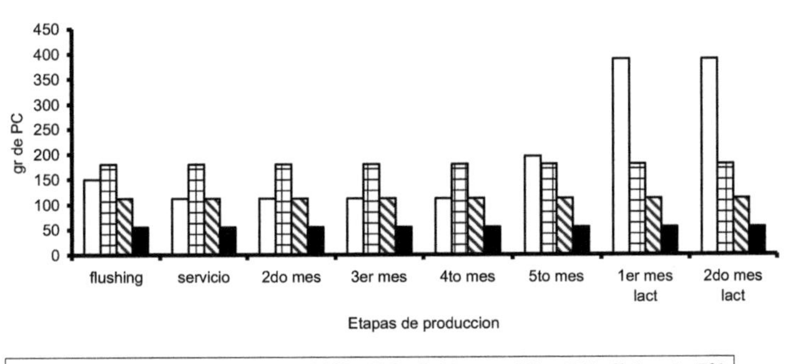

Cuadro 1. Requerimientos diarios de nutrientes de ovinos (NRC, 1985)

Tipo de animal	Consumo MS, Kg.	NDT, Kg.	EM, Mcal	PC, g	Ca, g	P, g
Borregas 50 Kg.						
Mantenimiento	1.0	0.55	2.0	95	2.0	1.8
Flushing	1.6	0.94	3.4	150	5.3	2.6
Gestación						
Inicio gestación	1.2	0.67	2.4	112	2.9	2.1
Ultimas 4 semanas 1.3 c/p	1.6	0.94	3.4	1.75	5.9	4.8
Ultimas 4 semanas 1.8 c/p	1.7	1.1	4.0	196	6.2	3.4
Lactancia						
Lactancia 0 a 4 sem, sencillos	2.1	1.36	4.9	304	8.9	6.1
Lactancia 4 a 8 sem, sencillos	1.7	1.00	3.8	191	6.2	5.6
Lactancia 0 a 4 sem, dobles	2.4	1.56	5.6	389	10.5	7.3
Lactancia 4 a 8 sem, dobles	2.1	1.36	4.9	304	8.9	6.1
Crecimiento						
Reemplazos hembra, 30 Kg.	1.2	0.78	2.8	185	6.4	2.6
Reemplazos macho, 40 Kg.	1.8	1.1	4.1	243	7.8	3.7
Engorda, 20 Kg.	1.0	0.8	2.9	167	5.4	2.5
Engorda, 40 Kg.	1.5	1.16	4.2	202	7.7	3.9

Cuadro 2. Ejemplos de raciones para diferentes etapas fisiológicas kg/animal/día

Ingrediente	Ración 1	Ración 2	Ración 3	Ración 4
Mantenimiento				
Heno buena calidad (paca)	1.20			
Ensilaje		2.50		
Harinolina		0.10	0.20	
Cama de pollo				0.30
Rastrojo			1.30	1.20
Preñez temprana				
Heno buena calidad (paca)	1.50	0.90	0.80	0.40
Grano		0.40	0.30	0.20
Harinolina			0.10	0.15
Rastrojo				0.85
Últimos 2 meses de preñez				
Añadir de 200 a 300 g de mezcla 1:1 harinolina:sorgo a cualquiera de las dietas de preñez de arriba				
Lactancia				
Heno buena calidad (paca)	1.60		1.50	
Heno baja calidad (paca)		1.60		
Grano	0.40	0.30	0.30	
Harinolina		0.20	0.15	
Melaza			0.15	

Nota : Los animales deberán tener todo el tiempo sal mineralizada a libre acceso.

BIBLIOGRAFÍA

Glimp, H. A. 1991. Nutrition of the ewe. In: D. C. Church Ed.Livestock Feeds and Feeding, third Ed.. Prentice-Hall, Inc. Englewood Cliffs, NJ, U. S. A.

Gutiérrez O., E. y A. J. Tapia V. 1995. Factores que afectan el consumo voluntario de alimentos de ovinos en crecimiento y engorda. In. Memorias Curso Taller Internacional, Consumo Voluntario de Alimento. UAAAN, Saltillo Coah., México.

Hodge R. W. 1966. The apparent digestibility of ewe's milk and dried pasture by young lambs. Australian Journal of Experimental Agricultural and Animal Husbandry 6:139-144.

Robinson J. J., C. Fraser, J. C. Gill and I. McHattie. 1974. The effect of dietary crude protein concentration and time of weaning on milk production and body-weight change in the ewe. Animal Production 19: 331-339.

Robinson J. J. 1988. Energy and protein requirements of the ewe. In: Haresign W. and D. J. A. Cole (Eds.). Recent Developments in Ruminant Nutrition 2. Butterworths, London, U. K., pp. 365-382.

Theriez M. 1991. Nutrition of the ewe. In: D. C. Church (Ed.), Livestock Feeds and Feeding, Third Ed. Prentice-Hall, Inc. Englewood Cliffs, NJ, U. S. A.

S III-6

MECANISMOS NEUROENDOCRINOS Y DE REGULACIÓN DE LA DIGESTIÓN EN LOS ANIMALES DOMÉSTICOS

Arnoldo González R.1, Nazario Pescador S.2 y José F. Vázquez A.2
1 Universidad Autónoma de Tamaulipa, 2 Universidad Autónoma del Estado de México

INTRODUCCIÓN

Todo alimento esta constituido por distintas fracciones, los carbohidratos, las proteínas, los lípidos, los minerales, vitaminas y el agua. De estos componentes, los mas importantes son los tres primeros, ya que la digestión y metabolización de ellos determinará la futura producción animal (Fernández, 1998).

La digestión ruminal del almidón genera una alta producción de ácidos grasos volátiles (AGV), destacándose el propionato, cuya proporción molar aumentaría relativamente con respecto a la fermentación ruminal de forraje fibroso, donde se genera una mayor proporción molar de acetato (Garciarena *et al.*, 1990).

El propionato se absorbe por las paredes del rumen (más de 80%) llegando al hígado, donde a través de un proceso metabólico (gluconeogénesis) se transforma a glucosa. Mientras el acetato y butirato, generan ATP en rumen (Ciclo de Krebs, Fernández, 1998).

La glucosa absorbida en el duodeno, por hidrólisis del almidón o sintetizada en el hígado (Gluconeogénesis), es transportada en el plasma sanguíneo a todos los tejidos del cuerpo. Allí es utilizada como fuente de energía y como precursor de compuestos carbonatados (Fernández, 1998). Al aumentar los niveles de glucosa en sangre se estimularía la liberación de la insulina por las células de Langerhans (páncreas). Dicha hormona tiene característica lipogénicas, favoreciendo la fase de engorda terminal del animal (Sutton *et al.*, 1980).

Para el caso de los compuestos proteicos, su degradación ruminal en los forrajes varía de acuerdo al estado vegetativo y época del año. Los forrajes tiernos se caracterizan por tener un alto contenido de NNP y proteínas muy degradables en rumen. El porcentaje de NNP y la degradabilidad ruminal de la proteína se reduce a medida que el forraje avanza en su estado de madurez (Fernández, 1998).

Las dietas con alto contenido de proteína cruda (PC) pueden tener un efecto negativo en la ganancia de peso y en la retención de grasa, al aumentar el nivel de amonio en rumen, el cual puede afectar negativamente la liberación de insulina y el metabolismo de la glucosa (Fernández *et al.*, 1990).

Los forrajes, en especial las hojas de gramíneas y tréboles, tienen un bajo contenido de ácidos grasos (Aproximadamente 4.5% en BS), predominando el ácido linoléico. En cambio, los suplementos de origen vegetal (Harinas o aceites de girasol, soya, maíz, etc.) tienen un nivel muy superior de ácido grasos (AG) insaturados en especial, el linolénico. Estos últimos sufren en el rumen una fuerte hidrogenación hasta llegar a ácido esteárico (Garret y Johnson, 1983).

A través de distintos procesos se ha buscado disminuir los efectos negativos de las grasas, en especial de origen animal. El objetivo es evitar la metabolización de las grasas en rumen, haciéndolas "grasa de sobrepaso" para que se metabolizen en el intestino. Para ello se pueden emplear grasas emulsionadas con proteínas vegetales, grasas encapsuladas con almidón, llamadas grasa "protegidas", semillas de oleaginosas enteras, particularmente si han sido tratadas con calor, o bien, incorporar cationes metálicos como el calcio a las moléculas de los triglicéridos, siendo estas últimas unas de las más efectivas (Jabones). Con cualquiera de los métodos mencionados se obtienen grasas inertes a nivel de rumen (Garret y Johnson, 1983).

La ingestión y la masticación del alimento

La prensión del alimento se realiza por la acción combinada de la lengua que apresiona la hierba, los labios que se fijan y los dientes que la cortan. El modo de prender el alimento ofrece variaciones pero es la lengua el órgano más importante de prensión en el bovino.

La masticación es la reducción a partículas de menor tamaño. Por la naturaleza del alimento, se requieren movimientos masticatorios laterales que permitan romper las fibras de la hierba para que pueda ser deglutida. La mandíbula es mas ancha que la quijada permitiendo que se usen los molares de un solo lado al mismo tiempo. Por estos movimientos laterales, las muelas de los bovinos tienen la superficie masticatoria en forma de cincel presentando el filo adentro en los molares inferiores y afuera en los superiores. Aunque el aparato masticatorio de los rumiantes es suficientemente adecuado para la correcta masticación del alimento que consumen, usualmente al ingerir el alimento toman muy poco tiempo masticándolo.

Es necesario recordar que la naturaleza fibrosa de las raciones normales requiere una considerable cantidad de tiempo y de energía para la masticación; sumados los movimientos masticatorios de la ingestión y la rumia, una vaca en una dieta normal ejecuta más de 24 mil movimientos masticatorios diarios.

Los bovinos secretan grandes cantidades de saliva alcalina "bufferada" no solamente como ayuda para la masticación y deglución, sino atendiendo la necesidad de mantener deglutidos sin una adecuada insalivación. Un bolo colectado a nivel del cardias contiene saliva varias veces mas pesada que la materia seca ingerida. Además, la secreción de glándulas mucosas de las comisuras labiales, paladar y faringe adicionan moco suficiente para facilitar la deglución del bolo insalivado.

La actividad enzimática de la saliva de los rumiantes difiere de la de otras especies ya que no es amilolítica, pero si lipolítica sobre los triglicéridos que contienen butirato, función probablemente importante en los lactantes.

La capacidad amortiguadora de la saliva bovina con grandes cantidades de sodio y de potasio actúa fundamentalmente neutralizando los ácidos producidos en la fermentación del rumen. La saliva además provee ciertos nutrientes a los microorganismos del rumen, especialmente mucina, urea, fósforo, magnesio y cloro los que están presentes en concentraciones relativamente altas. La saliva tiene propiedades antiespumantes, factor de gran importancia en la prevención del timpanismo ruminal.

La cantidad de saliva secretada varía bastante con la dieta y el manejo de los animales, pero la mayoría de los autores estiman que una vaca lechera secreta entre 100 y 200 litros de saliva al día. Además de los factores vinculados con la hidratación y particulación del alimento, factores del animal como su propia aglutinación del bolo, temperatura, PH del contenido ruminal, tensión en las paredes del rumen, concentración de ácidos grasos volátiles en el rumen, etc. modifican la cantidad y la calidad de la saliva secretada.

El bolo alimenticio es depositado en la porción anterior del rumen. El esófago del rumiante tiene características propias como la presencia de músculo estriado un esfínter faríngeo en adición al cardial y probablemente otro esfínter diafragmático. Probablemente estas estructuras tengan más importancia para la eructación que para la deglución (Piatkowsky, 1982).

El rumen utiliza una serie de movimientos del rumen–retículo para faciitar la digestión, los movimientos secuenciales sincronizados de estos proventrículos permiten que la ingesta se mezcle con el resto del contenido saturándola de bacterias, que se realice la regurgitación de contenido para la rumia y que se expulsen por la boca los gases que se van formando a consecuencia de la fermentación ruminal. Se señalan dos tipos de contracción, una primaria o de mezcla que se inicia en el pliegue retículo-ruminal seguida de una poderosa contracción del retículo que se propaga hacia atrás sobre el rumen, formando una onda gradual de contracción seguida de una onda de relajación que permite que el material desplazado hacia arriba y atrás haga fluir hacia adelante el contenido sólido del piso de la cavidad (Beever, 1993).

Para sobrepasar el rumen-retículo, los rumiantes tienen una estructura anatómica llamada la gotera esofágica que es esencialmente una canal que continúa el esófago desde el cardias hasta el orificio retículo-omasal. La función primordial es la de cerrarse para conducir líquidos del esófago directamente al estómago verdadero o cuajar y para tal efecto su importancia es primordial en los lactantes. El reflejo producido al mamar, cierra la gotera esofágica y pone la leche directamente en el cuajar para su correcta digestión. Alteraciones del cierre de la gotera llevan la leche al rumen donde sufre fermentación bacteriana inconveniente para la salud del animal.

Muchas observaciones indican que aspectos de manejo como la temperatura de la leche, la alimentación en balde, el balde muy bajo, etc. pueden resultar en algunos terneros con deficiencias en el cierre de la gotera esofágica causando indigestiones dietéticas por esta causa. Aparentemente la estimulación neural al beber no es adecuada para cerrar la gotera esofágica. La contracción secundaria o de eructación involucra solamente parte del órgano en sus sacos dorsales con relajación del saco ciego caudo-ventral empujando el gas acumulado hacia el cardias. Esta contracción esta usualmente aunque no siempre asociada con la eructación.

La frecuencia y relación de estas contracciones varía entre los individuos y entre dietas, pero oscilan de 60 por hora en el reposo a 105 por hora durante el pastoreo.

Movimientos del bolo ingerido: Los bolos deglutidos caen en la zona cardial del retículo-rumen donde varios de ellos pueden acumularse antes de que se contraiga el retículo. La contracción primaria los empuja hacia atrás dependiendo de su gravedad específica y consistencia. Los materiales pesados como los concentrados pueden caer y ser arrastrados por la turbulencia adelante hacia el retículo.

La rumia. Abreviando, la rumia incluye la regurgitación de la ingesta del retículo-rumen a la boca, la deglución de los líquidos regurgitados, reinsalivación y masticación más cuidadosa de los sólidos para volverlos a deglutir. La regurgitación esta asociada con una contracción extra del retículo que precede por un corto tiempo las contracciones bifásicas y que crea presión en los fluidos que inundan el cardias, usualmente asociada a un esfuerzo inspiratorio de un volumen mayor que el normal. Esto implica contracción del diafragma con presión negativa en la tráquea. El esófago que normalmente está colapsado se tensiona permitiendo la aspiración de contenido del retículo (Beever, 1993).

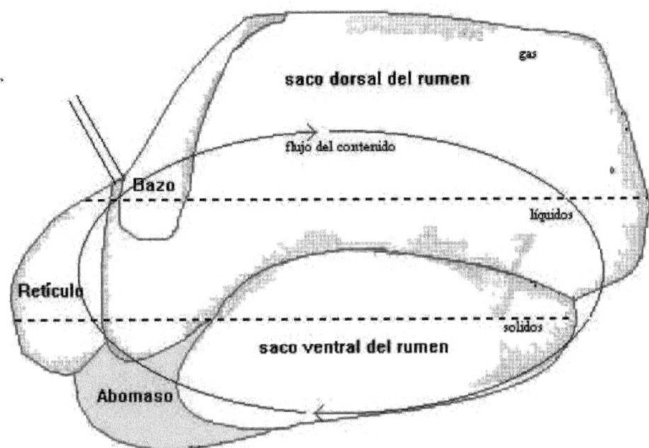

Figura 1. Compartimentos del rumen

La ingesta del retículo es más fluida y con menor contenido de materia seca de la que se encuentra en los sacos dorsales del rumen. La rumia obedece a receptores sensoriales situados desde la pared anterior del retículo (los mas sensibles) hasta la región posterior del rumen (Declinando caudalmente en sensibilidad). Además, de los receptores sensibles al forraje tosco o fibroso (la dieta de concentrados o forraje molido resultan en ausencia de rumia), hay receptores químicos y probablemente hormonales (el ordeño y el amamantamiento estimulan la rumiación (Piatkowsky, 1982).

Alteraciones del tracto gastrointestinal como la distensión de las vísceras, alteraciones pútridas o de PH del contenido y situaciones de estrés inhiben la rumia. Dukes (1994), señala que diariamente, los bovinos en dieta seca tienen alrededor de 14 períodos de rumia que pueden durar de unos pocos minutos a una hora. En animales en pastoreo, los períodos de rumiación varían de 9 a 13 con una duración total de 5 a 8 horas dependiendo de la disponibilidad y calidad del forraje. Los animales monogástricos en dietas de mala calidad consumen mas alimento para compensar la deficiencia.

Mediante la eructación el animal elimina por el hocico los gases que se acumulan en el retículo-rumen. El promedio de gas producido en un animal adulto es de 30 a 50 litros por hora.

La eliminación de estos gases esta asociada a las contracciones secundarias del rumen coordinadas con relajación/contracción secuenciales de los tres esfínteres esofágicos: cardial, diafragmático y faringo-esofágico forzando el gas hacia afuera hasta la nasofaringe. La glotis permanece abierta y los labios cerrados de manera que cerca de las dos terceras partes del gas eliminado se inspira al tracto respiratorio.

El mecanismo del eructo es silencioso, probablemente un factor de supervivencia en el rumiante salvaje. El eructo se estimula por sensores de presión en la región del cardias, pero se requiere para que éste se cumpla que la zona esté libre de ingesta, líquidos o espuma, ya que sensores para estos materiales bloquean a los anteriores.

No se sabe la razón de los movimientos de motilidad del omaso y la función del omaso está aún por esclarecerse. El material semilíquido del retículo entra al omaso en un proceso continuo a través del orificio que comunica las dos cavidades. Durante la contracción, las hojas del omaso exprimen el contenido y retienen por un tiempo el material sólido. Las diferencias encontradas en la composición química de los fluidos del rumen y del omaso, permiten concluir que el fluido que sale del omaso esta parcialmente diluido por las secreciones de éste compartimento (Piatkowsky, 1982).

Mecanismos neuroendócrinos de regulación

Muchos péptidos intestinales son conocidos como hormonas debido a que regulan diversas funciones de secreción principalmente. Otros actúan sobre el control cortical de las sensaciones de hambre y saciedad y otros estimulan la motilidad.

Estas hormonas peptídicas son producidas por células del tracto gastrointestinal y glándulas anexas pero se ha demostrado la producción de estas por parte del sistema nervioso entérico (SNE) y el cerebro.

Según Montealegre (2001), la secreción gástrica se divide en tres fases: cefálica, gástrica y digestiva. En la fase cefálica, las sensaciones y pensamientos sobre comida se transmiten al cerebro de donde parten los estímulos para los nervios parasimpáticos de la mucosa gástrica; ello estimula directamente la secreción de jugo gástrico así como la liberación de gastrina que prolonga y magnifica dicha secreción.

En la fase gástrica, la presencia de comida y sobre todo la distensión que genera en las paredes, estimula los reflejos locales y parasimpáticos lo que aumenta la secreción de jugo gástrico y gastrina (Que aumenta también la secreción de jugo gástrico). Los productos de la digestión proteica también estimulan dicha secreción.

En la fase intestinal, a medida que la comida se desplaza por el duodeno, la presencia de grasa, carbohidratos y ácido estimulan los reflejos hormonales y nerviosos que inhiben la actividad gástrica.

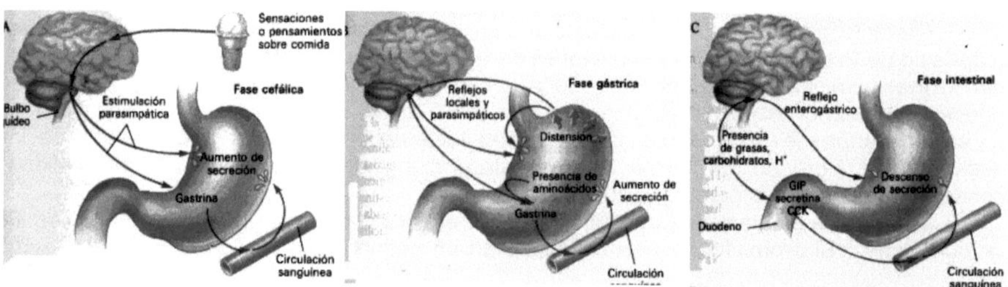

Figura 2. Fases de la secreción digestiva.

La gastrina que es una de las más conocidas de las hormonas peptídicas, es secretada por la mucosa pilórica (células G) estimula el flujo de jugo gástrico y la producción de hidrogeniones y contribuye a estimular la secreción de bilis y de enzimas pancreáticas (Guyton y Hall, 1997).

Se secreta en las formas *G-34* (34 aminoácidos) que tiene una vida media más larga en la circulación y es la forma principal presente en la sangre y *G-17* (17 aminoácidos) que es el estímulo más potente de secreción ácida en el estómago; la última la más abundante pero ambas importantes.

En las fases cefálica y gástrica de la secreción por la estimulación del encéfalo, sobre todo del sistema límbico, que por los núcleos motores dorsales del nervio vago llegan a las fibras parasimpáticas de éste y por el péptido liberador de gastrina, se libera GASTRINA por el torrente sanguíneo (vía endocrina) que llega a las células parietales u oxínticas por medio de las células **ECL** productoras de histamina, estimula junto con la acetilcolina el aumento de calcio citosólico en las células parietales y por tanto la secreción de ácido.

Esta secreción también es estimulada por reflejos vagales largos y cortos propios del estómago. El neurotransmisor común liberado por el SNE estimulado por fibras de los nervios vagos es la acetilcolina excepto en las células **G,** en las que existe una neurona intermedia que actúa como vía final y secreta como neurotransmisor el péptido liberador de gastrina, probablemente equivalente al péptido bombesina. La histamina es otro péptido que estimula a la secreción gástrica. También la distensión gástrica producida por el contenido luminal (particularmente en el antro) y los péptidos y aminoácidos contenidos en el bolo alimenticio estimulan la secreción de gastrina.

La histamina es un derivado aminoácido producido por la mucosa gástrica en respuesta al ácido gástrico o a otras razones. Esta apenas estimula la secreción de ácido pero al actuar en sinergismo con la gastrina y la acetilcolina esta pequeña secreción es muy importante porque su ausencia disminuye notablemente la secreción ya que los otros productos por si solos no estimulan suficiente.

Factores que inhiben la secreción gástrica

El quimo inhibe la secreción durante la fase gástrica. Esta inhibición obedece a varias influencias. La presencia de alimentos en el ID inicia el reflejo entero-gástrico transmitido por el SNC así como por los nervios simpáticos extrínsecos y el vago que inhibe la secreción gástrica. La distensión del duodeno y la presencia en éste de ácido, productos de degradación de proteínas, o la irritación de la mucosa, desencadenan este reflejo. Los líquidos hipo e hiperosmóticos o factores irritantes provocan la liberación de varias hormonas intestinales. Una de ellas es la secretina, importante en el control de la secreción pancreática e inhibición de la secreción gástrica. Existen otras 3 hormonas (péptido inhibidor gástrico, VIP y somatostatina) que tienen efectos de inhibición moderados sobre la secreción gástrica.

La somatostatina es una hormona polipeptídica producida por las células D localizadas principalmente en el antro y la mucosa pilórica, que tiene como principal función inhibir la secreción gástrica y es controlada por el sistema colinérgico y actúa sobre las células parietales u oxínticas secretoras de HCl y FI y sobre las células ECL productoras de histamina.

Dado que por estas células es que actúa la gastrina con su efecto exitatorio, la secreción gástrica es regulada por completo. Esta retroalimentaciòn negativa inicia por el efecto secretor de somatostatina que tiene el HCl. Cuando se interrumpe por métodos quirúrgicos o por inhibidores de la bomba de protones, puede producir diferentes grados de hipergastrinermia (producida también por gastritis atròfica crónica) que prolongada produce hiperplasia de las células enterocromafines o también llamadas D llevando a la formación de carcinoides gástricos.

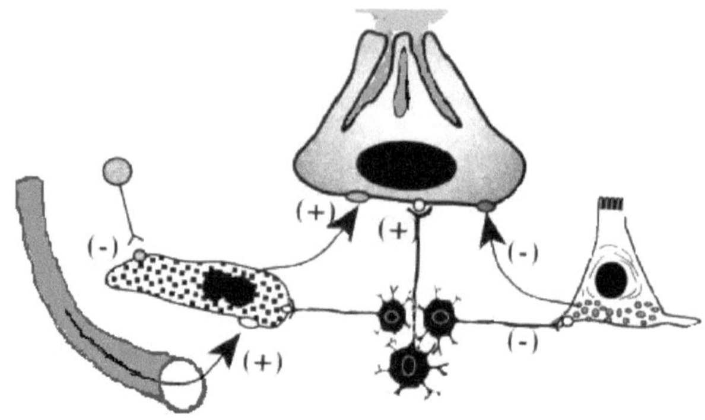

Figura 3. Efecto de inhibición de la somatostatina sobre las células parietales y células ECL productoras de histamina y por tanto del efecto de la gastrina.

La somatostatina junto con el polipéptido intestinal vasoactivo (VIP) y la naloxona actúa también sobre la onda ascendente (contráctil) del peristaltismo intestinal. Esta hormona es conocida por su efecto vasoconstrictor que se limita esencialmente a la circulación esplácnica y al sistema venoso ácigos por tanto esta hormona se utiliza como un controlador de las hemorragias de estas zonas.

Se utiliza para el control de las várices esofágicas presentes en pacientes con síndrome de hipertensión portal. Se ha utilizado esta hormona y su homólogo que es un fármaco llamado octreoide para diferenciar entre los tumores de ductos pancreáticos y las neoplasias generadas en los islotes de este órgano. Esto se ha logrado gracias a que los tumores poseen receptores para la somatostatina y los tumores de los ductos pancreáticos.

Otra hormona es la colecistoquinina que está constituida por una familia de péptidos en que las distintas formas moleculares (CCK58s, CCK39s, CCK22s, CCK12s, CCK8s), se distribuyen a lo largo del tracto digestivo, médula espinal, y amplias zonas del cerebro. Dos subtipos que difieren en su perfil farmacológico CCKA -el tipo pancreático o alimentario- de localización preferiblemente periférica y CCKB –de tipo cerebral- distribuido ampliamente en el cerebro.

Las diversas e importante funciones de la CCK en el organismo derivan de su acción endocrina (hormona) parácrina-neurócrina (mediador local) y sináptica (neurotransmisor). Su conocida acción reguladora sobre la fisiología gastrointestinal tanto motora (inhibición del vaciado gástrico y contracción del esfínter pilórico y de la vesícula biliar, relajación del esfínter de Oddi y esofágico inferior EEI, y adaptación de la motilidad del ID y colon a la digestión) como secretora (secreción gástrica y sobre todo pancreática), parece deberse a la interacción del péptido con los receptores del tipo CCKA3.

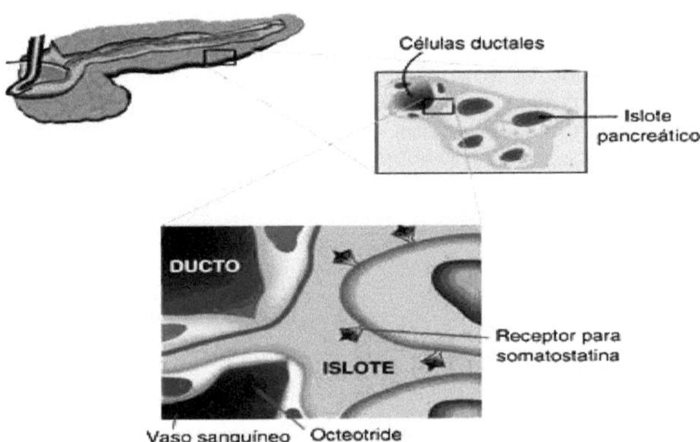

Figura 4. Diagnóstico diferencial entre los tumores de ductos pancreáticos y de islotes.

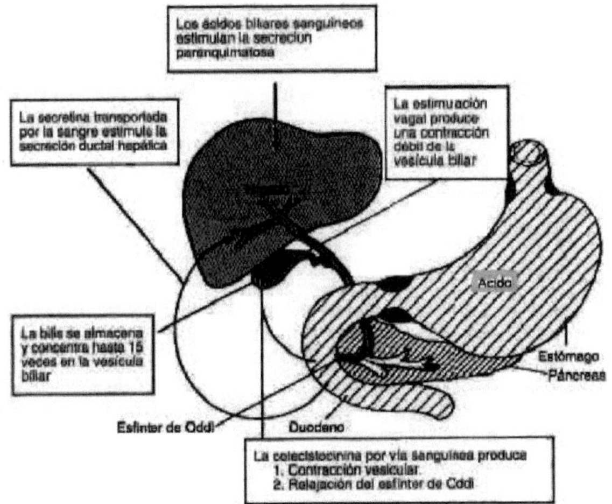

Figura 5. Acción de la CCK sobre la vesícula y el esfinter de Oddi.

Además, existen pruebas experimentales que implican a la CCK en procesos más directamente dependientes del SNC como la generación de ansiedad, la modulación de la actividad motora espontánea y la acción analgésica de los opiáceos, y como factor de saciedad.

Al conocimiento del papel fisiológico de la CCK ha contribuido de forma importante el desarrollo reciente de unos potentes antagonistas no peptídicos, capaces de prevenir las distintas acciones del péptido tanto *in vitro* como *in vivo*. La gran variedad de agonistas y antagonistas de CCK encontrados, así como la caracterización de ambos tipos de receptores, ha aportado importante información acerca de los requerimientos estructurales que deben tener los compuestos químicos para presentar afinidad por los receptores de CCK.

Respecto a la secretina es un polipéptido formado por 27 aminoácidos con peso molecular alrededor de 3400, que se encuentra en las llamadas células **S** de la mucosa de las porciones superiores del intestino delgado (doudeno y yeyuno) en una forma inactiva, *la prosecretina.*

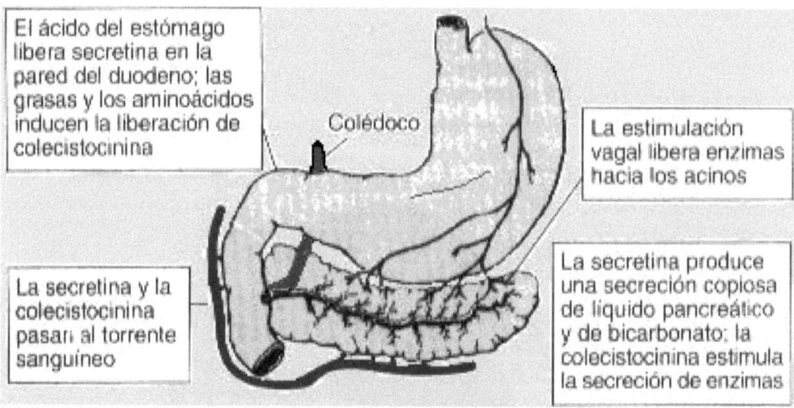

Figura 6. Acción de la secretina sobre el páncreas.

Cuando el quimo ácido, con un PH inferior a 4.5 o 5.0, penetra en el duodeno procedente del estómago, provoca la liberación y activación de secretina que pasa a la sangre. El único componente del quimo que estimula de forma realmente potente la liberación de secretina es el ácido clorhídrico, aunque algunos otros como los ácidos grasos, contribuyen en cierta medida a dicha liberación. La secretina, a su vez, estimula al páncreas para que secrete gran cantidad de líquido rico en iones de bicarbonato con una concentración baja de iones de cloro. Sin embargo, cuando la estimulación pancreática solo procede de la secretina, el líquido contiene pocas enzimas, ya que la estimulación de las células acinares por parte de la secretina es poco significativa

El mecanismo de la secretina tiene importancia por dos razones, 1) Comienza a secretarse en la mucosa del ID cuando el PH es menor de 5.0 y su liberación aumenta mucho cuando es inferior a 3.0. Ello hace que el páncreas secrete abundante bicarbonato sódico inactivando el HCL así:

$HCL + NaHCO_3 \; NaCl + H_2CO_3$.

El H_2CO_3 se disocia inmediatamente en CO_2 y agua y 2) La secreción de bicarbonato por el páncreas proporciona un PH adecuado para la acción de enzimas pancreáticas.

Hormonas asociadas con la saciedad y el hambre

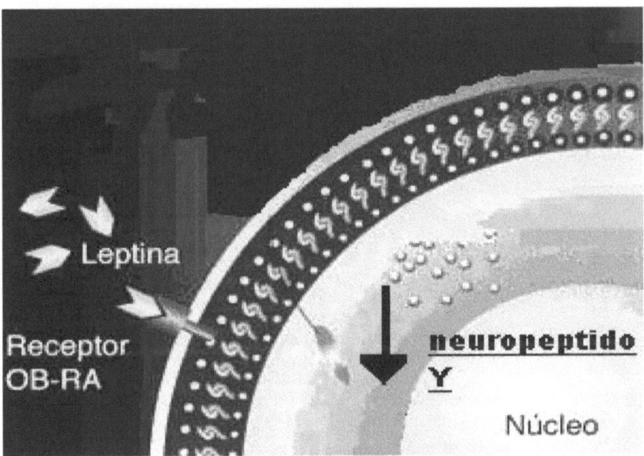

Figura 7. Una de las acciones de la leptina sobre en el hipotálamo.

Leptina. En 1994 se identificó en ratones y en humanos el gen que codifica para la leptina; esta hormona es producida principalmente por los adipocitos y es parte esencial en los mecanismos responsables de mantener el peso corporal normal. El compuesto actúa sobre el hipotálamo donde inhibe la producción de neuropéptido *Y*, un compuesto que estimula poderosamente el apetito. Mediante este proceso la leptina produce saciedad en los sujetos sanos. También actúa en el aumento de la actividad física y del calor corporal. En las personas obesas hay generalmente hiperleptinemia por lo que se relaciona la patología.

También la leptina podría actuar como una señal química para que comiencen los cambios propios de la maduración sexual (pubertad), al acelerar la diferenciación funcional y anatómica de los órganos reproductores, además se ha demostrado la producción de la hormona por parte de las células cinciotrofoblásticas y se dilucida su acción sobre el crecimiento fetal y el peso en la etapa postnatal o adulta.

Ghrelina. Recientes investigaciones revelaron la existencia de esta hormona que es producida principalmente en el estómago pero también en el cerebro, hipotálamo y tallo cerebral.

El experimento se inició administrando ghrelina por vía subcutánea 1 dosis diaria durante dos semanas sobre ratas y ratones teniendo diversos parámetros como ganancia de peso, comportamiento alimentario y cociente respiratorio.

Los animales deficientes en hormona del Crecimiento respondieron ganando peso y disminuyendo la utilización de grasa, efecto opuesto al de la leptina, la hormona de la saciedad.

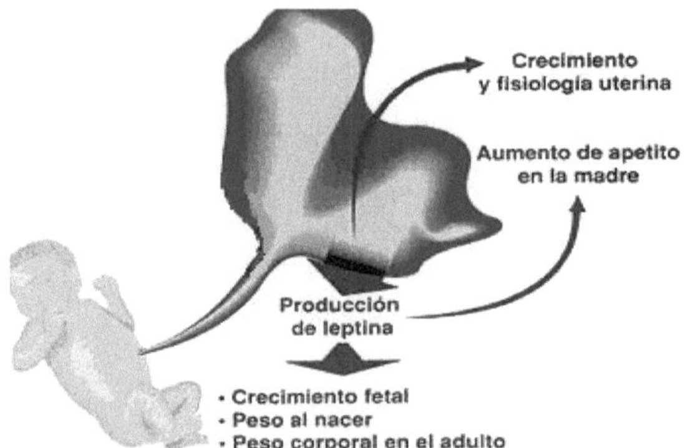

Figura 8. Ciclo de la leptina durante el embarazo

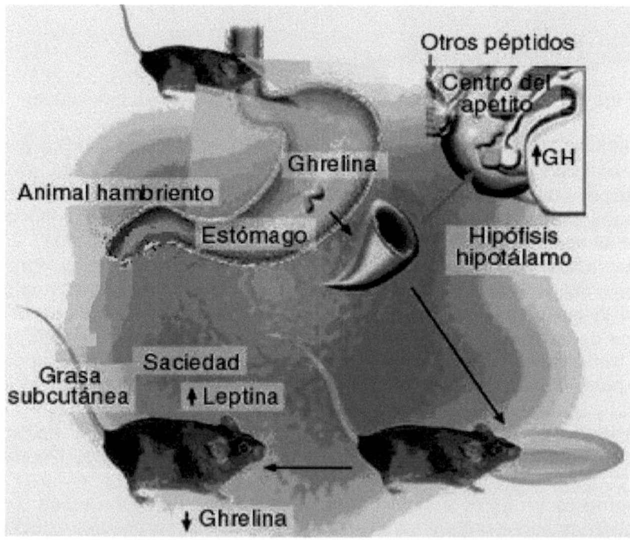

Figura 9. Las células gástricas liberan GHRELINA en un ratón hambriento, lo que induce ingesta de alimento y acumulación de grasa; esto se traduce en hipoghrelinemia y producción de hormonas que causan saciedad.

Otros experimentos demostraron que la actividad de la ghrelina es independiente de la del neuropeptido y cuyo efecto es similar.

Por otra parte, fue encontrado que, en las ratas, la concentración plasmática de ghrelina aumenta en los estados de ayuno, y disminuye cuando los animales ingieren alimento, o bien al infundir una carga de glucosa.

Los investigadores, con base a los hallazgos mencionados, han propuesto que ghrelina, además de cumplir con un papel estimulante en la secreción de hormona del crecimiento, tiene una función importante en la regulación del balance energético, lo cual lograría a través de su acción sobre los centros hipotalámicos que modulan el apetito. El efecto neto sería anabólico, en concierto con hormona de crecimiento y neuropéptido Y (el cual induce como ghrelina, ingesta de alimento).

Los científicos han resaltado que aún falta establecer cuales son los mecanismos de regulación de la secreción de grhelina por parte de las células del estómago, lo mismo que la importancia del péptido en los procesos metabólicos y el balance energético de los seres humanos.

BIBLIOGRAFIA

Beever, D. E. 1993. Ruminant animal nutrition. Production from forage: Present position and future opportunities. WorldForage Congress, New Zealand.

Costanzo, L. S. 2019. Physiology, Chapter 7, Gastrointestinal Physiology, 7th Edition. Wolters Kluwer, Philadelphia, PA, U. S. A., 657 p.

Fernández, J. M., W. J. Croom, L. P. Tate and A. D. Johnson. 1990. Subclinical ammonia toxicity in steers: Effects on hepatic and portal-drained visceral flux of metabolites and regulatory hormones. Journal of Animal Science 68:1726-1742.

Fernández M., A. 1998. Fisiología de la producción de carne. Facultad de Agronomía y Veterinaria. Universidad de Río Cuarto. Argentina.

Garciarena, A. D., F. J. Santini and D. H. Rearte. 1990. Ruminal metabolism of dairy cows grazing pasture and supplemented with corn grain. Journal of Dairy Science (Suppl.1) 73:240.

Garret, W. N. and D. E. Johnson. 1983. Nutritional energetics of ruminants. Journal of Animal Science 57:478-497.

Greensteine, B. and D. Wood. 2011. The endocrine system at a glance. 3rd Edition, Wiley-Blackwell, West Sussex, UK, 145 p.

Guyton, A. C. et J. E. Hall. 1997. Regulacao da Alimentacao In: Tratado de Fisiologìa Mèdica. 8a Edición. Brasil.

Montealegre, L. G. 2001. Mecanismos de regulación gástrica. Universidad del Tolima. Colombia.

Piatkowski, P. 1982. Consumo de forraje y su regulación, In: El aprovechamiento de los nutrientes en el rumiante, 1era edición. Editorial Hemisferio Sur, Argentina.

Sutton, J. D., J. D. Oldham and I. C. Hert. 1980. Products of digestion, hormones and energy utilization in milking cows given concentrases containing varyiong proportions of barley or maize.In: Energy Metabolism. L. E. Mount (Ed.), Butterworth London, pp. 303-306.

SECCION IV

MANEJO Y MEJORAMIENTO DE LA PRODUCTIVIDAD DE LOS SISTEMAS DE PRODUCCIÓN EN OVINOS Y CAPRINOS

Edición
Arnoldo González Reyna

Compilación
José Fernando Vázquez Armijo
Froylán Andrés Lucero Magaña
Nazario Pescador Salas

S IV-1

EL MANEJO DE LA REPRODUCCIÓN EN EL SEMENTAL OVINO Y CAPRINO Y LA LA PRODUCTIVIDAD: IMPORTANCIA DEL MACHO SOBRE LA EFICIENCIA TERMINAL EN LOS SISTEMAS DE PRODUCCIÓN

Arnoldo González R.1, Nazario Pescador S.2, J. F. Vázquez A.2 y F. A. Lucero M.1
1 Universidad Autónoma de Tamaulipas, 2 Universidad Autónoma del Estado de México

INTRODUCCIÓN

La producción animal en zonas climáticas difíciles, como algunas del estado de Tamaulipas, deberían de enfocarse con estrategias de sistemas integrales, de todos los componentes del propio sistema, así como también incluir estrategias de conservación y manejo de los recursos naturales. Es obvio que las disciplinas dentro del subsistema animal juegan papeles preponderantes, como el mejoramiento genético, reproducción, nutrición, sanidad, administración y economía, etc. Dichas disciplinas inciden directa e individualmente sobre la eficiencia terminal de los sistemas de producción animal, independientemente del producto final, y algunas de ellas, como el manejo de la reproducción y la nutrición, influyen y afectan directamente la productividad.

El manejo de la reproducción y en especial, el manejo de la reproducción en el carnero merece especial cuidado y se le debe de prestar la atención necesaria para que los carneros de un rebaño estén siempre en óptima condición corporal y bajo inspección constante; ya que, la producción de corderos y la aportación de material genético al rebaño, dependerá en un 50% de la capacidad reproductiva de los carneros sementales. Si existe un solo macho en el rebaño, y si ese macho tuviera problemas para montar o para caminar, la producción de un ciclo completo se perdería. Por otro lado, un programa de manejo del carnero deberá contar como componente esencial, el examen periódico de la capacidad reproductiva del semental, ya que de ello dependerán los beneficios, observables a corto y a largo plazo. El principal beneficio a corto plazo, es el mencionado anteriormente, es decir, el carnero afecta directamente la producción de corderos y permite concentrar las épocas de empadre y de pariciones. El principal beneficio a largo plazo radica en el posible mejoramiento genético que ocurre en el rebaño al utilizar carneros que hayan sido probados de alguna forma o para el carácter que se busca mejorar.

Los sistemas de producción ovina de tipo extensivo, regularmente, carecen de programas de manejo para los carneros; ya que, los machos permanecen con las ovejas durante todo el año. Lo anterior representa una limitante importante, desde el punto de vista biológico y productivo, ya que afecta tanto el comportamiento reproductivo del macho, como el de la oveja; y representa desventajas para la planeación de la producción. Además, también prevendría la implementación de programas de empadre cortos, en los cuales, las ovejas presentan actividad reproductiva a los pocos días de introducido el macho al rebaño (efecto macho), mientras que cuando ovejas y carneros permanecen juntos, la respuesta de las ovejas al efecto macho es de menor impacto. Del mismo modo, que el manejo de los sementales es importante, el manejo de todo el rebaño también es importante para lograr buenas tasas de pariciones y destetes; un componente de manejo del rebaño importante en éste sentido es el de contar con empadres programados, de acuerdo a los objetivos de la explotación y condiciones climáticas y de mercadeo. En los sistemas de producción animal destinados a la producción de carne, el contar con programas de empadre es esencial, para que el productor sepa con seguridad como, cuanto y cuando va a producir que productos, para poder preparar el mercado para esos productos. Ya que de no contar con épocas de empadre definidas, la producción de corderos ocurriría en forma natural, de acuerdo a la distribución anual de las lluvias y consecuentemente la producción de forraje; es decir, la distribución de los nacimientos durante el año dependería de la épocas de mayor abundancia de forrajes.

El objetivo de la presente comunicación es presentar una discusión sobre el manejo reproductivo del carnero y el chivo, cuales son algunos de los factores que lo afectan y como se aplican a los sistemas de producción ovina y caprina del estado de Tamaulipas.

SELECCIÓN DE MACHOS OVINOS Y CAPRINOS PARA SEMENTALES

La selección de un semental deberá realizarse con todo el cuidado posible, ya que como se mencionan en líneas anteriores, de éste dependerá en buena proporción el comportamiento productivo del rebaño. Con experiencia, se podrán seleccionar sementales a simple vista, sin embargo, éste deberá estar apto para la reproducción en apariencia. La apariencia general del semental deberá ser masculina, fuerte y de huesos y extremidades gruesos, pero simétrico, ancho y de forma rectangular y con buenas masas musculares y observándose una forma rectangular, desde cualquier ángulo que se observe. Los aplomos representan el soporte del individuo, por lo tanto éstos deberán de ser fuertes y estar bien implantados en el cuerpo; de no ser así, el semental no podrá montar un buen número de hembras, ni podrá caminar grandes distancias en busca de hembras en estro. El lomo deberá de ser largo, ancho y fuerte y musculoso y recto; sin deformaciones como jorobas o depresiones en forma de hamaca. Los testículos deberán de tener un buen desarrollo para la edad del semental, los testículos no deberán presentar golpes ni laceraciones ni tampoco presentar diferencias de tamaño y posición; éstos deberán estar bien ubicados y colgantes, no tanto que pasen por debajo de los corvejones, ya que ello provocaría lesiones por arrastre. La piel del escroto deberá de ser gruesa y suelta, para permitir a los testículos retraerse y relajarse; la piel gruesa y suelta presenta una ventaja para el semental, ya que ello le permitiría una mejor producción de espermatozoides. La cabeza deberá ser de tamaño moderado con perfil convexo y grueso, muy masculina y con una buena inserción de cuello y hombros; el cuello deberá de ser grueso y musculoso, con o sin crin por debajo y por encima del cuello (Para razas ovinas de Pelo).

En resumen, el semental deberá de ser un animal armonioso de formas, pero con hueso grueso y masas musculares bien desarrolladas, cabeza masculina y cuello grueso y musculoso y bien insertado en los hombros; deberá tener buenos aplomos y menudillos y lomo grueso, ancho y largo. Los testículos deberán de ser colgantes, estar bien implantados y con buena piel gruesa y suelta.

El semental no solo se deberá de seleccionar por su fenotipo y buena conformación y figura, sino que se deberá de seleccionar, siempre y cuando las condiciones lo permitan, por su habilidad para trasmitir su fenotipo y conformación a su descendencia; sobretodo, cuando se trata de su habilidad para trasmitir sus características productivas. Es decir, se deberán de seleccionar sementales probados por su capacidad genética para producir carne o leche o ambas características. Es necesario reconocer, que no se cuenta en México con un centro de pruebas y ni con un programa nacional de mejoramiento de ovinos, que permita al productor seleccionar sementales en la forma mencionada anteriormente o que oferte sementales seleccionados por su capacidad productivo y no solamente por su fenotipo. Es muy importante reconocer también, que el productor deberá tener bien definidos los objetivos de su programa de mejoramiento y en base a ellos realizar la selección de su semental. Es decir, primeramente el productor deberá decidir en conjunto con el técnico, las prioridades y opciones de mejoramiento de su rebaño y en base a ellas optar por el mejor camino. Por ejemplo, se pueden seleccionar sementales por su color, tamaño, conformación, tipo de cabeza, etc.; pero también se pueden seleccionar sementales por su capacidad de producir carne y / o leche y por su habilidad para trasmitir esa capacidad a su descendencia.

REPRODUCCIÓN EN EL CARNERO Y EL CHIVO

La edad y el peso a la pubertad

La pubertad en el macho ocurre cuando éste es capáz de entregar un eyaculado con suficientes espermatozoides vivos para garantizar una fecundación, o cuando pueda entregar un eyaculado para garantizar una gestación y que además sea capaz de realizar la monta y depositar el eyaculado en la vagina de la oveja. Otra manera de considerar la pubertad es cuando se detectan espermatozoides vivos en los túbulos seminíferos del testículo. El cordero de las razas de Pelo (Pelibuey, Blackbelly, etc.) o el cabrito alcanzan la pubertad al momento o antes de que lo haga la hembra, se han encontrado espermatogonias y espermatocitos secundarios a los 150 días de edad en el macho, mientras que para los 160 días y un peso de 18 kg, ya se liberaron las adherencias del prepucio; a los 180 días de edad ya se han encontrado espermatozoides motiles en lumen de los túbulos seminíferos. Para los 273 días de edad y 23 kg de peso, ya se han encontrado eyaculados de 2-3 billones de espermatozoides por ml. La época de nacimiento parece ser el factor determinante de la pubertad, además de la época de nacimiento, el peso vivo, parece ser todavía de mas importancia que la edad. Los corderos nacidos en marzo y mayo alcanzan la pubertad mas temprana (137 y 122 días) en relación a los nacidos en septiembre (215 días).

El ciclo reproductivo anual en el carnero y el chivo

De manera similar a la estacionalidad de la reproducción en la oveja, la estacionalidad en el carnero de razas de Pelo, representa un factor determinante en el manejo de programas reproductivos en dichos sistemas de producción. La estacionalidad de la reproducción se ha estudiado solo parcialmente en las razas de Pelo, y a la fecha no se han encontrado evidencias directas que indiquen efectos de estación sobre la capacidad del macho para lograr la gestación en la oveja. Todavía existe menos información de efectos estacionales sobre la capacidad de empadre en un grupo de ovejas. Sin embargo, si se tiene evidencia de efectos de estación sobre la endocrinología de la reproducción en el carnero. Los niveles de testosterona se encuentran elevados de febrero a agosto y permanecen bajos de septiembre a enero; los patrones de secreción episódica de hormona luteinizante (LH) son similares a los de la testosterona, los niveles de LH se encuentran elevados durante marzo y septiembre.

Características seminales en carneros de razas de Pelo

La producción de semen y la espermatogénesis son aspectos de la reproducción en el macho que no han sido estudiados completamente en ovinos de razas de Pelo, a pesar de ello, se ha encontrado que la época del año no afecta el volumen del eyaculado ni el líbido, y se han encontrado concentraciones bajas de espermatozoides durante la primavera y el verano. La motilidad se ve reducida durante épocas de temperaturas y humedades relativas altas. En el Cuadro 1, se resumen las características seminales de carneros Pelibuey mantenidos en climas tropicales; mientras que el Cuadro 2, presenta algunas de las mismas características de carneros Pelibuey durante los primeros años de vida del carnero.

Cuadro 1. Caracteristicas seminales (medias, dtm) en carneros Pelibuey mantenidos en clima tropical.

Método de Colección	Vagina Artificial	Electroeyaculación
Características		
Volumen (ml)	0.88 (0.3)	0.68 (0.3)
Concentración (ml)	6.75 (2.87) Billones	2.93 (2.78) Billones
Motilidad (%)	83 (10)	74 (20)
Anormalidades (%)	7.3 (3.6)	6.2 (4.3)
Espermatozoides vivos	88 (6)	84 (20)
Espermatozoides motiles	5.08 (3.2) Billones	1.80 (2.33) Billones

El cuidado del semental previo al empadre y durante el año

El semental es un animal que es relativamente mas fácil de manejar que la hembra, debido a la forma en que éste lleva a cabo sus funciones reproductivas. La hembra posee una actividad reproductiva de tipo cíclica, es decir, presenta ciclos estruales periódicos, si no es expuesta al semental y queda gestante; mientras que el carnero presenta una actividad constante, la hembra produce óvulos en cada ciclo estrual y el macho produce espermatozoides en forma continua. Es decir, la espermatogénesis, la producción de espermatozoides es un proceso que ocurre continuamente una vez que ya ocurrió la pubertad y no se detiene o interrumpe hasta que el carnero cesa su reproducción debido a la edad. La espermatogénesis solamente se puede detener temporal o debido a accidentes o enfermedades. En otras palabras, lo anterior significa, que la hembra para quedar gestante, tiene que mostrar estro y ser cubierta por un carnero fértil, mientras que un carnero puede cubrir y fecundar a una oveja en cualquier momento de su vida reproductiva.

Cuadro 2. Caracteristicas seminales y testiculares en carneros pelibuey durante los primeros años de vida reproductiva (Rojas Rodríguez, 1997).

Características	Primer Año	Segundo Año	> Dos Años
Volumen (ml)	0.61	0.55	0.67
Concentración (ml)	1.6 billones	1.6 billones	2.8 billones
Motilidad (%)	59.0	59.0	71.0
Circunferencia Escrotal (cm)	19.1	23.2	25.9
Diámetro Testicular (cm)	7.3	8.5	9.4
Peso Testicular (g)	119.7	210.1	313.7

Lo anterior no quiere decir que los sementales no requieran de cuidados y manejo, sino por el contrario, los sementales son los animales del rebaño que mas atención deben de recibir. La razón de lo anterior, radica en que el carnero es responsable de la tasa de gestación y de una proporción de la producción de corderos, es decir, si falla una hembra en un lote de 50, la producción de corderos se reducirá en un 2%, mientras que si falla un carnero de dos en un rebaño de 50 ovejas, la producción de corderos se verá reducida en un 50%.

Preparación y manejo del semental para la programación de empadres

El empadre o monta es una de las actividades de mayor importancia en una explotación pecuaria, ya que de ésta actividad dependerá el total de la producción; y consiste en juntar o aparear las ovejas con uno o varios sementales y lograr que éstos logren que las hembras queden gestantes. La época o épocas de monta o empadre en una explotación ovina o caprina deberá (n) de planearse de acuerdo a las características reproductivas de la raza o razas bajo explotación, los objetivos e infraestructura de la explotación, y regularmente épocas de empadre de 35-45 días, a intervalos de ocho meses son adecuadas para lograr buenas cosechas de corderos al nacimiento y destete. Desde luego, es importante considerar las características y demandas del mercado al planear las épocas de empadre, de tal manera, que la empresa oferte producto (Corderos, pie de cría) cuando mas lo demande el mercado. Es importante recordar que lo que regularmente determina la mejor época de empadre, será el método de alimentación de madres y crías, cuando la alimentación dependerá del pastoreo, lo mejor será planear las épocas de empadre de tal manera que los corderos nazcan durante la temporada de mayor crecimiento de los pastos, para garantizar una buena tasa de sobrevivencia; claro está, sin olvidar los requerimientos del mercado.

Independientemente, del tipo de empadre (Corto o largo, empadre continuo), el ovinocultor deberá de considerar al carnero semental (o sementales) como huésped honorario del rancho y el mas importante; por o tanto, éste o éstos deberán de estar bajo observación continua en la explotación. Los carneros sementales son animales que deberán de estar siempre en óptimas condiciones físicas y sanitarias y aptos para la reproducción. El carnero expuesto a programas de empadre cortos, es un animal que deberá obtener tasas de gestación de 85-95 % en períodos de 30-35 días y con lotes de hasta 50 ovejas y por lo tanto requerirá estar en óptimas condiciones corporales y de conformación. Es mucho mas barato mantener un semental en óptimas condiciones durante todo el año, que exponerlo a altas y bajas en alimentación, etc., y de esa manera ahorrar en alimentación, pero arriesgarlo a accidentes o enfermedades durante los períodos de monta. Los carneros sementales deberán de evaluarse periódicamente, no solo para su condición corporal, sino también para su habilidad reproductiva, considerando su capacidad de montar y copular, apetito sexual o líbido, evaluación de semen y estar libre de enfermedades venéreas.

IMPORTANCIA Y EFECTOS DE ESTACIÓN SOBRE EL COMPORTAMIENTO REPRODUCTIVO DEL SEMENTAL Y LA REPRODUCCIÓN EN LA HEMBRA

Los efectos de estación o de época del año sobre la reproducción se han estudiado principalmente en ovejas de razas de lana y en las cabras, existen algunos estudios en ovejas de razas de Pelo que servirán para ilustrar algunos ejemplos. En ovejas de razas de Lana, el efecto principal se ejerce sobre el establecimiento de la época de empadre, es decir, el fotoperíodo marca el principio y el fin de la época reproductiva.

En la oveja de razas de Pelo, se ha encontrado que existen ciertas diferencias sobre el comportamiento reproductivo a través del año, lo que significa, que éstas están sujetas a ciertos efectos estacionales. Sin embargo, evidencia indirecta, también indica que no es el fotoperíodo, el factor causante de esa estacionalidad; es muy posible que factores como la nutrición y manejo, sean los responsables de esa estacionalidad.

Estudios sobre el comportamiento reproductivo y niveles hormonales en la oveja indican que éstos parámetros se reducen de enero a mayo, de manera similar en el carnero, los niveles hormonales también se reducen durante la misma época del año.

Por que le interesa todo esto al productor? La razón es sencilla, como se mencionó anteriormente, no conviene tener empadres abiertos todo el año, por diversas razones, la mejor opción, será siempre utilizar empadres cortos y distribuidos a través del año; la información anterior sobre el comportamiento reproductivo y niveles hormonales permitirá al productor determinar la mejor época de empadre, desde el punto de vista de la reproducción de las ovejas y el carnero. En forma indirecta se puede asumir que la mejor época del año para empadre para la oveja, ésta también lo será para el carnero.

Cuadro 3. Efecto de epoca del año sobre el comportamiento reproductivo en ovejas de razas de pelo mantenidas en clima tropical seco (González, 1999).

Epoca del Año	Días en Empadre	Número de Ovejas	% Estro (N)	Días a estro (DT)	% Gestación*
Mar-Abr	40	62	42 (66)	14.6 (1.9)	65
Mayo-Jun	40	86	70 (60)	11.5 (1.3)	
Jul-Ago	58	89	88 (79)	9.9 (0.8)	77
Oct-Nov	40	46	43 (93.5)	7.5 (1.7)	89.6

Cuadro 4. Presentación de estros en ovejas de razas de pelo en diferente epoca del año y expuestas a carneros en empadres de 35 dias (Adaptado de Rojas Rodríguez, 1997).

	Agosto-Septiembre		Diciembre-Enero	
	Pelibuey	Blackbelly	Pelibuey	Blackbelly
0-17 Días (%)	72.4	64	85.9	90.0
17-35 Días (%)	27.6	36.0	14.1	10.0

En el Cuadro 3, se presenta información sobre el comportamiento reproductivo de ovejas de Pelo (resultados combinados de las razas Pelibuey Blanco, Pelibuey Rojo y Blackbelly), días a estro, porcentaje de ovejas en estro y porcentajes de gestación. Como se puede observar, el porcentaje de ovejas en estro, los días a estro y el porcentaje de gestación varían de acuerdo a la época del año, los valores mas altos se encontraron hacia el final del año.

Cuadro 5. Comportamiento productivo y reproductivo en ovejas de razas de pelo empadradas durante diciembre-enero (Adaptado de Rojas Rodríguez, 1997).

	Pelibuey	Blackbelly
Ovejas servidas (%)	97.7	92.7
Ovejas paridas (%)	85.4	86.7
Prolificidad (Crías / oveja)	1.34	1.82
Peso al nacer (kg)	2.9	2.4
Peso al destete (kg)	9.6	9.8

Es necesario complementar los resultados anteriores con información sobre la productividad de éstas ovejas. La ventaja principal de la información del Cuadro 3, radica en que independientemente de la época del año, el número de días que la oveja tarda en mostrar estro es muy corto, la oveja de Pelo muestra una sincronización natural a la presencia del morueco; para ello, las ovejas deberán de permanecer aisladas de carneros, cuando menos dos meses previos al empadre (Efecto "Macho"). Esta sincronización natural no se presenta cuando las ovejas y los carneros permanecen juntos todo el año.

Información adicional sobre el tema se presenta en los Cuadros 4 y 5, en dónde se observan resultados similares en trabajos realizados en el estado de Yucatán (Rojas Rodríguez, 1997).

BIBLIOGRAFÍA

Chenoweth, P. J. and S. P. Lorton (Editors). 2014. Animal andrology: Theories and applications. CAB International, Oxfordshire, UK, 595 p.

Fitzgerald, J.A. y A. Perkins. 1994. Ram management to improve reproductive efficiency. Curso de Actualización de Ovinos, INIFAP-SARH, FES-C, UNAM, México, D. F., pp. 78-82.

Fitzhugh, H. A. and G. E. Bradford. 1983. Hair sheep of Western Africa and the Americas: A genetic resource for the tropics. Westview Press, Boulder, CO, U. S. A., 319 p.

González, A., W. C. Foote, B. D. Murphy and E. Ortega. 1992. Seasonal variations in circulating testosterone and luteinizing hormone in Pelibuey lambs. Small Ruminant Research 8:233-242.

González Reyna, A. 1997. Reproducción en ovinos de Pelo en el trópico mexicano. IX Congreso Nacional de Producción Ovina. Querétaro, Qro., México, junio, pp. 294-319.

González-Reyna, A., B. D. Murphy and E. Ortega-Rivas. 1990. Factors determining the reproductive potential of Pelibuey sheep: Effects of season and parturition on reproductive performance, EN: Livestock Reproduction in Latin America. International Atomic Energy Agency, Viena, Austria. pp. 335-350.

Kashi, Y., E. Hallerman & M. Soller. 1990. Marker-assisted selection of candidate bulls for progeny testing programmes. Animal Production 51:63.

Khan, K., H. H. Meyer & J. M. Thompson. 1992. Effect of pre-lambing supplementation and ewe condition score on lamb survival and total weight of lamb weaned. Proc. West. Sect., A.S.A.S. 43:175.

Knott, S.A., L. Marklund, C. S. Haley, K. Andersson, W. Davies, H. Ellegren, M. Fredholm, B. Hoyheim, I. Hannsson, K. Lundstrom, M. Moller & L. Andersson. 1998. Multiple marker mapping of quantitative trait loci in an outbred cross between wild boar and Large White pigs. Genetics 149:1069-1080.

Kumar, P., P. S. Yadav and R. K. Sethi. 2013. Applied veterinary andrology and artificial insemination. Kalyani Publishers, New Dlhi, India, 145 p.

Legates, J. E. & E. J. Warwick. 1990. Breeding and Improvement of Farm Animals. 8th Edition, McGraw-Hill Publishing Co.

Lincoln, G. A. and R. V. Short. 1980. Seasonal breeding: Nature's contraceptive. Recent Progress in Hormone Research 36:1-25.

Mackinnon, M. J. & M. A. J. Georges. 1998. Marker-assisted pre-selection of young dairy sires prior to progeny testing. Livestock Production Science 54:229-250.

Nieschlag, E., H. M. Behre and S. Nieschlag. 2010. Andrology. Springer-Verlag, Berlin, Germany, 629 p.
Perón, N., T. Limas y J. L. Fuentes. 1991. El ovino Pelibuey de Cuba: Revisión bibliográfica de algunas características productivas. World Animal Review 66(1):32-39.
Robinson, J. J. 1988. Energy and protein requirements of the ewe. En: W. Haresign y D. J. A. Cole (Eds.), Recent Developments in Ruminant Nutrition 2. Butterworths, Londres. Pp. 365-382.
Rojas R., O. 1997. Diferentes tipos de empadre y manejo del semental en ovinos. I Simposium de Ovinos de Pelo en Tamaulipas, Cd. Victoria, Tamps. Pp. 25-33.
Rothschild, M. F., C. Jacobson, D. Vaske, C. Tuggle, L. Wang, T. Short, G. Eckardt, S. Sasaki, A. Vincent, D. McLaren, O. Southwood, H. van der Steen, A. Mileham.& G. Plastow. 1996. The estrogen receptor locus is associated with a major gene influencing litter size in pigs. Proceedings of the National Academy of Science 93:201-205.
Russel, A. 1991. Body condition scoring of sheep. En: E. Boden (Ed.), Sheep and goat practice. Bailliere Tindall, Filadelfia, PA, E. U. A. p 3.
Segura C., J., L. Sarmiento y O. Rojas. 1996. Productivity of Pelibuey and Blackbelly ewes in Mexico under extensive management. Small Ruminant Research. 21:57-62.
SIAP Servicio de Información y Estadística Agroalimentaria. 2002. http://www.siea.sagarpa.gob.mx/integra/indexAnuest2.html.
Simoni, M. and I. L. Huhtaniemi (Editors). 2017. Endocrinology of the testis and male reproduction. Springer International Publishing, Cham, Switzerland, 1357 p.
Singh, S. K. 2017. Mammalian endocrinology and male reproductive biology. CRC Press, Boca Raton, FL, U. S. A., 360 p.
Smith, C. 1967. Improvement of metric traits through specific genetic loci. Animal Production 9:349.
Strauss III, J. F., J. L. Barbieri and A. R. Garglulo (Editors). 2019. Yen & Jaffe´s Reproductive Endocrinology: Physiology, Patophysiology and Clinical Management, 8th Edition. Elsevier, Philadelphia, PA, U. S. A., 1341 p.
Thompson, J. M. and H. Meyer. 2002. Body condition scoring of sheep. Dept. of Animal Science, Oregon State University. Corvallis, OR, E. U. A. 4 p. http://www.orst.edu/dept/animal-sciences/bcs.htm.
Umberger, H. S. 1996. Sheep Grazing Management. http:/www.ext.vt.edu/ pubs/sheep/410-366/410-366.html.
Umberger, H. S. 1997. Management Strategies for Improved fall-lambing. http://www.ext.vt.edu/pubs/sheep/410-365/4-365.html.
Villanueva, B., R. Pong-Wong & J. Woolliams. 2002. Marker assisted selection with optimized contributions of the candidates to selection. Genet. Sel. Evol. 34:679-703.
Visscher, P. M. & C: S. Haley. 1998. On the efficiency of marker assisted introgression. Animal Science 68:59-68.
Visscher, P. M., C. S. Haley & R. Thompson. 1996. Marker Assisted Introgression in Backcross Breeding Programs. Genetics 144:1923.
Willis, M. B. 1991. Dalton's Introduction to Practical Animal Breeding. Third Edition. Blackwell Scientific Publications. Oxford, U. K.
Youngs, C. R. 1997. The reproduction of sheep, Training handouts The University of Iowa, Ames, IO, U. S. A., Mimeo. 59 p.

S IV-2

UTILIZACIÓN DE MARCADORES MOLECULARES DE ADN Y EL MEJORAMIENTO GENÉTICO EN OVINOS Y CAPRINOS

Arturo Duarte O., Arnoldo González R. y Froylán A. Lucero M.
Universidad Autónoma de Tamaulipas

La selección en cría animal ha producido un enorme mejoramiento en los animales de granja en los últimos años del siglo veinte. Cada uno de los progresos en cada rasgo, se ha alcanzado mediante la selección sobre el fenotipo. La identificación de los animales genéticamente superiores o élite a través de su propio comportamiento y rasgos físicos así como los de sus parientes colaterales. No obstante, la detonación de nuestro entendimiento acerca del genoma y la innovación de la tecnología que lo acompaña, están abriendo una enorme brecha de oportunidades para la identificación directa y la selección de animales portadores de los mejores genes, selección basada en el genotipo.

El genoma completo de las especies ganaderas consiste de un número de autosomas, 18 pares en el cerdo y 29 pares en bovinos y un par de cromosomas sexuales. Dentro de estos cromosomas esta empaquetado una secuencia de ADN estimado en una longitud de unos tres millones de pares de bases en los mamíferos domésticos. Esta secuencia de ADN codifica para un total de 70,000 a 100,000 genes intercalados con longitudes o espacios de cadena con poca o sin función aparente alguna.

Un animal hereda dos copias de cada gen (exceptuando las de los cromosomas sexuales) procedentes una de cada uno de sus padres y estas dos copias pueden diferir una de otra en su secuencia exacta de ADN. Cuando los alelos alternativos expresan proteínas funcionalmente diferentes o controlan una expresión alterna de genes, entonces pueden causar variación entre el comportamiento de los animales. Por lo tanto, las diferencias en apariencia entre ganado Holstein y Hereford y las diferencias en sus valores como productor de leche y de carne, esta finalmente controlada por diferencias en su ADN. Dentro de una raza, la diferencia en comportamiento para la producción de leche de dos vacas, es parcialmente genética en origen y parcialmente debida a diferencias ambientales.

Muchos de los rasgos de importancia económica en la ganadería están influenciados por la variación en varios o muchos de los diferentes genes. Los efectos de estos genes se combinan para producir variación continua (cuantitativa) entre animales en características tales como la tasa de crecimiento, tamaño de la camada y la susceptibilidad a padecer enfermedades, por ejemplo.

El estudio de la variación genética en un conjunto de pedigríes, permite cuantificar cuanto de ella es de origen genético (la heredabilidad) y cual es el efecto ambiental en un rasgo medido. El valor de la heredabilidad puede utilizarse para predecir la respuesta a la selección sin ningún otro conocimiento de los genes involucrados en el comportamiento de esa característica. Entonces, para aquellos rasgos que tienen dificultades de medirse o costosos de hacerlo, tales como los rasgos de la calidad de la canal y la tolerancia a las enfermedades, es difícil identificar cuales animales son los que portan los mejores alelos a partir del comportamiento. En estas circunstancias, la capacidad de identificar directamente los animales que portan los alelos más valiosos utilizando pruebas basadas en ADN, podrían aportar un significado valioso al seleccionar animales.

Tratar de identificar la mutación precisa que afecta un rasgo de interés económico en ganadería, es como "buscar una aguja en un pajar" debido a que pueden ser potencialmente unos 100,000 genes y muchas variantes dentro de cada gen (Una revisión de técnicas de identificación en ovinos puede consultarse en Duarte, 2002).

El primer paso es identificar la localización de los genes de interés en el genoma. La secuencia completa de cada gene muestra su localización y a esa secuencia se le denomina mapa genético. Los mapas actuales que se generan en ganadería, se construyen a partir de un número limitado de marcadores, algunos genes conocidos pero la mayoría son marcadores anónimos de secuencias de ADN sin una función conocida.

Existe gran variedad de marcadores, pero recientemente se ha preferido en el medio de la investigación, los llamados marcadores de ADN microsatélite.

Se han utilizado dos estrategias para localizar genes o rasgos de interés. Para ilustrar el concepto, se toma la ilustración claramente descrita por Haley y Visscher (2000). La aproximación de genes candidatos, se enfoca sobre un número limitado de genes conocidos cuya función fisiológica sugiere que la variación dentro del gen podría ser la causa de la variación del fenotipo en el rasgo en estudio.

En la Figura 1, se ilustra el concepto. Las dos razas de cerdos, Meishan China y Large White Europea difieren en muchos rasgos, incluyendo el tamaño y tiene diferentes variantes (alelos) del marcador 1 presente en la Large White y el 2 presente en la Meishan. El marcador puede utilizarse para seguir la herencia de una sección ligada al cromosoma a través de todo el pedigree. En la generación F2, la herencia del alelo 1 del marcador esta asociado con el incremento en tamaño de los animales.

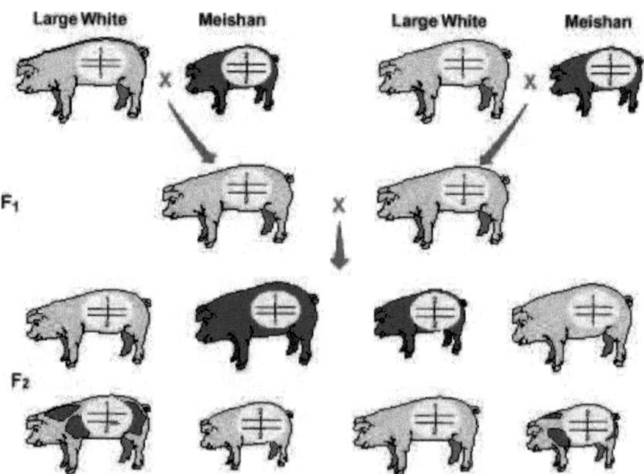

Figura 1. Localización de genes utilizando información del marcador en cerdos. Adaptado de Haley y Visscher (2000).

La segunda estrategia es mucho mas compleja y costosa, es un barrido del genoma total, el cual intenta barrer por regiones todo el genoma, las cuales estarían asociadas con la variación en el rasgo de interés, aun cuando las regiones contengan o no genes candidatos potenciales. Con aproximadamente 150 marcadores, se espera barrer aproximadamente un marcador cada 20 cM (Centimorgan, una medida de la distancia genética) se podría barrer el genoma de las especies ganaderas, generando un mapa genético que contenga al menos un LCC tan cercano como 5 cM del marcador más cercano (Pagnacco y Carta, 2002).

En ganadería existen varios ejemplos de barrido del genoma con marcadores con resultados interesantes, el primero de ellos realizado por Anderson *et al.* (1994) en una cruza de cerdos silvestres y Large White, reportó efectos genéticos mayores en un cromosoma que influye el crecimiento y el grosor de la grasa dorsal. En ganado lechero, un estudio de barrido del genoma que ha reportado loci con efectos cuantitativos LCC, que afectan la producción de leche fue realizado por Georges *et al.* (1995) en la población de ganado Holstein Friesian de Estados Unidos. Se estudió la herencia de marcadores en la progenie de 14 sementales ampliamente utilizados en I.A. Realizaron la genotipificación de 1500 hijos de estos sementales y los registros de producción de las hijas de esta progenie de toros (Nietas de los 14 sementales) identificando 6 LCC dispersos por el genoma en los cromosomas 1, 6, 9 y 21.

Existen algunos ejemplos en ganadería que cuentan con una prueba directa desarrollada para determinar la presencia de una variante particular cercana a un LCC y algunas pruebas indirectas en base a estudios de asociación y ligamiento. Las particularidades de estas pruebas se resumen en el Cuadro 1.

Una vez que se han realizado las pruebas de asociación, ligamiento y ensayos para detectar genes de efectos mayores, se esta en posibilidad de manejarlos en un programa reproductivo de mejoramiento. Esta selección de un alelo marcador asociado con un LCC, lograría incrementar la frecuencia del alelo y entonces lograr mejorar el comportamiento. El máximo beneficio potencial que existe en un programa de selección en base a información de marcadores genéticos moleculares, es que fácilmente puede identificarse a partir de muestras minúsculas y sencillas colectadas del animal vivo como por ejemplo saliva, pelo, sangre, piel, inclusive pocas horas después de nacer. Utilizando luego esa información del marcador para predecir el comportamiento futuro del genotipo de los animales, antes de que se tenga algún registro de los rasgos productivos.

Por ejemplo, podríamos predecir las habilidades reproductivas o predecir la calidad de la canal de un animal aun sin sacrificarlo. Esta metodología se denomina “Selección Asistida por Marcadores (SAM)” y puede hacer más eficiente un programa de mejoramiento genético, además de abrir enormes posibilidades para la selección de nuevas características antes no posible de realizarse.

Selección Asistida por Genes (SAG ó GAS)

La selección asistida por genes es un esquema donde la selección se realiza directamente sobre el LCC, detectado por un barrido genómico con conocimiento *a priori* de la localización del marcador, aun sin que se tenga conocimiento de la información fenotípica. Este esquema supone que todos los individuos tienen genotipo conocido para el LCC y que su efecto se conoce sin error, entonces el resultado evalúa el valor genético poligénico debido al LCC. Villanueva *et al.* (2002), realizaron comparaciones para apreciar los cambios en la ganancia genética a través de diez generaciones de simulación.

Cuadro 1. Pruebas de DNA para detectar algunas variantes genéticas.

Pruebas Directas	Descripción	Ejemplo
Pruebas que identifican un punto real	Mutación u otros cambios a nivel de DNA que controlan cambios en el comportamiento o algunos rasgos. Tales pruebas son difíciles de desarrollar, pero trabajan sobre cualquier individuo sin referencia a la población de origen o sus parientes	En cerdos la prueba de tolerancia al Halotano (HAL/Ryr) y en Ganado lechero la prueba de ausencia de BLAD (gen que produce la enfermedad de deficiencia de adhesión leucositaria, carecen de anticuerpos ante cualquier enfermedad)
Pruebas de Asociación	Una prueba que identifica un sitio polimórfico de DNA cercano al sitio funcional, tal que hay una asociación generalizada con la población de referencia. Estas pruebas pueden ser más fáciles de desarrollar que las directas, pero puede haber una asociación incompleta y puede decaer con el tiempo y deben ser validadas en cada población de interés.	Prueba de ESR en porcinos
Pruebas de Ligamiento	Es una prueba que utiliza marcadores genéticos de la misma región que la del sitio funcional del genoma. La asociación solo existe dentro familias y la variante particular del marcador varía entre familias. Estas pruebas son de relativa facilidad para desarrollarlas, pero las asociaciones de marcadores aun dentro de familias disminuyen con el transcurso de pocas generaciones y son relativamente difíciles de manejar en programas de mejoramiento.	Muchas pruebas para LCC utilizan esta metodología

Las comparaciones fueron entre GAS, MAS y BLUP (selección fenotípica), dejando los parámetros poblacionales como consanguinidad estables y bajo condiciones óptimas de selección. El resultado mostró que la ganancia total acumulada y la frecuencia de los alelos favorables para el LCC sobre las generaciones, GAS y MAS tuvieron las misma tendencia con diferencias no significativas entre ellas produciendo una ganancia extra con respecto a BLUP a través de la generaciones sucesivas. Al principio (cuatro generaciones) el beneficio MAS fue sustancialmente menor (6%) que el de GAS y 16% mejor que la selección fenotípica.

Sin embargo, GAS estaría sobreestimando el valor genético a medida que se incrementa las generaciones, por lo que implicaría realizar estimaciones en cada generación para incluir los cambios en los cálculos subsecuentes.

Selección dentro de una raza

Se había señalado en el Cuadro 1, las pruebas directas a partir de muestras de ADN; cabe aquí decir que las primeras pruebas en ganadería se realizaron para el control o eliminación de genes indeseables, por ejemplo el gen HAL*n* en porcinos y BLAD en ganado lechero.

Un ejemplo del segundo tipo de pruebas es el gen Kappa-Caseina, determinante de la caseína de la leche en ganado bovino. El alelo β de una mutación es causante de conferir a las vacas portadoras, mayor cantidad de la proteína en la leche, siendo altamente rentable, en lo económico cuando el precio está orientado por la calidad de leche. Para que se exprese el gen, debe estar en estado homocigótico, BB y es fácilmente manejado por introgresión o por selección en las poblaciones de interés. La Asociación de Ganado Suizo Americano de EU, ha probado todos los toros en inseminación artificial para este rasgo, como un servicio a los agremiados permitiéndoles facilidades para la selección de los mismos.

El tercer tipo de pruebas descritas en el Cuadro 1 son las de ligamiento. Pero dichas asociaciones no son consistentes en diferentes familias (Diferentes alelos marcadores están asociados con diferentes LCC en diferentes familias) y pueden disminuir rápidamente en cada generación (Haley y Visscher, 2000). Los estudios de cómo utilizar e incorporar esta información en programas de cría y mejoramiento genético en ganadería, se limitan a estudios de simulación y modelaje con predicciones a nivel teórico. Sin embargo, en ganado lechero existe potencial para utilizar SAM (ó MAS de las siglas en inglés) en la preselección de toros jóvenes en los sistemas de muestreo de las asociaciones de criadores de ganado. Las pruebas de progenie son caras y a largo plazo (sin que ello haya limitado su uso extensivo y grandes avances en la producción de la industria lechera en todo el mundo), pero aquí la información de marcadores genéticos podrían distinguir entre los hermanos y seleccionar el más prometedor entre los muestreados de la población, antes de iniciar la prueba de progenie. La respuesta adicional de SAM ha sido de 6 a 12 %, incrementado cuando cambiaron de machos por medio de una selección previa. Entonces, aun utilizando selección por asociación dentro de familia detectados por ligamiento, los resultados predicen que un progreso extra puede lograrse. La magnitud del progreso adicional logrado con SAM depende de una gran cantidad factores, como el número y magnitud del efecto del LCC, la seguridad con la cual se hayan estimado y la cantidad de información del LCC.

Selección entre razas

También existe la estrategia de combinar los mejores alelos de dos o más poblaciones. Probablemente este procedimiento sea más útil en especies de reproducción corta, como ovejas. En ocasiones, la introgresión de un solo gen ha logrado grandes cambios e impactado la ganadería; tal es el caso del gen polled (Formando animales naturalmente sin cuernos) y el gen Booroola en ovinos (incrementando el número de crías nacidos por parto).

Cuando una nueva población híbrida se crea a partir de dos razas divergentes, las asociaciones entre los marcadores y el rasgo que determina el gen son fuertes y pueden permanecer por algunas generaciones y luego declinar (dependiendo de la distancia entre los marcadores y el gen) y pueden utilizarse en mediano plazo en programas de selección.

En poblaciones híbridas, Haley y Visscher (2000) sugieren que SAM puede utilizarse en dos fases: La primera se selecciona un número de marcadores asociados al rasgo(s) de interés en base a los estudios de LCC, es decir mediante análisis de asociación en la generación F2. En segundo lugar, los animales son seleccionados en base al genotipo marcador y al fenotipo (o el fenotipo de sus parientes colaterales). Pruebas de simulación, han mostrado un incremento en eficiencia de 10 a 30% de la selección combinada sobre la mejor alternativa, selección con BLUP en las primeras generaciones. Para la quinta generación, la selección combinada habría alcanzado un valor fenotípico ni siquiera alcanzado por BLUP aun tres generaciones después. La ventaja relativa utilizando marcadores fue menor en las últimas generaciones, en parte debido a recombinaciones causadas por la declinación de la asociación entre los marcadores y el LCC. En forma gráfica se presenta en la Figura 4.

El anterior resultado se ve prometedor, pero por ahora solo pueden aplicarse a poblaciones recientemente derivadas de la hibridación de dos razas diversas. Esta restricción podría solventarse si los marcadores estuvieran estrechamente cercanos al rasgo y las asociaciones persisten por muchas generaciones. Con el desarrollo de las técnicas de ADN, esta limitación pronto podrá resolverse.

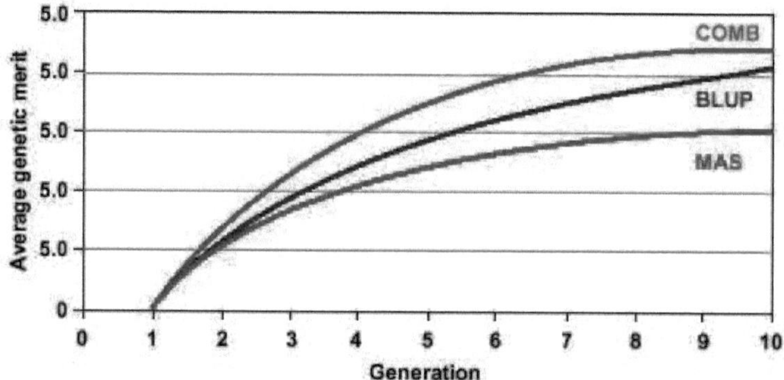

$h^2 = 0.25$, selection from F_2 (Zhang and Smith, 1992)

Figura 4. La selección inicia a partir de la generación F2 creada por cruzamiento de dos líneas consanguíneas, considerando un rasgo con una heredabilidad de 0.25. La selección se realizó solo con marcador (MAS), con información fenotípica (BLUP) o un índice combinando las dos fuentes de información (COM). (Adaptado de Haley y Visscher, 2000).

Introgresión asistida por marcadores

En algunos casos, las razas pueden ser superiores para muchos rasgos de importancia económica, pero falta un rasgo deseable de otra, como el caso de la tolerancia genética que posee la raza criollo mexicano a las garrapatas (Duarte, 2003). Lo ideal sería transferir las ventajas de los genes sin perder las características superiores de la raza receptora. En la manera clásica, esto se realiza por medio de una cruza inicial entre las razas, seguida por varias generaciones de retrocruzas, hasta reemplazar el genoma de la raza donadora que es inferior para muchas características de importancia económica. Finalmente hay una generación de intercruzamiento para hacer los individuos homocigotos para los alelos deseados.

Las ventajas de los marcadores genéticos podrían utilizarse en dos formas en los programas de introgresión. Primero, los marcadores pueden utilizarse para identificar en cada generación de retrocruzas, los cuales son heterocigotos para los alelos deseados (y los individuos homocigóticos después de la generación de intercruzas). En segundo lugar, los marcadores pueden utilizarse para seleccionar contra el resto del genoma donador. Aunque esta fase no necesariamente sería imperante, los estudios de simulación muestran que podría incrementarse la velocidad en recuperación del genoma de la raza receptora hasta por dos generaciones de selección (Hospital *et al.*, 1992; Visscher *et al.*, 1996).

Los alelos que confieren tolerancia a las enfermedades serían los más promisorios para ser utilizados en programas de introgresión asistida por marcadores. Por ejemplo, la tolerancia a hemoparásitos como la babesiosis transmitida por la garrapata del género *Boophylus*, presente en los trópicos de México. Las razas de ganado susceptibles como las europeas, con características de alta productividad y calidad de la carne, sufren pérdidas enormes por efectos de esta enfermedad. Mientras que las razas tolerantes como las cebuínas y el ganado criollo mexicano, descendiente de las razas autóctonas españolas, conviven y toleran mejor la presencia de garrapata y la enfermedad.

CONCLUSIONES

Es cierto que la información actual sobre ADN no reemplazaría las bondades que ofrece un buen registro del comportamiento correcto de un pedigrí. Sin embargo, la información de los marcadores de ADN complementa exitosamente y en algunas ocasiones puede suplir gran parte de la información de los registros.

La metodología de SAM aun ofrece un potencial que apenas se inicia a descubrir y las aplicaciones en el futuro cercano son poco comprendidas, por la mayoría de los criadores, mientras que los científicos aun no terminan de desarrollar una metodología transferible en su totalidad para su uso en cría animal, sobre todo los aspectos relacionados con LCC y sus aplicaciones inmediatas.

Las oportunidades de su aplicación aun están emergiendo, pero a una velocidad más allá de los alcances de la puesta en marcha por la mayor parte de las empresas ganaderas. Es importante señalar que si nuestros productores no tienen al alcance estas metodologías en el corto plazo, pronto dependerán de la tecnología importada que otros países vengan a vender y tendrán que pagarse a un alto costo.

Los resultados muestran que la información a partir de LCC, puede conducir a una mayor respuesta a la selección a corto y a largo plazo, en particular aquellos que se ha demostrado que exhiben dominancia.

BIBLIOGRAFÍA

Allen, P. J., W. Amos, P. P. Pomeroy and S. D. Twiss. 1995. Microsatellite variation in grey seals (*Halichoerus grypus*) shows of genetic differentiation between two British breeding colonies. Molecular Ecology 4:653-662.

Antolin, M., C. Bosio, J. Cotton, W. Sweeney, M. Strand and W. Black IV. 1996. Intensive linkage mapping in a wasp (*Bracon hebetor*) and a mosquito (*Aedes aegypti*) with single strand conformation polymorphism analysis of random amplified polymorphic DNA markers. Genetics 143: 1727-1738.

Barendse, W. *et al.* 1997. A medium density genetic linkage map of the bovine genome. Mammalian Genome 8:21-28.

Barendse, W., S. M. Armitage, L. M. Kosarek, A. Shalom, B. W. Kirkpatrick, A. M. Ryan, D. Clayton, H. L. Neilberg, N. Zheng, V. M. Grosse, J. Weiss, P. Creighton, F. McCarthy, M. Ron, A. J. Teady, R. Fries, R. A. McGraw, S. S. Moore, M. Georges, M. Soller, J. E. Womack and D. S. S. Hetzel. 1994. A genetic linkage map of the bovine genome. Nature Genetics 6:227-235.

Barman, D. E., et al. 1994. International Dairy Federation Technical Report. Bulletin of the International Dairy Federation 299:2-7.

Basedow, M., A. Barie-Dirie, B. Harlizius, C. Loft, D. Simon and E. Kalm. 1996. The estimation the genetic distance between German cattle breeds. 47th Annual Meeting European Association of Animal Production, Norway.

Bell, G.I., et al. 1982. The highly polymorphic region near the human insulin gene is comprised of simple tandemly repeating sequences. Nature 295: 31-35.

Bishop, M. D., S. M. Kappes, J. W. Keele, R. T. Stone, S. L. F. Sunden, G. A. Hawkis, S. Solinas Toldo, R. Fries, M. Gnez, J. Yoo and C. Beattie. 1994. A Genetic Linkage map for cattle. Genetics 136:619-639.

Bhat, P. P., B. P. Mishra and P. N. Bhat. 1990. Polymorphysm of mitochondrial DNA (mtDNA) in cattle and buffaloes. Biochemistry and Genetics 28(7/8):311-318.

Black, G. J. et J. G. Krafsur. 1985a. Programme analysant les fréquences alléliques et génotypiques dans les sous-populations d'après une adaptation du programme GENESTATS.

Blott, S. C., J. L. Williams and C. S. Haley. 1998. Genetic relationships among European cattle breeds. Animal Genetics 29:273-282.

Botstein, D., R. L. White, M. Skolnick and R. W. Davis. 1980. Construction of a genetic linkage map in man using restriction fragment length polymorphisms. American Journal of Human Genetics 32:314-331.

Bowcock, A. M., A. Ruiza-Linares, J. Tomfohrde, E. Minch, J. R. Kidd and L. L. Cavalli-Sforza. 1994. High resolution of human evolution trees with polymorphic microsatellites. Nature 368(6470):455-457.

Bradley, D. G., D. E. McHugh, R. T. Loftus, R. S. Sow, C. H. Hoste and E. P. Cunninghan. 1994. Zebu taurine variation in Y chromosomal ADN: A substitutive assay for genetic introgression in West African trypanotolerant cattle population. Animal Genetics 25:7-12.

Breneman, R. A., S. K. Davis, J. O. Sander, B. M. Burns, T. C. Wheeler, J. W. Turner and J. F. Taylor. 1996. The polled locus maps to BTA1 in *Bos indicus* x *B. taurus* crosses. Journal of Heredity 87:156-161.

Callen, D. F., A. D. Thomson, Y. Shen, H. A. Phillips, R. I. Richards, J. C. Melley and G. R. Sutherland. 1993. Incidence and origin of "null" alleles in the (AC)n microsatellite marker. American Journal of Human Genetics 52:922-927.

Carlson, J. E., L. K. Tulsieram, J. C. Glaubitz, V. W. K. Luk, C. Kauffeldt and R. Rutledge. 1991. Segregation of random amplified DNA markers in F1 progeny of conifers. Theoretical and Applied Genetics 83:194-200.

Ciampolini, R., K. Moazami-Goudarzi, and D. Vaiman. 1995. Individual multilocus genotypes using microsatellite polymorphism to permit the analysis to the genetic variability within and between Italian beef cattle breeds. Journal of Animal Science 73:3259-3258.

Crossa, J., C. M. Hernández, P. Bretting, S. A. Eberhart and S. Taba. 1993. Statistical genetic considerations for maintaining germplasm collection. Theoretical and Applied Genetics 86:673-678

Csink, A. K. and S. Henikoff. 1998. Something from nothing: The evolution and utility of satellite repeats. Trends in Genetics 14:200-204Bonneau, M. and W. J. Enright. 1995. Immunocastration in cattle and pigs. Livestock Production Science 42:193-200.

Chilliard, Y. 1989. Long-term effects of recombinant bovine somatotropin (BST) on dairy cow performance: A review. In: Use of somatotropin in livestock production. Elsevier, pp. 61-87.

Cunninham, E. P. 1999. Recent developments in biotechnology as they relate to animal genetic resources for food and agricultural. Background, Study Paper no. 10. Commission of Genetic Resources of Food and Agriculture. FAO.

Duarte O., A., et al. 2000a. Mem. XXXI Reunión Anual de la Asociación Mexicana de Producción Animal, Cd. Victoria, Tamps, México.

Duarte O., A., et al. 2000b Mem. XXXI Reunión Anual de la Asociación Mexicana de Producción Animal, Cd. Victoria, Tamps., México.

Duarte O., A. 2005. In: Actualización en Temas de Zootecnia: Capítulo 5, Aportaciones de la Biotecnología Molecular en el Mejoramiento Genético y Perspectivas. Editorial Plaza y Valdez, México, pp 321.

F. A. O. 2000. Foro electrónico sobre la Biotecnología dirigido por la CESPAO.

F. A. O. 2001. La Biotecnología en la Alimentación y la Agricultura. Vol.20 (1) Aplicaciones de la Biotecnología en la Sanidad y la Producción Animal. http//:www.oie.int/esp/publicat/rt/e_rt20_1.htm

F. A. O. 2005. La Biotecnología en la Alimentación y la Agricultura. Vol.24 (1) Aplicaciones de la Biotecnología en la Sanidad y la Producción Animal.

González Muñoz, S. 2002. Bases fisiológicas de la alimentación de rumiantes. Memoria Curso-Taller de Sistemas de Producción en Bovinos, Ovinos y Caprinos, Universidad Autónoma de Tamaulipas. Cd. Victoria, Tamps., México, septiembre, pp. 11-20.

Holder, A. T. and C. Carter. 1995. Immunomodulation of growth hormone-IGF-I axis. Livestock Production Science 42:229-237.

Juskevich, J. C. and C. G. Guyer. 1990. Bovine growth hormone: Human food safety evaluation. Science 249:875-884.

Meloen, R. H. 1995. Basic aspects of immunomodulation through active immunization. Livestock Production Science 42:135-145.

Pell, J. M. and R. Aston. 1995. Principles of immunomodulation. Livestock Production Science 42:123-133.

Phipps, R. H. 1989. A review of the influence of somatotropin on health, reproduction and welfare in lactating dairy cows. In: Use of somatotropin. Livestock Production Science 42:88-119.

Terqui, M., J. H. M. Wrathal, M. A. Driancourt and P. G. Knight. 1995. Modulation of ovarian function by steroid and inhibin immunization. Livestock Production Science 42:181-192.

Robinson, J. J. and T. G. McEvoy. 1993. Biotechnology: The possibilities. Animal Production 57:335-352.

Villanueva, B., R. Pong-Wong and J. Woolliams. 2002. Marker assisted selection with optimized contributions of the candidates to selection. Genetic Selelection and Evolution 34:679-703.

Visscher, P. M. and C. S. Haley. 1998. On the efficiency of marker assisted introgression. Animal Science 68:59-68.

Visscher, P. M., C. S. Haley and R. Thompson. 1996. Marker Assisted Introgression in Backcross Breeding Programs. Genetics 144:1923.

Willis, M. B. 1991. Dalton's Introduction to Practical Animal Breeding. Third Edition. Blackwell Scientific Publications. Oxford, U. K.

S IV-3

PRODUCCIÓN DE CARNE EN OVINOS Y CAPRINOS: CRUZAS Y CRUZAMIENTOS

Arturo Duarte O.1, Francisco J. Trejo M.2 y Arnoldo González R.1
1 Universidad Autónoma de Tamaulipas, 2 Unión Ganadera Regional de Tmaulipas

INTRODUCCIÓN

En México la actividad ganadera se realiza en cerca de 114 millones de hectáreas, siendo los bovinos, ovinos y caprinos los que utilizan la mayor proporción de esta superficie (CEA, 2001). En Tamaulipas la explotación ganadera se realiza en 4, 683,528 hectáreas, de las cuales el 77.6% corresponde a agostaderos naturales y el 22.4% restante a praderas. Estas últimas están constituidas principalmente por gramíneas inducidas, tales como los zacates buffel, estrella de África, guinea, pangola, bermuda y pretoria, las cuales son explotadas principalmente bajo condiciones de temporal. Así mismo, en el Estado el ganado bovino representa el hato ganadero de mayor importancia numérica y económica, y son los municipios de Aldama y Soto La Marina donde su inventario es mayor, además de que en ellos también se presentan las mayores superficies dedicadas a esta actividad. El ganado caprino, se encuentra principalmente en Burgos, Méndez y Tula los cuales tienen cerca de un 43 por ciento de la población en el estado y el ovino, en los municipios de González, Méndez y San Fernando con un 24 % de su población.

Debido a la gran diversidad en las regiones y objetivos de los sistemas de producción en el país la producción de ganado bovino, ovino y caprino utiliza una gran gama de tipos raciales, los cuales son explotados bajo diferentes condiciones climáticas y de manejo; La producción de rumiantes, comprende sistemas de producción orientados a la comercialización de animales para abasto, de animales para exportación, y de ganado para pie de cría. La población nacional de bovinos es de 30, 177,135 cabezas, de la cuales Tamaulipas cuenta con 1, 092, 086 (CEA, 1999), la producción de carne de bovino se estima en 1.34 millones de toneladas, con cerca de tres millones de cabezas sacrificadas en rastros nacionales (Cuadro 1), que al considerar las importaciones de carne reflejan un consumo nacional aparente de 15.4 kg/persona/año (INEGI, 2000).

Cuadro 1. Ganado sacrificado para consumo en rastros, por especie.

	Bovino		Caprino		Ovino	
	Número de cabezas	Peso en canal ton	Número de cabezas	Peso en canal ton	Número de cabezas	Peso en canal ton
1998	2,948,716	578,357	446,369	7,047	144,895	2,711
1999	2,959,196	573,055	417,164	6,438	162,083	3,097

Anuario estadístico de producción pecuaria INEGI 2000

La producción nacional de ganado ovino y caprino en canal a julio 2002 se estima en cerca de 38,000 y 41,000 toneladas respectivamente (Cuadro 2). Lo anterior, da una idea de la importancia de definir los cambios que se desean en los animales (i.e. mayor producción de carne, menores intervalos entre parto, mayor contenido de proteína en leche) para que los sistemas de producción estén acordes con las demandas de mercado y se reflejen en un mejoramiento genético a las siguientes generaciones.

Cuadro 2. Producción de ganado en pie y de carne en canal, por especie a nivel nacional (Miles de toneladas).

	bovino		ovino		caprino	
	pie	canal	pie	canal	pie	canal
1998*	2,610	1,380	60	30	77	38
1999*	2,686	1,401	61	31	75	37
2002**		1,449,717		37,939		40,859

*Anuario estadístico de producción pecuaria INEGI 2000

** Servicio de información y estadística Agroalimentaria y Pesquera (SIAP), a julio 2002

La Importancia económica de la ganadería en Tamaulipas

Tamaulipas es el séptimo estado más grande y representa el 7 por ciento de la superficie del país; la economía de Tamaulipas tiene el noveno lugar entre las entidades de la república; superado sólo por los estados de México, Nuevo León, Jalisco y Veracruz, de manera significativa y muy cerca de Chihuahua, Guanajuato, Puebla y Coahuila. Hasta 1993 la participación del estado en el PIB nacional había perdido importancia; desde entonces, se observa una recuperación que lleva la participación de Tamaulipas en el PIB nacional de 2.79 por ciento en 1993, hasta 2.95 por ciento en 1996. El sector ganadero tiene una participación en el Producto Interno Bruto Estatal del 1.3 por ciento, con una tasa de participación en el PIB nacional ganadero del 2.02 por ciento (INEGI, 2000).

La actividad ganadera es importante en la economía Tamaulipeca, donde la cría y engorda de ganado de buena calidad son las principales actividades, los sistemas de producción de ganado bovino que se identifican en Tamaulipas son: producción y venta de becerros al destete, producción de doble propósito, engorda en corral, desarrollo de becerros en praderas (recría) y producción de pie de cría. El aprovechamiento de las especies menores como los caprinos y los ovinos tradicionalmente se ha realizado sin la aplicación de tecnología que permita la obtención de niveles altos de productividad, circunscribiéndose a sistemas intensivos con especies forrajeras de bajo valor nutricional.

Mejoramiento, productividad y los sistemas de producción de rumiantes

Lo productores siempre han estado interesados en "mejorar" a sus animales, sin embargo, existe una gran polémica acerca de lo que constituye "mejoramiento". Algunos buscan cambiar características de producción (i.e. producción de carne o leche), otros buscan modificar características físicas o de tipo, mientras que otros lo hacen en combinaciones de las dos anteriores (Willis, 1991).

El mejoramiento animal está relacionado con la eliminación de genes que hacen que se manifiesten características no deseadas, a través de un proceso de selección sistemático de animales que manifiesten aquellos rasgos que vayan acordes con los objetivos del sistema de producción. El proceso de selección puede ser definido como el proceso de cambiar la frecuencia de un gen sin que haya una transformación en el material genético (mutación) o introducción de genes a la población (inmigración) a través de la identificación de aquellos individuos que contribuirá a su progenie en la siguiente generación.

La selección no crea nuevos genes, sino que incrementa la frecuencia de aquellos con efectos deseados en el sistema de producción (Legates y Warwick, 1990).

El primer paso para llevar a cabo mejoramiento genético en un sistema de producción de rumiantes será entonces, considerar los aspectos que afectan a los animales en los cuales la selección va a actuar, como por ejemplo, 1) tipo racial, 2) tipo de alimento que se les ofrece durante el año, 3) clima y precipitaciones pluviales, 4) manejo sanitario, y 5) condiciones del mercado; ya que la producción animal está basada en pilares fundamentales como la nutrición, mejoramiento genético, reproducción y sanidad preventiva y la dirección hacia donde se orientarán los objetivos de la selección dependerá de las condiciones del mercado a corto mediano y largo plazo. Es importante recalcar que todos estos aspectos de manejo, se interrelacionan y dependen del medio ambiente y del hombre.

Los objetivos del sistema de producción

Es muy importante considerar los objetivos del sistema antes de pensar en que características se desean mejorar, ya que las metas a corto, mediano y largo plazo estarán acordes con las condiciones del mercado, la oferta y la demanda de los productos finales y del tamaño de la explotación. Lo que podría ser deseable para un máximo mejoramiento genético podría ser muy costoso y tener que ser modificado por consideraciones económicas.

Una vez que se tienen bien definidos los objetivos de la Selección se deberán considerar lo siguiente: 1). Existe alguna raza de ovinos que como raza pura pueda lograrlo?, 2) Si no la hay, existen dos o mas razas que puedan ayudar a lograr el objetivo?

En el caso del punto dos entonces, se tendrá que considerar un sistema de cruzamientos que permita lograr el objetivo del sistema de producción.

Sistemas de cruzamientos como una alternativa de producción ovina o caprina

Los sistemas de cruzamientos son herramientas para sincronizar los recursos genéticos, con los recursos forrajeros y de manejo que posean los diferentes sistemas de producción. Visualizar a los cruzamientos solamente como una forma de incrementar la producción por animal es un error muy frecuente. El objetivo de cruzar, como de cualquier otra tecnología de producción, debe ser usar más eficientemente el conjunto de recursos genéticos con que se cuenta.

Esto implica que cuando se analicen los diferentes sistemas de cruzamientos se deben de observar no solamente el incremento en la productividad por animal, sino también los cambios en los requerimientos de infraestructura que demanden diferentes sistemas de cruzamientos.

Dentro de los sistemas de cruzamientos a utilizar:

- Las diferencias en valor de cría (valor genético) entre razas.
- Las diferencias en valor de cría entre animales dentro de cada raza.
- La heterosis, o vigor híbrido, individual y maternal.
- La complementariedad entre los recursos genéticos y entre los ambientes donde cada raza fue seleccionada y donde se va a producir.

Las diferencias en valor de cría entre razas y animales son las diferencias en capacidad genética que tienen las razas y animales para producir un determinado nivel de alguna característica de interés.

Enseguida, se utilizan las diferencias entre razas significa, entonces, elegir aquellas razas que tienen los valores genéticos superiores para utilizar esta superioridad en beneficio del sistema de producción. Por lo tanto, se debe de elegir entre las razas disponibles,

1). Aquellas que sean mejores en las características maternales (tamaño pequeño, facilidad de parto, buena capacidad para crecimiento de sus terneros) para la fase o maternal del sistema, y

2). Para la fase terminal, en cambio, razas que posean gran capacidad de crecimiento, eficiencia de conversión, peso al nacer no excesivamente alto y adecuada calidad de producto final.

Una vez seleccionadas la o las razas para utilizar en cada fase, aún se tiene la posibilidad de mejorar la eficiencia utilizando la variación dentro de cada raza, seleccionando los animales de valor de cría más adecuado en las características de importancia económica.

La heterosis o vigor híbrido puede realizar una contribución muy importante a la productividad de los sistemas de producción de carne ovina. Se ha podido observar, que la heterosis maternal es considerablemente superior a la individual. Es decir, que la ventaja se obtiene por usar hembras cruzadas con sementales puros con el fin de utilizar la heterosis de la hembra en la crianza de los borregos hasta el destete.

Además de utilizar las diferencias genéticas entre y dentro de razas y el vigor híbrido maternal e individual, los sistemas de cruzamientos pueden utilizar una herramienta muy importante: la complementariedad. La complementariedad se podría definir como la capacidad de combinar adecuadamente los recursos genéticos elegidos en una forma tal que sean capaces de utilizar eficientemente los recursos nutricionales y de manejo existente en el sistema de producción es decir, cuando la eficiencia de la producción total es máxima.

A modo de ejemplo, se seleccionan la fase maternal una hembra de raza pequeña, de modo que tenga bajos requerimientos energéticos para mantenimiento, que además tenga alta eficiencia reproductiva y habilidad materna, y para la fase terminal una raza con alta capacidad de crecimiento, eficiencia de conversión y calidad de producto, se utiliza la complementariedad cuando se logre un sistema que combine adecuadamente esos recursos.

Alternativas para mejorar la producción de carne ovina o caprina

Los procesos biológicos de mayor importancia que afectan a la producción de carne son la reproducción y el crecimiento. Toda alternativa tecnológica tendiente a incrementar la producción de carne debe necesariamente apuntar a potenciar los procesos mencionados. La introducción de genética especializada es una herramienta de probada eficacia y de amplia utilización en los sistemas en producción de carne ovina.

Vigor híbrido o heterosis

La heterosis, o vigor híbrido, es el nombre dado al aumento en vigor de la descendencia sobre la de los padres cuando se aparean individuos no emparentados. El vigor híbrido es mas que la fortaleza, incluye mayor viabilidad, crecimiento mas rápido, mayor producción de leche y carne, mayor fertilidad. El ejemplo mas conocido es la mula, la cual es notable por su aptitud para soportar el calor y el trabajo pesado. La mula es el resultado del cruzamiento entre el asno y la yegua. El hijo del caballo y el asno femenino se le llama macho, es también fuerte pero son menores los cruzamientos de esta clase por la gran escasez de asnas y porque los híbridos son mas pequeños que la mula.

Sistema de cruzamiento con dos razas

Este sistema se ha utilizado en muchas especies animales por muchos años, donde dos razas puras diferentes se utilizan para ser cruzadas y la pureza de las razas parentales se mantiene. En otras palabras, dentro del sistema de producción si se tiene la raza A y la raza B, y se cruzan, entonces se tienen dentro de la explotación las razas A y B además de los corderos cruzados AB. Es importante recordar, que solo el cordero resultado de la cruza muestra el vigor híbrido.

El sistema que utiliza el cruzamiento de dos razas requiere de una considerable planeación para obtener óptimos resultados, ya que se debe conocer perfectamente a cada una de las razas involucradas en el cruzamiento para predecir cual sería el posible resultado en cuanto a productividad de los corderos.

Por ejemplo, se tiene una raza de ovinos o caprinos que tiene excelente fertilidad y habilidad materna (Raza A) y otra raza que tiene una tasa de crecimiento postdestete excelente además de buenas características de calidad y peso de la canal (Raza B).

La pregunta sería cual raza se debe de escoger para se la raza materna y cual la raza paterna, Obviamente se pensaría que la mejor para la raza materna es la que tiene las cualidades de buena fertilidad y habilidad materna ya que garantizaría un buen desarrollo de los corderos hasta antes del destete, mientras que la raza paterna garantizaría un buen desarrollo de las características productivas y de la canal después del destete.

Ejemplo: Para un sistema de cruzamientos de dos razas ovinas, se podría pensar en una raza materna de pelo que tienen buenas características de adaptación y habilidad materna y para la raza paterna en una raza como Dorper o Katahdin las cuales tienen buenas características productivas.

Raza Materna: Pelibuey (Pb)
Raza Paterna: Dorper (Dr)

Padres	Pb x Dr
Progenie	50% Pb 50% Dr

El uso de cruzamientos de dos razas significa que eventualmente las hembras de raza pura para cría tendrán que ser reemplazadas. Esto se puede lograr comprándolas o criándolas dentro de la misma explotación. La cría de las propias borregas de reemplazo tiene grandes ventajas ya que garantiza la pureza de los animales y la adaptación al sistema de producción es excelente. Lo cual permite la selección de las mejores hembras y por consiguiente un buen progreso genético. Sin embargo, conservar los animales puros puede representar altos costos dentro del rebaño. En un sistema de cruzamiento de dos razas, se puede pensar en cruzamientos programados a varias generaciones con el fin de lograr diferentes niveles de heterosis y potenciar los efectos de las razas puras en los híbridos.

Sistema de cruzamiento cruzado o retrocruzas

Este sistema de cruzamientos es una secuencia del de dos razas mencionado anteriormente, donde las hembras F1 son conservadas para cría y son apareados con machos que no estén relacionados entre sí de una raza y otra alternativamente (Cuadro 3).

Las razas de los machos pueden ser las razas puras que se tenían contempladas para el sistema de dos razas con la misma lógica de selección, de acuerdo a las habilidades maternas, adaptación y productividad.

Cuadro 3. Porcentaje de sangre calculado de cada raza para cruzamientos de dos razas en sucesivas generaciones.

Generación	Porcentaje de cada raza en las hembras	Raza del Macho	Porcentaje de cada raza en la progenie
1	Raza 1	Raza 2	50 % Raza 1 50 % Raza 2
2	50 % Raza 1 50 % Raza 2	Raza 1	75 % Raza 1 25 % Raza 2
3	75 % Raza 1 25 % Raza 2	Raza 2	37.5 % Raza 1 62.5 % Raza 2
4	37.5 % Raza 1 62.5 % Raza 2	Raza 1	68.7 % Raza 1 31.3 % Raza 2
5	68.7 % Raza 1 31.3 % Raza 2	Raza 2	34.4 % Raza 1 65.6 % Raza 2
6	34.4 % Raza 1 65.6 % Raza 2	Raza 1	67.2 % Raza 1 32.8 % Raza 2
7	67.2 % Raza 1 32.8 % Raza 2	Raza 2	60.7 % Raza 1 31.3 % Raza 2
8	33.6 % Raza 1 66.4 % Raza 2	Raza 1	34.4 % Raza 1 65.6 % Raza 2
9	66.8 % Raza 1 33.2 % Raza 2	Raza 2	67.2 % Raza 1 32.8 % Raza 2
10	33.4 % Raza 1 66.6 % Raza 2	Raza 1	66.7 % Raza 1 33.3 % Raza 2

Por ejemplo, se supone que la raza materna es una raza con buena habilidad materna y adaptación como podría ser las razas de pelo corto como la Pelibuey, Saint Croix, o Black Belly, la cual se cruza con una raza paterna con buena habilidad de producción de carne, como podría ser una raza Dorper o Kathadin. Las hembras producto de este cruzamiento serán entonces 50% de la Raza materna y 50% de la raza paterna, estas hembras se conservan para ser ovejas reproductoras.

En este momento en el sistema de producción se tienen tres grupos de animales: 1) un grupo de la raza materna (donde se tienen machos productores), 2) un grupo de la raza paterna (donde se tienen machos productores y 3) un grupo de la progenie F_1 (donde se tienen hembras productoras.

Cuadro 4. Porcentaje de sangre calculado de cada raza para cruzamientos con tres razas en sucesivas generaciones.

Generación	Porcentaje de cada raza en las hembras	Raza del Macho	Porcentaje de cada raza en la progenie
1	Raza 1|	Raza 2	50% Raza 1 50% Raza 2
2	50% Raza 1 50% Raza 2	Raza 3	25% Raza 1 25% Raza 2 50% Raza 3
3	25% Raza 1 25% Raza 2 50% Raza 3	Raza 1	62.5 % Raza 1 12.5 % Raza 2 25 % Raza 3
4	62.5 % Raza 1 12.5 % Raza 2 25 % Raza 3	Raza 2	31.2 % Raza 1 56.3 % Raza 2 12.5 % Raza 3
5	31.2 % Raza 1 56.3 % Raza 2 12.5 % Raza 3	Raza 3	15.6% Raza 1 28.1 % Raza 2 56.3 % Raza 3
6	15.6% Raza 1 28.1 % Raza 2 56.3 % Raza 3	Raza 1	57.8 % Raza 1 14.1 % Raza 2 28.1 % Raza 3

Ahora, las hembras F1, van a ser apareadas alternativamente con los machos Pelibuey, Saint Croix o Black Belly (dependiendo de la raza seleccionada como raza materna), y con los machos Dorper o Kathadin (dependiendo de la raza seleccionada como raza paterna), es decir, que las hijas del macho de la raza A serán apareadas con el macho de la raza B, y así sucesivamente.

En el Cuadro 3 se muestra que en la primera retrocruza la progenie tendrá el 75% de los genes de la raza A y un 25 % de los genes de la raza B. Esto le confiere a las cría la posibilidad de tener buena habilidad materna y de adaptación al mismo tiempo que tendrá una mejor capacidad productiva en términos de mayores pesos al destete, y ganancias de peso postdestete.

Una ventaja del sistema de retrocruzas es que tanto las hembras reproductoras como las crías son cruzadas y posee el vigor híbrido para las características productivas. Es importante recalcar que después de varias retrocruzas se pierde algo del vigor híbrido como se observa en el Cuadro 3, donde el óptimo es cuando la cría tiene el 50% de la raza A y 50% de la raza B. No todo el vigor híbrido se pierde como se observa en la generación 10 donde las proporciones son de un 67% de la raza A y un 33% de la raza B.

Sistemas de cruzamiento con tres razas

Este es un sistema de cruzamiento que involucra a tres razas en una programación rotacional, donde los machos de cada una de las razas son utilizados en sucesión en hembras cruzadas (Cuadro 4).

Este sistema es una consecuencia del sistema de retrocruzas de dos razas. En este sistema el productor decide por la tercera raza para darle un mejor acabado a las crías y así tener un mejor mercado. Por ejemplo, supongamos que se tiene una raza con buena habilidad materna y adaptación como la Pelibuey (raza 1), una raza con buenas habilidades productivas como la Dorper (raza 2) y se tiene una raza que dará un mejor acabado como la raza Charollais.

El máximo vigor híbrido debería de ser obtenido con un sistema de cruzamientos de tres razas ya que toma ventaja tanto de las hembras reproductoras cruzadas como de las crías cruzadas. En el Cuadro 4 se observa que en las cruzas rotacionales de tres razas se pierde algo de vigor híbrido después de la cuarta generación si se compara con la generación tres que es la primera generación de cruzamientos con tres razas, donde se obtiene hasta el 62.5 % de una de las razas. Después de la cuarta generación las proporciones nunca excederán del 57 % para una de las razas.

Modificaciones al sistema de cruzamientos de tres razas

El productor puede decidir utilizar una cuarta raza en un sistema rotacional y los resultados no son tan diferentes como los observados en el Cuadro 4. De igual forma, el productor puede utilizar un macho cruzado producto de un sistema de tres razas como un macho terminal y aparearlo con hembras reproductoras producto de dos razas solo para darle un mejor acabado a las crías y tomar ventaja del vigor híbrido, por ejemplo si se tiene como raza 1 a la Black Belly, a la raza 2 a la Katahdin y a la raza 3 a la Charolais se podría pensar en un cruzamiento como el que sigue:

Primera cruza 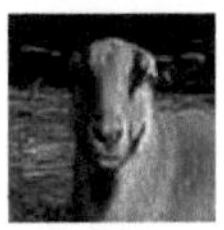 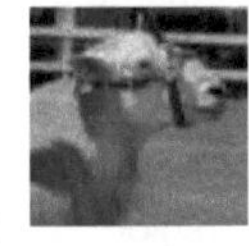 x

F_1 50 % Black Belly 50 % Katahdin

*** Se seleccionan hembras y se conservan como reproductoras**

Se seleccionan machos que tengan genes de las tres razas incluyendo a la raza Charolais, por ejemplo se pueden seleccionar los mejores machos que tengan: 15.6% Raza 1, 28.1 % Raza 2 y 56.3 % Raza 3 (Generación 5 del Cuadro 4) entonces, si se cruzan las hembras 50 % Black Belly 50 % Katahdin con estos machos se tendría lo siguiente:

Machos:
15.6% Black Belly
28.1 % Katahdin y
56.3 % Charolais

Hembras:
50 % Black Belly
50 % Katahdin

Crías:
32.8 % Black Belly 39.05 % Katahdin 28.15 % Charolais

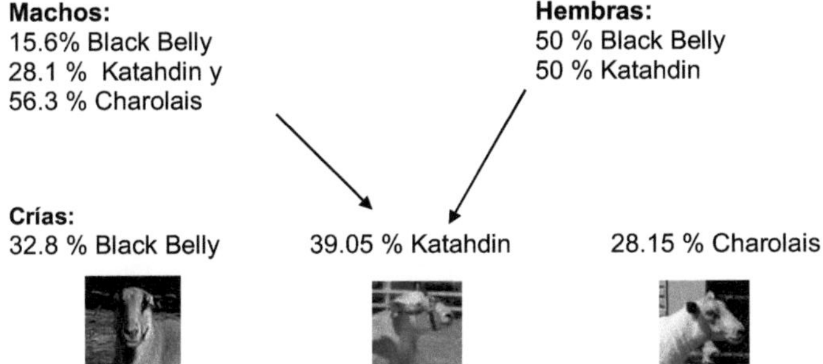

Todas las crías son para ser enviadas al mercado, ya que se está utilizando la ventaja del vigor híbrido para poder incrementar o mejorar las características que se tiene en el objetivo de la selección.

La ventaja de producir machos producto de cruzas con tres razas es que se puede poner énfasis en las características que se desean resaltar en la producción de carne y características de la canal.

Se tiene que tener cuidado en la selección de estos machos, ya que deben demostrar superioridad genética y habilidad combinatoria a través de la producción de crías cruzadas superiores.

Las hembras de reemplazo en un sistema de cruzamientos de tres razas pueden ser compradas con productores de líneas puras que este produciendo hembras en sistemas de cruzamientos de dos razas. Existen desventajas de tener que comprar las hembras de reemplazo, 1) no están disponibles cuando se requieren, 2) no se adaptan bien al cambio de rebaño 3) no hay la certeza de tener la combinación de genes deseados.

BIBLIOGRAFÍA

AMCO. 2007. Catálogo de razas. Asociación Mexicana de Criadores de Ovinos actualmente UNO Unión nacional de Ovinocultores). (Enero 17, 2018). http://www.asmexcriadoresdeovinos.org/ razas_ovinas/catalogo_razas.pdf

Amills, M. 2003. Producción Ovina y Caprina. 8. Objetivos y Criterios de Selección. Facultat de Veterinaria, Universitat Autónoma de Barcelona, pp. 11-18.

Bodo, I. 1990. Methods and experiencies with *in situ* preservation of farm animals. In: Animal Genetic Resources. A gflobal programme for sustainable development. F. A. O., Rome, Italy. Publication No. 80. 85 p.

Castellano, G. 2008. Razas ovinas y su rol en los sistemas de cruzamientos orientados a la producción de carne en la Región de los Lagos. Universidad de Chile, Facultad de Ciencias Agronómicas. Circular de Extensión Técnico Ganadero 34:2-17.

CEA Centro de Estadística Agropecuaria. 2001. información disponible en la página de Internet. www.sagar.gob.mx/cea.htm. Centro de Estadística Agropecuaria (CEA)de la Secretaría de Agricultura, Ganadería, Desarrollo Rural, Pesca y Alimentación.(SAGARPA).

Cienfuegos R., E. G., A. González R., J. Hernández M., P. Zárate F., M. A. Ibarra H., F. A. Lucero M. y J. C. Martínez. 2010. Mejoramiento genético ovina de la producción ovina mediante estrategias de cruzamientos con razas de Pelo. Archivos Latinoamericanos de Producción Animal 18(1-2):49-56.

Dickerson, G. E. 1993. Evaluation of breeds and crosses of domestic animals. FAO, Rome, Italy. Publication No. 108. 47 p.

Dickerson, G. E. and H. A. Glimp. 1984. Purebred performance of selected breeds. SID Research Digest, pp. 23-25, summer.

Dickerson, G. E., H. A. Glimp and K. E. Gregory. 1975. Genetic resources for efficient meta production in sheep: preweaning viability and growth of Finnsheep and domestic croossbred lambs. Journal of Animal Science 41(1):43-53.

Florio, J. 2005. Consanguinidad en la ganadería bovina. Seccion 2. Artículo 10: 129-134. In: Manual de Ganadería Doble Propósito. C. González-Stagnaro, E. Soto-Belloso (Eds.) Ediciones Astro Data, S.A. Maracaibo, Venezuela.

Freking, B. A. and K. A. Leymaster. 2004. Evaluation of Dorset, Finnsheep, Romanov, Texel, and Montadale breeds of sheep: IV. Survival, growth, and carcass traits of F1 lambs. Journal of Animal Science 82:3144-3153.

González R., A. 1998a. Los sistemas de producción ovina en México: Estado actual y perspectivas. Memorias, III Foro de Análisis de los Recursos Genéticos: Ganadería Ovina, Caprina, Porcina, Avícola, Apícola, Equina y de Lidia, SAGAR. Pp. 205-218.

Henderson, C. 1973. Proceedings, Animal Breeding and Genetics Symposium in Honor of Dr. J. L. Lush. American Society of Animal Science, Champaign, IL, U. S. A., 10 p.

Hernández A., H. 2000. La administración de empresas en sistemas de producción de ovinos de Pelo. In: Memorias, Primera Jornada Técnica de Ovinocultura, Cd. Victoria, Tamps., México, pp. 19-32.

INEGI Instituto Nacional de Estadística e Informática. 1999. Anuario estadístico de Producción Pecuaria. Información disponible en la página de Internet. http://www.inegi.gob.mx/.

INEGI Instituto Nacional de estadística e Informática. 2000. Anuario estadístico de Producción Pecuaria. Información disponible en la página de Internet. http://www.inegi.gob.mx/.

Lara, P. J. Utilización de cruzamientos en la producción ovina. Memorias 1er Simposium Internacional de ovinos de carne. pp. 63-69, Pachuca, Hidalgo, 2003.

Legates, J. E. and E. J. Warwick. 1990. Breeding and Improvement of Farm Animals. 8th. Edition McGraw-Hill Publishing Co.

León, A. A. 2005. Sistemas de cruzamiento para la producción de ganado tropical. Seccion 2. Artículo 7: 111-118. En: Manual de Ganadería Doble Propósito. C. González-Stagnaro, E. Soto-Belloso (Eds.), Ediciones Astro Data, S. A. Maracaibo, Venezuela.

Leymaster, K. A. 1991. Straightbred comparison of a composite population and the Suffolk breed for performance traits of sheep. Journal of Animal Science 69:993-999.

Leymaster, K. A. 2002. Fundamental aspects of crossbreeding of sheep: Use of breed diversity to improve efficiency of meat production. Sheep and Goat Research Journal 17(3):50-59.

Leymaster, K. A. 2005. Use of hair breeds in integrated systems. Hair Sheep Workshop Virginia State University. Sheep and Goat Research Journal 20(2):11-22.

Leymaster, K. A and T. G. Jenkins. 1993. Comparison of Texel and Suffolk sired croosbreed lambs for survival, growth, and compositional traits. Journal of Animal Science 73:859-869.

Magofke, J. G. y J. García. 2002. Uso del cruzamientos entre razas para mejorar la productividad en animales. I. Conceptos. Universidad de Chile, Facultad de Ciencias Agronómicas. Circular de Extensión Técnico Ganadero 28:35-43. (Diciembre 7, 2009). http://agronomia.uchile.cl/extension/circular_extensio_panimal/CIRCULAR%20DE%20EXTENSION/N%B 028/ARTICULOS_PDF/Articulo%205.pdf.

Miñón, D. y J. García V. 2004. Sistemas de cruzamientos industriales y en doble etapa frente a las razas puras. Instituto Nacional de Tecnología Agropecuaria (INTA). Revista de Información sobre Investigación y Desarrollo Agropecuario IDIA XXI(7):95-100. http://www.inta.gov.ar/ediciones/idia/ovinos /tecnolo14.pdf.

Miñón, D., J. García V. y M. Alvarez. 2004. Impacto de los cruzamientos sobre la producción de carne y lana. Instituto Nacional de Tecnología Agropecuaria (INTA). Revista de Información sobre Investigación y Desarrollo Agropecuario IDIA XXI(7):68-72. (Enero 17, 2010). http://www.inta.gov.ar/ediciones/idia/ ovinos/tecnolo08.pdf.

More O´Ferral, G. J. 1975. A comparasion of eight sire breeds for lamb production. Journal Agricultural Research 16:267-275.

PNARGO, 2000, Plan Nacional de acción en Recursos Genéticos Ovinos. In: Foro Nacional de Seguimiento al Programa Nacional de los Recursos Genéticos Pecuarios. Tuxtla Gutierrez, Chiapas, México, 26 p.

PRONARGEN. 1998. Programa Nacional de los Recursos Genéticos Pecuarios. Noviembre 1998. Tampico, Tamps., México.

Rae, A. L. and R. D. Anderson. 1982. Predicting breeding values of sheep. Proceedings, World Congress on Sheep and Beef Cattle Breeding 1:201.

Sheridan, A. K. 1981. Crossbreeding and heterosis. Animal Breeding Abstracts 49:131.

SIAP Servicio de Información y Estadística Agroalimentaria. 2002. Información disponible en la página de Internet. http://www.siea.sagarpa.gob.mx/integra/indexAnuest2.html.

SIAP. 2008. Poblacion Ganadera Nacional. Servicio de Información Agroalimentaria y Pesquera. Secretaria de Agricultura, Ganadería, Desarrollo Rural, Pesca y Alimentación. (Febrero 5, 2011). http://www.siap.gob.mx/index.php?option=com _content&view=article&id=21&Itemid=330.

SIAP. 2010. Resumen Nacional de Producción Pecuaria (Servicio de Información Agroalimentaria y Pesquera). 2010. Órgano desconcentrado de la SAGARPA (Secretaria de Agricultura, Ganadería, Desarrollo Rural, Pesca y Alimentación. (Febrero 5, 2011). http://www.siap.gob.mx/index.php?option=co m_wrapper&view=wrapper&Itemid=361

Skerman, P. J. y F. Riveros. 1992. Grramíneas Tropicales. Colección FAO: Producción y Protección Vegetal, Publicación No. 23, 849 p.

Solís R., J. 1992. Mejoramiento y conservación de recursos genéticos: Los ovinos criollos. In: Segundo Seminario Nacional sobre Sistemas de Producción Animal en México. Chapingo, México. 116 p.

Solís R., J. 2000. Pruebas de Comportamiento en Ovinos. En: V Curso sobre Bases de la Cria Ovina. Universidad Autónoma Chapingo. 153 p.

Solís R. J. y A. González R. 2001. Importancia de los recursos genéticos pecuarios en la producción animal. Editorial Abriendo Surcos. No. 11, SAGARPA.

Snowder, G. D. and S. K. Duckett. 2003. Evaluation of South Africa Dorper as a terminal sire breed for growth, carcass, and palatability characteristics. Journal of Animal Science 81:368-375.

Valencia Z., M and E. González P. 1983. Pelibuey sheep in México. In: Hair Sheep of Western Africa and the Americas: A Genetic Resource for the tropics. H. A. Ftzhung and G. E. Bradford (Editores). West View Press, CO, E.U.A.

Willis, M. B. 1991. Dalton's Introduction to Practical Animal Breeding. Third Edition. Blackwell Scientific Publications. Oxford.Burfening, P. J. and M. Carpio. 1995. Improving Criollo sheep in Peru through crossbreeding. Small Ruminant Research 17:31-35.

S IV-4

PRODUCCIÓN DE CARNE OVINA PARA MERCADOS GLOBALES: EL SISTEMA DE PRODUCCIÓN Y CRUZAMIENTOS CON RAZAS TERMINALES

Arnoldo González R.1, Froylán A. Lucero M.1 y José F. Vázquez A.2
1 Universidad Autónoma de Tamaulipas, 2 Universidad Autónoma del Estado de México

INTRODUCCIÓN

La productividad y eficiencia terminal de un rebaño ovino se logra mediante el éxito en eficiencia reproductiva de la oveja y del rebaño, lo que directamente resulta en un mayor número de corderos al destete y finalizados; específicamente, se lograría aumentar éste número mediante la implementación de programas de manejo intensivo de la reproducción en la oveja, empadres programados, temprano en el período postparto, inseminación artificial (González *et al.*, 1987), uso de razas prolíficas (Dzakuma *et al.*, 1982) y razas no estacionales y adaptadas (González *et al*, 1991), entre otros. Además, una mayor productividad y eficiencia terminal también se logran con el uso de sementales de razas especializadas (Razas de uso terminal) para la producción de carne (Bunge *et al.*, 1993; Ferrer y Cuéllar, 2001; Schoeman y Burger, 1992; Shrestha *et al.*, 1992).

Los sistemas de producción de carne del país atraviesan por etapas críticas, varios factores contribuyen a dichas crisis, unos de esos factores tienen que ver con manejo y medio ambiente y el componente genético del animal. La producción de carne ovina se incluye también en el escenario anterior, a pesar de que en la actualidad atraviesa por una etapa de bonanza; independiente del tipo de carne, el país requiere aumentar la producción y la calidad de la carne nacional y reducir costos, para de esa forma aspirar a reducir las importaciones. En la especie ovina, se puede aumentar la producción de carne de varias maneras, entre éstas se incluyen, mejorar la eficiencia terminal y productividad, así como la calidad del producto, mejorar el manejo del sistema de producción, intensificar los mismos; así como adoptar estrategias de sistemas holísticos o integrales. Específicamente, se puede aumentar la producción mediante cambios en manejo y/o en la introducción de germoplasma de biotipos de mayor potencial productivo, al que se utiliza en la explotación (Bunge *et al.*, 1993; Ferrer y Cuéllar, 2001; Schoeman y Burger, 1992; Shrestha *et al.*, 1992). Primeramente, se deberá de establecer un sistema de producción que permita lograr niveles máximos de productividad con manejo óptimo, tanto en forma individual (Por oveja), como del rebaño, una vez que se logre producir al máximo, con el mejor sistema de manejo, será cuando se recomiende introducir germoplasma de mayor potencial productivo (González, 2002). En lo particular, de nada serviría introducir sementales de mayor capacidad para producir carne, cuando no se ha mejorado la alimentación, habrá necesidad de mejorar no la alimentación, sino también la sanidad y el manejo del rebaño, solo de ésta forma se podrá garantizar el aumento en productividad (Bunge *et al.*, 1993; Dzakuma *et al.,* 1982; Olazarán *et al.*, 1991; Partida y Martínez, 1991).

El manejo reproductivo de la oveja y el morueco constituyen un eslabón primordial del sistema de producción, en la implementación de un programa intensivo de producción ovina, los componentes esenciales a considerar incluyen la sanidad, la alimentación, la reproducción, el mejoramiento y la administración (González, 2002); los factores que afectan la reproducción son y deberán ser considerados para la planeación de un programa de manejo, la estacionalidad de la raza paterna y la materna y época del año, comportamiento reproductivo y productivo de la oveja y el morueco, prolificidad y desde luego, velocidad de crecimiento y conversión alimenticia de los corderos.

Se discuten ejemplos de manejo y de sistemas de producción para aumentar el nivel de eficiencia terminal y productividad y calidad de los sistemas de producción ovina, del Noreste de México, considerando el comportamiento de la oveja, el comportamiento de los corderos y la utilización de moruecos de razas especializadas para la producción de carne, en climas tropicales, discutiendo los principios de aplicación y posiblemente alternativas y nuevas razas para mejorar la calidad de la producción de carne ovina.

ESTRATEGIAS PARA MEJORAR LA CALIDAD DE LA PRODUCCIÓN OVINA MEDIANTE CRUZAMIENTOS CON RAZAS ESPECIALIZADAS PARA CARNE

Los sistemas de producción ovina son por naturaleza muy versátiles y permiten realizar cambios para corregir errores de manejo o para aumentar la producción, de tal manera que, la calidad y la producción se pueden mejorar con relativa facilidad. Para mejorar la producción se requiere saber el tipo y características de los productos que un mercado requiere y bajo que condiciones se requieren dichos productos, en producción de carne ovina ,se entiende por calidad de un cordero finalizado, rendimiento alto en canal, porcentaje alto de cortes finos y porcentaje bajo de grasa y hueso. En ese sentido, dichas características se pueden mejorar con la utilización de razas especializadas para la producción de carne, el proceso de formación de dichas razas ha llevado ligado que al utilizar éstas razas, se mejoren al mismo tiempo las características mencionadas. Aunque es necesario tener presente que al seleccionar o introducir genes de biotipos especializados, se perderían genes de otras características importantes, como resistencia, adaptación, no estacionalidad, entre otros. Las razas con potencial para uso en el Noreste de México incluyen la Katahdin, Dorper, Dorset, Hampshire, Suffolk, Texel, Ile de France, Charolais, entre otras (González, 1998).

El mejorar la producción requiere la interacción de varios factores, lo que hace el proceso mas laborioso, al propio tiempo, que el proceso de mejora se puede realizar desde varios ángulos e incluir varios componentes y su metodología. Los diferentes métodos y componentes del manejo de la reproducción de la oveja, disponibles para aumentar la productividad y eficiencia terminal (porcentaje de ovejas paridas sobre las expuestas, el número de corderos destetados por oveja expuesta y la mortalidad) del sistema comprenden los siguientes:

- Aumentar la intensificación del sistema, al transformar el sistema en uno mas intensivo, aumenta el nivel de insumos, pero también aumentan las salidas, es decir los productos, del mismo modo; éste método también requiere de adaptar el sistema de manejo al nivel de intensificación del sistema, indirectamente, éste método trae una reducción en los intervalos entre ciclos de producción y las generaciones,
- Aumentar la prolificidad, el porcentaje de partos múltiples, y en consecuencia, el número de corderos destetados, se logra mediante el manejo de la alimentación al momento del empadre o mediante el uso de razas prolíficas; se podría adoptar un sistema de cruzamientos con líneas maternas, prolíficas y con buena habilidad materna y producción de leche, y con líneas paternas, de rápido crecimiento y buena conversión alimenticia y calidad de canal. Lo anterior se lograría utilizando ovejas de Pelo, Katahdin, Dorset, Finnsheep, como líneas maternas,

para cruzar con machos Katahdin, Dorper, Texel, Charolais, Ile de France, como líneas paternas, entre otras,

- Uso de empadres programados para reducir los intervalos entre partos, el uso de empadres en una fecha predeterminada permite ahorros en tiempo, recursos y manejo, permite programar las tareas del rancho y finalmente producir cosechas uniformes de corderos,
- Uso de razas no estacionales o con temporadas reproductivas prolongadas, resistentes y de buena adaptación; lo anterior permite planear los programas reproductivos casi en cualquier época del año,
- Uso de biotecnología de la reproducción, sincronización de estro, inseminación artificial, superovulación y transferencia de embriones, entre otros, permiten aumentar la eficiencia reproductiva de un rebaño, bajo algunas condiciones.

La aplicación de los conceptos y métodos anteriormente mencionados requieren la participación de técnicos de experiencia en varias disciplinas de la producción, como sanidad, alimentación, reproducción, mejoramiento, comercialización y mercadeo, etc., finalmente, requieren de la preparación de programas de producción con objetivos definidos, de acuerdo al sistema de producción que se quiera tener (Berger *et al.*, 1989; Bunge *et al.*, 1993; Dzakuma *et al.*, 1982; Ferrer y Cuéllar, 2001; González, 1998; González *et al.*, 1991; Schoeman y Burger, 1992; Shelton, 1991; Shrestha *et al.*, 1992).

APLICACIÓN DE ESTRATEGIAS PARA MEJORAR LA PRODUCCIÓN Y LA CALIDAD DE LA CARNE: ESTUDIOS DE CASO

Comportamiento productivo en ovinos Dorper, sometidos a un programa de manejo intensivo

La raza Dorper es una raza originaria de Sudáfrica, que fue desarrollada a partir de las razas Persa Cabeza Negra y Dorset Horn, con la intención de contar con un animal no estacional, resistente y adaptable a condiciones difíciles, sobretodo de sequía, es un excelente animal para pastoreo, con una capacidad muy buena para producción de carne, de muy buena conversión alimenticia y ganancia de peso, también de buena velocidad de crecimiento; las ovejas Dorper son muy buenas madres, producen muy buena cantidad de leche y de buen comportamiento reproductivo (González, 2000); los moruecos Dorper son excelentes reproductores, de buen líbido y capacidad de monta y representan una excelente opción para cruzamientos terminales. Se analiza el comportamiento productivo y reproductivo de un rebaño Dorper puro, bajo condiciones agro-climáticas de su lugar de origen y un programa intensivo de manejo y producción (Schoeman y Burger, 1992).

Se analizaron registros de producción, de aproximadamente 130 ovejas, durante un período de 5 años, y de 700 partos. Las ovejas se empadraron en grupos de 25 a 45 ovejas por morueco, cada 4 meses, de tal manera que las ovejas tuvieron oportunidad de parir cada 8 meses. Se llevaron registros de partos y de pesos de los corderos y las ovejas, para estudiar efectos de estación y sus interacciones.

El porcentaje de ovejas paridas sobre las ovejas expuestas fue de 84.7 %, para los años de 1984 a 1989; los porcentajes anuales variaron de 68 % a 94.3 %. El Cuadro 1 muestra un resumen del comportamiento reproductivo de las ovejas durante el período del estudio. Los resultados reflejan el comportamiento de las ovejas que parieron, será necesario considerar también las que no parieron y calcular la eficiencia terminal del rebaño.

Cuadro 1. Comportamiento reproductivo en ovejas Dorper, expuestas a morueco cada 4 meses, bajo un programa intensivo de manejo de la reproducción, durante 6 años.

Característica	Media (± D. S.)
Número de ovejas	699
Edad de la oveja (años)	3.48 ± 1.26
Peso vivo, empadre (kg)	61.3 ± 7.52
Edad primer parto (meses)	19.62 ± 3.84
Ovejas paridas / O. expuestas	0.85 ± 0.32
No. Partos / O. expuesta / año	1.05 ± 0.20
No. Corderos / parto	1.41 ± 0.49
No. Corderos / O. expuesta / año	1.21 ± 0.39
Corderos vivos	0.92 ± 0.27
Corderos vivos al destete	0.94 ± 0.23
Corderos vivos a 100 d	0.96 ± 0.19
Total corderos vivos	0.83 ± 0.24

Adaptado de Schoeman y Burger, 1992.

Los otros parámetros reproductivos analizados incluyen edad a primer parto, de 19.6 meses, lo que significa que se están cargando a casi 15 meses de edad; el primer parto en razas de Pelo ocurre a una edad mas temprana, entre 13 y 15 meses (González *et al.*, 1983; Castillo, *et al.*, 1974). Se esperaría que el primer parto en las corderas Dorper ocurriera a una edad mas temprana, sobretodo porque se le considera una raza de climas tropicales, no estacional, aunque las razas de Lana presentan el primer parto a una edad similar (Iñiguez *et al.*, 1986), pero éstas son estacionales; probablemente, el sistema de manejo del Dorper obligue a realizar el empadre a un mayor peso y edad, habría que realizar algunos estudios de empadre a edad mas temprana, ya que las ovejas Dorper responden rápidamente al efecto macho, sobretodo, cuando se trata de aumentar la eficiencia terminal y reducir el intervalo entre partos. La prolificidad del Dorper es de 1.4, si se compara con otras razas, será un parámetro por mejorar, ya que si se ajusta éste valor por el porcentaje de pariciones y de mortalidad, queda en casi un cordero por oveja al destete, valor que no es muy alto, cuando se trata de sistemas intensivos de producción.

La raza Dorper fue creada para producir corderos de crecimiento rápido y buena conversión alimenticia, los corderos al nacer pesan de 3.8 a 4.7 kg, los pesos al destete (60 días) varían de 14.5 a 19.6 kg; ello resulta en una ganancia diaria del nacimiento al destete de 264 g, valores que reflejan el propósito para el que fue creado el Dorper. Los kilogramos de cordero destetado por oveja expuesta varían de 13.8 a 22.6 kg. La producción de razas de Pelo varían de 11.4 a 18.0 kg (González, 2000), valores que son similares a la reportadas para Dorper, Nuevamente, como para el caso de los parámetros reproductivos, el comportamiento productivo no es muy alto, ya que el sistema de manejo solamente fue intensivo para la reproducción y no se enfatizó la alimentación; la evidencia de campo que se tiene en otros ambientes y sistemas de manejo indica que los corderos Dorper responden muy bien sobretodo, en cruzamientos con ovejas de razas de Pelo, desgraciadamente todavía no se cuenta con información analizada.

Producción en ovinos Arcott sometidos a programas de manejo intensivo y producción y cría artificial de corderos, bajo clima templado

La producción animal se logra incrementar aumentando la eficiencia reproductiva y el número de crías por parto, esto es cierto, particularmente para los ovinos. La alternativa, es lograr los mismos incrementos mediante la introducción de nuevas razas (Dickerson, 1977; Iñiguez *et al.*, 1986), aunque en ocasiones se trabaje en contra de la naturaleza. Para cumplir con el objetivo del presente documento, se analiza la productividad de un sistema intensivo de producción con razas sintéticas y cruzamientos con razas terminales, para incrementar la eficiencia reproductiva y producción de corderos (Sherstha *et al.*, 1992). Se describe el comportamiento reproductivo y productivo de las razas Arcott Canadiense, Outaouais y Rideau, Suffolk y Finnsheep, sometidas a empadres para tener partos cada 8 meses y con destete temprano y cría artificial de corderos.

La raza Arcott fue creada por el gobierno canadiense, como una necesidad de sus productores de contar con una raza prolífica y productiva bajo las condiciones climatológicas del país, se desarrollaron 3 tipos, Arcott Canadiense, Arcott Rideau y la Arcott Outaouais, las tres líneas de la raza son sintéticas, para diferentes propósitos, el Arcott Canadiense es para carne y el Rideau y el Outaouais son líneas maternas, de alta prolificidad, habilidad materna y producción de leche.

La Arcott Canadiense se desarrolló de Ile de France y Suffolk, es una raza de talla mediana, corta y profunda, los corderos crecen rápido, producen corderos para los mercados que requieran corderos pesados o livianos; las ovejas requieren niveles medianos de mantenimiento y se adaptan a sistemas de pastoreo y de confinamiento.

La Arcott Rideau es una raza desarrollada para líneas maternas, que se formó de Finnish Landrace, Suffolk y East Friesian, las ovejas Rideau son muy prolíficas, de buena fecundidad y porcentajes de pariciones, con buena conformación y velocidad de crecimiento, las corderas son precoces y paren a los 12-14 meses.

Cuadro 2. Comportamiento reproductivo de las ovejas Arcott de los 3 tipos y de las otras razas y sus cruzas iniciales.

Raza	% de Pariciones	Crías %	Prolificidad	Mortalidad (90 d)
A. Can.	75	149	1.9	31
A. Out.	79	206	2.6	23
A. Rid.	80	205	2.6	23
Suffolk	61	111	1.8	39
Finns.	84	219	2.7	27
Out x Rid	72	177	2.5	24
Rid x Out	68	167	2.4	25

Adaptado de Shrestha *et al.*, 1992.

La Arcott Outaouais se desarrolló de las razas Finnish Landrace, Shropsire y Suffolk, como una línea materna de alta prolificidad, habilidad materna y producción de leche, la característica mas sobresaliente de las ovejas Outaouais es su prolificidad, las ovejas adultas producen trillizos y cuatrillizos con facilidad y son buenos convertidores de forraje en carne; los corderos son de crecimiento rápido, pero no presentan la calidad de canal de razas terminales.

Los resultados de comportamiento reproductivo de las ovejas bajo estudio indican efectos importantes de año, época y mes y edad de la oveja, el porcentaje de pariciones varió de 58 a 83 %, la prolificidad varió de 1.6 a 2.6 y la fecundidad (número de corderos nacidos por 100 ovejas expuestas) varió de 95 a 204; valores que reflejan la habilidad reproductiva de los genotipos utilizados, incluyendo la raza Suffolk. El comportamiento reproductivo de cada raza se presenta en el Cuadro 2.

El comportamiento productivo de las razas Arcott, Suffolk y Finnsheep se presenta en el Cuadro 3, ahí se aprecia la ventaja de la capacidad productiva de los tres tipos Arcott sobre la Suffolk y la Finnsheep; como se observa, los kilogramos de cordero destetado por oveja parida son altos, consecuencia de la capacidad reproductiva y de crecimiento de los tipos Arcott, que incluso sobrepasan la de los ovinos Finnsheep, habría que observar el nivel de productividad que lograrían los genotipos Arcott bajo otras condiciones climáticas y de manejo. Los porcentajes de mortalidad a los 90 días (Cuadro 2) son demasiado elevados, sin embargo es necesario recordar que los corderos fueron criados en forma artificial y que bajo esas condiciones, las condiciones sanitarias son mas delicadas y regularmente, la tasa de mortalidad es mayor.

Cuadro 3. Comportamiento productivo de las ovejas Arcott de los 3 tipos y de las otras razas y sus cruzas iniciales.

Raza	P. Nac.	P 60 d	Kg Ov. Parida
A. Can.	4.0	21.6	38.6
A. Out.	3.3	19.7	45.4
A. Rid.	3.4	20.1	46.4
Suffolk	3.9	18.8	32.9
Finnsheep	2.4	15.6	36.5
Out x Rid	3.3	20.4	44.6
Rid x Out	3.5	19.7	42.9

Adaptado de Shrestha *et al.*, 1992.

En resumen, el uso de éste tipo de razas y cruzamientos, es decir un programa de cruzamientos con tres razas y el uso de razas terminales, permitiría aumentar la producción por oveja y del rebaño, de tal manera que, los costos de producción se disminuirían de 20 a 25 % (Dickerson, 1977); éstas diferencias serían contribuciones hechas por la capacidad productiva de las razas utilizadas, principalmente por la Finnish Landrace, efecto que en el caso de las razas Arcott, se marcaría aún mas.

Producción de carne en sistemas de producción con razas de Pelo y sus cruzas con Katahdin, y finalización en corral, en el trópico húmedo

La necesidad de una demanda mayor de proteína de origen animal impuesta por las necesidades de la explosión demográfica de los últimos años, ha orillado a los productores, no solo, a aumentar la producción, sino también a elevar la calidad de sus productos; una de las alternativas de mayor uso entre los productores, ha sido tradicionalmente, la introducción de razas y biotipos de mayor especialización en la producción del carácter que se busca mejorar. Lo anterior quiere decir que, la alternativa mas sencilla siempre será introducir nuevas razas, como las utilizadas en México en años recientes, razas como la Dorper, Katahdin, Ile de France, Texel, Charolais, entre otras; cuando se hace lo anterior, siempre será necesario medir la productividad de éstas razas en los lugares de producción, para estimar la conveniencia económica del uso de cada raza en particular.

Se analiza el establecimiento, manejo y productividad de un sistema de producción en base a cruzamientos de ovejas razas de Pelo, como la Pelibuey Canelo y la Blackbelly con sementales Katahdin, de tal manera que, la producción será de corderos ½ y ¾ Katahdin.

El Cuadro 4 muestra un resumen de los datos de comportamiento reproductivo y productivo de las ovejas utilizadas en todos los empadres; cabe mencionar que, todas las ovejas F1K y algunas de las BB eran primerizas, aunque en el análisis no se realizó el ajuste correspondiente, ya que éste es un reporte preliminar. El comportamiento reproductivo de las ovejas, medido como el porcentaje de pariciones fue 78.5 %, el porcentaje para las ovejas PC y BB y las F1K, fue de 79.6 y 77.8 %, respectivamente, los rangos para pariciones variaron de 69 % en marzo a 84.3 %, en abril, para todas las ovejas y de 55.5 en mayo a 90 % en noviembre, para las ovejas PC y BB y de 62.4 % en marzo a 91.6 % en noviembre, para las ovejas F1K. Estos resultados indican variaciones en comportamiento reproductivo, que probablemente se deban a factores como estación, manejo del rebaño y de la alimentación, que probablemente se pudieran mejorar, para aumentar la eficiencia terminal y productividad de la oveja y el rebaño.

Cuadro 4. Comportamiento reproductivo y productivo en ovejas Pelibuey Canelo (PC), Blackbelly (BB) y F1 Katahdin, expuestas a moruecos Katahdin, bajo empadre programado, pastoreo y clima tropical húmedo.

Característica	PC y BB	F1 Katahdin*	Totales
Porcentaje de partos	76.9	77.6	77.2
Prolificidad	1.54	1.51	1.53
Crías / oveja / expuesta	1.22	1.18	1.18
Mortalidad, %	12.2	9.8	10.5
Cordero destetado / oveja parida, kg	21.6	21.3	21.42
Cordero destetado / oveja expuesta, kg	16.4	17.0	16.8

* Las ovejas F1K, son de primer parto.

La prolificidad total fue de 1.53, y fue ligeramente mayor para las ovejas PC y BB (1.54), que para las ovejas F1K (1.51); la prolificidad total por mes varió de 1.43 en marzo a

1.57 en enero, y de 1.49 en abril a 1.61 en mayo y de 1.37 en marzo a 1.58 en septiembre, para las ovejas PC y BB y para las F1K, respectivamente.

Las variaciones encontradas en prolificidad probablemente también se deban a factores similares a los que causan las variaciones en porcentaje de pariciones; el mes de mas baja tasa de pariciones y de prolificidad fue el mismo en ambos casos (marzo), lo que coincide con resultados de comportamiento reproductivo de ovejas PC y BB de otros estudios (Galina *et al.*, 1996; González *et al.*, 1992; Segura *et al.*, 1996; Valencia *et al.*, 1981).

La productividad de los sistemas de producción se logra intensificar, cuando los requisitos mínimos de manejo han sido cumplidos, información sobre sistemas intensivos con ovejas de Lana (Shrestha *et al.*, 1992) son altos, porcentajes de partos de 61 a 84 %, y corderos destetados por oveja expuesta de 1.11 a 2.19; éstos últimos son en parte superiores a los encontrados para ovejas PC, BB y F1K. Otros estudios (Schoeman y Burger, 1992) reportan valores inferiores a los encontrados aquí, de 85 % de pariciones y de 1.14 corderos destetados por oveja expuesta.

La mortalidad total fue de 10.5 %, la mortalidad por mes varió de 6.7 en septiembre a 14.1 % en abril, se observó la misma tendencia en ambos grupos de razas, excepto que, la mortalidad mayor ocurrió en marzo (18.9 %) para las ovejas PC y BB y en abril (12.6 %), para las ovejas F1K; además, la tendencia que se observó fue regularmente de mortalidad mas baja para los corderos de las ovejas F1K.

El comportamiento productivo se estimó a partir de los registros de partos, los que incluyeron número y sexo de los corderos, pesos al nacer y al destete y porcentajes de destetes. Como se observa de la información sobre la prolificidad, el porcentaje de partos múltiples varió de 30 a 69 %, para los diferentes empadres; mientras que los pesos al nacer variaron de 2.3 kg para las hembras gemelas a 4.8 kg, para los machos sencillos, éstos pesos están dentro de los rangos reportados para corderos de razas de Pelo y algunas cruzas con razas de Lana, habrá que realizar un análisis estadístico completo para estudiar algunos efectos, que pudieran enmascarar otras diferencias debido a el uso de algunas razas.

Se observó una disminución en los kilogramos de cordero destetado en los empadres del mes de marzo, coincidente con una baja en todos los otros parámetros. La producción de cordero por parto por oveja expuesta varió de 12.3 kg en marzo a 19.7 kg en septiembre, la productividad para ovejas PC y BB y F1K fue mas baja en marzo y abril (8.7 y 12.6 kg) y la mas alta fue en noviembre (21.6 y 23.5 kg); ligeramente mayor para las cruzas con K. La productividad por oveja parida varió de 18 kg (marzo) a 25.5 kg (septiembre), mientras que la producción para ovejas PC y BB y F1K fue de 16.3 kg en marzo y de 28.2 kg en septiembre y de 16.1 kg en noviembre y de 28.2 kg en septiembre, respectivamente.

El comportamiento productivo de la explotación se midió mediante la comparación de dos sistemas de engorda de corderos, en corrales con piso de cemento (CPC) o con piso elevado (CPE).

Los corderos lactantes recibieron un alimento balanceado (18% de proteína cruda), a partir de los siete días de nacidos y hasta el destete, el destete ocurrió en promedio a los 68 días. Al destete se inmunizaron contra clostridiasis y se desparasitaron con albendazol. La asignación de los corderos para la engorda se realizó de acuerdo a su peso corporal, se formaron tres grupos, “pesados” (≥18 kg), “medianos” (l3 a 17 kg) y “ligeros” (<12 kg), después se trasladaron al módulo de engorda en CPC o CPE. El tipo CPC medía de 6.3 x 5.8 m y una pendiente de 10%, sombra permanente y capacidad para 30 corderos. El tipo CPE tenía las mismas dimensiones, con piso de plástico o de malla galvanizada, a una altura de 60 cm sobre el piso y capacidad para 60 animales. El alimento (14 % de proteína cruda, 40 % de sorgo, 34 % de granza de maíz, 15 % de pasta de soya 15%, 9 % de cascarilla de soya y 2 % de sales minerales y vitaminas) se ofreció *ad libitum* en comederos de madera. La limpieza se realizó cada tercer día en CPC y al final de la engorda en CPE. Se utilizaron seis lotes de engorda en CPC (1,108 corderos) y seis lotes para CPE (886 corderos).

Todos los corderos se pesaron cada 15 días y se registró el alimento ofrecido por día y los problemas sanitarios y muertes y sus causas en cada tipo de corral.

El comportamiento de los corderos en respuesta al confinamiento en CPC o CPE se muestra en los Cuadros 5 y 6. El tipo de corral utilizado no afectó el CDA, aunque éste fue mayor para los corderos en CPE, la diferencia no fue significativa. La CA fue mejor (P<0.05) para los corderos en CPE (4.5 kg) que para los corderos en CPC (5.5 kg), a pesar de que el CDA fue numéricamente mayor para los corderos en CPE (1.11 vs 1.18 kg). La GDP fue mayor (P<0.05) para los corderos en CPE (280 g), que para los corderos en CPC (208 g), lo que resulta en una diferencia de casi 35 %; lo que no solo es significativo, desde el punto de vista de la estadística y la biología, lo es también desde el punto de vista de la economía.

La GDP de los corderos en ambos grupos se cree que es buena, otros estudios con corderos de razas de Pelo (Arciga *et al.*, 1991; González *et al.*, 2000; Rodríguez y Vázquez, 1991) han reportado GDP de 92 a 286 g, para finalización en CPC; mientras que para corderos de cruzas de Rambouillet, Suffolk, o Dorset con Pelibuey, las ganancias, han variado de 152 a 267 g (Jiménez *et al.*, 1992; Mancilla *et al.*, 1992; Partida y Martínez, 1991); resultados que son similares a los encontrados en éste estudio.

En base a las diferencias de GDP y de CA, entre el tipo CPC y el tipo CPE, el costo extra de inversión del piso se recuperaría relativamente rápido, ya que si se ahorra el 35 % del tiempo en la engorda, esto equivale a realizar 6 engordas de dos meses por año, en lugar de realizar 4 engordas de 3 meses en el mismo año.

El otro concepto de ahorro resulta de la diferencia en el CA, ya que el costo del kilogramo de alimento fue de $1.48 pesos, los kilogramos de alimento consumido por cordero para aumentar de 16 kg (media de peso al destete) a 35 kg (peso de venta), fueron de 104.5 y de 85.5 kg, respectivamente, para los corderos engordados en CPC y en CPE, de tal manera, que el costo por concepto de alimentación, de producir un kilogramo de cordero finalizado fue de $8.14 y de $6.66, respectivamente para CPC y CPE; y el costo total de finalizar el mismo cordero fue de $154.66 y de $126.54, respectivamente para los corderos en CPC y los en CPE.

Otro concepto de ahorro no cuantificado en el estudio, fue aquel que se obtendría en el ahorro de mano de obra, por concepto de limpieza de los corrales, los CPE se limpiaron hasta el final de la engorda, mientras que los CPC, se limpiaban cada tercer día.

Se concluye del estudio que la engorda intensiva de corderos realizada en pisos elevados es redituable, tanto, desde el punto de vista biológico y productivo, como, de los costos de producción del kg de cordero finalizado, al menos se encontraron ahorros cercanos al 35 % para GDP, costo de alimentación y tiempo de engorda, los cuales se reflejaron en mejor comportamiento de los corderos en CPE.

Perspectivas para el futuro: Otras razas, se necesitan?

Después de analizar la información del presente manuscrito y mucha otra información, que por razones de espacio y tiempo, no se incluye, también después de reconocer las posibilidades y las opciones potenciales accesibles a los productores, dentro de muchas posibles preguntas, sobresale una, *Cual es el futuro de la producción ovina, en términos de calidad y productividad?* Es en realidad un aspecto importante a considerar, que hacer y como hacerle para producir mas y de mejor calidad. Una gran ventaja hoy en día, es que las posibilidades de lograr lo anterior mediante la introducción de nuevas razas son prácticamente ilimitadas, en el sentido, de que un productor tiene a la raza que quiera y del color que mas le guste, en el momento que lo quiera; a continuación se mencionan algunas de ellas, unas nuevas, otras desconocidas.

Cuadro 5. Consumo (Media ± D. T.) de alimento por día (CDA) y conversión (Media ± D. T.) alimenticia (CA) en corderos mantenidos en trópico húmedo, en corrales de piso de cemento y corrales elevados de malla o de plástico.

Tipo de piso	N	CDA (kg)	CA (kg)
Cemento	1,108	1.11 ± 0.12[a]	5.5 ± 0.78[b]
Elevado	886	1.18 ± 0.07[a]	4.5 ± 0.61[a]

Diferentes literales dentro de la misma columna indican diferencias a $P<0.05$.

Cuadro 6. Ganancia diaria (Media ± D. T.) de peso (GDP) y porcentaje de mortalidad en corderos mantenidos en trópico húmedo, en corrales de piso de cemento y corrales elevados de malla o de plástico.

Tipo de piso	N	GDP (g)	Mortalidad (%)
Cemento	1,108	208 ± 2.22[a]	3.4[a]
Elevado	886	280 ± 1.11[b]	0.2[b]

Diferentes literales dentro de la misma columna indican diferencias a $P<0.05$.

Además de las razas ya mencionadas, existen otras con posibilidades de utilizar bajo las condiciones climáticas y de producción de la región Noreste y Golfo de México. De las razas mas conocidas con alto potencial de producción de carne alto, se encuentran las razas Suffolk, Hampshire, Dorset, Southdown; cuando menos de algunas de ellas, ya se tiene información sobre su comportamiento en México, será necesario estudiar la posibilidad de incluirlas en la producción.

Existen muchas otras razas poco conocidas, de muy buena capacidad para producir carne, algunas e ellas ya se han utilizado en México. Razas como la Ile de France, Charolais, Border Leicester, Montadale, y las mismas razas del tipo Arcott (Ya mencionadas), representan opciones excelentes para lograr los objetivos mencionados. Existe otro grupo de razas con un mayor grado de especialización para producir carne, porque además, de producir en forma intensiva y en cantidad, producen carne de muy buena calidad y sobretodo baja en grasa y colesterol; en éste grupo se incluyen razas como la Texel, Rouge de L'Ouest, Vendeen, Bleu du Maine, entre otras.

La raza Texel es originaria de la Isla de Texel, en Holanda, una raza de talla mediana a pequeña, muy compacta, de conformación gruesa y profunda, de muy buena adaptación y resistente a condiciones de clima adversos; los corderos Texel y sus cruzas son conocidos por la calidad y rendimiento de sus canales, alta proporción de carne hueso y bajo contenido de grasa.

La raza Ile de France se formó desde 1824, con tipos de ovinos Leicester y Merinos y es la raza carnicera mas común en Francia; es una raza terminal, de muy buena resistencia, alta prolificidad, poco estacional y de capacidad reproductiva alta, las ovejas tienen buena habilidad materna y producción de leche, facilidad de parto y alta prolificidad (ésta varía de 1.71 a 1.98). Los corderos son muy precoces, de rápido crecimiento y rinden canales con alto porcentaje y de muy buena calidad.

La raza Charollais, originaria de Francia, una raza con características carniceras y de comportamiento maternal excepcionales, que representa el prototipo de una raza moderna. Se utiliza como raza pura o en cruzamientos, con monta directa o inseminación artificial, el 50 % de las exportaciones ovinas de Francia corresponden a la Charollais. Una raza rústica y adaptable de excelente capacidad productiva y calidad.

Cuadro 7. Comportamiento productivo de moruecos bajo prueba, de razas con alta capacidad de producción de carne.

Raza	G. D. (g)	C. A. (kg/kg)	P. 150 d ((kg)	Area (cm^2)	Grasa (mm)	P. A. (kg)
Ile de France	400	3.8	59.9	35.2	2.86	70-150
Hamp Dn	392	3.9	63.2	35	4.06	70-130
Suffolk Dn	468	3.9	72.9	34.9	3.51	75-130
Charollais	391	3.8	60.2	34.5	3.13	80-150
R d L'Ouest	422	3.7	64.2	34.9	2.39	90-130
Vendeen	387	3.7	57.1	32	2.25	65-120
Texel	369	3.8	60.1	34	2.39	80-130
Bleu Du Maine	398	3.8	60.1	34	2.39	80-120
B. Leicester	378	3.7	60.6	30.1	3.0	70-120

Adaptado de: http://www.ni.agriculture.com.

La raza Vendeen, raza de origen francés, muy adaptable y resistente, originada de razas españolas y Southdown, se ha conocido por su prolificidad y su capacidad para producir carne magra; los machos adultos pesan de 110 a 140 kg y las hembras de 80 a 110 kg. Los corderos están listos para el mercado a las 10 a 15 semanas de edad, con canales de excelente calidad y carne magra, la raza Vendeen produce canales con el contenido de grasa mas bajo, de las razas más conocidas (Cuadro 7).

La raza Bleu Du Maine, otra raza francesa, se formó de cruzamientos de la raza Choletais (raza francesa extinta) y las razas inglesas Leicester Longwool y la Wensleydale, de capacidad reproductiva y carnicera muy altas, originaria del Oeste de Francia, raza conocida por producir cosechas altas de corderos pequeños, es decir de muy alta prolificidad (de 2 a 2.4) y produce corderos pequeños y de crecimiento rápido, adaptable y resistente, las ovejas son prolíficas, de buena habilidad materna y producción de leche, las corderas son muy precoces, se empadran a los 7 meses, y paren al año, con prolificidad de 2.

La raza Rouge de L'Ouest, de origen francés y similar en origen a la Bleu Du Maine, raza pesada y de muy buena producción lechera y prolificidad, es una raza relativamente estacional, cuya cosecha de corderos de primavera es famosa por su calidad, sin embargo, las corderas son muy precoces y entran en estro en el otoño siguiente. El Cuadro 7, presenta un resumen del comportamiento individual de moruecos de diferentes razas, bajo prueba de comportamiento individual.

BIBLIOGRAFÍA

Arciga C., S., A. Gómez V. y M. Huerta B. 1991. Comportamiento de borregos de Pelo alimentados con diferentes proporciones de rastrojo de maíz y grano de sorgo. Memoria IV Cong. Nac Prod. Ovina Pp. 19-21.

Berger, Y. M., A. Kabbali and G. E. Bradford (Editors). 1989. Sheep production and management in a mediterranean climate. The agropastoral system of Morocco. U. S., A. I. D. Program, University of California, 251 p.

Bunge, R., D. L. Thomas and T. G. Nash. 1993. Performance of hair breeds and prolific wool breeds of sheep in Southern Illinois: Lamb production of F_1 ewe lambs. Journal of Animal Science 71:2012-2017.

Castillo R., H., J. M. Berruecos, L. J. Hernández, J. M. Pérez, A. J. López y R. Quezada. 1974. Comportamiento reproductivo del borrego Tabasco o Peliguey mantenido en clima tropical. XI Reunión I. N. I. P. P. 16.

Dickerson, G. E. 1977. Crossbreeding evaluation of Finnsheep and some U. S. breeds for market lamb production. North Central Regional Publication No. 246, ARS, USDA, U. of Nebraska, Lincoln, NB, U. S. A., 30 p.

Dzakuma, J. M., D. J. Stritzke and J. V. Whiteman. 1982. Fertility and prolifcacy of crossbred ewes under two cycles of accelerated lambing. Journal of Animal Science 54:213-220.

Galina, M. A., R. Morales, E. Silva and B. López. 1996. Reproductive performance of Pelibuey and Blackbelly sheep under tropical management systems in México. Small Rumininant Research 22:31-37.

González R., A. 1998. Los sistemas de producción de ovinos en México: Estado actual y perspectivas. III Foro de Análisis de los Recursos Genéticos: Ganadería Ovina, Caprina, Porcina, Avícola, Equina y de Lidia, México, D. F. Pp. 205-219.

González R., A. 2000. Evaluaciones de comportamiento reproductivo en ovinos de Pelo en las regiones tropicales de México. Memoria V Curso, Bases de la Cría Ovina, U. Aut. Chapingo, AMTEO. Chapingo, Edo. de México, septiembre. Pp. 102-123.

González R., A. 2002. El manejo integral de la reproducción en ovinos de Pelo en el Noreste de México. Curso de Capacitación y Entrenamamiento Técnico en Sistemas de Producción de Bovinos, Ovinos y Caprinos, Universidad Autónoma de Tamaulipas, Cd. Victoria, Tamps., México, 17 p.

González R., A., J. de Alba y W. C. Foote. 1983. Reproduction in Peliguey sheep. In: Hair Sheep of Western Africa and the Americas: A genetic resource for the tropics, H. A. Fitzhugh and G. E. Bradford (Eds.). Westview Press, Boulder, CO, U. S. A. Pp. 75-78.

González R., A., B. D. Murphy, J. de Alba and J. G. Manns. 1987. Endocrinology of the postpartum period in the Pelibuey ewe. Journal of Animal Science 64:1717-1724.

González R., A., B. D. Murphy, W. C. Foote and E. Ortega. 1992. Circannual seasonal variations in estrous cyclicity and ovulation rate in Pelibuey ewes. Small Ruminant Research 8:225-232.

González R., A., J. Valencia M., W. C. Foote and B. D. Murphy. 1991. Hair sheep in México: Reproduction in the Pelibuey or Tabasco sheep. Animal Breeding Abstract 59:509-524.

INEGI. 2002. http//:www.INEGI.gob.mx.

Iñiguez, L. C., R. L. Quaas and L. D. Van Vleck. 1986. Lambing performance of Morlam and Dorset ewes under accelerated lambing systems. Journal of Animal Science 63:1769-1778.

Jiménez, J. M. L., G. T. Oviedo F. y V. C. Hernández V. 1992. Evaluación de una engorda intensiva de ovinos. Memoria V Congreso Nacional de Producción Ovina, pp. 293-296.

Mancilla, D. F., C., M. A. Ochoa C., J. Urrutia M. y E. Morales T. 1992. Corderos destetados precozmente alimentados con grano entero. Memoria V Congreso Nacional de Producción Ovina pp. 78-81.

Olazarán J., S., J. Ruíz R., G. Ortiz O., H. Castillo R. y J. Lagunes L. 1991. Crecimiento de borregos Suffolk X Dorset X Pelibuey en pastoreo. I. Crecimiento pre y posdestete. Reunión Nacional de Investigaciones Pecuarios p. 5.

Partida de la P., J. A. y L. Martínez R. 1991. Crecimiento de ovinos Pelibuey: Sus cruzas con Suffolk o Dorset en estabulación, clima templado. Memoria IV Congreso Naconal de Producción Ovina pp. 125-126.

Rodríguez Ch., M. A. y G. Vázquez G. 1991. Comparación económica de dos raciones durante el período postdestete en ovinos Pelibuey. Memoria IV Congreso Nacional de Producción Ovina pp. 63-65.

Schoeman, S. J. and R. Burger. 1992. Performance of Dorper sheep under an accelerated lambing system. Small Ruminant Research 9:265-281.

Segura C., J., L. Sarmiento and O. Rojas. 1996. Productivity of Pelibuey and Blackbelly ewes in México under extensive management. Small Ruminant Research 21:57-62.

Shelton, M. 1991. Hair sheep production under temperate and tropical conditions. In: S. Wildeus (Ed.), Hair Sheep Research Symposium, The University of the U. S. Virgin Islands, Saint Croix, U. S. V. I., p. 65-84.

Shrestha, J. N. B., D. P. Heaney y R. J. Parker. 1992. Productivity of three synthetic Arcott sheep breeds and their crosses in terms of 8-mo breeding cycle and artificially reared lambs. Small Ruminant Research 9:283-296.

Valencia Z., M., M. Heredia A. y E. González P. 1981. Estacionalidad reproductiva en hembras Pelibuey. Memoria VIII Reunión Asociación Latinoamericana de Producción Animal p. F48.

http://www.coviello.co.uk/vendeem

http://www.texel.co.uk/breed

http://www.bleudumaine.com.uk/about

http://www.ni-agriculture.com

http://www.inapg.inra.fr/dsa

http://www.albertasheep.com/canadianarcott

http://www.agr.gov.sk.ca/docs/livestock

S IV-5

SISTEMAS DE PRODUCCIÓN CAPRINA EN TAMAULIPAS Y EL NORESTE DE MÉXICO

Juan C. Martínez G., Sonia P. Castillo R., Froylán A. Lucero M. y Arnoldo González R.
Universidad Autónoma de Tamaulipas

INTRODUCCIÓN

En las últimas décadas se han observado cambios radicales en la explotación del ganando caprino, pasando de la cría de autoconsumo y subsistencia a sistemas intensivos e industriales. Todos estos cambios, que ha sufrido la caprinocultura, se deben a factores principalmente de índole socioeconómica, dentro de los cuales, destaca la posibilidad de hacer una industria con mayor rentabilidad que otros sistemas de producción con rumiantes. Hoy en día, se tiene acceso a tecnologías desarrolladas para la crianza de caprinos, que poco a poco se han adoptado en México. Asimismo, la disponibilidad de germoplasma seleccionado, hace posible contar con núcleos de animales de mayor productividad.

De igual modo, los caprinocultores se han organizado, tanto para la comercialización de su producción, como para la compra de insumos. Además, se les ha permitido acceder a los apoyos económicos, de los programas oficiales de Fomento Ganadero, de la Alianza para el Campo, paralelo a esto, el mercado de la leche de cabra esta sufriendo un repunte, al considerársele más saludable, ya la lactosa no produce intolerancia en el humano.

La importancia de este documento radica en difundir información sobre la explotación de la especie caprina, que hasta el momento es escasa y esporádica, sobre todo en el Estado de Tamaulipas; debido a la marginación productiva, social, económica y científica a la que se ha sometido esta especie. Además, parte importante de cualquier sistema productivo es el conocimiento de la especie con la que se va a trabajar, para lograr un mejor aprovechamiento.

Actualmente, existe una verdadera fiebre por las cabras, principalmente en las regiones de La Laguna y El Bajío, impulsada esta, por el precio de la leche, el cual es muy superior al de la leche de vaca, lo que causa buenas perspectivas para la caprinocultura. Asimismo, la comercialización de la carne (Cabrito) en el norte del país y principalmente en la zona metropolitana de Monterrey, alcanza precios muy superiores a cualquier otro tipo de carne. Es por ello que casi la totalidad de las granjas (majadas) estén ampliando sus instalaciones y quedándose con sus crías hembras para aumentar los rebaños.

De igual modo, los caprinocultores se han organizado para abrir plantas de elaboración de quesos de cabra, tipo gourmet, además de otros derivados como cajetas y dulces rgionales. Con la agradable sorpresa de que el queso de cabra mexicano es de calidad aceptable y cuyo precio esta muy por debajo de los productos importados.

Por lo anterior, el objetivo de este documento busca hacer una descripción de los sistemas de producción con caprinos que prevalecen en Tamaulipas; así como difundir en los productores pecuarios las ventajas de la caprinocultura para buscar un mejor desarrollo de la especie en la zona centro del Estado de Tamaulipas, con miras a mejorar la rentabilidad de los sistemas de producción y la sustentabilidad de los recursos naturales y el medio ambiente.

ANTECEDENTES

Con las evidencias que existen, se cree que las cabras fueron los primeros rumiantes que se domesticaron (Zeuner, 1963). Según los arqueólogos las ovejas y las cabras son dos géneros de la familia *bovidae,* que difícilmente pueden separase, se cree que fueron domesticadas por el hombre hace unos diez mil años (Zeuner, 1963; Agraz, 1984; Arbiza, 1998).

Sin embargo, en el continente americano no había caprinos, los primeros ejemplares llegaron a México con los conquistadores españoles y portugueses, principalmente de las Islas Canarias. A partir de ese momento, se distribuyeron por todo el continente principalmente en las áreas con clima templado, otra ventaja para su rápida distribución, es que era una especie que los indígenas podían criar, por ser una especie menor.

Además, de todas las ventajas intrínsecas propias de la especie como, animales con grandes ventajas para adaptarse a toda clase de climas y sobre todo su capacidad de sobrevivir en medios donde la escasez de agua y alimento no permitieron el desarrollo de otras especies.

Fue tan exitosa su adaptación, que en algunas latitudes se han establecido medidas de control para disminuir su impacto nocivo sobre los recursos naturales (Islas Marías en México e Islas Galápagos en Ecuador).

Hoy en día, la percepción de que las cabras son una especie "de traspatio" y asociada a los campesinos más pobres, está desapareciendo; para tomar su papel como una especie de un negocio atractivo, rentable y de gran proyección. Basta saber que el 90% de los inventarios de caprinos se ubican en los países en vías de desarrollo, sobre todo en China, India, Pakistán, Sudán y Bangladesh (Cuadro 1).

Cuadro 1. Inventario de ganado caprino en el Mundo

	País	**1995**	**1998**	**2001**	**2003**	**2005**
1	China	123,394,065	135,116,408	157,361,699	172,921,266	195,758,954
2	India	118,419,000	122,300,000	120,900,000	120,097,000	120,000,000
3	Pakistán	43,764,000	44,183,000	49,140,000	52,763,000	56,700,000
4	Sudán	35,215,000	36,498,000	39,952,000	42,000,000	42,000,000
5	Bangladesh	30,330,000	33,500,000	34,400,000	36,900,000	36,900,000
6	Nigeria	24,500,000	25,500,000	26,500,000	27,000,000	28,000,000
7	Irán	25,757,000	25,757,000	25,757,000	26,000,000	26,500,000
8	Indonesia	13,167,000	13,560,449	12,463,889	12,722,100	13,182,100
9	Somalia	12,500,000	12,500,000	12,700,000	12,800,000	12,700,000
10	Tanzania	10,682,400	11,034,500	12,101,990	12,556,240	12,550,000
15	Brasil	11,271,700	8,164,153	9,537,439	9,581,650	10,700,000
17	**México**	**10,133,013**	**9,039,907**	**8,701,860**	**8,991,752**	**8,991,752**
31	Argentina	3,547,142	3,400,000	3,386,600	4,200,000	4,200,000
46	Perú	2,043,880	2,019,440	1,997,870	1,941,707	2,000,000
63	Venezuela	1,173,330	1,161,236	1,224,741	1,279,635	1,320,000
67	Colombia	965,000	1,050,400	1,135,507	1,150,000	1,200,000
	Mundo	**660,967,742**	**695,115,912**	**736,024,821**	**771,482,269**	**808,903,601**
						Fuente: FAO, 2006

Según la FAO (2006), se estima que alrededor de 40.5 millones de cabezas de caprinos (5% del inventario mundial), se explotan en América Latina, destacándose Brasil, México, Argentina, Perú y Venezuela, como los países con más población de caprinos. A pesar de ello, México se ubica en el lugar 17, a nivel mundial, pero es el segundo país a nivel latinoamericano con mayor número de caprinos (Cuadro 1).

Cuadro 2. Inventario de ganado caprino por estado en la República Mexicana

	Estado	1995	1998	2001	2003	2005
1	Puebla	1,249,322	1,371,795	1,447,955	1,489,531	1,392,177
2	Oaxaca	1,044,924	1,074,956	1,108,824	1,123,535	1,154,964
3	San Luis Potosí	1,229,234	985,640	662,879	698,045	729,612
4	Guerrero	655,820	679,714	605,514	699,276	672,757
5	Coahuila	1158,310	480,497	591,645	628,265	615,623
6	Zacatecas	675,710	631,781	551,756	509,245	550,005
7	Guanajuato	507,515	495,850	481,795	470,254	506,473
8	Michoacán	446,820	451,624	475,697	477,943	456,817
9	Nuevo León	569,843	527,650	375,000	373,452	363,269
10	**Tamaulipas**	**247,756**	**244,360**	**207,930**	**276,730**	**272,989**
11	Hidalgo	339,821	303,202	298,485	295,651	269,780
12	Jalisco	309,481	347,642	279,570	285,593	261,771
13	Chihuahua	345,839	206,412	205,478	234,712	236,480
	Nacional	**10,133,013**	**9,039,907**	**8,701,861**	**8,991,752**	**8,870,312**
						Fuente: SIAP, 2006

Para el año de 2005, se estimó en México un inventario de 8'870,312 cabezas de ganado caprino (Cuadro 2).

El rebaño nacional se ha mantenido desde los años cincuenta, cuando se calculaba un inventario de ocho millones de cabezas. Las cabras se encuentran distribuidas en prácticamente en todo el país, pero los principales estados productores son Puebla, Oaxaca, San Luis Potosí, Guerrero y Coahuila (Cuadro 2), aunque en los últimos años existe un auge por desarrollar esta especie en las regiones del Bajío y La Laguna. La mayor parte de la producción caprina del país ocurre en agostaderos de zonas áridas, semiáridas y/o en terrenos agrícolas donde se aprovechan los residuos y esquilmos de cosechas.

La falta de tecnologías y la nula aplicación de los principios básicos de sostenibilidad, han ocasionado que grandes áreas ecológicas se encuentren en una situación frágil, desde el punto de vista de conservación de los recursos naturales.

Ubicación del Estado de Tamaulipas

El Estado de Tamaulipas, se localiza geográficamente, entre los paralelos 22° 12' 31" y 27° 40' 42" latitud Norte; los meridianos 97° 08' 38" y 100° 08' 52" de longitud Oeste; y a altitudes que van de los 0 a 1800 msnm, con sierras importantes que alcanzan los 3280 msnm como El Pedregoso. Al norte, colinda con el Estado de Texas, de la Unión Americana, al este con la costa del Golfo de México, al oeste con el Estado de Nuevo León y al sur con los Estados de San Luis Potosí y Veracruz.

El Trópico de Cáncer cruza su territorio, al sur de Ciudad Victoria, por su localización geográfica y orografía, Tamaulipas presenta una gran diversidad de climas que van desde el clima Cálido Subhúmedo (Aw) hasta el semiseco (BS_1) y Seco (BS_0), estos dos últimos climas abarcan el 37.6% de la superficie estatal (INEGI, 2006).

En la región centro, el clima es semi-seco y semi-cálido con lluvias todo el año, las lluvias se presentan con mayor frecuencia e intensidad entre los meses de junio a octubre, con un rango que va del los 400 a los 600 mm de precipitación anual. La temperatura media anual es de 24.9° C con máximas de 40° C y mínimas de 0° C. Mientras, que las planicies costeras del Golfo de México presentan climas de trópico seco, con una precipitación pluvial de 600 a 1200 mm, con marcada estacionalidad durante julio, agosto y septiembre. Las temperaturas son similares a las de la región central.

El Estado de Tamaulipas cuenta con una superficie de 79,384 km², de los cuales 4'809,434 ha son dedicadas a la actividad pecuaria. Destaca por su extensión, la superficie con agostaderos (3'703,207 ha) y alrededor de un millón de hectáreas de praderas introducidas. Al suroeste del territorio estatal, debido a lo accidentado de la topografía del terreno, no es posible el aprovechamiento agrícola en su mayor parte, excepto en las mesetas, en las bajadas y en las llanuras, donde se podría realizar agricultura mecanizada continua. Se estima que el 15.1% de la vegetación natural de la superficie estatal puede ser aprovechada solo por el ganado caprino (Figura 1), pues los principales tipos de vegetación son el matorral (34.5%) y mezquital (9.3%; INEGI, 2007).

Figura 1. Potencial del aprovechamiento de la vegetación del pastizal en el Estado de Tamaulipas, México (INEGI, 2006).

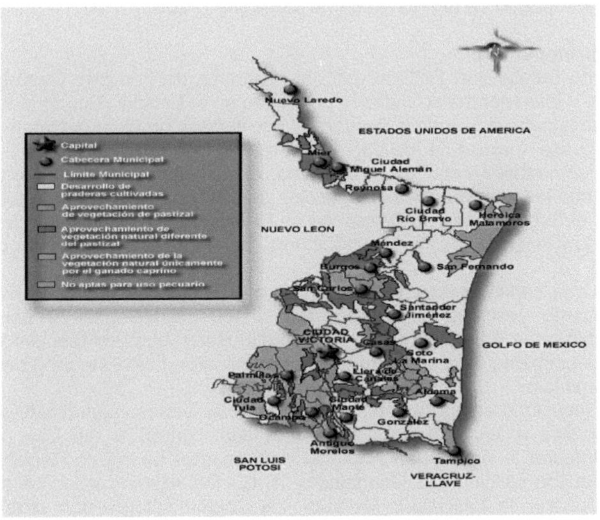

Población caprina en Tamaulipas

La ganadería en Tamaulipas es una actividad de gran importancia económica, en la que los bovinos de carne son la especie más importante (47%). Los caprinos, la especie, tema del presente documento, ocupa solo el 10% de estas actividades; mientras que el resto de las especies como cerdos, aves y ovinos ocupan el 23, 12 y 8%, respectivamente. En bovinos de carne, el principal sistema de producción, es el de vaca-becerro, que consiste en la producción de becerros, para su venta al destete (GETAM, 2008).

Con base en los datos preliminares reportados en el Censo Agropecuario del 2007, la población caprina en Tamaulipas, es de 354,274 cabezas (SIAP, 2008); destacando los municipios de Tula, Burgos, Bustamante, Méndez y Jaumave con 68,027, 64,441, 51,885, 31,934 y 23,127 cabezas, respectivamente (INEGI, 2007a), estos cinco municipios mantienen el 62.4% del total de la población estatal y la mayoría de las explotaciones caprinas se ubican en terrenos ejidales.

La población de caprinos en las últimas dos décadas se ha mantenido constante, sin cambios aparentes en el crecimiento, aunque se observó que el comportamiento no siempre es ascendente como lo demuestran los datos de los años de 1996 (255,595 cabezas), 2001 (207,930 cabezas) y 2006 (383,488 cabezas), siendo este último, el año de mayor población registrada (INEGI, 2007a).

Por otro lado, la cadena de caprinos, por las características de la especie y la relación entre número de crías y peso de las crías a la venta, demanda también gran cantidad de jornales para la producción de una tonelada de carne (FPT, 2003).

Apoyos a la caprinocultura

El Gobierno Estatal y el Federal usan el Programa de Fomento Ganadero como una herramienta para desarrollar las actividades pecuarias en el Estado. Por un lado, apoyando el componente Infraestructura y Equipo Pecuario y por el otro con el componente Mejoramiento Genético; que busca mejorar la calidad genética de los hatos y rebaños, al apoyar la introducción de sementales caprinos. Asimismo, en el subprograma de Salud Animal, se están intensificando las actividades de inspección sanitaria para erradicar la tuberculosis y la brucelosis. Con el Subprograma de Desarrollo de Proyectos Agropecuarios Integrales (DPAI), se está brindando asistencia técnica a productores, así como la transferencia de tecnologías (Sánchez, 2007).

El apoyo a la caprinocultura por parte de las instituciones gubernamentales, ha sido escaso. Sin embargo, desde los años ochenta, se dieron impulsos a las cooperativas ejidales con apoyos crediticios, a través del Banco de Crédito Rural, pero los resultados fueron poco alentadores y las unidades de producción que se impulsaron bajo este programa, hoy en día ya no existen como tales.

Como se mencionó anteriormente, a partir de 1995, varios caprinocultores de la región del Bajío, enfocados a la producción de leche, comenzaron a reunirse para organizar cooperativas e integrar la Asociación Nacional de Ganado Caprino de Registro, hoy en día llamada Caprinocultores Unidos de Guanajuato, A. C. Del mismo modo, los caprinocultores de la Laguna, formaron la Asociación Mexicana de Caprinocultores, con sede originalmente en Torreón y luego en San Luis Potosí. Esta forma de organizarse, les ha permitido tener acceso a los recursos oficiales, buscar nuevos mercados y mayor precio para su producto, así como mejorar sus hatos desde el punto de vista genético. Otra estructura organizacional que ha dado buenos resultados, es la integración como grupos ganaderos de validación y transferencia de tecnología (GGAVATT´s), que en materia de cabras les ha permitido el acceso a los apoyos de los programas de Alianza para el Campo.

Para el caso del Estado de Tamaulipas, el Programas de Fomento Ganadero de la Alianza para el Campo, en su subprograma de Ganado Mejor, hoy Programa de Mejoramiento Genético, ha posibilitado que los caprinocultores tengan acceso a sementales caprinos de registros a precios muy económicos. En el Cuadro 3, se presenta la evolución de la asignación de sementales caprinos para productores del Estado de Tamaulipas (Martínez, 2001, 2002 y 2003; Sánchez, 2007). Sin embargo, la descapitalización que enfrentan los productores pecuarios y en particular los caprinocultores, no los posibilitan para realizar inversiones para establecer mejores prácticas de manejo y producción de forraje.

Cuadro 3. Asignación de sementales caprinos en el Programa de Mejoramiento Genético de Fomento Ganadero de la Alianza para el Campo 1996-2006 en Tamaulipas.

Sementales	1996	1997	1998	1999	2000	2001	2002	2003	2004	2005	2006
Caprinos	19	34	15	19	14	14	4	23	5	5	68

CARACTERÍSTICAS DE LOS SISTEMAS DE PRODUCCIÓN

Tradicionalmente, la caprinocultura del norte del país, se dedica a la producción de carne, principalmente en forma de cabrito mamón, mientras que los animales adultos, se dedican para el autoconsumo; en el Centro-Sur para comercializar carne de animales adultos para la elaboración de birria. Sin embargo, cada vez hay más caprinocultores que ordeñan sus cabras para vender la leche o preparar de manera artesanal quesos especializados, cajeta o dulces de leche.

En el contexto general, se pueden mencionar para el Estado de Tamaulipas dos sistemas de producción caprina, como los extensivos y los intensivos. Los primeros prevalecen en los municipios de Méndez, San Fernando, Cruillas, Burgos, Miquihuana, Jaumave, Palmillas, Bustamante y Tula. En estos, se concentra la mayor parte de la producción caprina extensiva, donde los productores son de escasos recursos, por tanto las prácticas zootécnicas son mínimas y la eficiencia con que se produce es muy baja.

Sistemas extensivos

En la producción caprina, se presenta un sistema de pastoreo específico para aprovechar la vegetación nativa, que se conoce como pastoreo trashumante. El pastoreo trashumante consiste en salir con el rebaño y llevarlos a las áreas de pastoreo y regresar por las tardes. Generalmente, el movimiento de los animales tiene un patrón estacional durante la época de lluvias (Anónimo, 1983).

Los productores utilizan animales criollos y/o cruzados, para aprovechar la vegetación de las zonas comunales, donde los principales tipos vegetativos son el matorral y mezquital, con gran abundancia de arbustivas, que son el principal componente de la dieta del animal. Las instalaciones son precarias, generalmente construidas con materiales de la región. La mayoría de los productores sólo cuentan con corrales (majadas) para encierro nocturno, mismos que están construidos de manera rudimentaria y que son habilitados por temporadas.

La calidad genética de los animales, el nivel tecnológico con que se explotan y el manejo nutritivo y sanitario son bajos (Rendón *et al.*, 2000). Además, existe una alta dependencia de la mano de obra familiar, para el pastoreo de las cabras (generalmente niños y adultos mayores).

Sin embargo, con la participación de los productores en los GGAVATT´s, lamayor disponibilidad de asistencia técnica ha permitido obtener mejores rendimientos en la producción (Sánchez, 2007).

La finalidad de las unidades de producción es la venta de cabrito mamón para plato (edad de 4 a 6 semanas, con un peso de 6.0 a 8.0 kg, mientras que las hembras "triponas" se quedan para reemplazos y mantener el tamaño del hato. Los animales adultos de desecho son para el autoconsumo o venta para la preparación de la tradicional birria. Si el año fue bueno, en cuanto a precipitación, y existe suficiente forraje, los productores ordeñan a las cabras destetadas, por periodos de dos o tres meses y la leche la destinan a la producción de quesos artesanales, así como de otro tipo de quesos.

Sistemas intensivos

Este tipo de explotaciones, se puede ubicar en la zona norte y centro del Estado de Tamaulipas, principalmente en las superficies con reconversión productiva. Son explotaciones con avances tecnológicos más recientes y varias de sus granjas se encuentran a la vanguardia en genética y productividad. Utilizan razas especializadas en la producción de carne como Boer y Nubia, entre otras. Basan su alimentación en el pastoreo de praderas irrigadas y en estabulación, la dieta se compone generalmente de heno de zacates cultivados (Buffel y Tifton, además de otros bermudas), complementada con alimento concentrado balanceado, algunas explotaciones han incorporado el cultivo de gramíneas forrajeras como sorgo, avena, ballico, etc., además de recurrir a subproductos agroindustriales como la melaza, cáscara de cítricos y semillas de algodón. Las construcción de instalaciones es con material de concreto, malla de alambre y sombreaderos de lámina galvanizada.

Tienen programas de alimentación, reproducción y sanitarios; para el mejoramiento genético, y recurren al uso de la inseminación artificial. La mano de obra es asalariada. En la mayoría de las explotaciones, el objetivo principal es la producción de pie de cría, aunque, también, se cuenta con explotaciones de tipo empresarial, y que se enfocan niveles altos de producción.

RAZAS CAPRINAS EN MÉXICO

Al igual que en otras especies zootécnicas, en cabras se pueden encontrar razas especializadas en la producción de leche, de carne, de doble propósito y de pelo (De estas últimas, la mas conocida es la raza Angora, de la cual se desconoce si se explota en México.

Saanen

Raza lechera de origen Suizo (montañas). Su principal característica es el de color blanco de su capa, pelaje corto, puede haber manchas negras en la ubre, orejas, ojos y nariz.

Orejas cortas, erectas, cuernos pequeños en forma de sable o bien pueden ser mochos.

Tiene gran precocidad, desarrollo y rusticidad, la alzada en hembras es de 75 a 85 cm, siendo su peso de 50 a 90

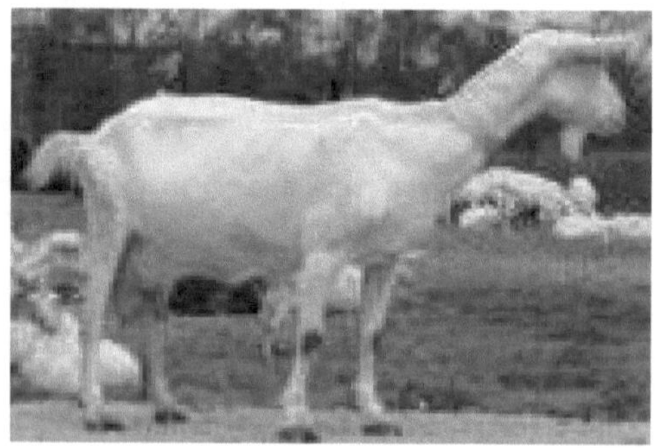

kg y en machos de 85 a 90 cm de alzada y un peso de 80 a 120 kg. El cabrito al nacer pesa 3.5 kg. Se adaptan a climas templados y fríos, ya que son muy sensibles al calor. Se considera que es la mejor raza en producción láctea (3 kg al día, en promedio), con períodos de lactancia largos y producciones de 600 a 1,000 kg por lactancia.

Alpina Francesa

Raza de doble propósito, tiene una alta correlación entre producción de carne y leche.

Se aceptan animales de cualquier color, excepto animales completamente blancos, la mayoría es de color blanco con negro y blanco con café, pero pueden presentar otros colores. Su principal característica es su rusticidad y adaptabilidad, orejas cortas, erectas.

El macho tiene la cornamenta desarrollada y las hembras son mochas o con cuernos medianos que se dirigen hacia atrás.

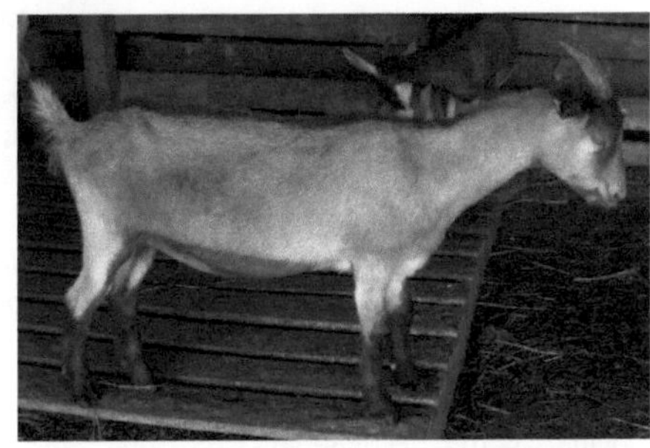

Los machos pueden llegar a pesar los 100 kg y las hembras de 50 a 90 kg, con una alzada de 76 cm a la cruz. Se adapta a climas templado y templado frío.

Toggenbourg

Raza lechera, originaria de Suiza, del valle de Toggenbourg. Sus características incluyen orejas cortas, erectas, cuernos pequeños en forma de sable o bien mochas.

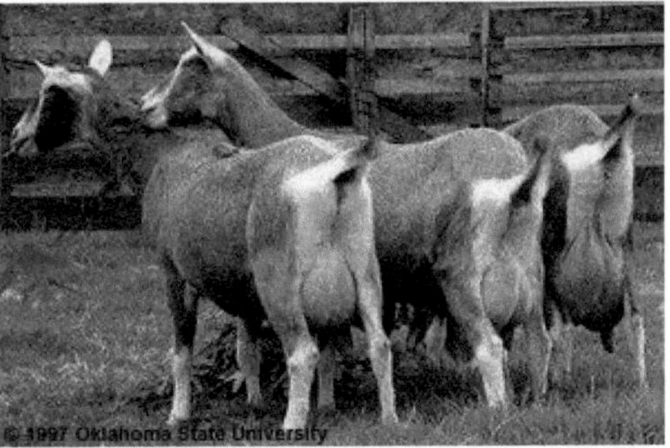

Sus colores van del castaño claro al chocolate, con orejas blancas, con dos líneas blancas que descienden de la frente a la nariz, patas blancas y dos triángulos blancos a los lados de la cola.

Son de grupa ancha, lo que garantiza buenas producciones de leche, superando los 700 kg por lactancia, con producciones de 3 a 4 kg por día. Tiene una alzada de 75 a 85 cm. El peso de la hembra es de 50 a 80 kg y el del macho adulto, alcanza los 120 kg, el cabrito pesa al nacer 3.5 kg. Se adapta mejor los climas templados y fríos.

Nubia

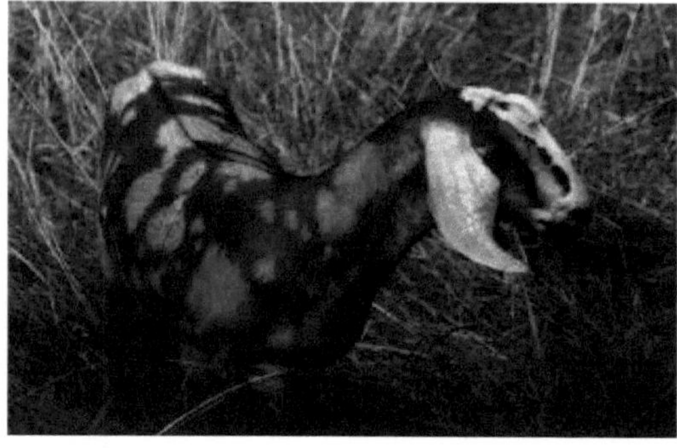

Raza de doble propósito, de origen oriental, son animales delgados y de mayor tamaño, que las razas suizas, con orejas largas, anchas y caídas, el pelo es corto y el color puede ser negro, canela y rojo, aunque es común que estos colores estén en forma de manchas o entrepelados.

Se aceptan animales con y sin cuernos. Los machos adultos tienen una alzada de 90 cm y pesos de 75 a 80 kg y el de las hembras 75 cm de altura con pesos de 55 a 60 kg. La producción láctea alcanza los 700 kg por lactancia, con un porcentaje de grasa de 4 a 4.5%. Por su elevado contenido de grasa, en la leche, es excelente para la producción de leche para la fabricación de quesos.

Boer

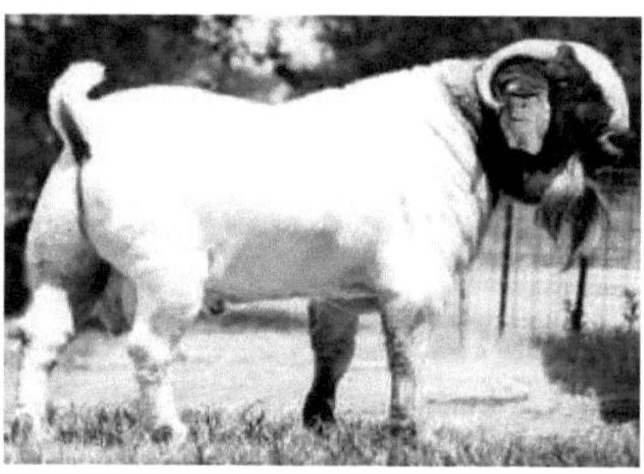

Raza desarrollada en Sudáfrica, también conocida coma Africander, es una raza especializada para la producción de carne. Se cree que se originó por la fusión de la cabra europea, angora e índica. Su nombre deriva de la palabra alemana Boer que significa granja.

Son animales blancos con la cabeza de color alazán (roja), ambos sexos presentan cuernos. Los machos llegan a pesar hasta 135 kg, mientras que las hembras están entre 90 y 100 kg. Los cabritos de esta raza, muestran excepcionales ganancias diarias de peso (200 g/día) en engorda intensiva.

Tiene una de las tazas de prolificidad más altas con 1.7 cabritos por parto. La pubertad se alcanza a los 6 y 10 a 12 meses en machos y hembras, respectivamente. La producción de leche esta limitada a la alimentación de la cría.

Criolla

Este tipo de cabras es el resultado de la mezcla de las razas traídas a México, desde la época de la conquista. Las razas introducidas por los españoles fueron especialmente, la Murciana y la Granadina, que con el paso de los siglos dieron lugar a las actuales cabras criollas mexicanas, cuya función ha sido la producción de carne. Su principal característica es la rusticidad y resistencia a enfermedades y a condiciones adversas, que ha sido producto de la selección natural de cientos de años. Su productividad puede estar limitada por razones nutricionales y de manejo.

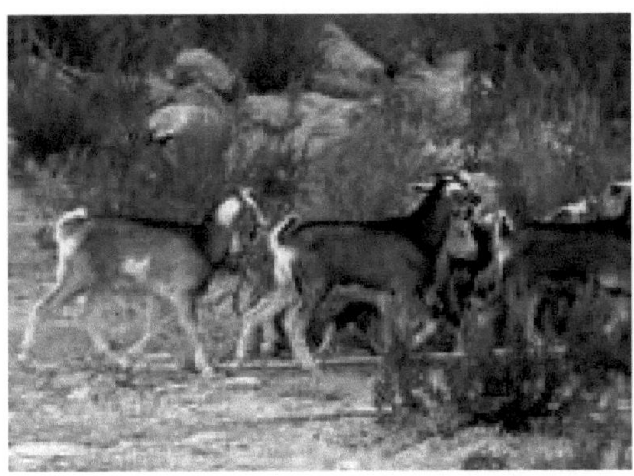

Las variables zoométricas se pueden considerar del tipo estándar, talla mediana, con alzada a la cruz de 80.0 y 78.0 cm en machos y hembras, respectivamente y pesos de 37.9 kg.

PARÁMETROS REPRODUCTIVOS

Actividad reproductiva

Las cabras son animales pequeños que pueden variar de 15 a 75 kg, este pequeño tamaño está directamente relacionado con otras características como madurez temprana, calidad de los productos (leche, carne y pelo) y bajo requerimiento de nutrientes para su mantenimiento; que son características muy ventajosas bajo las condiciones en que se explotan.

Las cabras al presentar un periodo de gestación relativamente corto (150 días), que combinado con el poco efecto del fotoperiódo, en las latitudes tropicales, posibilitan la obtención de tres partos cada dos años (Agraz, 1984). El fotoperiódo y la nutrición afectan la aparición del estro en numerosas razas y son responsables de la estacionalidad de la actividad reproductiva. Generalmente, en los sistemas extensivos, los productores mantienen al semental todo el año, junto con las hembras, la proporción de semental - hembras es muy variable y depende mucho de las condiciones del terreno y de las posibilidades de productor observándose desde 1:16 hasta 1:70, e incluso en algunas explotaciones, donde se maneja monta dirigida, la relación puede llegar a 1:200. En el sector social, los productores manifiestan que no tienen mucho de donde escoger para mejorar los sementales, lo que los obliga a mantenerlos por varias temporadas de monta y/o hacer intercambio con los vecinos.

La temporada de apareamientos es estacional y abarca los meses de mayo a diciembre, pero el mayor número de cabras tienen el pico de concepciones durante los meses de septiembre a noviembre.

Otra ventaja que tienen las cabras, es de que existen razas muy prolíficas y los nacimientos de gemelos, triples y hasta cuádruples son comunes, si las condiciones de alimentación de las madres en buena, es probable que críen sin problema a los cabritos, aumentando con ello la producción de carne. Las proporciones de partos simples, dobles y triples son de 50.8, 44.0 y 5.2%, respectivamente. En el Cuadro 4, se presentan algunas características reproductivas de las cabras en diferentes latitudes y climas.

Cuadro 4. Características reproductivas de las cabras en diferentes latitudes y climas.

Raza	Pubertad	Duración Ciclo Estrual, d	Actividad Reproductiva	Periodo de Gestación, d	Prolificidad, cabritos/parto
Toggenbourg	8 – 10	21	Sep.-nov.	151.2	1.8
Nubia	9 – 12	21	Sep.-jun.	149.7	2.1
Criolla	8 – 10	21	Jul.-oct.	150.0	1.5
Saanen	8 – 10	21	Sep.-nov.	150.8	1.9
				Adaptado de Anónimo (1983)	

En los sistemas intensivos, se utiliza la sincronización de estros, para aplicar la inseminación artificial y en ocasiones la superovulación y la transferencia de embriones. Se utiliza tanto semen importado, como el que se produce en el Centro de Reproducción y Mejoramiento del Ganado Ovino y Caprino del Estado de Guanajuato y otros centros en el país.

PARÁMETROS PRODUCTIVOS

Producción de carne

Parte importante de la explotación de caprinos, es el peso al nacimiento de las crías, ya que este peso inicial definirá el tiempo que permanecerán en el hato para alcanzar el peso de mercado. El peso al nacimiento de los cabritos es variable con un rango de 1.8 kg en las cabras Criollas hasta los 7.0 kg en los cabritos Boer. Los promedios de peso al nacer para las razas Criolla, Alpina, Nubia, Saanen y Boer son 2.6, 3.5, 3.2, 4.7 y 5.3 kg, respectivamente. Se han observado efectos marcados del año y estación de parto y del número de partos de la cabra sobre el peso al nacer de los cabritos. Los nacidos entre enero y junio fueron más pesados que los nacidos entre agosto y diciembre.

Como es de esperarse el número de cabritos al nacimiento afecta el peso al nacer de los mismos, así se han observado promedios para sencillos, gemelos y triates pesos de 2.5, 2.2 y 1.9 kg, respectivamente.

El peso al destete está generalmente esta relacionado con el peso de las madres, dado que los cabritos son comercializados cuando alcanzan pesos entre 10 y 12 kg. En el caso del peso al destete de las cabritas, este generalmente es a los 12.0 kg, peso que alcanzan entre 60 y 90 días de edad. Se ha observado que a los seis meses de edad, las cabritas nacidas en primavera alcanzan un peso de 19.3 kg, comparado con solo 13.3 kg que logran a la misma edad las nacidas a finales de otoño o principios de invierno.

Producción de leche

En los sistemas extensivos, son pocos los productores que después de vender el cabrito continúan con la ordeña de la cabra, siempre y cuando la disponibilidad de forraje garantiza una buena condición corporal de la cabra. Generalmente, esta producción se dedica para el autoconsumo o la elaboración de quesos frescos, que son comercializados en los mercados de las ciudades cercanas.

En Tamaulipas, aún no desarrolla la producción de leche en sistemas intensivos, pero con lo atractivo que se esta volviendo la comercialización de la leche, es probable que en unos cuantos años sea una actividad rentable. Para el año de 2007, solo se produjeron 117 mil litros en el estado, que corresponde a un promedio de 0.330 litros por cabra por año (GETAM, 2008). Pero algunos de los caprinocultores que se dedican a esta actividad, mencionan rendimientos de 0.5 kg/día por animal, con una duración de la lactancia de 150 días. Se ha observado que las cabras de primera lactancia producen menos que las de sexta lactancia (Cuadro 5).

Cuadro 5. Producción de leche de acuerdo al número de lactancia y raza.

Lactancia	Saanen	Toggenbourg	Alpina	Nubia
1	791	791	769	675
2	1004	942	971	859
3	1059	991	1011	870
4	1035	986	1049	879
5	996	938	1017	850
			Adaptado de Agraz (1984)	

Perspectivas de la caprinocultura

Con base en lo anterior, se pueden tener las siguientes consideraciones, la producción caprina en Tamaulipas está limitada por problemas similares a los que caracterizan a la ganadería caprina nacional. Los principales problemas observados son falta de programas de alimentación adecuados, problemas sanitarios por falta de programas de prevención de enfermedades (vacunación) y tratamiento de parásitos internos y externos.

No existen posibilidades de llevar a cabo programas de reproducción, selección y cruzamientos ante la falta de reemplazos, generados en los mismos rebaños. La falta de organización entre los caprinocultores y la poca participación de los programas gubernamentales, trae como consecuencia la inexistencia de programas; de fomento, capacitación, apoyos directos a la infraestructura y asesorías integrales.

A pesar de esta situación, el Estado de Tamaulipas posee un potencial para desarrollar unidades de producción caprina, ya que cuenta con grandes extensiones de terreno cuyo substrato vegetativo y la topografía del terreno solo permitirán que se desarrolle este tipo de producción pecuaria. Asimismo, existe el potencial de aprovechar esquilmos de cosecha y subproductos agroindustriales, que en algunos casos son rechazados por otras especies.

La población de cabras en el Estado es predominantemente Criolla, por lo que es fácil asegurar que con la incorporación de material genético seleccionado, se podrán mejorar los principales índices productivos.

Con la integración de caprinocultores en grupos GGAVATT´s, las instituciones como la SAGARPA, la Secretaría de Desarrollo Rural, los Consejos de Desarrollo Rural Sustentable (CDRS), a nivel Municipal y Distrital, los Prestadores de Servicios Profesionales, las Asociaciones Ganaderas, los Institutos de Investigación y las Escuelas de Educación Superior, podrán participar en el componente de capacitación y asistencia técnica, para implementar de manera coordinada, programas integrales de desarrollo para hacer una caprinocultura más eficiente.

Asimismo, el Gobierno del Estado, busca desarrollar infraestructura para la industrialización de cabrito, productos y subproductos de la leche de cabra en el municipio de Burgos, Tamaulipas, en beneficio de los productores que están agrupados en la Asociación de Caprinocultores del Norte, integrada por mas de 500 productores, de los municipios de Burgos, Cruillas, Méndez, San Nicolás y San Fernando, con capacidad para la comercialización al año de 8,200 cabritos supremos, 3,520 de primera para asar, 2,680 de segunda para asar, 13,140 fritadas y 2,680 cabras de desecho.

Similarmente, se tiene proyectado la construcción de otro Centro en el Cuarto Distrito de Tamaulipas, en beneficio de los productores que están agrupados en la Unión de ejidos de Jaumave de R. L., integrada por 54 ejidos del municipio de Jaumave, con 1,200 productores, con capacidad para la comercialización al año de 4,200 cabritos supremos, 2,520 de primera para asar, 1,680 de segunda para asar, 7,140 fritadas y 1,680 cabras desecho.

Los productos de estos centros serían comercializados en primera instancia en el norte y centro del país, principalmente los mercados de la zona metropolitana de Monterrey, Nuevo León y la ciudad de San Luis Potosí, en el Estado con el mismo nombre, lo que les permitirá a las microempresas rurales, dar un valor agregado y mejorar sus ingresos, al obtener un mayor precio de venta.

La caprinocultura es una alternativa real de participar de manera efectiva en la solución parcial para satisfacer las necesidades de carne y leche que demanda la población nacional, para ello, se requiere elevar los niveles productivos y con ello mejorar el bienestar de muchos productores, que hasta el momento han visto en la cabras una fuente de ingresos extra a la economía familiar.

Finalmente, para lograr una caprinocultura con mayor aceptación y participación social, es necesario emprender campañas de educación y concientización que las cabras y sus productos son excelentes y desechar el concepto de que son dañinas, trasmisoras de enfermedades y destructoras de los recursos naturales.

LITERATURA CITADA

Agraz G., A. A. 1984. Caprinotecnia I. Segunda Edición. LIMUSA, México, D. F. 840 P.

Anónimo. 1983. Sheep and goats in developing countries. Their present and potential role. A World Bank Technical Paper. Winrock International. Washington, D.C., U.S.A. 116 p.

Arbiza A., S. I. 1998. Situación actual de los recursos genéticos caprinos en México. Memoria, Tercer Foro de Análisis de los Recursos Genéticos: Ganadería Ovina, Caprina, Porcina, Avícola, Apícola, Equina y de Lidia. SAGAR, agosto, México, D. F. Pp. 108-119.

FAO. 2006. Inventario de ganado caprino en el Mundo. http://www.fao.org/corp/statistics/es/

Fundación Produce Tamaulipas (FPT). 2003. Identificación de las cadenas productivas prioritarias en el Estado de Tamaulipas. Primera Edición. Fundación Produce Tamaulipas, A.C. Ciudad Victoria, Tamps., México. 47 p.

Gobierno del Estado de Tamaulipas. 2008. Información del sector: Ganadería. (01/10/2008). http://www.agrotamaulipas.gob.mx/informacion_sector/ganadero.htm.

INEGI. 2006. Uso potencial pecuario. Instituto Nacional de Estadística, Geografía e Informática. (01/10/2008). http://mapserver.inegi.gob.mx/geografia/espanol/estados/tamps/tsuelospec.cfm.

NEGI. 2007. Aspectos geográficos de Tamaulipas. Agricultura y vegetación. Instituto Nacional de Estadística, Geografía e Informática. (01/10/2008). **http://mapserver.inegi.gob.mx/geografia/espanol/estados/tamps/agr_veget.cfm?c=1215&e=28&CFID=3656879&CFTOKEN=88325707**

INEGI. 2007a. Población ganadera y avícola por municipio al 31 de diciembre de 2006. Instituto Nacional de Estadística, Geografía e Informática. (01/10/2008). http://www.inegi.gob.mx/est/contenidos/espanol/sistemas/aee07/info/tam/c28_12.xls#'12.1'!A1.

Martínez G., J. C. 2001. Evaluación de la Alianza para el Campo 2000. Informe de Evaluación Estatal: Ganado Mejor Tamaulipas. Gobierno del Estado de Tamaulipas-SAGAR. Septiembre 2001. Cd. Victoria, Tamps., México. 119 p.

Martínez G., J. C. 2002. Evaluación de la Alianza para el Campo 2001. Informe de Evaluación Estatal: Ganado Mejor Tamaulipas. Gobierno del Estado de Tamaulipas-SAGAR. Septiembre 1999. Cd. Victoria, Tamps., México. 119 p.

Martínez G., J. C. 2003. Evaluación de la Alianza para el Campo 2002. Informe de Evaluación Estatal: Fomento Ganadero Tamaulipas. Gobierno del Estado de Tamaulipas-SAGAR. Septiembre 2003. Cd. Victoria, Tamaulipas, México. p. 77.

Rendón D., A., A. Tewolde, C. Espinoza, A. Vanoye y A. Salinas. 2000. Conservación de ecosistemas y desarrollo regional sustentable, Estudio de casos. 1er. Taller de Presentación de Resultados en Conservación y Manejo Sustentable de los Recursos Naturales. Comisión Nacional del Agua y Universidad Autónoma de Tamaulipas. Cd. Victoria, Tamaulipas, México. Pp. 3-28.

Sánchez S., P. 2007. Evaluación Alianza para el Campo 2006. Informe de Evaluación Estatal, Programa de Fomento Ganadero Tamaulipas. SAGARPA- Gobierno del Estado de Tamaulipas. Cd. Victoria, Tamps., México. 72 p.

SIAP. 2006. Población ganadera de caprinos 1990 - 2003. Servicio de Información y Estadística Agroalimentaria y Pesquera. http://www.siap.gob.mx/. Sitio visitado el 12/10/2011.

SIAP. 2008. Población ganadera 2008 por Distritos de Desarrollo Rural. Sistema de Información Agroalimentaria y Pesquera (SIAP). Anuario pecuario. Edición 2008. México. (15/10/2008). http://www.siap.gob.mx/. Sitio visitado el 15/12/2011.

Zeuner, F. E. 1963. A history of domesticated animals. Primera Edición. Harper & Row, Publishers. New York, USA. 560 p.

S IV-6

LOS SISTEMAS DE PRODUCCION DE OVINOS EN MEXICO: ESTADO ACTUAL Y PERSPECTIVAS

Arnoldo González R.1, José F. Vázquez A.2 y Froylán A. Lucero M.1
1 Universidad Autónoma de Tamaulipas, 2 Universidad Autónoma del Estado de México

RESUMEN

En México, los ovinos de Pelo se encuentran principalmente distribuidos en las zonas tropicales, que incluyen la región costera del Golfo y del Pacífico y algunos estados del centro del país. Los ovinos de lana se localizan en el norte, altiplano y algunas zonas montañosas del país. Los ovinos participan en forma significativa en la socioeconomía de los pueblos marginados, ya que la producción ovina nacional no alcanza el 1 %, de la producción nacional de carne. Las características predominantes de los sistemas de producción de ovinos de pelo y lana, incluyen bajas ganancias de peso, baja producción de lana, y baja eficiencia terminal; ausencia o casi nula asistencia técnica, no existen de programas de apoyo para la conservación del medio ambiente; por tanto, no se aplican criterios de sustentabilidad, programas de evaluación genética, de producción, ni de manejo; tampoco se aplican de programas de mercadeo y comercialización. Estas desventajas afectan la eficiencia terminal y productividad de los sistemas de producción de México, por lo cual es necesario crear programas de evaluación genética, evaluar y analizar la superioridad en productividad terminal de algunas razas ovinas de nueva introducción sobre las razas utilizadas, en programas de cruzamientos validados para los diferentes regiones, y bajo los diferentes sistemas de producción del país. Ya que, la introducción de nuevo material genético puede considerarse solo cuando ya se hayan resuelto todos los problemas de manejo que se pudieran presentar; de tal manera, que los sistemas se encuentren operando a su máximo potencial productivo, sería entonces cuando la introducción de nuevo material genético podría incidir sobre la productividad. Este documento presenta una descripción y análisis del estado actual de los sistemas de producción ovina, con razas de pelo y de lana en México, el efecto de los recursos existentes, y plantea la creación de programas de mejoramiento productivo en ovinos de pelo y de lana.
Palabras clave: Ovinos de pelo, sistemas de producción, México.

ABSTRACT

In Mexico, hair sheep are distributed in the tropical areas, in the coastal region of the Gulf, and the Pacific and in some states of the center of the country. Wool sheep is located in the north, the central plateau and some mountain areas of the country. Sheep is an important component of the economy of the people of the areas where sheep are produced, mainly, because of their great production potential and adaptation to different climatic regions and the significance of this production to their economy. The predominant characteristics of the hair and wool sheep production systems include low daily gains, acceptable wool production, low terminal efficiency, little or no technical assistance, there are no programs for the environment conservation, for sustainability or genetic evaluation; therefore and marketing and commercialization programs are non existent. These disadvantages affect the economy of the

producers and of Mexico, thus the need to establish production evaluation programs, and analyze the potential superiority of recently introduced breeds in terminal productivity over the hair and wool breeds, currently in use, establish and validate crossbreeding programs for different regions and different production systems in the country. The introduction of new germplasm can only be justified when most management problems have been solved, it is then, when the systems will be expected to operate to the maximum productive potential, and also when the introduction of this new germplasm will impact productivity and terminal efficiency. This document presents a description and analysis of the current status of the hair and wool sheep production systems, in Mexico, the effect of the existent resources, and it outlines actions for a program of productive improvement in hair and wool sheep.
Keywords: Hair sheep, production systems, Mexico.

INTRODUCCIÓN

La especie ovina, en particular, los de ovinos de pelo (i.e. Pelibuey, Blackbelly) es particularmente importante para países en desarrollo, debido en parte a su capacidad para convertir forrajes toscos en alimentos para consumo humano, con una eficiencia mayor a los rumiantes mayores (FAO, 1992). La población mundial ovina disminuyó de 1,136 millones en 1992 a 1,056 millones de cabezas en 1998, 64% se localiza en países en desarrollo (675 millones) y el resto en países desarrollados (380 millones, McDowell, 1991; FAO, 1992; FAO, 1998). Lo anterior, es más evidente en países en las zonas tropicales y áridas y semi-áridas, donde los ovinos de pelo adquieren importancia mayor que los ovinos de lana, por su mejor capacidad de adaptación, resistencia al calor y a parásitos, ausencia o baja estacionalidad reproductiva, etc., y participan en buena proporción en la microeconomía del pequeño productor y en la economía de la región.

Los ovinos domésticos se originaron en Europa y Asia y los que llegaron a América, vinieron de África con la llegada de españoles y portugueses (De Lucas y Arbiza, 1996; González Reyna, 1977; Shelton, 1991). Los ovinos de pelo participan en la socioeconomía de los pueblos ya que han demostrado su potencial de producción y adaptación a diferentes regiones climáticas y sistemas de manejo, en varios países, incluyendo México. Al igual que las ovejas de pelo, las ovejas de lana, han permanecido tradicionalmente ligadas a pueblos, regiones y países en desarrollo (Galina *et al.*, 1996; González *et al.*, 1991; Segura et al., 1996); las ovejas de lana llegaron a México por Yucatán, en 1525 (De Lucas y Arbiza, 1996) y se diseminaron principalmente al altiplano y los estados áridos del norte del país.

Los ovinos de Pelo se encuentran principalmente distribuidos en las zonas tropicales de México, en la costa del Golfo, de Tamaulipas a Yucatán y en la costa del Pacífico, de Sonora a Chiapas. Existen también rebaños de ovinos de Pelo en algunos estados del centro del país. Las zonas tropicales de México cubren 29% del territorio nacional y de esta superficie, 57% corresponde a trópico seco y 43% a trópico húmedo; el resto de la superficie nacional comprende 48% de zonas áridas y semi-áridas y 23% de zonas templadas (Jaramillo, 1994). Por la variedad de regiones climáticas y ecológicas, donde actualmente se explotan los ovinos, y las condiciones de manejo, los sistemas de producción son muy variados. Los ovinos de lana se localizan en los estados del norte (Sonora, Chihuahua, Coahuila, Durango) y del altiplano central del país (De Lucas, 1994; Urrutia, 1994).

En México, predominan los sistemas de pequeños productores, algunos de tipo transhumante o de ganadería de traspatio, y rebaños pequeños para fiestas familiares; existen un número más reducido de rebaños grandes para cría comercial y algunos utilizan germoplasma de otras razas o líneas para cruzamientos con ovinos de pelo y aumentar la capacidad de producción de carne y de los sistemas de producción. En la mayoría de estos sistemas, la producción ovina opera en forma secundaria a otras actividades del productor (Nuncio et al., 2000). En los últimos dos a tres años ha aumentado el número de productores con rebaños dedicados a producir animales para pie de cría y de registro, actividad que apenas comienza y se espera tome más auge.

Las características predominantes de los sistemas de producción de ovinos de pelo y lana, incluyen bajas ganancias diarias de peso, baja producción de lana, baja eficiencia productiva terminal; ausencia o casi nula asistencia técnica, y de programas de apoyo para la conservación del medio ambiente; no existen criterios de sostenibilidad ni programas de evaluación genética o de producción (Turner, 1978), o de manejo; por lo tanto, carecen de programas de mercadeo y comercialización. Estas desventajas afectan a un sector de la cadena de producción de alimentos pecuarios que es crítica para la socioeconomía de México, por lo cual es necesario crear programas de evaluación de la producción.

Este documento presenta una descripción y análisis del estado actual de los sistemas de producción ovina, con razas de pelo y de lana en México, el efecto de los recursos existentes, y plantea acciones para un programa de mejoramiento productivo en ovinos de pelo y de lana para la región noreste de México.

LOS SISTEMAS DE PRODUCCION DE OVINOS EN MEXICO

Los sistemas de producción animal, como componentes del medio ambiente o de un ecosistema, varían de acuerdo con las modificaciones en el ecosistema, el ambiente y la región. Esta comunicación no pretende presentar una revisión minuciosa de la clasificación de los sistemas de producción para ovinos de pelo y de lana en México, sino solamente describir y analizar dichos sistemas. Estos se clasifican como extensivos, semi-extensivos o intensivos, donde la principal diferencia es el nivel de insumos utilizados, manejo y tecnología (Tradicional o mejorado) que se aplica al sistema. El tipo de productor/ objetivo/ explotación es importante en la clasificación de los sistemas de producción y existen pequeños propietarios, productores con rebaños pequeños o medianos que no viven de la explotación, productores con rebaños de más de 100-200 vientres y productores tecnificados. Si se considera el objetivo de la explotación, existen productores comerciales (animales para abasto), tecnificados o sin tecnificar y productores de ganado para pie de cría. Entonces, los sistemas de ovinos de pelo y lana en México incluyen combinaciones de una o varias de las características mencionadas y, además, un buen número de estas explotaciones se maneja como una actividad secundaria. Independientemente del tipo de sistema, los componentes incluyen la especie animal, los recursos alimenticios y el sistema de manejo con su componente de mercadeo y comercialización de los productos; además, se debe incluir principios de integralidad, sustentabilidad y compatibilidad con el ecosistema (McDowell, 1993; Nuncio et al., 2000; Urrutia, 1994).

Sistemas extensivos

Se caracterizan porque la alimentación del rebaño, depende exclusivamente del pastoreo diurno y encierro nocturno o pastoreo continuo de praderas naturales o con especies introducidas. El pastoreo se realiza indiscriminada e independientemente de la disponibilidad de forraje o carga animal, con suplemento de sales minerales y manejo sanitario limitado, en áreas marginadas o aisladas no usadas para otros fines.

El rebaño se mantiene como una sola unidad y, por lo tanto, el manejo y la tecnología es reducido, el empadre ocurre en forma natural e indiscriminada con hembras de todas edades y regularmente el macho se mantiene con las hembras durante todo el año. El tipo de productor es pequeño, mediano o grande dependiendo del objetivo de la explotación; varían desde rebaños con 10 a 30 cabezas hasta 1,000 a 2,000 cabezas.

Los pequeños productores regularmente son de escasos recursos, muchos no son propietarios de las tierras, y mantienen sus rebaños con fines comerciales; otro tipo de productor mantiene rebaños pequeños con fines de autoconsumo. Los productores medianos y grandes mantienen sus rebaños con fines comerciales y todo el producto lo destinan al abasto. Los sistemas de tipo extensivo tienen como objetivo común y fundamental, la producción de animales para el abasto y carne como producto principal.

Los sistemas extensivos se localizan principalmente en ecosistemas donde la producción de forraje es la fuente principal de alimentación para las ovejas durante casi todo el año, y no se proporcionan otros insumos alimenticios. Aunque no existe un censo oficial, estos productores son la mayoría y están en toda la zona tropical y en las zonas áridas y cercanas a los grandes centros de población y consumo, para el caso de las ovejas de lana. Los sistemas extensivos, en combinación con el pequeño productor, forman la clase más numerosa; por otro lado, los productores con rebaños grandes de tipo extensivo representan el grupo mas reducido.

Sistemas semi-extensivos

Se basan en gran parte en el pastoreo, como fuente principal de alimento, pero las extensiones utilizadas no son tan grandes como en el pastoreo extensivo, utilizan tecnología e insumos en mayor escala; también, están más organizados en todos los aspectos de la explotación. En este sistema se presentan combinaciones de objetivos con diferentes alternativas de manejo y tecnología. Con frecuencia, se observan combinaciones de pastoreo extensivo de vientres y hembras de reposición con alimentación en corral, de animales que van para el abasto, pie de cría o exposiciones. Otro sistema, es el uso de pastoreo de alta densidad y corta duración, combinado con alimentación o finalización en corral. El tamaño de los rebaños es muy variable pero regularmente es mayor que el de los rebaños de los sistemas extensivos.

El tipo de productor pertenece a un estrato social diferente del sistema extensivo, con más recursos y más abierto a utilizar prácticas de manejo e introducir tecnología en mayor escala. La meta principal de las explotaciones es la producción de ovinos para el abasto o para pie de cría. En estos sistemas, se dedica más atención al manejo de las explotaciones y de los rebaños; además se cuenta con mayor organización y programación y algunos productores llevan registros de producción y reproducción.

Sistemas intensivos

En estos sistemas, la producción de ovinos para el abasto o cría se realiza al ritmo más intenso posible, con gran utilización de insumos y tecnología. La combinación de este sistema con la capacidad de conversión de los ovinos de pelo y de lana y su eficiencia reproductiva, permite obtener cosechas de corderos muy cercanas a dos por año, o al menos, tres cada dos años. Aquí se incluyen sistemas de engorda de corderos en corral y sistemas de cría/ engorda con praderas mejoradas en pastoreo intensivo y finalización de los corderos en corral. Una ventaja primordial en estos sistemas intensivos, radica en que la producción de corderos se mantiene casi constante a través del año, debido a la falta de anestro estacional de los ovinos de pelo y, por ende, la programación de empadres, que se podrían lograr casi a voluntad del productor.

Una herramienta utilizada con cierta frecuencia es el uso de sementales de razas exóticas o de reciente introducción al país, con mayor capacidad de producción de carne, como la raza Dorper o la Katahdin. Alternativamente, se utilizan sementales de razas de ovejas de lana, con mayor capacidad de producción de carne, como la Suffolk, Hampshire, Southdown y otras. En cualquier caso, se debe de utilizar dichos sementales en cruzamientos terminales para evitar su uso indiscriminado y la pérdida del vigor híbrido.

Sistemas de cria

Los sistemas de cría, al igual que los sistemas de producción, presentan una gran variación según la región, ecosistema, tipo de productor, pero con ligeras variantes, se puede mencionar tres tipos principales:

1). Los sistemas de cría con empadres abiertos, el empadre es continuo, durante todo el año y regularmente empadres múltiples con más de un macho en un sólo rebaño; estos sistemas predominan en número.

2). Sistemas de cría con monta directa y empadres programados en base a ciclos productivos o calendarios de actividades, con algún objetivo, de mercadeo, disponibilidad de alimentos o capacidad reproductiva.

3). Sistemas de cría con empadres programados que utilizan monta directa o inseminación artificial, sincronización de estros, superovulación y transferencia de embriones.

Como en el caso de los sistemas de producción, los sistemas de cría presentan variantes y existen para producción de ovinos para abasto, para pie de cría o sistemas que contemplan ambos tipos (De Lucas, 1994; Nuncio et al., 2000; Urrutia, 1994).

LOS SISTEMAS DE PRODUCCIÓN OVINA EN MÉXICO: LOCALIZACIÓN Y DISTRIBUCIÓN

En México existen dos sistemas de producción de acuerdo con el tipo de ovinos:

1). Los sistemas que utilizan razas de lana en los estados de Chihuahua, Coahuila, Durango, Sonora y en los estados del altiplano central del país.

2). Los sistemas que utilizan razas de Pelo, en las regiones tropicales y las costas del Golfo de México y el Pacífico y en algunos estados del centro del país.

Existe la tendencia de algunas de utilizar razas de pelo en sistemas y estados donde tradicionalmente se han explotado razas de lana, debido principalmente a sus características de resistencia, adaptación y productividad en condiciones adversas pero, sobre todo, a la ausencia del período de anestro estacional, común en las razas de lana. A continuación se describen y analizan algunos sistemas de producción de ovinos de lana y de pelo y donde se localizan éstos sistemas.

El Sistema de producción de Los Altos de Chiapas

Este sistema es, en muchos sentidos, uno de los tradicionales, y está pobremente desarrollado aunque ejerce un gran impacto socioeconómico en los habitantes de Los Altos de Chiapas. La región de Los Altos posee alrededor del 95% de la población ovina del estado, los cuales son descendientes de las ovejas españolas traídas durante la conquista, que a su vez son originarias de las razas Churra y Manchega. El sistema de producción de Los Altos es muy variable y combina la agricultura tradicional, la horticultura, la forestería, fabricación de artesanías y la venta de mano de obra con la ovinocultura.

Los principales productos son ovinos para pie de cría o trueque y para abasto (el autoconsumo ocurre en muy pequeña escala), lana y, en menor escala, la leche, el estiércol, artesanías, así como, los productos de la agricultura y los otros subsistemas. El sistema de Los Altos de Chiapas, como otros del país, presenta bajos índices de productividad individual y por unidad de área. Sin embargo, cuenta con varios programas para mejorar el nivel de vida de sus habitantes y algunos programas para mejorar la productividad animal, ya que según sus propios habitantes la ovinocultura y las actividades relacionadas son primordiales para su cultura y forma de vida, y mas del 90 % de ellos no cambiaría la ovinocultura por otra actividad (Castro et al., 2000; Ordóñez, 1985).

El Sistema de producción Ovina del Norte de México

Los estados del norte del país dedicados a la ovinocultura comprenden Chihuahua, Coahuila, Zacatecas, Durango y San Luis Potosí, región donde predominan las zonas áridas y semi-áridas, con precipitaciones de alta intensidad y de baja frecuencia, que varían de 150 a 400 mm por año. Por las condiciones climáticas, la época de producción de forraje ocurre en junio o julio hasta noviembre o diciembre. Los sistemas característicos del norte de México son de tipo extensivo y, en menor escala, algunos de tipo intensivo con pastoreo de praderas mejoradas; los sistemas extensivos ocurren en predios particulares y ejidales. Ambos tipos utilizan principalmente la raza Rambouillet y encastes de ésta; donde, la producción primaria es de lana y carne; esta región alberga un poco más del 30% de la población ovina del país (Urrutia, 1994).

La ovinocultura se realiza en predios privados y ejidales, la superficie de los predios, aunque muy variable, es mayor a 1,000 has y el sistema de pastoreo es de tipo comunal, ya que por lo general no existen cercas intensas; la situación cambia un poco en explotaciones de particulares. Los principales cultivos son maíz y fríjol, cuyos subproductos se utilizan como forraje para los animales y el grano para autoconsumo. El manejo reproductivo consiste en realizar empadres estacionales (diciembre a febrero), para programar los partos con el inicio de la época de producción de forrajes (junio a julio); algunos productores realizan empadres en junio-julio, sobre todo para reemplazos y primerizas. Regularmente, los empadres son múltiples y, por lo tanto, no se puede reconocer paternidad, por lo cual es problemático establecer programas de mejoramiento (Urrutia, 1994).

El Sistema de producción del Altiplano Mexicano

El altiplano central de México alberga casi el 60% de la población ovina nacional siendo, por lo tanto, la más importante en población, producción y consumo de productos ovinos. Esta región comprende los estados de México, Hidalgo, Puebla, Guanajuato, Tlaxcala, Aguascalientes, Michoacán y Querétaro. La mayoría de las regiones con explotaciones ovinas se localizan entre 1,500 y 3,100 m de altura, con climas subhúmedos, temperaturas medias que oscilan entre 13 y 18º C y precipitaciones entre 600 y 1,200 mm anuales. Los tipos de vegetación son muy variados, pastizales naturales de gramíneas, leguminosas, así como gramíneas y leguminosas cultivadas, bosques de pino, encino, y en algunas regiones, predominan los cultivos hortícolas.

Los sistemas ovinos han permanecido como de tipo tradicional y extensivo; sólo al final de la década de 1970 aparecieron explotaciones de tipo integral y, hasta cierto punto, intensivas. De tal manera que prevalecen dos tipos principales de explotaciones, las tradicionales y las tecnificadas. En estos sistemas, a medida que se incrementa el tamaño del rebaño, aumenta el nivel de tecnología, y por lo tanto, también el nivel de producción.

Las explotaciones tradicionales son similares a las de otras regiones del país, caracterizadas por bajos parámetros productivos, poco o nulo manejo y uso de tecnología, así como, pobre estructura del rebaño; su objetivo central es utilizar las explotaciones ovinas como una forma de ahorro.

Los machos permanecen con las hembras todo el año, la alimentación depende exclusivamente del pastoreo en zonas marginales o propiedad federal y, en algunas regiones, predomina el sistema transhumante.

Estos sistemas se han caracterizado porque paulatinamente y durante los últimos 50 años, los rebaños criollos inicialmente, se han absorbido a las razas Suffolk y Hampshire (De Lucas, 1994).

Los sistemas tecnificados son de tres tipos, los sistemas integrales que producen ovinos cebados para el abasto, los que producen pie de cría y los engordadores. Los tres tipos se caracterizan por contar con programas de manejo, sanitarios, nutricionales y de mejoramiento; la aplicación de tecnología es alta y, por lo tanto, también operan con un elevado nivel de eficiencia productiva.

Estos sistemas utilizan principalmente las razas Suffolk y Hampshire, aunque también utilizan las razas Rambouillet, Columbia y Pelibuey. Algunas de estas explotaciones, sobre todo las más tecnificadas, emplean razas de reciente introducción al país, como la Dorper y la Katahdin para lograr mayores aumentos de peso y mejor calidad de canal.

Los sistemas de producción de ovinos de Pelo de las regiones tropicales y de la Península de Yucatán

Las características principales de estos sistemas se describen al principio del documento y, por lo tanto, solo se mencionarán algunos de sus aspectos mas sobresalientes. Estos sistemas de producción ovina predominan en las costas del Golfo y del Pacífico, así como en la Península de Yucatán, con variaciones bastante grandes en todos los aspectos y niveles. Los principales factores de cambio incluyen el clima, factores genéticos, de manejo y socioeconómicos, nivel de educación y cultura de los productores, así como, los objetivos de los sistemas. El nivel de eficiencia terminal es variable y depende del tamaño de la explotación, la localización geográfica y de las razas involucradas. Los productos principales de estos sistemas son ovinos para abasto y pie de cría (Galina et al., 1996; Higuera, 2000; González, 1999; Segura et al., 1996).

LOS SISTEMAS MODERNOS DE PRODUCCIÓN OVINA CON ENFOQUE INTEGRAL

Los sistemas de producción pecuaria de los diversos países en desarrollo y subdesarrollados enfrentan una interrogante de grandes magnitudes, como transformarse para hacerle frente a las necesidades de alto consumo y de mercados globales; el cambio deberá darse en el sentido de transformar dichos sistemas con uso de estrategias productivistas (McDowell, 1991) a sistemas con estrategias conservacionistas, con enfoque integral y de sustentabilidad, para producir, al mismo tiempo que se conservan los recursos utilizados.

Los nuevos sistemas de producción ovina deben ser ecológicamente armónicos, económicamente eficientes, autosuficientes y socialmente justos; de tal manera, que la sustentabilidad debe basarse en los recursos, que dan lugar a la producción y en los medios para su conservación (Carabias, 1999). Los sistemas de producción ovina de México enfrentan ésta situación y deberán de transformarse también, en la misma dirección. No solo los sistemas de producción deberán de ser sustentables, sino que el mismo sistema alimentario deberá ser sustentable, también (Lehman, 1999). Una alternativa de solución, sería desarrollar sistemas de producción con áreas o disciplinas, previamente identificadas como estratégicas o prioritarias, para cada caso o región.

Una vez identificadas éstas áreas estratégicas; el sistema de producción dependerá de acciones y la producción se centrará alrededor de éstas, de manera integral e interdisciplinaria, algunas de éstas áreas incluyen manejo del rebaño, sanitario, reproductivo, nutricional, o de la administración, entre otras. Se creará un subprograma para cada una de las áreas anteriormente mencionadas, el cual será operado en forma integral (o conjunta) con las demás áreas; posteriormente y periódicamente (cada 6 meses), se realizarán evaluaciones administrativas y productivas, las cuales permitirán determinar el avance del programa, así como el nivel de productividad y eficiencia terminal del mismo. Se describen algunas características de algunas de éstas áreas.

Manejo del rebaño

Este subprograma incluye los componentes de instalaciones, identificación y registros de producción y la operación de todo el rebaño, con especial atención dirigida a los diferentes grupos de animales, por tipo o función productiva o fisiológica.

Manejo sanitario

Este subprograma dedicará especial atención a la salud del rebaño, también por tipo de animal o función del mismo, por ejemplo, sanidad del rebaño de cría, ovejas secas o lactantes, de los corderos lactantes, de los sementales, de los corderos de engorda; en particular se pondrá énfasis sobre medicina preventiva de cada uno de los tipos de animales antes mencionados.

Manejo de la reproducción

La reproducción es una área determinante de la producción, ésta dependerá de la eficiencia reproductiva individual, así como de la eficiencia reproductiva de todo el rebaño, tanto de ovejas, como de los moruecos sementales.

Como área de importancia a la producción, el manejo de la reproducción recibirá especial atención, sobretodo al momento del empadre, partos, lactancia y destetes; en éste sentido, tanto las ovejas como los sementales serán sometidos a evaluaciones periódicas, previas a los eventos reproductivos, como los empadres y al momento de la selección de reemplazos. El manejo de la reproducción incluiría dos tipos de manejo, el manejo que se llamaría tradicional, de empadre continuo con monta, el cual podría incluir la programación estacional de los empadres. El segundo tipo de programas de manejo, incluiría la aplicación de biotecnologías reproductivas o de reproducción asistida, que incluyen la aplicación de inseminación artificial, superovulación y transferencia de embriones, congelación de semen, entre otras metodologías.

Manejo de la nutrición

El manejo alimenticio del rebaño es también una área prioritaria que merece especial atención, también será atendida en base a grupos o tipos de animales, principalmente por función productiva. El manejo nutritivo será especialmente importante durante el empadre, la gestación, las pariciones, la lactancia y el destete y durante la engorda.

Manejo administrativo

El registro de los ingresos y los egresos de cualquier explotación agropecuaria es importante, porque permite realizar evaluaciones de tipo administrativo y económico y a su vez también permitirán realizar evaluaciones de rentabilidad de la operación de la empresa. Este subprograma también considerará los aspectos de mercadeo y comercialización de los productos de la empresa, así como de la programación de la producción.

Evaluación de la productividad

El subprograma administrativo y el de evaluación de la productividad y eficiencia terminal serán finalmente utilizados para realizar evaluaciones productivas y económicas, las cuales permitirán evaluar los costos de producción y las ganancias de la empresa.

RECURSOS GENÉTICOS UTILIZADOS EN LOS SISTEMAS DE PRODUCCION DE OVINOS EN MÉXICO

Las razas ovinas de pelo en México, incluyendo algunas de reciente introducción (Dorper y Katahdin), se utilizan exclusivamente para la producción de carne, mientras que el valor de mercado de la piel no permite su utilización. Por otro lado, las razas de lana se utilizan para producción de carne, lana y piel y, en mucho menor escala, la producción de leche, aunque el mercado de la lana y la piel no atraviesa por buenos momentos. En seguida se presenta una breve descripción fenotípica y productiva de las principales razas de ovinos de pelo (Fitzhugh y Bradford, 1983; González, 1977) y de lana (ASIA, 1996), explotadas en México, sin que ello signifique una recomendación por alguna raza en lo particular o lo general.

Pelibuey

El Pelibuey es una raza pequeña a mediana, de color blanco a rojo completo, con todas las variantes posibles entre esos dos colores. Existen rebaños de color blanco y rojo completos, que han sido seleccionados por color, aunque no dejan de aparecer ovinos con manchas rojas, se presentan con frecuencia animales pintos. El color rojo es de varios tonos, desde el rojo oscuro, alazán tostado, retinto o bermejo, hasta el rojo claro o casi bayo; también se aceptan ovinos con manchas pequeñas de color blanco, en la cabeza, cola y patas; cuando las manchas son demasiado grandes, el animal se clasifica como pinto. Oficialmente, de acuerdo a la Asociación Mexicana de Criadores de Ovinos, se reconocen los tres patrones de color en la raza Pelibuey, Blanco, Rojo y Pinto.

El Pelibuey es un ovino armónico con buena capacidad para caminar grandes distancias y masas musculares medianamente desarrolladas, cabeza mediana, orejas cortas o medianamente largas y horizontales o caídas, perfil convexo o recto y cavidades oculares prominentes, cuello corto y con buena inserción el tórax, extremidades largas y de hueso fino; la cola es medianamente larga, con inserción alta. Las ovejas presentan cabeza y cuello más finos que los machos, los cuales pueden presentar crin sobre el cuello y hombros y por debajo de éste, el pelo es corto y grueso y un poco más largo en machos que en hembras; tanto hembras como machos son melones, se presentan con frecuencia animales con cuernos falsos o tocones. Las hembras adultas alcanzan pesos de 35 a 50 kg, mientras que los machos pesan de 40 a 70 kg; las crías alcanzan pesos al destete de 12 a 15 kg, a los 60-80 días de edad (González, 1977).

Las ovejas Pelibuey son muy fecundas, con tasas de fertilidad de 95 a 100 %, tasas de pariciones de 90 %, y tasas de prolificidad de 30 a 60 %. El comportamiento reproductivo de la hembra presenta cierta estacionalidad, con descensos en la actividad reproductiva (manifestación de estro, tasa de ovulación y concepción) de febrero a mayo (González et al., 1991; González, 1999; González et al., 1992). El Pelibuey se encuentra en todos los estados con áreas tropicales, de Tamaulipas a Yucatán, en la costa del Golfo y de Sinaloa a Chiapas, en la costa del Pacífico; también en varios estados del centro de la república, como San Luis Potosí, Puebla, Hidalgo y Estado de México.

Blackbelly (Panza o Barriga Negra)

Los ovinos Blackbelly se caracterizan por un patrón de color más definido que los Pelibuey, son de color desde rojo claro a rojo oscuro, en la parte superior del cuerpo y de color negro en la parte inferior del cuerpo y en los lados de la cara. La conformación es más angulosa, de una talla mayor y masas musculares menos desarrolladas que los Pelibuey. La principal ventaja de las ovejas Blackbelly es su prolificidad, que varía de 80 a 90 %, mucho mayor que en las demás razas, que es del 30 al 60 %. Las características productivas y reproductivas de los ovinos Blackbelly son muy similares a las de los ovinos Pelibuey, diferenciándose solamente en su prolificidad. La distribución de la población de Blackbelly es también muy similar a la de los Pelibuey (Galina et al., 1996; González, 1999; Segura et al., 1996).

Saint Croix

Esta raza es originaria de las Islas Vírgenes (E. U. A.), son ovinos de pelaje blanco sólido, sin manchas de otro color. Son de conformación similar a las otras razas de pelo, más delgadas y angulosas que la Pelibuey, muy similares en producción y reproducción a las demás razas de Pelo. La prolificidad es del 60 al 70 %, la cual es superior a las ovejas Pelibuey y por debajo que las Blackbelly (Wildeus, 1991). La distribución de la raza es menor que las dos anteriores, encontrándose rebaños grandes en el estado de Nuevo León.

Katahdin

Se originó en el noreste de los Estados Unidos, de cruzamientos entre las razas Saint Croix, Suffolk y Wiltshire Horn, son ovinos de talla grande, más pesados que las demás razas de pelo, con mejor capacidad de crecimiento y producción de carne, mejor canal y de comportamiento productivo y reproductivo similar a las demás razas de pelo; también tienen una estación reproductiva muy amplia. De pelaje similar a la raza Pelibuey, en apariencia y color, con una marcada tendencia a producir una cubierta de lana y pelo gruesa; el pelaje "lanudo" varía de color del blanco al rojo pardo o café, con animales pintos y de color intermedio; a menudo se encuentran ovinos con manchas negras (ASIA, 1996). La distribución de la raza en México se limita a pocos rebaños, en pocos estados, como Jalisco, Veracruz y algunos del centro del país, que se han generado a través de cruzamientos, con otras razas de pelo. El comportamiento productivo y reproductivo de la raza Katahdin en México no está completamente documentado.

Dorper

Se originó en 1940, a partir de las razas Persa Cabeza Negra (Raza de pelo) y Dorset Horn, en África del Sur. Una raza de pelaje "lanudo" de color blanco sólido o blanco con cabeza negra, que no necesita trasquila, con muy buena capacidad para producir carne, tasas altas de fertilidad y también buena capacidad para pastorear. Una raza muy dócil y adaptable a climas, desde áridos, húmedos y cálidos a fríos; se introdujo a los Estados Unidos en años recientes y de ahí se exportó a México. En México, se encuentran rebaños pequeños y principalmente cruzados, y se utiliza principalmente en programas de cruzamientos con ovejas de razas de pelo, para aumentar la capacidad de producción de carne y tasas de crecimiento y conversión alimenticia. Su distribución en México es muy limitada y apenas comienza a extenderse, desconociéndose su comportamiento en México.

Rambouillet

Esta raza se desarrolló en Francia y Alemania a partir del Merino español, y se utilizó en gran escala en el oeste de Estados Unidos como ganado de fundación. Es una raza de una gran talla, de cara blanca, reconocida por su vellón muy fino y abundante en el cuerpo y las extremidades, adaptable a una gran variedad de climas y un gran instinto gregario y de una época de empadre prolongada. El Rambouillet mexicano se originó del Rambouillet de Estados Unidos, una raza con mucha influencia sobre el ovino Criollo mexicano, ya que sus rasgos predominan en las cruzas. Las mayores concentraciones están en los estados de San Luis Potosí, Durango, Zacatecas, Coahuila y Aguascalientes y algunos rebaños pequeños en los estados vecinos del Distrito Federal.

Columbia

Una de las primeras razas desarrolladas en Estados Unidos, a partir de cruzas de Lincoln con Rambouillet, una raza muy resistente, de buenos hábitos gregarios y buena habilidad materna; de vellón de buen peso y calidad, de cara blanca y con lana, que se extiende hasta las extremidades. La raza Columbia se ha utilizado en pequeña escala en el altiplano mexicano con buenos resultados.

Corriedale

Una raza originaria de Nueva Zelanda, desarrollada a partir de Lincoln y cruzas de Leicester y Merino, de talla mediana y cara blanca, con buena adaptabilidad, prolificidad y características maternales que produce buenos corderos y lana de buena calidad y cantidad. Se introdujo a México a principios de la década de 1980, pero ha dejado poca influencia en el país.

Lincoln

Se originó en Inglaterra a partir de cruzas de Leicester y Old Lincoln, son ovinos de talla y estructura grandes y cuerpo profundo, melona y de cara con pigmentación negra, con orejas orientadas hacia delante, de buenos aplomos y extremidades cubiertas de lana gruesa, rizada, larga y lustrosa. Una raza adaptable a climas húmedos y semi-húmedos, que se introdujo hace bastante tiempo al país, pero no proliferó por su tipo de lana.

Southdown

Una de las razas inglesas más antiguas, de talla pequeña a mediana, con pigmentación café y lana que se extiende hasta las extremidades, muy dócil y de fácil manejo, ideal para programas intensivos; raza precoz, prolífica, con buena producción de leche y adaptable a varios climas y produce buenas canales. La raza se introdujo al país desde principios de siglo, al Valle de Tulancingo, pero se ha ido diluyendo hasta casi desaparecer; su lana es de mediana calidad.

Hampshire

Una raza originaria del sur de Inglaterra, formada a partir de cruzas de Old Hampshire, Berkshire Knot, Wiltshire Horn, Southdown y Cotswold; ampliamente utilizada como raza terminal, de talla grande, moderadamente prolífica, con lana de mediana calidad, que cubre la cara, ésta es de color negro, la raza posee buena producción de leche, crecimiento y calidad de la canal. Se desconoce la fecha de su ntroducción a México, pero se ha utilizado en gran escala en Puebla, Hidalgo, Tlaxcala y Estado de México en cruzamientos con los ovinos criollos, para mejorar, la calidad de la canal, el peso y rendimiento.

Suffolk

Otra raza inglesa, desarrollada de cruzas de Southdown y Norfolk; es la de mayor alzada en Estados Unidos, posee una tasa de crecimiento rápida y adaptable a varios climas, con muy buena calidad de canal y de corte, prolífica moderada y de buena producción de leche, produce lana de calidad media, de cara y patas descubiertas y de color negro. Se introdujo al país antes de 1950 y es la raza de mayor representación en los estados del centro, tanto en hatos puros, como en hatos con cruzamientos absorbentes.

Dorset

La raza Dorset con cuernos es originaria del sur de Inglaterra, importada a Estados Unidos en 1885; en 1948 se descubrió un gene dominante para ausencia de cuernos y se originó el Dorset melón. El Dorset es una raza de cara blanca y extremidades cubiertas de lana, de alzada mediana y tamaño medio, de lana de calidad media; se caracteriza por buen instinto materno, buena producción de leche, prolificidad y longevidad y producen corderos con buenas tasas de crecimiento y madurez y buena musculatura. El Dorset se introdujo a México hace 20 años, a pesar de ello, no han proliferado mucho; sólo recientemente ha aumentado su uso, debido a su estación reproductiva amplia y comportamiento productivo y se utiliza como raza paterna en algunas explotaciones.

Delaine Merino

Una raza originada del Merino español, raza de talla mediana, de lana fina y de muy buena calidad, con lana en las extremidades, una raza resistente, longeva y con buen instinto gregario, con buenos hábitos de pastoreo en áreas poco productivas y lomeríos. Se desconoce la distribución del Delaine Merino en México; pero existen rebaños en los estados del norte y la meseta central del país.

Polypay

Una raza originaria de los Estados Unidos, formada partir de cruzas de Targhee x Dorset y Rambouillet x Finnsheep, raza de cara blanca y alzada mediana, son ovinos con buen instinto materno, buena producción de leche, prolificidad; con época de empadre prolongada y producen crías con buen desarrollo y calidad de canal. Una raza de muy reciente introducción a México y se desconoce su potencial de producción.

Finlandesa (Finnish Landrace)

Esta raza es originaria de Finlandia y fueron importados a Estados Unidos y Canadá a finales de la década de 1960; es de cara abierta, de alzada y talla pequeña a mediana, con lana de mediana calidad, de hueso fino, alta prolificidad, buena producción de leche, adaptación y supervivencia muy buenas. Se han introducido a México, pero se desconoce su comportamiento productivo y reproductivo, así como su impacto y distribución.

Romney Marsh

Otra raza inglesa, desarrollada en la región de Romney Marsh y adaptable a condiciones de climas fríos y húmedos; fue importada a los Estados Unidos a principios de 1900. De cara blanca, de alzada mediana, con buena cubierta de lana, que se extiende a las extremidades, las ovejas son buenas madres, de buena prolificidad y producción de leche; de lana burda y larga. Se sabe de la introducción de un rebaño de ovejas Romney Marsh a México, pero se desconoce su localización y distribución actual.

Cheviot

Las ovejas Cheviot se originaron en la región montañosa de la frontera de Inglaterra y Escocia y fue importada a Estados Unidos en 1838; una raza de alzada pequeña y cara y extremidades descubiertas, de prolificidad moderada, de muy buena facilidad de partos y producción de leche, producen corderos de buena conformación y calidad. Una raza adaptable a varios climas y zonas forrajeras pobres, producen buena cantidad de lana de calidad mediana. Se ha introducido a México desde hace algún tiempo, pero se desconoce su localización y distribución.

Texel

Una raza de origen holandés importada a Estados Unidos en 1990, de alzada y talla mediana, resistente y adaptable a varias condiciones climáticas y de pastoreo, que produce buena calidad de canal con excelente musculatura. Una raza de cara blanca y cabeza y extremidades desprovistas de lana, produce lana de mediana calidad (ASIA, 1996).

COMPATIBILIDAD DE LAS RAZAS DE OVINOS DE PELO Y LOS SISTEMAS DE PRODUCCION EN MÉXICO

Las características importantes de los ovinos de pelo explotados en México son adaptación a medios ambientes adversos, resistencia a enfermedades, tasas altas de fertilidad y productivas.

Estos factores dan oportunidad a que los ovinos de pelo, puedan ser utilizados como recurso genético, por ser adaptables a diversos ecosistemas, y ser compatible con diferentes sistemas de producción.

Por lo anterior, es necesario considerar lo descrito antes de afirmar que todas las razas de pelo explotadas en México son compatibles con todos los sistemas de producción y de esa manera determinar las perspectivas de los sistemas de producción ovina en el país.

Perspectivas de los sistemas de producción ovina en México

El primer factor a considerar es el objetivo de la explotación y su compatibilidad con el ecosistema. Cuando el objetivo es producir carne en praderas con especies forrajeras mejoradas y se cuenta con un clima seco, por ejemplo, la raza Pelibuey Rojo o Blanco, sería una mejor opción que la Blackbelly o la Saint Croix; la Pelibuey presenta tasas reproductivas más bajas que la Blackbelly y la Saint Croix y es más adaptable a climas adversos.

Cuando se cuenta con clima húmedo, las razas Blackbelly o Saint Croix serían una mejor opción, ya que son más prolíficas en un clima húmedo, se tiene una mayor producción de forraje y se le ofrece a la oveja mejores probabilidades de producir un mayor número de corderos al destete. Cuando el mercado exige un cordero más pesado al destete y con mejor calidad de canal, los sementales de razas Dorper o Katahdin, con una tasa de crecimiento alta y mejor conversión alimenticia podrían ser la opción, para cruzar con hembras de razas de pelo; alternativamente, se pueden utilizar razas de lana, de preferencia de razas pesadas como la Suffolk, Hampshire, o Dorset, para lograr el mismo objetivo.

En todos los casos, es necesario tener en mente el objetivo del sistema de producción y el ecosistema para evitar problemas posteriores en el manejo, sobretodo si se mantienen algunas de las hembras de estos cruzamientos como reemplazos.

El segundo factor a considerar es la calendarización o estacionalidad de la producción, que requiere el mercado para los productos de la explotación (carne y germoplasma). Cuando el mercado requiere una oferta continua del producto, será necesario adecuar el sistema de producción a ello.

Cuando se trata de ovinos de pelo, las hembras presentan un patrón de actividad estrual casi continuo, y solamente de febrero a mayo presentan bajas en su actividad reproductiva. La utilización de hembras de razas ovinas de pelo en empadres es garantía de que se reproducirán todo el año, con reducciones pequeñas en la producción durante los meses de baja reproductividad.

Por otro lado, un sistema de producción de corderos con razas de lana, solo se puede implementar durante el otoño, ya que la reproducción es estacional y solamente durante esa época produce. La utilización de ovinos de pelo en sistemas de producción deberá considerar conceptos de integración y sustentabilidad de los sistemas de producción que sean compatibles con estrategias de conservación de los ecosistemas; es importante considerar el manejo del subsistema, evaluar la capacidad de los corderos de razas de pelo bajo condiciones de pastoreo extensivo o intensivo, de alta densidad y corta duración y también bajo condiciones de corral de engorda.

Cuando se consideran los sistemas de producción en forma integral, será necesario integrar el componente de comercialización en las estrategias de producción. Aunque la producción ovina nacional no alcanza el 1.0 %, de la producción nacional de carne (SAGARPA, 2002), ésta tiene un impacto socioeconómico muy fuerte, en las marginadas del país. A partir de 1990, México ha producido del 40 al 50 % de la carne ovina que consume, la importación aumentó de 41 % en 1995 a 62 %, en 2001 y se espera que se mantenga en esas cifras para el 2002 (SAGARPA, 2002).

Sin embargo, se anticipa que para el 2003, éstas cifras cambien radicalmente, ya que a partir del 2003, la mayoría de los productos cárnicos importados gozarán de arancel cero; y aunque no se dan cifras oficiales, se espera que la importación de carne ovina aumente considerablemente. Los productores de ovinos del país tendrán que ajustar los sistemas de producción a las nuevas tarifas de importación, esencialmente, éstos tendrán que reducir los costos de producción y aumentar la eficiencia terminal de sus empresas.

COMPATIBILIDAD DE LAS RAZAS DE OVINOS DE LANA Y LOS SISTEMAS DE PRODUCCION EN MÉXICO

Tradicionalmente, los sistemas de producción ovina han utilizado en un 90% razas de lana, ésta tradición data desde la introducción de las ovejas de lana durante la conquista de los españoles a la Península de Yucatán, a los sitios en donde actualmente se les conoce, que representan los estados áridos y semi-áridos del norte y la meseta central del país y la sierra de Chiapas. Con pocas excepciones, la introducción de genotipos exóticos a los tipos criollos del país ha ido acabando paulatinamente con el germoplasma nativo y en la actualidad existen pocos casos, por ejemplo, el borrego Chiapas, y el borrego Criollo del Estado de México, en donde se ha conservado el germoplasma en su forma más parecida a como lo introdujeron los españoles.

La principal justificación para la introducción de nuevo germoplasma es la de aumentar la productividad del ovino criollo, con el potencial de las razas de lana. Como otros sectores pecuarios, el sector ovino tiene, en sus sistemas de producción factores que son determinantes y caracterizan su baja eficiencia productiva, como se mencionó anteriormente.

No se puede incidir sobre la productividad terminal descansando todo el peso de la producción en la introducción de nuevo germoplasma, ya que esto no es garantía de la manifestación del potencial genético de los individuos; debido a las grandes variantes climáticas en el país, la base genética debería ser bastante amplia y lo suficientemente productiva, para que sea eficiente en esa variedad de climas.

Además, es necesario, evaluar y analizar la superioridad en productividad terminal de las razas ovinas de lana sobre las razas de pelo, en programas de cruzamientos validados para los diferentes regiones, y bajo los diferentes sistemas de producción del país.

LITERATURA CITADA

American Sheep Industry Association (ASIA). 1996. Directory of U.S. Sheep Breeds. 60 p.

Carabias L., J. 1999. El desarrollo sustentable, única opción para la conservación. Agroecología y Desarrollo Sustentable, II Seminario Internacional de Agroecología. Pp. 7-13.

Castro G., H., R. Perezgrovas G. y B. Pliego C. 2000. Bases de datos y su utilización en evaluaciones genéticas: Caso de estudio de los ovinos del Sur de México. I Taller sobre Ovinos de Pelo del Golfo y Noreste de México. Cd. Victoria, Tamps., México. Pp. 114-134.

De Lucas T., J. 1994. Sistemas de producción ovina en el altiplano central mexicano. EN: Curso de Actualización de Ovinos. Universidad Nacional Autónoma de México, México, D. F., pp. 35-51.

De Lucas T., J. y S. I. Arbiza A. 1996. Razas de ovinos. Editores Unidos Mexicanos, México. 102 p.

FAO. 1992. Report, Expert consultation on the management of global animal genetic resources. 43p.
FAO. 1998. FAOSTAT, Database Results FAO 1990-1998. http://www.fao.org.dad-is.
Fitzhugh, H. A. and G. E. Bradford. 1983. Hair sheep of Western Africa and the Americas: A genetic resource for the tropics. Westview Press, Boulder, COLO., U. S. A. 319 p.
Galina, M. A., R. Morales, E. Silva and B. López. 1996. Reproductive performance of Pelibuey and Blackbelly sheep under tropical management systems in Mexico. Small Ruminant Research 22:31-37.
González R., A. 1977. Reproduction in Peliguey sheep in the mexican tropic. Tesis de M. Sc., Utah State University, Logan UT., U. S. A. 93 p.
González R., A., J. Valencia M., W. C. Foote and B. D. Murphy. 1991. Hair sheep in México: Reproduction in the Pelibuey sheep. Animal Breeding Abstract 59 (6):509-524.
González R., A., B. D. Murphy, W. C. Foote and E. Ortega. 1992. Circannual estrous variations and ovulation rate in Pelibuey ewes. Small Ruminant Research 8:225-232.
González R., G. A. 1999. Efecto de la época de empadre y la introducción del macho sobre el comportamiento estrual. Duración de la gestación y prolificidad en ovejas de Pelo. Tesis de Maestría, Universidad Autónoma de Tamaulipas. Cd. Victoria, Tamps., México. 84 p.
Lehman, K. 1999. Por un sistema alimentario sustentable y global. Agroecología y Desarrollo Sustentable, II Seminario Internacional de Agroecología. Pp. 23-29.
McDowell, R. E. 1991. A partnership for humans and animals. Kinnic, Raleigh, N.C., U. S. A. 95 p.
McDowell, R. E. 1993. Animal genetic resources and sustainable production systems in Latin America. Pp. 53-74.
Nuncio O., M. G. J., F. Escobedo A., J. Nahed T. y B. M. Díaz H. 2000. Caracterización de los sistemas de producción en el estado de Tabasco. I Taller sobre Ovinos de Pelo del Golfo y Noreste de México. Cd. Victoria, Tamps., México. Pp. 68-82.
Ordóñez, C. 1985. Características generales de la producción en la Sierra Madre de Chiapas. Revista de Geografía Agrícola 7:75-92.
SAGARPA. 2002. Producción e importación de carne en México. http://sagarpa.gob.mx/Dgg/CNAovi.htm.
Shelton, M. 1991. Hair sheep production under temperate and tropical conditions. In: Proceedings, Hair Sheep Research Symposium, S. Wildeus (Ed.). University of the Virgin Islands, St. Croix, V. I., U. S. A. Pp. 65-84.
Segura C., J., L. Sarmiento and O. Rojas. 1996. Productivity of Pelibuey and Blackbelly ewes in México under extensive management. Small Ruminant Research 21:57-62.
Turner, H. N. 1978. Los ovinos y los pequeños propietarios. Revista Mundial de Zootecnia (FAO) 28:4-8.
Urrutia, M., J. 1994. Sistemas de producción ovina en el norte de México. In: Curso de Actualización de Ovinos. Fac. Med. Vet. Zoot., UNAM, Toluca, Méx. Pp. 24-34.
Wildeus, S. 1991. Proceedings, Hair Sheep Research Symposium. U. S. Virgin Island, Tarpon Springs Press, Boca Ratón, FL, U. S. A., 362 p.

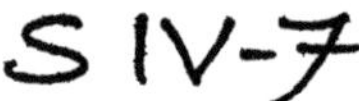

ENFERMEDADES QUE AFECTAN LA PRODUCCIÓN Y REPRODUCCIÓN EN RUMIANTES MENORES: MANEJO SANITARIO DE LOS REBAÑOS

Francisco J. Trejo M.1, Arnoldo González R.2 y Froylán A. Lucero M.2
1 Unión Ganadera Regional de Tamaulipas, 2 Universidad Autónoma de Tamaulipas

ANTECEDENTES

Parasitosis

Los parásitos gastrointestinales son el problema mas común y costoso en los ovinos, una infestación parasitaria produce pérdidas incalculables en la producción. En la oveja produce disminución en la producción de leche, pérdida de peso, etc., en los corderos, causa bajas ganancias de peso, anemia de grado variable, diarrea en algunos casos y la muerte en infestaciones graves.

Ciclo de vida de los parásitos

Este va a depender de la especie del parásito, un parásito adulto dentro de un borrego, va a depositar huevecillos en grandes cantidades en el sistema digestivo (intestino delgado y abomaso) y posteriormente el animal los excreta a través de las heces, y salen las larvas, las cuales tienen períodos de mudas hasta llegar a larva 3 (l-3), que es el estadío infectante, las cuales son ingeridas por los animales, principalmente a través del pasto. El tiempo que transcurre desde la incubación del huevecillo hasta la l-3 va a variar, dependiendo de las condiciones del medio ambiente y esto puede ser tan corto como 5 días. El calor, el bióxido de carbono y la humedad son factores que van a predisponer la supervivencia de las larvas.

Una vez que la larva es ingerida, se fija en las paredes del abomaso e intestino delgado, continuando su desarrollo hasta llegar a ser adulto y repetirse el ciclo. Este período de tiempo varia de 14 a 21 días, según sea el caso, *Haemonchus contortus*, 14 días, *Ostertagia* y *Trichostrogylus*, 21 días.

Los ovinos son mas susceptibles a la parasitosis debido a varios factores como, el pastoreo en áreas con alta contaminación fecal, a diferencia de otros animales. Los borregos tienden a pastorear mas cerca del suelo, donde el numero de larvas es mas alto, lo que incrementa drásticamente la infestación. Los borregos pastorean en grupos numerosos y muy cerca unos de otros.

Los factores que incrementan el riesgo de infección son sobrepastoreo, aquí se presenta una alta concentración de animales y por lo tanto una alta contaminación por heces. **El pastoreo de animales al amanecer,** esto es cuando las larvas son atraídas por la falta de luz y ayudadas por la humedad del rocío, migran hacia las puntas del pasto siendo ingeridas mas fácilmente.

La rotación de potreros es una práctica muy buena para un mejor aprovechamiento de los pastos, pero incrementa la infección por parásitos debido a la alta concentración de animales en un solo potrero.

Desparasitación

El llevar a cabo prácticas de manejo para disminuir la incidencia de la parasitosis, va ayudar en mucho a mantener nuestro rebaño libre de parásitos, o bien con una baja infestación de ellos. No por esto nos vamos a olvidar de los desparasitantes, los cuales deben ser los adecuados y bien dosificados.

El tratamiento de una parasitosis con una dosificación por abajo de la recomendada de cualquier producto, puede producir el desarrollo de la resistencia parasitaria, la mayoría de los productos actuales en el mercado tienen una amplia seguridad a excepción de los levamisoles, lo cual es mas deseable un error de sobredosificación a un error por subdosificación.

Mantener los registros de las desparasitaciones realizadas, así como del producto utilizado, para tener un mejor control.

Por último, todos los animales son susceptibles a la parasitosis, sin embargo, pongamos mayor atención en los corderos y sobre todo al destete, y en hembras gestantes próximas al parto.

Mastitis

La mastitis es la inflamación de la glándula mamaria, que puede ser provocada por bacterias, daño físico o por estrés, las bacterias mas comunes que causan el problema en borregas son *Staphilococus sp., Streptococus, sp., Pasteurella sp., y E. coli.*

La mastitis es uno de los problemas mas comunes en las borregas y que nos causan perdidas económicas, principalmente por los costos del tratamiento, destetes tempranos, y por la baja producción de las borregas y sus crías. La mastitis se puede presentar pocos días después del parto, hasta después del destete, existen dos principales formas de presentarse.

La mastitis clínica aguda o crónica, en esta la ubre se calienta y se inflama, hay dolor al tacto y en ocasiones existe flujo blanco rosado y en casos extremos pus, en algunas ocasiones la ubre se observa con una coloración azul, las borregas afectadas presentan cuadros de fiebre, dejan de comer, y no dejan que los corderos amamanten. Existe otro tipo de mastitis que es la subclínica. En esta, la borrega aparentemente está sana, hay poca producción de leche y aparecen protuberancias duras en la ubre, este tipo de mastitis es la mas seria debido a que puede pasar inadvertida e incluso causa la pérdida total de la ubre. Por lo tanto, las hembras que presenten signos clínicos, deben tratarse inmediatamente, ya que de esto depende que la borrega sane mas rápido y tengamos menos gastos del tratamiento. Una de las prácticas que debemos realizar es revisar a las hembras después del destete y antes del empadre.

Control

El llevar a cabo buenas prácticas de manejo, evitara problemas de mastitis, las camas húmedas calientes y con excesiva cantidad de cirre, son medios propicios para que las bacterias proliferen y entren en contacto con la ubre llena de leche cuando la borrega se hecha. Los corderos de borregas infectadas pueden amamantarse de borregas sanas, y así diseminar la enfermedad; por lo tanto las borregas enfermas deben de separarse de las sanas. Otra de las prácticas que debemos de tener es suspender el alimento de 3 a 5 días antes del destete, y a cambio dar forraje, reducir el consumo de agua y prevenir las enfermedades respiratorias en los corderos.

Enterotoxemia

Conocida también como enfermedad por sobrealimentación o enfermedad del riñón pulposo. Esta es una de las enfermedades mas comunes y mas costosas en los borregos a nivel mundial, el agente causal es la bacteria *Clostridium perfringens*, esta se encuentra por lo regular de forma normal en el canal gastrointestinal del borrego que por lo general no causan problemas, pero en ciertas ocasiones, se produce una alta reproducción de estas bacterias, la cual produce una excesiva cantidad de toxinas que se absorben llegando al torrente sanguíneo, provocando la enfermedad repentinamente y mortal. La enterotoxemia se asocia generalmente a una alimentación rica en concentrado o cuando se realiza un cambio brusco en la dieta, los signos clínicos progresan muy rápido y por lo general se presentan en corderos con buena condición corporal. Los signos pueden confundirse con otras enfermedades como diarreas por *E. coli*, etc., En ocasiones la muerte puede presentarse en menos de dos horas, otro de los signos son las convulsiones y estas ocurren en cabeza, cuello y espalda, las patas y manos se ven rígidas y extendidas, ocasionalmente presentan espuma en hocico, rechinido de dientes, así como movimientos oscilantes en los ojos, algunos animales presentan diarrea. La mortalidad va de un 5 a un 10%, aunque pudiera llegar hasta un 30% en animales no vacunados. En la revisión de animales muertos (necropsia), se encuentran hemorragias en intestino delgado, además de que esta descolorido, también se ha encontrado liquido alrededor del corazón, los riñones tienen un aspecto pulposo y suaves al tacto, los pulmones se encuentran muy congestionados y con gran cantidad de fluido.

Tratamiento y prevención

Las antitoxinas se pueden administrar por vía oral o por inyección IM, la administración de penicilinas tienen gran valor si se administran al presentarse los primeros signos, no así cuando la enfermedad está muy avanzada, también nos podemos apoyar en una terapia de soporte con base en fluidos o sueros orales vitaminados. La prevención es a través de la vacunación que contenga toxoides para *Clostridium perfringens*. El manejo preventivo consiste en evitar cambios bruscos en la dieta cuando se suministre alimento concentrado, este cambio debe hacerse gradualmente y nos llevara de 10 a 15 días de adaptación según la ración, proporcionar un alimento bien mezclado, y tener grupos de corderos uniformes en cuanto a peso y tamaño.

Coccidiasis (Diarrea oscura)

La coccidia es un parásito que vive y se reproduce dentro de las células epiteliales de la mucosa intestinal, una infección fuerte por este parásito esta determinada por la cantidad de estos que estén presentes en el organismo. La coccidiosis es ocasionada principalmente por 2 de las 15 especies que afectan a los borregos, los animales jóvenes de 1 a 6 meses de edad, son los mas susceptibles a esta enfermedad, y en los que nos causan mas pérdidas económicas, no así en los animales adultos que son mas resistentes. El estrés causado en los corderos por destete, embarque, cambios de alimentación, manejo excesivo, etc., pueden ser causa del desarrollo de la enfermedad. La coccidia tiene un ciclo de vida complejo, pero es de aproximadamente 21 días. Los huevecillos de la coccidia llegan al exterior a través del excremento y necesitan de 2 a 5 días de un medio ambiente húmedo para poder transmitirse. La transmisión es por vía oral, a través de forraje, agua, alimento, o pastas contaminadas; los signos que muestran los animales principalmente son diarrea mucosa o con sangre (diarrea oscura), pérdida de peso, deshidratación, pérdida del apetito, mucosas pálidas (anemia) y la muerte, esto es principalmente en corderos. Los animales que sufrieron de manera fuerte la enfermedad y que lograron salir adelante, por lo general tienen ganancias bajas de peso, debido a las lesiones permanentes causadas por la coccidia en el intestino.

Tratamiento

Por lo general la coccidia es tratada con buenos resultados utilizando sulfas, además de que existen productos anticoccidianos o coccidiostáticos, en sales minerales, premezclas, etc. La manera mas económica para evitar la coccidia es por medio de prácticas de manejo e higiene muy sencillas como son evitar pisos y áreas húmedas, almacenamiento, contaminación de agua y alimento por excremento, así como mantener limpios comederos y bebederos, y evitar corrales con exceso de cirre.

Sanidad del rebaño, enfermedades y parasitosis internas y externas

La sanidad del rebaño deberá de tener como objetivo principal la prevención de enfermedades típicas de las ovejas y de la región, incidencia de parásitos internos y externos, así como de desórdenes, principalmente nutricionales, o de problemas toxicológicos y envenenamientos de varios tipos.

ENFERMEDADES MAS COMÚNES EN LAS EXPLOTACIONES DE OVEJAS Y CABRAS

Mastitis gangrenosa de la oveja y la cabra

Es una enfermedad infecto-contagiosa de fácil diseminación en los rebaños, sobre todo en los rebaños lecheros, causada principalmente por ***Mycrococus*** y ***Clostridium perfringens,*** la enfermedad comienza con mamitis aguda, una gran reacción vascular (aspecto cianótico, edema mamario, manchas, timpanismo), en algunos casos la mama aparece dura, fría e indolora; mientras que la secreción láctea queda reducida a un líquido acuoso y rico en células, muy contaminado. Los síntomas generales aparecen en forma tardía y con frecuencia mortales, fiebre de curso irregular, anemia, hemolisis, disnea, escalofríos; en muchos casos la sintomatología es local, termina con necrosis mamaria y pérdida de la función láctea. El tratamiento consiste en aplicaciones de antibióticos, asociaciones de terramicina, cloranfenicol y estreptomicina, principalmente.

Enfermedades venéreas

Aborto vibriónico o vibriosis. Es una enfermedad genital, que se desarrolla en las mucosas del aparato genital de la hembra y el macho, el efecto principal es el aborto temprano o tardío. El agente causal es el *Vibrio fetus*, regularmente, el tratamiento con antibióticos es efectivo, se puede utilizar la terramicina, aureomicina, cloromicetina, estreptomicina o penicilina.

Vaginitis granulosa. Es una enfermedad sin agente aparente, presenta una inflamación catarral del vestíbulo vaginal que después se transforma en granulosa. Se recomienda tratar a los animales infectados con toques de glicerina yodada, ácido bórico y sulfato de zinc.

Epididimitis y salpingitis venérea. Es una enfermedad originaria de Africa que ataca los rumiantes, el agente causal es aparentemente un virus, que se distribuye con gran rapidez en el aparato genital de hembras y machos; los sitios principales del ataque de ésta enfermedad son los oviductos o salpinges en la hembra y el epidídimo en el macho; tanto en la hembra como en el macho, puede causar esterilidad temporal o permanente, se recomienda utilizar machos sanos o mediante inseminación artificial, como tratamiento preventivo o profiláctico.

Tuberculosis genital. La enfermedad se localiza principalmente en los genitales internos y profundos, aunque se ha localizado en los genitales externos, el agente causal es el bacilo tuberculoso, es posible que tenga una función mecánica, mas que tóxica y de ésta forma induzca la esterilidad temporal o permanente. El tratamiento es de tipo profiláctico, principalmente, con algunas posibilidades de tipo quirúrgico.
Leptospirosis. La *Leptospira pomona* es el agente causal de ésta enfermedad, que causa esterilidad, mediante la interferencia sobre los procesos de fecundación en la hembra; la diseminación de la enfermedad ocurre a través del macho. El tratamiento es de tipo profiláctico, mediante la utilización de machos sanos o de semen tratado con antibióticos o semen congelado; se puede utilizar la vacunación como medida preventiva.
Abortos micósicos. Una posible causa de ésta anomalía es el hongo ***Aspergillus fumigatus***, y el desarrollo y difusión de la enfermedad en algunas áreas o regiones, en el suelo, aire, agua y particularmente en alimentos en estado de descomposición. Los animales afectados de ésta forma, abortan en el último tercio de la gestación y en partos subsecuentes, presentan una fecundidad muy disminuida. Las lesiones típicas de la enfermedad son necrosis cotiledonaria, engrosamiento de las paredes uterinas, reacción fibrosa interplacentaria, hiperemia periférica, hemorragias y reacción eosinófila. El tratamiento mas eficaz es de tipo profiláctico, evitando el consumo de alimentos en mal estado, aunque el tratamiento con antibióticos es efectivo también.
Tricomoniasis. Es una enfermedad de carácter agudo o subagudo, de tipo venérea, causada por el protozoario ***Trichomona foetus***, que se caracteriza por pérdida embrionaria precoz, seguida por endometritis, placentitis (abortos y piometras) y es trasmitida por medio de la cópula o con material fecundante. La enfermedad es importante porque es de difusión muy fácil y porque causa infertilidad temporal, ya que la hembra continúa ciclando sin lograr quedar gestante. La enfermedad causa vaginitis después del celo, cuando la hembra logra quedar gestante puede abortar hasta los cuatro meses de gestación, si continua gestante mas allá del cuarto mes, lo mas seguro es que la hembra tenga una cría normal; las hembras infestadas pueden recuperarse por si solas de la enfermedad; en el macho causa inflamación de varios de los componentes del aparato genital y los machos infectados con trabajo sexual esporádico, logran deshacerse de la enfermedad, con inflamación del pene y prepucio 2-3 días post-infección. El mejor tratamiento es mediante la utilización de la inseminación artificial.
Brucelosis. La brucelosis o enfermedad de Bang, se conoce también como fiebre de Malta o mediterránea es causada por la ***Brucela abortus***, fue inicialmente descubierta en ovejas, cabras y otros animales domésticos. La brucelosis es una enfermedad infecto-contagiosa que tiene dos aspectos muy importantes, el primero, la brucelosis causa la fiebre de malta en el humano, mientras que en rumiantes como la cabra y la oveja, la brucelosis es causa de abortos contagiosos.

En el humano, regularmente es de forma subclínica, y causa lesiones osteo-artríticas, cuadros reumatoides de evolución crónica, de diagnóstico difícil y alta importancia social. En los rumiantes, la brucelosis no es considerada una enfermedad venérea y no se transmite mediante la cópula, ya que el principal medio de contagio es por vía oral, mediante la ingestión de alimentos contaminados, sobretodo aquellos utilizados para la alimentación animal, contaminación por contacto de material placentario o fetal y estiercol infectado en el propio rancho. La brucelosis induce el aborto en la hembra y es responsable de inflamación degenerativa de los testículos (orquitis) en el macho.

Desórdenes metabólicos relacionados con la nutrición en las ovejas

Abortos. La oveja es una de las especies domésticas mas susceptibles al aborto, la mayoría de los abortos ocurren entre los 90 y 110 días de gestación, las causas posibles de los abortos en las ovejas son una severa desnutrición durante las etapas susceptibles de la gestación y la competencia por los nutrimentos entre el organismo fetal y maternal. Se han identificado dos tipos de aborto, uno causado por niveles bajos de glucosa en la sangre y el otro debido a una pobre nutrición. Los niveles bajos de glucosa parecen inducir un aumento en la actividad de las glándulas adrenales del feto, lo que resulta en una secreción elevada de estrógenos, de los 90 a 110 días; después de los 110 días, las adrenales producen corticosteroides, los cuales tienen una capacidad abortiva menos potente.

Enterotoxemia. Es una condición también conocida como indigestión y se presenta muy comúnmente en ovejas lactantes de alta producción; después de excesos en la ingestión de alimento, especialmente de concentrados, se puede observar diarrea, depresión, falta de coordinación muscular, trastornos digestivos, coma y muerte. La enterotoxemia ocurre debido a una reacción a toxinas de ***Clostridium perfringens*** tipos C y D. La aplicación de antitoxinas y programas de vacunación con toxoide o bacterinas son medidas efectivas en la prevención de la enfermedad. La mejor forma de prevención en ovejas estabuladas es proporcionarles el alimento concentrado varias veces al día y evitar proporcionar grandes cantidades una vez al día; el tratamiento con antibióticos es recomendable en ovejas. Los cambios en forrajes y alimentos deberán darse gradualmente, sobretodo cuando se aumenta la proteína y le energía de la dieta; cuando se utiliza una fuente de nitrógeno no proteico, los animales deberán de someterse a un período de adaptación de 2-3 semanas, por lo menos.

Acidosis. Una indigestión aguda que provoca un cambio en pH en el rumen a menos de 4.8, indica una condición de acidosis láctica, al menos en ovinos y bovinos, el agente responsable es *Streptococcus bovis*, la causa principal de acidosis láctica es un exceso en la ingestión de concentrados o granos repentinamente, en ovejas que no estén acostumbradas a dichas dietas. El tratamiento, según la severidad del caso, deberá buscar reducir la acidosis ruminal y sistémica a base de bicarbonato de sodio o hidróxido de magnesio y cambiar la dieta del animal enfermo a solamente forraje seco. Las formas de prevenir la acidosis incluyen someter los animales a períodos de adaptación a las nuevas dietas, de cuando menos 14 días, además de incluir bicarbonato de sodio en la ración.

Cetosis. Este es un desórden metabólico que tiene como consecuencia la hipoglicemia y un aumento en los niveles de cuerpos cetónicos (Acetona, ácido betahidroxibutírico y ácido acetoacético) en la sangre, leche y orina; el efecto principal resulta en una elevación de los ácidos grasos no esterificados en el plasma sanguíneo, estos ácidos grasos no esterificados son los precursores de los cuerpos cetónicos. La cetosis ocurre cuando la demanda de glucosa y glicógeno es demasiada alta, tanto que las reservas y la ingestión no son suficientes para contrarestar la demanda, en animales altamente productivos. La cetosis de la lactancia se observa en cabras con alta producción, la cetosis durante la gestación ocurre en cabras que se encuentran gestando mas de un feto. El tratamiento de la cetosis consiste en la administración intravenosa de glucosa, glucocorticoides y otras hormonas adrenocorticotrópicas, administración oral de propionato de sodio o propilenglicol.

Fiebre de leche. Es una enfermedad que ocurre alrededor del tiempo del parto, en hembras adultas; la enfermedad se caracteriza porque los animales presentan hipocalcemia, debilidad muscular generalizada, colapso circulatorio y estados depresivos. La causa principal es una falla en la mobilización de las reservas de Ca y un agotamiento de dichas reservas de Ca, causadas por un balance negativo de calcio durante el último tercio de la gestación. La prevención de la enfermedad depende grandemente en el mantenimiento de las reservas corporales de Ca y mantener una balance de Ca y P de 2-3:1 en la dieta.

Postitis. Es una enfermedad que ocurre en el macho y se manifiesta como una inflamación e infección del pene y prepucio, a consecuencia de altos niveles de urea en la orina y la presencia de una bacteria, *Corynebacterium renale*; ocurre debido a problemas de manejo y alimentación.

Intoxicación con urea. La urea es un compuesto que se forma a partir de ciertos procesos fisiológicos y si es consumido en exceso por el rumiante, es altamente tóxico. La mayoría de la urea que se forma en el hígado es excretada en la orina, una parte pasa al rumen, donde se hidroliza a amoníaco y es utilizado por los microorganismos del rumen para la producción de proteína; por tal motivo, la urea es utilizada frecuentemente para reemplazar parcialmente algunos ingredientes proteínicos. Se deberá tener precaución al utilizar urea en dietas para ovejas, ya que cualquier exceso puede provocar niveles tóxicos de amoníaco en la sangre; se recomienda que la urea no sustituya mas de la tercera parte del total de proteína cruda en dietas a base de forraje o en dietas de baja digestibilidad y mas de la mitad en la porción concentrada de la dieta. Cuando se quiera utilizar la urea en la ración, será necesario someter a los animales por alimentar a un período de adaptación de cuando menos 3 semanas; un consumo de 44 g por día por 100 kg de peso vivo, provocará una toxicidad aguda, por lo que debe asegurarse que los niveles de consumo diario no alcancen ese límite.

Urolitiasis. Es una enfermedad que consiste en la formación de cálculos renales en la vaca, la oveja y la cabra, cuya causa principal es una nutrición mineral desbalanceada, aunque una infección es una causa predisponente. La enfermedad es mucho mas frecuente y severa en los machos, por el tipo de canal genito-urinario que poseen, el cual es mas propenso a bloquearse. Aunque la enfermedad es mas frecuente en animales confinados, es esta la situación de los machos utilizados como sementales y de alto costo; uno de los factores predisponentes es el alto contenido de calcio o potasio en la ración. La ración deberá tener una proporción de Ca a P de 1.5 : 1, o mas, una medida preventiva es utilizar cloruro de amonio o potasio en la dieta, los cuales acidifican la orina y previenen la formación de cálculos. Ciertas infecciones pueden provocar la formación de cálculos, debido al efecto de acidificación de la orina. No existe tratamiento químico efectivo para ésta condición, se recomienda tomar medidas preventivas, la principal consiste en emplear una relación de Ca y P óptima, como la mencionada en líneas anteriores; en ocasiones el uso de antibióticos en la ración podría traer beneficios secundarios. El Cuadro 1 presenta un resumen de las enfermedades mas comúnmente encontradas en ovejas o cabras, los síntomas y tratamiento de cada una de ellas.

Enfermedades del sistema reproductivo en rumiantes

Dentro de las enfermedades infecciosas del ganado que son de carácter importante dentro de las explotaciones pecuarias, son sin duda las que causan trastornos de tipo reproductivo como el aborto, nacimiento de crías muertas, cría que se mueren en pocas horas (12-24 h) de nacidas, infertilidad, retenciones placentarias, reabsorciones fetales o muerte embrionaria.

Cuadro 1. Enfermedades mas comunes en la produccion ovina y caprina.

Enfermedad, nombre común	Formas de contagio o trasmisión	Sintomatología	Tratamiento	Medidas preventivas
Septicemia, Diarrea Blanca	Consumo de alimentos, agua, enfermos al nacer	Pérdida de peso y apetito, materia fecal suelta	Sulfatropin, 1 cc/20 kg, IM, emicina, 5-7 cc, tomada	Vacuna mixta bovina
Coccidiasis, diarrea roja o sanguinolienta	Alimentos o agua contaminados, excremento en corrales	Diarrea poco intensa, sanguinolienta, con prolapso rectal, muerte en semanas o meses	Trisulfas, 2 cc/l de agua, Sulfatropin 1 cc/20 kg IM, monensina en alimento	Desinfección de corrales con cal, 50 g/m 2, limpieza semanal de corrales
Actinomicosis, actinobacilosis, lengua de madera, abcesos en mandíbulas	Lesiones con espinas, forrajes toscos, contaminación por alimentos	Inchazón en labios, carrillos mandíbulas, neumonía ocasional	Sulfas, yatren caseina, 5-10 cc por 3 días, fibrocina, abrir y exprimir abcesos	Higiene en corrales, pastura molida
Edema maligno, flemón de gas, edema gaseoso	Agua y alimentos contaminados, castración o aretado	Fiebre y pérdida del apetito, inflamación de cuello o vientre,	Tetraciclinas, 1 cc/10 kg peso IM o IV, Penicilinas, ubricina, fluvicina, etc.	Vacunar antes del destete y cada 4 meses
Metritis, inflamación del vientre, desecho de pus por vulva	Retención de pares al parto, después de 6 horas	Fiebre, pérdida de apetito, desechos con mal olor	Antibióticos, sulfas, aplicación local, trisulfas, 1 cc/ 20 kg, tetraciclinas 1 cc/ 10 kg	Buena alimentación antes del parto, aplicar complejo B con hierro
Piroplasmosis, orina roja, tristeza	Garrapatas, tábanos, zancudos, mosca del cuerno, mosquitos	Parálisis de cuartos traseros, anemias, fiebre, orina con sangre, en ocasiones ranilla, mucosas amarillas	Ganaseg 1 cc/20 kg de peso, 10 cc hemoplex IV, tetraciclinas 1 cc / 10 kg de peso, Ganaplus 1 cc/20 kg de peso	Baños con mosquicidas, garrapaticidas, butox, supona, cambio de agujas para tratar diferentes animales
Anaplasmosis, secadera, derriengue	Garrapatas, tábanos, zancudos,	Anemias, color amarillo en vulva, en ojos y labios,	Tetraciclinas 1 cc/10 kg de peso, 10 cc de	Baños con mosquicidas, garrapaticidas,

	mosca del cuerno, mosquitos, tratar animales sin cambiar de agujas	parálisis en cuartos traseros,	hemoplex por cabeza, Revevet	butox, supona, cambio de agujas para tratar diferentes animales
Pododermatitis infecciosa, gabarro, pezuña podrida, flemón	El agente causal se encuentra en el suelo, cuando y donde existe humedad	Cojera, inflamación de las pezuñas, supuración o desechos	Sulfatropin, 1 cc/20 kg de peso, Bactrex, gorban, 3 sulfas de Carlo Erba, Baytril	Limpieza de corrales, no pastorear en potreros recién chapoleados, desinfección de corrales con Keressoran
Pasteurelosis, neumonía, fiebre de embarque, septicemia hemorrágica	Ovejas mal alimentadas, deshidratación, cambios bruscos de alimentación, tensión	Tos húmeda por naríz, moco con pus, falta de apetito, respiración agitada	Penicilinas, tetraciclinas, sulfas	Vacunación con doble o triple en crías, bacterina doble bovina
Mastitis, ubre inflamada	Moscas, infecciones locales, postdestete, traumatismos	Ubre dura e inflamada, con fiebre	5-7 cc de yatren caseina o ubricina por cabeza	Manejo sanitario, medicina preventiva, manejo propio de los destetes
Fiebre catarral maligna, coriza gangrenosa, catarro maligno	Se sospecha que puede ser de bovino a bovino y de ovino a bovino	Fiebre, moco abundante, inflamación de nariz, ojos, vulva, caída de pelo	Sulfas, antibióticos, antihistamínicos, diameton B207, Bactrex, Baytril, histafin	Separar animales enfermos, baños garrapaticidas, mosquicidas, etc.
Gangrena enfisematosa, mancha negra, mal de paleta, carbunco sintomático	Forrajes, alimentos y agua contaminados	Fiebre, pérdida de apetito, cojera en paleta inflamada	Antibióticos, antihistamínicos, penicilina, ubricina, fluvicina, histafin	Quemar cadáveres de animales muertos por la enfermedad, desinfectar corrales, aplicar vacuna triple
Brucelosis, enfermedad de Bang	Alimentos contaminados, monta por el macho,	Abortos durante el último tercio de la gestación, crías débiles,	No existe	Quemar fetos abortados o residuos de placentas de

	desechos de parto de animales infectados	inflamación de testículos u orquitis		animales infectados, desinfectar corrales, vacunar
Enterotoxemia, indigestión,	Cambios bruscos en la alimentación, de forrajes a concentrados, aumentos repentinos en la proteína de la dieta	Diarrea, depresión, falta de coordinación, trastornos digestivos, coma y muerte	Sulfatropin, 1 cc/15 kg de peso, monensinas en agua, sulfas de Carlo Erba	Realizar cambios de alimento en forma gradual, proporcionar forraje de buena calidad, vacuna 8 vías

Brucelosis

Producida por diversas especies de Brucella, son causadas por Brucella abortus (bovinos), Brucella suis (cerdos), Brucella melitensis (cabras), Brucella ovis (ovinos), *Brucella canis* (Caninos). Se caracteriza por aborto al final de la gestación y cifras elevadas subsiguientes de infertilidad.

Frecuencia, ampliamente distribuida, posee importancia económica en casi todo el mundo, sobre todo en ganado lechero. La frecuencia vería considerablemente entre países, regiones y hatos. El microorganismo puede aislarse de muchos órganos, además de ubres y útero.

Etiología, se han registrado infecciones por *Brucella abortus* en la mayor parte de las especies, pero con frecuencia sólo se observa en bovinos que pueden tener cualquier edad, pero la infección solamente persiste en animales adultos desde el punto de vista sexual.

Transmisión, se observa la concentración más elevada de Brucella abortus en el contenido de útero gestante, en feto y membranas fetales, pudiendo ser consideradas éstas estructuras como las fuentes más importantes de infección. la enfermedad se transmite por ingestión, penetración de la conjuntiva y piel indemne y contaminación de la ubre durante el ordeño.

La ingestión de pastos u otros alimentos contaminados con secreciones de animales enfermos es el método más frecuente de propagación. En la mayoría de los casos la contaminación es directa y aunque la posibilidad de infección por medio de moscas, perros, ratas, garrapatas, calzado, trajes y otros objetos inanimados existe, sin embargo no se considera de mayor importancia en lo que se refiere a medias de control.

Patogenia, la *Brucella abortus* tiene predilección por el útero grávido, ubres, testículos y glándulas sexuales masculinas accesorias, ganglios linfáticos, cápsulas articulares y bolsas. La sustancia denominada erithritol producida por el feto y que estimula el crecimiento de Brucella abortus, ocurre normalmente en concentraciones muy elevadas en la placenta y líquidos fetales y quizá dependa de ella que se localice la infección en éstos tejidos. Al producirse la invasión del útero grávido las lesiones se inician en la pared del órgano, pero pronto es ocupada la luz del útero, dando lugar a endometritis ulcerosa grave de los espacios situados entre los cotiledones. Los líquidos fetales y cotiledones placentarios son invadidos inmediatamente después con destrucción subsecuente de las vellosidades. El aborto suele producirse hacia los tres últimos meses de la gestación, siendo el periodo de incubación inversamente proporcional a la etapa de desarrollo del feto en el momento de la infección.

Manifestaciones clínicas, el aborto después del quinto mes de gestación constituye el signo clínico cardinal de éste padecimiento, se registran casos de 2 y 3 abortos en la misma vaca, retención de placenta y metritis. Infecciones mixtas pueden producir metritis que puede ser aguda con septicemia y muerte consecutiva o crónica seguida de esterilidad. En machos se observan orquitis y epididimitis, afección de uno o ambos sacos escrotales con tumefacción aguda y dolorosa. Los toros suelen ser estériles cuando la orquitis es aguda pero pueden recuperarse si el testículo dañado es uno solo.

Patología, los análisis de laboratorio usados en el diagnóstico de brucelosis incluyen el aislamiento del microorganismo y pruebas en busca de la presencia de aglutininas contra Brucella abortus en suero sanguíneo, leche, moco vaginal, suero lácteo y plasma seminal. El aislamiento del microorganismo por cultivo o inoculación al cobayo se efectúa a partir del abomaso o pulmones de fetos abortados o de placenta. Si esto no es posible podemos obtener una muestra de exudado uterino, ya que el microorganismo persiste en el tejido días después del parto. Pueden observarse frotis obtenidos de puntos de fijación de la placenta. Se dispone de pruebas serológicas para la identificación de aglutininas contra Brucella abortus en suero sanguíneo y leche. Se recomienda la prueba de anillo en leche para detectar vacas infectadas. Existen criterios especificados para el uso de la prueba de aglutinación en tubo, animales con titulo de anticuerpos contra Brucella abortus < a 30 UI serán aceptados mientras que aquellos superiores a 67 UI serán eliminados y los animales ubicados entre éstos títulos se declaran indecisos.

Diagnostico, requiere varias consideraciones, como asegurar le edad del feto mediante inspección y registro de crías, tomar muestras de sangre para pruebas serológicas con relación a Vibriosis, Listeriosis y Leptospirosis, examinar líquidos uterinos y contenido de abomaso fetal a la primera oportunidad en busca de tricomonas, y subsiguientemente por métodos de cultivo para identificar brucelas, vibriones, Trichomona, listeria y hongos, completar pruebas mediante cultivos de los pulmones fetales para leptospira y placenta o líquido uterino en busca de bacterias y hongos especialmente si no se dispone de feto, examinar placenta fijada para formular en su caso diagnóstico de placentitis, en fetos abortados se observan petequias múltiples características en piel, conjuntiva y mucosas, hipertrofia de ganglios linfáticos y afección nodular del hígado.

Control, se basa en la higiene, vacunación, prueba y eliminación de reactores. Medidas higiénicas como el aislamiento o eliminación de animales infectados, destrucción de placentas, secreciones uterinas y fetos abortados, desinfección de zonas contaminadas.

Prevención.: Administración de la vacuna contra la brucelosis Cepa 19 o RB51.

Campylobacteriosis genital bovina

Aislado por primera vez en 1913 a partir de abortos de vaca y de oveja, el *Campylobacter fetus*, fue durante mucho tiempo considerado como un agente simple de los abortos en al ganado vacuno. La aplicación de la inseminación artificial y el tratamiento de los toros han contribuido considerablemente a la reducción de ésta afección. Sin embargo, ésta enfermedad es hoy una causa importante de aborto en la oveja. La Vibriosis presenta todos los caracteres de una enfermedad venérea. Es de naturaleza enzoótica y hace su aparición generalmente después del acoplamiento con un macho infectado; la inseminación artificial a partir de un semen contaminado puede contribuir a la diseminación de la enfermedad. E toro constituye un verdadero reservorio natural de Campylobacter fetus, ya que su presencia no produce ningún signo de enfermedad. Las hembras afectadas se inmunizan espontáneamente después de algunos meses, y su poder reproductor vuelve a ser normal. Recientemente se han realizado ensayos con el fin de proteger hembras por medio de vacunación.

Agente etiológico, el *Campylobacter fetus* es un bacilo curvo microaerofílico, sin agrupación definida, Gram negativos, con movimiento característico en espiral que se observa en microscopía de campo oscuro o contraste de fases. Difícil de observar en frotis teñidos a campo claro, generalmente móviles, acapsulados y no esporulados. En el plano patológico pueden considerarse dos serotipos de *Campylobacter fetus*. El *Campylobacter fetus* serotipo *venerealis*, el más frecuentemente encontrado; y el *Campylobacter fetus* serotipo *hyointestinalis* responsable de abortos esporádicos en bovinos, ovinos y cerdos. *Campylobacter fetus* ya sea del tipo *venerealis o hyointestinalis* producen formas alargadas en los cultivos, sobre medios de verde brillante. Las dos subespecies son catalasa+, *Campylobacter fetus* ss. *venerealis* es H_2S(-), mientras que el *Campylobacter fetus hyointestinalis* es H_2S condicionado, es decir, que solo dará lugar al desprendimiento de H_2S cuando el medio sea adicionado de cistina.

Epidemiologia, los bóvidos son naturalmente receptivos, pero ésta receptividad varía según el sexo, la edad e incluso según los individuos; las hembras inmaduras resisten generalmente a los intentos de transmisión. En el toro, el Campylobacter fetus vive de forma saprofita en la superficie de la mucosa prepucial, los toros jóvenes son más resistentes a la infección. En la vaca, el Campylobacter fetus presenta un tropismo particular para el aparato genital y especialmente para el útero grávido, en el cual se desarrolla con preferencia a nivel del espacio útero-corial. Es interesante señalar que ciertas cepas semejantes al Campylobacter fetus son fuente de infección para la especie humana y que los trastornos observados consisten en diarreas y abortos.

Vias De infección, enfermedad esencialmente venérea, la Vibriosis se transmite del toro a la vaca y recíprocamente con ocasión del coito, pudiendo también transmitirse por medio de la inseminación artificial, cuando se usa un semen contaminado. La transmisión toro a toro puede llevarse a cabo en caso de recogidas sucesivas cuando no se toma la precaución de reservar una vagina artificial para cada toro. La transmisión por contacto entre animales sanos y animales infectados es negada por diversos autores, en éste caso la contaminación se produciría durante el celo y como consecuencia de un posible contacto entre los órganos genitales externos de una hembra infectada y la de una no infectada. Ciertas cepas de

Campylobacter pueden provocar una infección ocasional del ganado vacuno por otra vía distinta a la venérea; frecuentemente ésta infección se acompaña de aborto y no de infertilidad. Sin embargo un toro puesto en contacto de una cama previamente contaminada por un toro infectado, tiene un 50% de probabilidades de albergar el microorganismo y propagarlo 1 a 2 meses más tarde.

Localización, en al macho el Campylobacter fetus se localiza a nivel de la mucosa prepucial. En la hembra se encuentra en los distintos segmentos del aparato genital: vagina, cuello y útero. Este alcanza los cuernos uterinos de 12 a 14 días después de la infección y en un 25% de los casos, llega hasta los oviductos. La infección regresa después de 40-60 días para localizarse en el segmento vaginocervical; las secreciones vaginales permanecen virulentas durante 2-4 meses. Sin embargo se puede encontrar Campylobacter fetus en la vagina de vacas gestantes. El microorganismo se encuentra en el feto (Líquido abomasal, riñón, hígado), en membranas y líquidos fetales y en los flujos uterovaginales después del aborto.

Patogenia y lesiones, después de una infección provocada por el coito o la inseminación, la mucosa vaginal presenta una inflamación con destilación de exudados, en los que se puede demostrar la presencia de Campylobacter fetus durante los primeros 9 días. El *Campylobacter fetus* puede comprometer la fertilización y la implantación y ser origen de una mortalidad embrionaria. Las primeras modificaciones histológicas del endometrio son observadas 16-21 días después de una infección experimental. En el útero grávido el *Campylobacter fetus* se ubica sobre los cotiledones que se vuelven hemorrágicos y se cubren de placas blanquecinas, grisáceas o amarillentas; la base se engruesa por la presencia de un exudado viscoso, gris amarillento, mientras que los espacios intercotiledonarios están edematosos y recubiertos de depósitos granulosos y grisáceos. El feto no presenta necesariamente lesiones particulares; sin embargo en ciertos casos puede encontrarse un edema gelatinoso subcutáneo y un exudado fibrinohemorrágico más o menos abundante a nivel de la cavidad pleural y pericárdica. En éstas condiciones el hígado puede hipertrofiarse y contener islotes necróticos.

Sintomatología, la repetición de celos y la irregularidad estral en las hembras cubiertas constituyen un claro exponente para sospechar que el macho está infectado. Los dos síntomas dominantes en la infección en la hembra son la infertilidad y los abortos. Los ciclos estrales se repiten con tendencia a la irregularidad o a alargarse; se pueden observar al mismo tiempo síntomas de vaginitis y cervicitis, y también ciertas descargas purulentas. Después de un periodo de tres a cuatro meses se establece un estado de inmunidad que influirá sobre la posible evolución de la enfermedad en el hato; la fertilidad tiende a volver a la normalidad y los individuos adultos se reestablecen en primer lugar.

El aborto por vibriosis sobreviene no importa en qué momento de la gestación, lo más corriente hacia el quinto mes, pero la cantidad de abortos son generalmente escasos, la infección por Campylobacter fetus hyointestinalis se exterioriza generalmente por abortos esporádicos; la fertilidad en éste caso puede ser normal. En caso de aborto precoz el feto puede ser expulsado con todas sus envolturas, mientras que la retención placentaria es frecuente si el accidente se sitúa en las proximidades del final del parto; frecuentemente ésta es origen de una infección uterina secundaria, nueva causa de infecundidad.

Inmunidad, la curación espontánea del ganado, 3-6 meses después de haber comenzada la infección es considerada como la resultante de una inmunidad adquirida, pero de la cual se desconoce el tiempo de persistencia. Los estudios experimentales realizados han demostrado la presencia de anticuerpos en moco cervical y suero sanguíneo, estando en función de la vía utilizada para obtener la inmunización y el tipo de antígeno empleado. Sin, embargo existe una relación directa entre la intensidad de la actividad uterina y la presencia de anticuerpos en el moco uterino.

Diagnostico, los síntomas clínicos conducen solamente a una sospecha de la enfermedad; la prueba real de la existencia de ésta depende del laboratorio, y se basa en poner en evidencia, bien el agente infeccioso o bien los anticuerpos que éste ha producido.

Identificación del agente, la campilobacteriosis se diagnostica bacteriológicamene, ya sea por aislamiento de Campylobacter fetus en cultivo o por inmunofluorescencia. El cultivo bacteriológico puede realizarse bien directamente a partir de muestras o bien después del transporte y/o enriquecimiento de las mismas.

Tuberculosis bovina

La tuberculosis es una enfermedad infecciosa crónica causada por bacterias del genero Mycobacterium, las cuales presentan como rasgo característico el ser inmóviles, no esporulados y ácido-alcohol resistencia. Esta enfermedad ha sido erradicada de los países desarrollados. En otros países en donde la enfermedad clásica se ha reducido, la enfermedad es producida por micobacterias atípicas. Los niveles de infección de tuberculosis bovina en el rodeo nacional se estima entre un 3% a 4%.

Etiología, las micobacterias se encuentran ampliamente distribuidas en la naturaleza, incluyendo desde saprofitas, patógenas, oportunistas y estrictamente patógenas. Los bacilos tuberculosos clásicos son *Mycobacterium tuberculosis* (Humano), *M. bovis* (Bovinos) y *M. avium* (Aves). También se incluye en este grupo el *Mycobacterium microti, el* cual a diferencia de los anteriores no afecta humanos, pero produce tuberculosis en las ratas.

Transmisión, del 80% al 90% de los casos la transmisión ocurre por vía aerógena; con la tos o espiración de un animal infectado se expelen gran cantidad de microgotitas que contienen la bacteria las cuales al ser inhaladas por otro bovino llegan al sistema respiratorio dando comienzo a una nueva infección. Esto se ve favorecido por contacto directo diariamente de los bovinos en el pastoreo, comederos, corrales y salas de ordeño. Otra vía de ingreso es la digestiva por el consumo de pastos y alimentos contaminados con secreciones nasales, materia fecal y orina que contienen el agente causal. La vía digestiva es muy importante en terneros que se alimentan con leche cruda proveniente de las vacas enfermas, debido a que del 1% al 2% de las vacas infectadas eliminan el microorganismo en la leche. Otras vías no usuales pero probables son: la vía cutánea, congénita y genital.

Patogenia, factores de manejo, edad y nutrición son determinantes en la vía de infección, así como en el periodo de incubación, proceso de la enfermedad y diseminación. A partir de la puerta de entrada los bacilos se localizan en el complejo primario de los ganglios linfáticos regionales, luego se diseminan por vía linfática a la cadena ganglionar. Posteriormente la diseminación se da por vía hematógena a órganos parenquimatosos por ultimo el microorganismo es eliminado en exudados y secreciones de órganos infectados. La eliminación de *Mycobacterium bovis* por parte de los animales infectados es intermitente y no esta en relación con el grado de infección presente. Se ha comprobado que los animales infectados recientemente eliminan el microorganismo en las etapas tempranas de la enfermedad cuando a veces no son detectadas por pruebas diagnosticas.

Síntomas, los síntomas son poco manifiestos en el bovino, pero en algunos puede presentarse. La vía de ingreso del M. bovis y la localización de la lesión están íntimamente relacionadas en esta enfermedad. Las lesiones pueden localizarse en diferentes órganos y ganglios linfáticos, en forma de nódulos o tubérculos de material purulento-caseoso de color amarillento cuyo tamaño y cantidad varían.

Diagnostico, el diagnostico de la tuberculosos en hatos primo-infectados se hace por la caracterización macro y microscópica de las lesiones en animales muertos en la finca o remitidos al matadero, seguido del aislamiento y tipificación en el laboratorio. En las áreas endémicas el diagnostico se hace antes de que muera el animal por dermoreacción, además debe hacerse vigilancia en los mataderos y hacer evaluación macro y microscópica de las lesiones compatibles con tuberculosis.

Lesiones macroscópicas, las lesiones pueden variar dependiendo de la localización anatómica y la forma de diseminación. Generalmente, el hallazgo pulmonar es áreas de tamaño considerable con apariencia caseificada y zonas de mineralización. En las superficies serosas incluyendo las cápsulas de los órganos se observan nódulos firmes de superficie lisa, varían de 2 a 10 centímetros de diámetro. También pueden presentarse zonas caseificadas en las áreas profundas (Tuberculosis perlada). Nódulos firmes de aspecto granulomatoso con áreas de calcificación y caseificación en ganglios linfáticos y órganos parenquimatosos como el hígado y el riñón. Exudado de apariencia purulenta en meninges. Focos muy pequeños menores de 1cm de diámetro en cualquier órgano (Tuberculosis miliar).

Microscópicas, en cualquiera de las formas en que se presenta la tuberculosis, esta se caracteriza por la formación de granulomas. Se pueden detectar bacilos ácido alcohol resistentes libres en el citoplasma de los macrófagos, histiocitos y células gigantes de la lesión granulomatosa.

Dermorreaccion, el método clásico para la detección de la tuberculosis bovina es la prueba de la tuberculina.

Prueba de tuberculinica cervical simple, n esta prueba el lugar de inoculación es el tercio medio del cuello. Esta zona se debe depilar con maquina o tijera a 5 cm. de diámetro aproximadamente. Se mide con un calibre el espesor de la piel previamente y se inyectan 0.1 ml de tuberculina PPD bovina de un miligramo por mililitro. La lectura se hace mediante un calibre a las 72 horas (más o menos 6 horas). Cuando la lectura se ve impedida por razones climáticas u otras causas, esta puede hacerse hasta 24 horas mas tarde. Si la lectura se realiza mas tarde de esto la prueba no tiene validez por lo que el diagnostico no será confiable y debe repetirse la prueba a los 60 días. Positivo: 3mm o mayor, negativo: menos de 3mm.

Control y erradicación, Detección y eliminación de todos los animales infectados, control del movimiento de estos, vigilancia en mataderos y dermoreacción, y campañas de divulgación.

Clamidiasis

También ocasiona procesos abortivos, así como también procesos neumónicos y mamitis.

Etiología, lo más importante es reconocer las dos especies más importantes *Chlamydia trachomonatis* (Humana) y *Chlamydia psittaci* (Que tiene multitud de huéspedes causa un cuadro respiratorio de tipo gripal). Se trata de un parásito intracelular obligado. Sólo se aísla en medios vivos. Las características epidemiológicas están bastante extendidas. Hay que considerar que son muy infectivas y dan infecciones latentes sin cuadro clínico. Por eso se distribuye ampliamente. Se consideran más de 200 especies de reservorio, sobretodo muchísimas aves. Algunos de los animales domésticos más importantes son rumiantes, bóvidos, óvidos, perro, caballo, gato y aves. Según la especie hay cuadros más predominantes que otrosn (Ornitosis, conjuntivitis, poliartritis, encefalomielitis, enteritis, infección genital, aborto, neumonías, mastitis, infecciones latentes en intestino).

Normalmente aparece en hembras primíparas, una vez es endémico. Hasta entonces, afectará a todas las que no hayan contactado previamente con ellas. La transmisión es múltiple según el cuadro que instaure. Generalmente se elimina por heces (Por la infección latente intestinal), la morbilidad es del 20-30% pero baja según otros procesos abortivos, puede darse el aborto hacia la segunda mitad de la gestación.

Patogenia, tras la entrada múltiple se multiplica y por linfa o sangre, se dirige a localizarla en su sitio. Provoca destrucción tisular, que se da tras la absorción y fagocitosis de los cuerpos elementales (elementos infecciosos extracelular) y cuerpo reticular (elemento intracelular de multiplicación y regeneración). Es absorbido y fagocitado por células. Una vez dentro, activa su metabolismo con sus proteínas y ácidos nucleicos. Aparecen multitud de células reticulares dentro del huésped. Se reduce para volver a ser cuerpos elementales y volver al medio extracelular, Cuando ingresa la *Chlamydia*, se vuelve endémica en la población. Puede dar esterilidad cuando ingresa la *Chlamydia*. Habrá edema y hemorragia.

Diagnóstico de laboratorio, no se puede aislar porque no se puede reproducir en medios sintéticos. Las pruebas serológicas que se hacen son ELISA y fijación del complemento, mediante hisopos vaginales se detecta el antígeno de Chlamydia tras enfrentarlo a anticuerpo monoclonal específico de género. También se puede hacer tinción modificada de Ziehl-Neelsen para que se dé a partir de frotis o extensiones de feto o cotiledones. Se verá el fondo verde con un punteado rosa de Chlamydia intra o extracelular, da imagen igual a Brucela.

Tratamiento, tetraciclinas o macrólidos o quino lonas, tratamiento, al ser un parásito intracelular, es incierto. Las lesiones muchas veces son irreversibles.

Profilaxis y control, existen vacunas específicas para *Chlamydia psittaci* que es atenuada o muerta. No se debe vacunar con la atenuada si no hay problema. Si es endémica, se puede usar la atenuada. Se puede incrementar la carga ambiental si no se hace higiene adecuada.

Tricomoniasis bovina

La Tricomoniasis bovina es una enfermedad de transmisión sexual ocasionada por el protozoo *Tritrichomonas foetus* (*T. foetus*). La enfermedad se transmite por vía sexual, resultando suficiente 200 a 80000 flagelados para establecer la infección en el prepucio de un toro. Sin embargo, puede difundirse por inseminación artificial, ya que el parásito puede permanecer viable en el semen congelado infectado. La enfermedad en el macho cursa generalmente en forma asintomática sin afectar la calidad seminal ni la libido. En la hembra bovina, *T. foetus* persiste en las secreciones genitales por 90 a 190 días pudiendo persistir hasta 300 días post servicio. *T. foetus* ocasiona en las hembras bovinas muerte embrionaria, infertilidad transitoria, descargas uterinas, piómetra y ocasionalmente aborto. Dentro de los signos clínicos de un rodeo infectado con *T. Foetus* se mencion la repetición de celos, preñeces tardías en un servicio de 3-4 meses, baja tasa de preñez y prolongados intervalos entre partos.

Patogénesis, el *Trichomonas foetus* reside normalmente en la mucosa superficial del tracto reproductor del hospedador y su habilidad para adherirse al epitelio vaginal es fundamental en el establecimiento de la infección.

Diagnóstico, la técnica diagnóstica más utilizada continúa siendo el cultivo del protozoo a partir de secreciones genitales de hembras o machos.

Tratamiento, hasta la actualidad no existen agentes terapéuticos eficaces contra la Tricomoniasis bovina. Es aconsejable el tratamiento de la Tricomoniasis bovina, excepto en casos excepcionales donde el valor económico lo justifique.

Rinotraqueitis infecciosa bovina

La Rinotraqueitis Infecciosa Bovina (RIB) es causada por el Virus Herpes Bovino - 1 (VHB–1), el cual es un miembro de la familia *Herpesviridae*, subfamilia *Alfaherpesvirinae*, género *Varicellovirus*.

Patogénesis, el VHB-1 se transmite en forma directa por aerosoles o por contacto con animales infectados, a partir de secreciones respiratorias, oculares y del tracto reproductivo, o en forma indirecta a través de personas o equipos. El virus también puede ser transmitido por el semen durante la monta natural o inseminación artificial e incluso durante la transferencia de embriones.

Entrada y diseminación, las entradas potenciales para el ingreso del VHB-1 son la cavidad nasal, la orofaringe, ojos y tracto genital.

Cuadro clínico, enfermedad Respiratoria-Aborto: El periodo de incubación de la RIB es de 5 a 10 días, seguido por fiebre (40.5 a 42°C), descarga nasal serosa, conjuntivitis, salivación, tos, inapetencia, depresión y baja en la producción lechera de animales en producción y en pocos días la descarga nasal y ocular cambia a mucopurulenta. Una frecuente complicación de la forma respiratoria es el aborto que puede ocurrir entre la 3ra y 6ta semana posterior a la infección principalmente en vacas de 5 a 8 meses pudiendo abortar hasta un 25% de las vacas preñadas.

Enfermedad genital, la VPI/BPI ocurre 1 a 3 días después de la monta y resulta en una severa reacción inflamatoria de la mucosa genital, que incluye edema, hiperemia, pequeñas pústulas y descarga mucopurulenta, la enfermedad frecuentemente resulta en infecciones bacterianas secundarias. La fase aguda de la enfermedad dura de 2 a 4 días y la recuperación es de 10 a 14 días posteriores al inicio de los signos.

Diagnóstico, se puede sospechar de RIB en base a los signos clínicos, patológicos y epidemiológicos, pero para realizar un diagnostico definitivo se requiere de las pruebas de laboratorio.

Leptospirosis.

Es una zoonosis de distribución mundial con preferencia por climas cálidos y húmedos, ocasionada por una espiroqueta. Se conocen dos grandes especies de Leptospira, una de vida libre, saprofítica hallada en el agua (L. biflexa) y la especie patógena para el hombre (L. interrogans). De esta última existen por lo menos 200 serotipos.

Patogenia, utilizando el torrente sanguíneo se propaga por toda la economía, siendo una enfermedad sistemática, penetrando incluso hasta el ojo y el SNC probablemente por el movimiento en sacacorchos que le permite llegar a lugares de difícil acceso. No se conoce en su totalidad los factores responsables de la virulencia de la Leptospira, sin embargo los hallazgos clínicos e histológicos sugieren que una endotoxina, no aislada aún, es la principal causante del daño.
Clínica, después de un periodo de incubación aproximado entre 7 a 12 días generalmente la enfermedad sigue un curso bifásico caracterizado por una primera fase "septicémica" donde la Leptospira puede aislarse en sangre y en la mayoría de los tejidos y que dura aproximadamente entre 4 a 7 días, luego de una mejoría sintomática comienza la fase "inmune" donde solo es posible aislar la Leptospira en riñon y orina, se desarrollan títulos de anticuerpos, la afección de los diversos órganos y suele durar entre 4 y 30 días.
Diagnóstico, una sospecha clínica debe ser necesariamente apoyada por el diagnóstico de laboratorio y siempre es recomendable usar laboratorios de referencia con experiencia en esta enfermedad. La prueba más ampliamente usada para el diagnóstico es la aglutinación microscópica que usa un pool de antígenos vivos y que permite identificar generalmente el serotipo infectante con una muestra de suero.
Tratamiento, se debe tener presente que la Leptospirosis es en la mayoría de los casos una enfermedad autolimitada aún sin tratamiento y que acarrea un pronostco favorable lo cual dificulta la evaluación de tratamientos específicos.

Epididimitis Ovina
Etiología, la enfermedad puede ser producida por *Brucella ovis.*
Epidemiología, la epididimitis por *B. ovis* puede pasar desapercibida por la tendencia a tener más carneros de los necesarios en los rebaños. Por otra parte, los animales con lesiones unilaterales o con un cuadro clínico poco aparente, si bien reducen la calidad del semen que

producen y en consecuencia su fertilidad, pueden mantener por periodos prolongados la producción de semen de calidad aceptable. En la enfermedad por *B. ovis* los abortos son escasos, a lo sumo el 10% en hembras primerizas, por lo que la mayoría de las veces no generan preocupación y no se realizan esfuerzos diagnósticos por precisar la causa de los mismos.

Patógenia, en el caso de *B. ovis*, luego de la penetración de la bacteria por las mucosas, se desarrolla una bacteriemia y la bacteria circula en los macrófagos, que no la pueden eliminar y la protegen de la acción de anticuerpos y antibióticos. Eventualmente los microorganismos se podrán localizar en las glándulas anexas al aparato reproductor: ámpulas del deferente, vesículas seminales y bulbouretrales y/o el epidídimo, desarrollando cuadros subclínicos o clínicos de epididimitis.

Patología, el proceso inicia con presencia de rubor escrotal, el contenido del saco escrotal y el propio escroto, se puede observar tumefacto y con dolor al tacto, por lo cual los animales presentan dificultad para caminar o lo hacen en forma envarada. En otros casos se aprecia el calor y el aumento de tamaño del testículo y el epidídimo afectado, generalmente unilateral; que luego evoluciona al agrandamiento permanente de la cola del epidídimo, con fibrosis y obstrucción de la luz del epidídimo, que resulta en éstasis espermática. En el proceso inflamatorio ocurre la ruptura de la pared tubular y el contacto de los espermatozoides con el sistema inmunitario, que se asocia a la formación de un granuloma espermático.

Diagnostico, el diagnóstico se debe basar en una correcta anamnesis, examen clínico, estudios serológicos, bacteriológicos y de semen. Estos estudios deben realizarse en forma periódica y siempre se debe incluir una evaluación durante la pubertad. En animales en servicio, se debe incluir un examen dos meses antes de la época de monta y uno posterior a la misma.

Control y tratamiento, la eliminación sistemática, previa castración con fines diagnósticos, de los carneros que presentan lesiones clínicas o resultan positivos a las pruebas serológicas o al aislamiento en semen de alguno de los patógenos involucrados y su reemplazo con animales provenientes de establecimientos libres, es la medida de control más efectiva contra la enfermedad, independientemente del agente causal.

BIBLIOGRAFÍA

Agraz, G. y A. Abraham. 1984. Caprinotecnia I. Segunda edición. Editorial LIMUSA, México, D. F., pp. 739-754.

Aguilar, C. A. 2002. Síndrome hipotermia-hipoglucemia. In: Medicina y Enfermedades de Ovinos y Caprinos en el Trópico. Torres, A. F. J., P. A. Ortega y C. A. Aguilar, (Editores). Universidad Autónoma de Yucatán, Mérida, Yuc., México.

Blood, D. C. 1974. Medicina Veterinaria; Editorial Interamericana; IV Edición; México D. F., pp 388-450.

Blood, D. C., J. A. Henderson y O. M. Radostits. 1986. Medicina veterinaria, 6ª Edición, Nueva Editorial Interamericana, México.

Brucelosis bovina; O. I. E: Office International des Epizooties; http://www.redvya.com/veterinarios/veterinarios/especialidades/bovino/enfermedades/Enfermedad03.htm. Sitio visitado el 15 de marzo, 2018.

Campylobacteriosis genital bovina; O. I. E, Office International des Epizooties; http://www.redvya.com/veterinarios/veterinarios/especialidades/bovino/enfermedades/Enfermedad04.htm. Sitio visitado el 15 de marzo, 2018.

Cuéllar O., J. A. 2002. Problemas de salud de corderos en engorda intensiva. In: Medicina y Enfermedades de Ovinos y Caprinos en el Trópico. Torres A., F. J., P. A. Ortega, P.A. y C. A. Aguilar, (Editores). Universidad Autónoma de Yucatán, Mérida, Yuc., México.

Cuéllar O., J. A. 2002. La coccidiosis en los ovinos. En: Medicina y Enfermedades de Ovinos y Caprinos en el Trópico. Torres A., F. J., P. A. Ortega y C. A. Aguilar (Editores). Universidad Autónoma de Yucatán, Mérida, Yuc., México.

Cuéllar O., J. A. 2003. Manejo sanitario del cordero al nacimiento y durante el destete y la engorda. Seminario de Sistemas de Producción Ovina y Uso de los Recursos Naturales. Universidad Autónoma de Tamaulipas, Asociación Mexicana de Criadores de Ovinos, Cd. Altamira, Tamps., México, marzo, pp. 153-169.

Freitas, A. 1987. Enfermedades producidas por el género Clostridium. In: Enfermedades de los lanares, Tomo II. Editorial Hemisferio Sur, Montevideo, Uruguay.

Gutiérrez, B. E. 2002. Complejo diarreico neonatal. In: Medicina y Enfermedades de Ovinos y Caprinos en el Trópico. Torres A., F. J., P. A. Ortega y C. A. Aguilar, (Editores). Universidad Autónoma de Yucatán, Mérida, Yuc., México.

Jungerman, P. F. 1977. Micologia Médica Veterinaria; CECSA; I Edición, México D.F., pp. 95-107.

Kimberling, C. V. 1988. Jensen and Swift's Diseases of sheep. Lea and Febiger, Philadelphia, PA, U. S. A.

Mendoza G., A., A. C. Berumen A., E. Santamaría M. y G. G. Vera C. 2010. Diagnóstico clínico del ovino. Universidad Juárez Autónoma de Tabasco, Villahermosa, Tab., México, 86 p.

Merck and Co. 1986. The Merck Veterinary manual. 6th Ed., U. S. A.

Quittet, E. 1986. La cabra. Guía práctica para el ganadero. Ediciones Mundi-Prensa, México, D. F., pp. 71-78.

Sánchez, R. C. 1998. Esquemas de alimentación en la engorda intensiva de corderos. Mem. Curso Bases de la cría ovina IV. Tlaxcala, Tlax., México.

Suárez, G. F. y C. R. Flores. 1986. Enterotoxemia. In: Principales enfermedades de los ovinos y caprinos. P. Pijoán y J. Tórtora (Editores).

Suárez, V.de H., F. V. Olaechea, C. E. Rossanigo y J. J. R. Romero (Editores). Sin fecha. Enfermedades parasitarias de los ovinos y otros rumiantes menores en el cono sur de Argentina. EEA Anguil, Anguil, La Pampa, Argentina. 296 p.

Tórtora P., J. 1998. Manejo sanitario de los corderos en predestete y engorda. Mem. Curso Bases de la cría ovina IV. Tlaxcala, Tlax., México.

Tórtora P., J. 2002. Mortalidad de corderos: Causas, diagnóstico y prevención. En: Medicina y Enfermedades de Ovinos y Caprinos en el Trópico. Torres A., F. J., P. A. Ortega y C. A. Aguilar, (Editores). Universidad Autónoma de Yucatán, Mérida, Yuc., México.

Tuberculosis bovina; O. I. E, Office International des Epizooties. http://www.redvya.com/veterinarios/veterinarios/especialidades/bovino/enfermedades/Enfermedad05.htm. Sitio visitado el 15 de marzode 2018.

United States Animal Health Association. 2000. Enfermedades exóticas de los animales. Traducción del Instituto Interamericano de Cooperación para la Agricultura, IICA-México, 394 p. www.ica.org.mx

S IV-8

EL MANEJO INTEGRAL DEL REBAÑO EN OVINOS Y CAPRINOS

Arnoldo González R.1, Froylán A. Lucero M. y José F. Vázquez A.2
1 Universidad Autónoma de Tamaulipas, 2 Universidad Autónoma del Estado de México

RESUMEN

La producción ovina y caprina actual se realiza bajo condiciones no necesariamente óptimas, sobretodo en países como México, donde con frecuencia se observan deficiencias en la aplicación de conocimientos y de tecnología en áreas de importancia estratégica para los sistemas de producción; éstas deficiencias traen como consecuencia baja productividad, baja eficiencia terminal y como consecuencia, un deterioro de los recursos naturales y el medio ambiente. Se discute la posibilidad de integrar a la producción ovina y caprina actual, filosofías y principios de sistemas de producción, de carácter sostenible; de tal manera, que la planeación y operación de los programas de los sistemas de producción, se realice en forma integrada y se identifiquen áreas o componentes del sistema de importancia estratégica para la producción y la conservación de los recursos y el medio ambiente. Algunas de éstas áreas estratégicas, incluyen nutrición y alimentación, manejo de la reproducción, administración y evaluación e infraestructura, entre otras, a agregar algunas como la sanidad y el mejoramiento de la productividad. Estas áreas no son únicas ni específicas para todos los casos, para cada sistema de producción, en particular, se identificarán las áreas que se consideren estratégicas y en consecuencia, esas se incluirán en los programas de producción. El manejo de la alimentación es un componente determinante de la productividad y eficiencia terminal de la producción pecuaria, la alimentación se deberá dar no solo en cantidades suficientes, sino también deberá ser de calidad y de acuerdo al tipo de animal y la etapa fisiológica de éste y en los tiempos requeridos. La eficiencia reproductiva también se considera como un componente indispensable, un programa de manejo de la reproducción deberá incluir aspectos de evaluación y preparación de sementales y madres y de las hembras de reemplazo, también se considerará el empadre y el manejo del rebaño o la majada, por tipo de animal, sin olvidar las consideraciones de tiempo y época pertinentes. El componente administrativo del sistema también es por demás esencial, éste deberá considerar la evaluación de la productividad y la eficiencia terminal y del comportamiento del personal humano; ello permitirá realizar evaluaciones tanto de productividad, como de rentabilidad e incluso evaluaciones de tipo financiero. La infraestructura disponible para el sistema de producción juega también un papel importante, se deberá incluir instalaciones para el manejo y albergue de varios tipos de animales y el espacio para alimentación y descanso que cada tipo de animal requiere, para pariciones, también deberá contar con protección para fríos y lluvias; de igual forma, se requieren instalaciones para preparar y almacenar alimentos y de cercos. Si bien es cierto reconocer que no existe información en cada área de los sistemas de producción ovina y caprina de tipo integral, se anticipa que la información existente sobre ovinos, caprinos y la de otras especies y sistemas de producción, permita su uso para integrar programas de producción como el que se discute, y que la aplicación de los mismos traerá beneficios a la productividad y eficiencia terminal del sistema de producción y en consecuencia a la conservación de los recursos naturales y del medio ambiente.

ABSTRACT

Current sheep and goat production takes place under less than optimal conditions, this is more evident for countries like México, where often times, defficiencies in the application of the correct know how and use of technology are detected in strategic areas of the production systems; these defficiencies result in low productivity and low terminal efficiency, with parallel damage to the resources employed and the environment, also occurring. Approaching current systems of production with and applying strategies of sustainable production systems, such that planning and operation of the production programs occur in an integrated fashion, so that, strategic areas for use and conservation of natural resources and the environment are identified. Areas such as nutrition and feeding and reproductive management, administration, evaluation and infrastructure are important, among others, to be added too, areas such as animal health and genetics and production improvement. These areas are not unique or especific for every system, instead, these must be identified for each particular case or production system and change accordingly. Feeding and nutrition management is a determinant factor on animal productivity and thus on the system´s productivity too, feeding animals should be done not only in the correct amounts and of proper quality, but also at the proper times for each type of animal, and according too, to physiological stage. Reproductive efficiency should be regarded as a critical component as well, a reproductive management program should include factors such as soundness evaluation of breeding males and females, as well as of replacement females should be included, breeding plans should be considered in terms of season of the, particularly, if the breeds considered are seasonal. Administration is also considered as an essential component, for animal production systems to be productive, strategies should include assessing productivity and terminal efficiency of the system, including the human component; income return, cost benefit and financial analyses shoud be done routinely and be a part of the system. Physical infrastructure is considered an essential part of the system too, proper pen space for feeding, watering, lambing, resting and weather protection should be considered; in addition, other facilities, such as fencing and feed preparation and storage space, should also be taken into consideration. Although, it is recognized that not enough information is available for every component of sustainable sheep and goat production systems, it is foreseen that existing information on sheep, goat and other production systems, can be used to implement production programs such as the one discussed herein and that proper use of such knowledge would bring in benefits in productivity and terminal efficiency of the sheep and goat production systems and in turn, allow proper use and conservation of the natural resources employed and the environment.

INTRODUCCION

La mayor parte de la producción ovina y caprina del país ocurre en agostaderos de zonas áridas o semiáridas o en terrenos agrícolas, que con los residuos de cosechas, son, temporalmente, fuente de forrajes. Sin embargo, por la falta de conocimiento y aplicación de los principios básicos de sostenibilidad, estas áreas representan regiones ecológicas muy frágiles, desde el punto de vista de conservación de los recursos naturales. En muy contadas ocasiones, los productores realizan prácticas o inversiones para promover la producción de forrajes para conservación y así conservar dichas áreas o el suelo. Dichas prácticas traen como consecuencia sobrepastoreo, invasión de plantas indeseables, erosión y pérdida de los recursos naturales, entre otros efectos negativos. Por otro lado, uno de los factores limitantes de mayor importancia en la producción ovina y caprina es el manejo de los sistemas de producción, incluyendo el manejo del rebaño, dentro de estos, la sostenibilidad representa un factor también crítico y por lo tanto importante y que en muy pocas ocasiones se cumple. Además, de lo anterior, el manejo de los sistemas también presenta deficiencias en manejo nutricional o manejo reproductivo de los rebaños, los cuales representan serias limitantes para alcanzar niveles altos de productividad y eficiencia terminal (González, 1998a).

La producción animal en zonas climáticas difíciles, como algunas del estado de Tamaulipas y de otras regiones del país, debería de enfocarse con estrategias de manejo para sistemas integrales, las cuales deberían de incluir estrategias de conservación y manejo de los recursos naturales y el medio ambiente. Es obvio que las disciplinas dentro del subsistema animal son importantes para la producción biológica, disciplinas como el mejoramiento genético, reproducción, nutrición, sanidad, administración, mejoramiento, etc. Estas disciplinas inciden directa e individualmente sobre la eficiencia terminal de los sistemas de producción animal, independientemente del producto final, y algunas de ellas, como el manejo de la reproducción y la nutrición afectan directamente la productividad y la eficiencia terminal (Hernández, 2000).

Los sistemas de producción ovina de tipo extensivo, regularmente, carecen de programas de manejo, para los diferentes tipos de animales, en especial para los moruecos y las ovejas reproductoras, los moruecos permanecen con las ovejas durante todo el año, bajo empadre continuo. Lo anterior, representa una limitante importante, desde el punto de vista biológico y productivo, ya que afecta el comportamiento reproductivo del morueco y la oveja; y representa desventajas para la planeación de la producción (Cruz, 1999; González, 1997; 1998a). Además, también prevendría la implementación de programas cortos de empadre, en los cuales, las ovejas presentan actividad reproductiva a los pocos días de introducido el morueco al rebaño (Efecto macho; Flores, 1999), mientras que cuando ovejas y moruecos permanecen juntos, la respuesta de las ovejas al efecto macho es de menor impacto. Del mismo modo, que el manejo de los sementales es importante, el manejo de todo el rebaño también es importante para lograr buenas tasas de parición y de destete; un componente de manejo del rebaño importante en éste sentido, es el de contar con empadres programados, de acuerdo a los objetivos de la explotación y condiciones climáticas y de mercadeo. En los sistemas de producción animal destinados a la producción de carne, el contar con programas de empadre es esencial, para que el productor conozca con seguridad como, cuanto y cuando va a producir que productos, para poder preparar el mercado para esos productos. De no contar con épocas de empadre definidas, la producción de corderos ocurriría en forma natural, de acuerdo a la distribución anual de las lluvias y consecuentemente de la producción de forraje; es decir, la distribución de los nacimientos durante el año dependería de la épocas de mayor abundancia de forrajes.

El manejo de la reproducción del morueco y la oveja merece especial cuidado y se le debe de prestar la atención necesaria para que tanto moruecos como ovejas estén siempre en óptima condición corporal y por tanto deberán de permanecer bajo inspección constante (González, 1997). Algunos de los conceptos expresados en los párrafos anteriores resaltan la importancia de la evaluación, no solo del comportamiento reproductivo del morueco y de la oveja, sino de todo el componente animal y realizar evaluaciones de productividad o eficiencia terminal, en términos no solo de biología de la producción, sino también en términos de la relación costo-beneficio, de rentabilidad, o de retorno a la inversión; entre otras formas de evaluación de la producción y la rentabilidad de la empresa (Hernández, 2000).

El objetivo de la presente comunicación es presentar una discusión sobre el manejo del rebaño para razas de ovinos de Pelo, como la Pelibuey, Blackbelly, Saint Croix, así como para razas de cabras, en base a disciplinas y áreas estratégicas para el manejo integral del rebaño y para la producción ovina y caprina de la región Noreste de México.

EL MANEJO DE LA NUTRICION EN OVINOS Y CAPRINOS

Alimentación durante el período seco y la gestación

Una hembra adulta debe de ser alimentada de acuerdo a su estado fisiológico, es recomendable la utilización de la condición corporal de ovejas y cabras como un indicador, para planear la alimentación del rebaño o la majada, considerando como extremos a una calificación de 1 (Extremadamente flaca, sin grasa dorsal) o 5 (Extremadamente gorda y con grandes depósitos de grasa dorsal). Se recomienda alimentar a la hembra adulta para lograr los cambios de peso vivo y condición corporal que se muestran en la Figura 1. La oveja y la cabra pueden ser alimentadas con una dieta de mantenimiento durante 4-5 meses, es decir, durante una tercera parte del año, pudiendo entonces llenar sus requerimientos de esta etapa con forraje de mediana calidad. El nivel de alimentación en la cabra juega un papel importante en el comportamiento reproductivo en cabras lactantes, una reducción de 25 % del nivel de mantenimiento, induce una reducción de 78 a 44 % en el porcentaje de estro (Rosales *et al.*, 2006).

La suplementación o "flushing" por 3-4 semanas antes del empadre, es un método utilizado para incrementar la tasa de ovulación y concepción, solo cuando se utiliza correctamente, ya que su efectividad depende de la condición corporal que tenga la oveja al momento del empadre. Hembras con una condición corporal de 3 a 3.5, no responden a la suplementación, en cambio, aquellas con condición de 2.5 responden positivamente, mientras que en las de condición de 3.5 o mas, la suplementación tendría un efecto negativo. La suplementación o "flushing" no tiene que ser a base de granos o suplementos proteicos, un forraje de buena calidad puede ser igualmente eficiente y mas económico para promover mejores índices reproductivos.

Con una dieta balanceada de mantenimiento se debe alimentar a la oveja o cabra desde la concepción hasta los 100 a 120 días de gestación. Durante las últimas 5 a 6 semanas de la gestación, ocurren las dos terceras partes del crecimiento fetal. El contenido de proteína en la dieta, durante éste tiempo es mas crítico, debido, a los requerimientos del tejido fetal y el calostro. La energía es también importante para incrementar las reservas de grasa corporal para lactancia, en éste período la hembra debe de aumentar de un 15 a 20% su peso corporal. Si la hembra pierde peso antes de este período, su alimentación se vuelve doblemente crítica, ya que no solo debe de guardar reservas, sino recobrar el peso perdido. Esto es común, cuando se programan los partos en marzo y el último tercio de la gestación ocurre durante el invierno, donde la vegetación puede ser insuficiente para las necesidades de la hembra, próxima a parir. En la práctica, se recomienda dividir el rebaño en 2 ó 3 grupos en esta etapa y alimentarlos de acuerdo a su condición corporal. Cuando menos, se recomienda separar las hembras en buena condición corporal, de aquellas que por su edad requieran de una atención y alimentación especial.

Las bondades de la suplementación con proteína a hembras antes del parto, son evidenciadas por el aumento en la producción de calostro después del parto, lo cual es trascendente para la sobrevivencia de los corderos. Un aumento de 48 g de proteína suplementaria incrementó la producción de calostro en las ovejas recién paridas, en un 50% (Gutiérrez, 2000).

Alimentación durante la lactancia

Las hembras con cuates producen de 30 a 50% mas leche que las que crían sencillos. Las crías sencillas tienen un ritmo de crecimiento más rápido que los cuates y existe una gran variación en la producción diaria de leche de las hembras, dependiendo de la raza, número de partos, edad, condición corporal, entre otros factores. Las hembras con parto sencillo tienden a producir menos leche que las de parto doble (880 g/d *vs* 1043 g/d, para ovejas). Después del primer mes de lactancia, se reduce la producción de leche drásticamente, siendo ésta de solo 200 a 400 g/día (en ovejas), durante el segundo mes de lactancia, por lo que los corderos deben de ser alimentados a partir del primer mes y destetados a los 60 días.

La máxima producción de leche en ovejas solo puede darse cuando consumen altas cantidades de energía. Las necesidades energéticas de la oveja durante el primer mes de lactancia, rara vez son cubiertas con energía de la dieta, por lo que ésta utilizará sus propias reservas de grasa, para tratar de producir la máxima cantidad de leche para sus crías (Gutiérrez, 2000). Una reducción del 25 % en el peso al parto aumentó el intervalo a primer estro postparto a mas de 120, en ovejas Pelibuey (González *et al.*, 1987); una reducción del 25 % en el nivel alimenticio en cabras lactantes, indujo una reducción de 67 a 44 % en el porcentaje de ovulación (Rosales *et al.*, 2006).

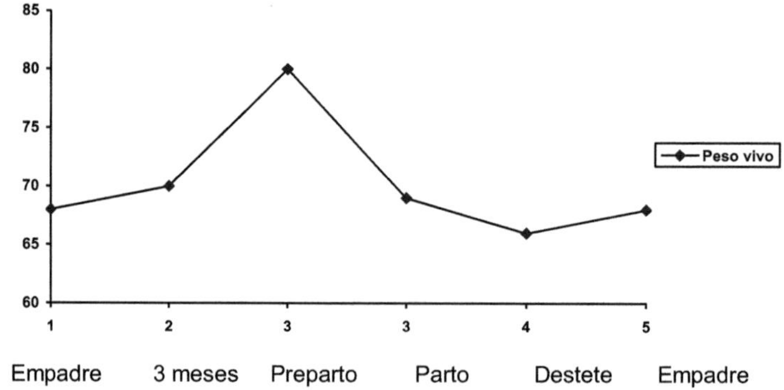

Figura 1. Cambios en el peso vivo (kg) de la oveja durante su ciclo de producción.

Figura 2. Efecto del nivel de leche (g MO/d) sobre consumo de pasto en corderos.

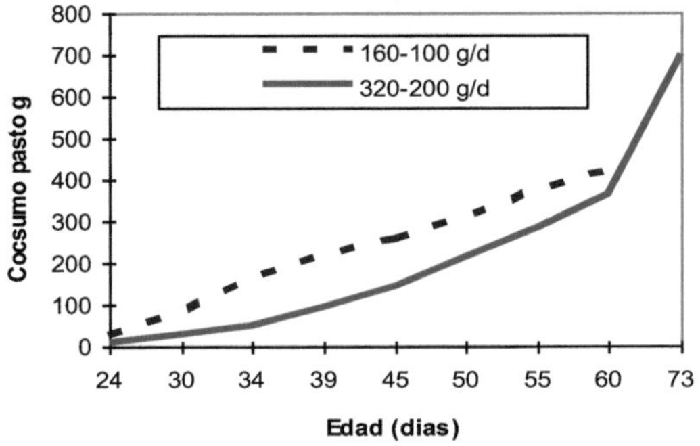

160-100 g/d
320-200 g/d
Cocsumo pasto g
Edad (dias)

Alimentación de corderos y cabritos pre-destete

El peso al nacer de las crías varía de 1.5 a 6 kg, para la mayoría de las razas de ovinos y caprinos, un peso al nacer reducido (≤ 2.5 kg) incrementa muy fuertemente los riesgos de mortalidad (Theriez, 1991). Al nacer, la cría debe de generar el calor suficiente para mantener su temperatura corporal, esto solamente lo logra con sus reservas y luego con la energía proporcionada por el calostro. La energía de reserva es muy limitada, por lo que si la cría no consume rápidamente calostro, ésta morirá de hipotermia, por falta de energía. El calostro es además fundamental como fuente de anticuerpos, el consumo de 50 a 100 ml de calostro de buena calidad es suficiente para lograr trasmitir los anticuerpos necesarios a la cría recién nacida.

La alimentación de las crías es dependiente de su edad, ya que durante los primeros 60 días de vida, la cría debe ser alimentada a base de leche y un alimento concentrado, que permita el rápido desarrollo del retículo-rumen. Al destete, el cordero puede ser alimentado de acuerdo a los objetivos de cada explotación, siendo esta alimentación a base de pastos o a base de concentrados.

Hodge (1966), demostró claramente que las crías recién nacidas inician con el consumo de forraje de un pasto de calidad a los 23-27 días de edad, además los componentes nutricionales de dicho forraje son digeridos en una proporción muy similar a la que realizan los ovinos adultos. Una reducción en la leche consumida antes del destete, aumenta considerablemente el consumo de forraje (Figura 2).

La cría lactante tiene un potencial de crecimiento de 50 a 100 y hasta de 350 a 400 g/d, dependiendo de la raza, sexo y alimento, etc. Bajo condiciones del Noreste de México, en ovejas Pelibuey en pastoreo, se obtuvieron ganancias diarias en corderos antes del destete de 120 g/d, siendo la máxima ganancia de 229 g/d. Las ganancias diarias son afectadas principalmente, por el tipo de parto, ovejas alimentando crías sencillas, los corderos muestran los mayores incrementos de peso, pero producen, aún así, menos kg de cordero por oveja al destete.

Lograr el máximo consumo de alimento de buena calidad al destete es fundamental para que los efectos negativos del destete sean reducidos al mínimo y la cría no disminuya drásticamente su ritmo de crecimiento. Se ha encontrado que corderos Pelibuey destetados (60 dias) de 10.8 kg de peso vivo, consumen 500 g/d de concentrado; un alto consumo de concentrado al destete se facilita cuando el concentrado ofrecido antes del destete es palatable y de buena calidad.

El cordero consume mejor el suplemento si los granos de la ración son maíz o trigo los cuales deben, al igual que otros granos de ser molidos para su mejor aprovechamiento, dependiendo del tipo de animal que consumirá la ración. El cordero no debe de ser destetado antes de las 3 semanas de edad o antes que haya duplicado su peso vivo con respecto a su peso al nacer, esto siempre y cuando ya esté consumiendo de 200 a 300 g/d de concentrado de buena calidad (Gutiérrez, 2000).

Alimentación post-destete de las crías

Una vez destetada, la cría puede consumir dietas que incluyan grano entero, ya que previo al destete, estos deberán ser molidos para que puedan pasar por el orificio retículo-omasal, y que no existan posibilidades de que el grano entero pase intacto por el aparato digestivo.

Cuando los corderos son colocados bajo engorda intensiva, a partir del destete, éstos consumen el 4.3 % de su peso vivo (Gutiérrez *et al.*, 1995), se ha observado que este consumo está influenciado por un gran número de factores como son peso vivo, sexo, raza, época del año, nivel de forraje, etc. (Cuadro 1).

En una serie de experimentos, utilizando ingredientes como caña de azúcar, pollinaza (del 25 al 50% en la dieta), concentrado, bagazo de caña, etc., obtuvieron las máximas ganancias diarias (240 g/animal) cuando se utilizaron dietas con mas de 16% de proteína cruda, en la mayoría de las dietas la energía metabolizable fue de 2.6 a 2.7 Mcal/kg; otro estudio evaluó tres niveles diferentes de energía y proteína en corderos de 16.5 kg de peso vivo, sin embargo, el máximo nivel de proteína cruda en la dieta, fue de solo 12.5%; por lo que las máximas ganancias solo fueron de 183 g/animal/día. En esta prueba, el consumo diario de alimento se afectó seriamente, solo cuando se les propocionó dietas concentradas (3.0 Mcal ED/Kg) con 7.5 % de proteína cruda (Gutiérrez, 2000).

En pruebas de engorda intensiva con corderos destetados a los 50 días de edad, con dietas de maíz, harina de soya y alfalfa, las ganancias diarias de peso en corderos de razas de Pelo, variaron de 170 a 220 g/d, mientras que en razas de Lana, las ganancias máximas fueron de 370 g/d; sin embargo, no existió efecto sobre la conversión alimenticia (5.0). En estos estudios, las dietas pudieron haber estado deficientes en proteína cruda, ya que éstas tuvieron de 15.1 a 15.8% de proteína cruda al inicio de la engorda (Gutiérrez, 2000).

Suplementación de animales jóvenes en pastoreo

Los corderos en crecimiento, bajo pastoreo y sin suplementación difícilmente tendrán ganancias diarias superiores a 100 g/día. En un estudio realizado por Gutiérrez *et al.* (1995), se evaluaron los efectos de dos niveles de energía suplementaria (375 y 750 Kcal EM/animal/día), con niveles bajos y altos de proteina sobrepasante (17 y 33 g/animal/día), todos los animales recibieron la misma cantidad de proteína cruda y la suplementacion se realizó en comederos individuales. Las ganancias por período y acumuladas se muestran en el Cuadro 2. Cuando se compararon las ganancias con el grupo de corderos sin suplementación, fue evidente el beneficio de la suplementación sobre la ganancia diaria, además se mostró que es posible reducir hasta en un 50 % la energía suplementada, siempre que se incluya proteína de buena calidad en el suplemento.

Se suplementaron corderos con 230 g/animal/d de grano de maíz (8.7 % de proteína cruda) o harina de coco (23.5 % de proteína cruda), e incluyeron a un grupo sin suplementación.

Cuadro 1. Algunos factores que afectan el consumo voluntario y el comportamiento individual en corderos de varias razas.

Efecto[a]	Consumo, g	Consumo[b] g	% PV	g/kg PV	g/kg $PV^{.75}$
Medias	1005	883	4.34	43.4	94.9
Sexo					
Machos	1063	910	4.41	44.1	97.6
Hembras	947	855	4.27	42.7	92.2
Raza					
Pelibuey	872	915	4.81	48.1	98.8
Lana	1060	872	4.14	41.4	93.1
Cruzas	1027	893	4.28	42.8	94.7
Mes[c]					
Febrero	950	781	3.88	38.8	84.2
Abril	1116	1038	5.39	53.9	114.2
Junio	1211	949	4.30	43.0	99.7
Agosto	906	823	3.97	39.7	86.7
Octubre	962	818	4.04	40.4	87.8
Diciembre	937	855	4.32	43.2	97.8
Periodo					
0-14 d	836	894	4.82	48.2	97.1
15-28 d	963	923	4.73	47.3	99.8
29-42 d	1054	939	4.60	46.0	100.6
43-56 d	1050	843	3.88	38.8	89.2
% CV	18.8	15.2	15.8	15.8	14.8

[a] Todos los efectos son altamente significativos (P<.01), [b] Datos de consumo ajustados por peso vivo (covariable), [c] Promedio del mes escrito y el mes anterior.

Los corderos pastorearon un potrero con pasto guinea y varias leguminosas, las ganancias máximas (g/d) fueron obtenidas con el suplemento de harina de coco (145 g/d), seguidas por los que recibieron maíz (113) y finalmente el grupo testigo (104).En un segundo estudio, los corderos sin suplementación solo ganaron 65 g/animal/d. Estos estudios muestran que el nutriente crítico para lograr mejores ganancias diarias de peso para corderos en pastoreo es la proteína, la cual debe ser de preferencia sobrepasante. El uso de harinas de origen animal, gluten de maíz y pasta de coco han mostrado que son una buena opción para incluirlas en el suplemento (Gutiérrrez, 2000).

Cuadro 2. Ganancias diarias de peso (g) en corderos Pelibuey suplementados (con energía y proteína) y no suplementados (testigo)

Período días	375 Kcal EM[a]		750 Kcal EM		Control
	PS=33[a]	PS=17	PS=33	PS=17	
0-14	147	118	219	121	72
14-28	123	67	83	131	51
28-42	47	42	101	72	16
0-28	135	93	151	126	62
0-42	80	57	114	95	20
Peso Final, Kg	25.0	23.7	26.3	25.1	22.5

[a]Proteína sobrepasante (PS) g/animal/día y nivel de energía metabolizable (EM)

Estimación de la condición corporal en ovejas y cabras

Todo ovinocultor deberá estar conciente de la condición corporal (CC) de sus ovejas, a través de todo el ciclo de producción, éste deberá saber si sus ovejas están muy flacas, muy gordas o en condición óptima, para la etapa fisiológica en que se encuentren, empadre, gestación o lactancia.

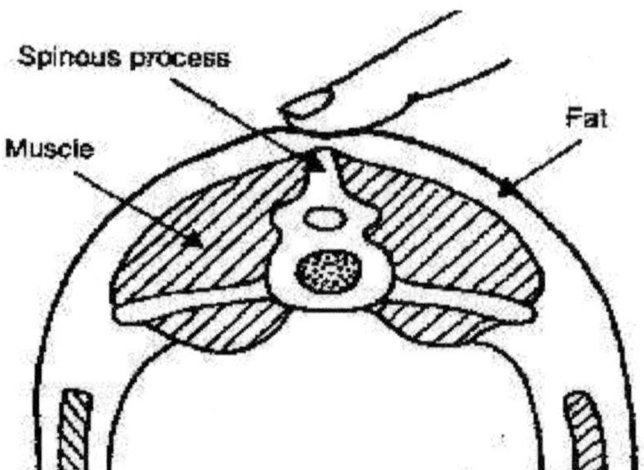

Figura 2. Palpación del proceso espinoso en el centro del lomo de la oveja; atrás de la última costilla y enfrente del hueso de la cadera (Adaptado de Thompson yMeyer, 2002).

El peso es el mejor indicador en una etapa dada, sin embargo, debido a que existe una gran variedad de tamaños y razas en ovinos, es muy difícil utilizar el peso vivo como estimador de la CC. La determinación de la CC describe el estado físico de la oveja, es conveniente y mucho mas exacto que una simple estimación a ojo; ya que éste representa una estimación real del estado metabólico de la misma.

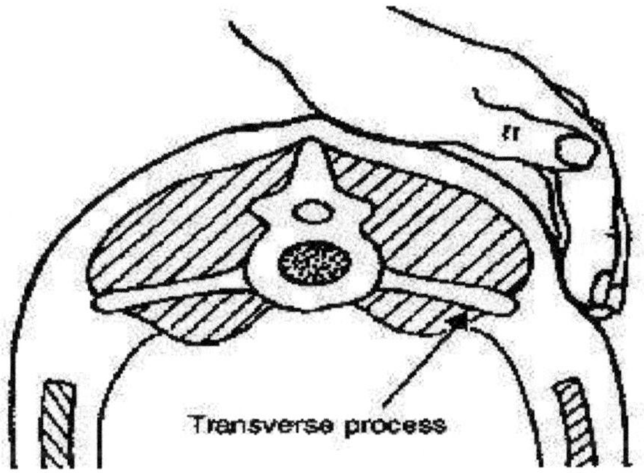

Figura 3. Palpación de las puntas del proceso transversal (Adaptado de Thompson y Meyer, 2002).

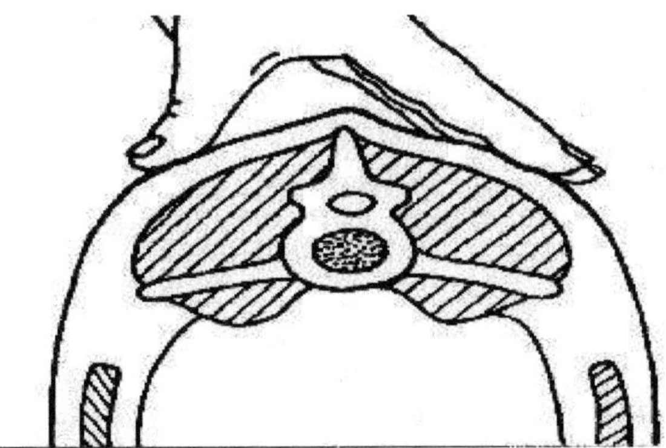

Figura 4. Palpación del llenado de músculo y la cubierta de grasa (Adaptado de Thompson y Meyer, 2002).

Una estimación de CC mide el desarrollo del músculo y de la grasa. La puntuación se basa en como se palpa la deposición de grasa y músculo sobre y alrededor de las vértebras en la región del lomo (Figuras 2 a 4). Además de la columna espinal central, las vértebras del lomo tienen una protrusión ósea vertical (proceso espinoso) y una protrusión transversal corta (proceso transversal). Estas dos protrusiones se palpan y se utilizan para de terminar la puntuación de condición CC de un individuo. En el Anexo 1, se presenta la escala de puntuación utilizada estimar la CC en ovejas (Thompson y Meyer, 2002).

EL MANEJO REPRODUCTIVO DEL MACHO Y LOS SISTEMAS DE PRODUCCION DE OVINOS Y CAPRINOS

Selección de machos para sementales

La selección de un semental deberá realizarse con todo el cuidado posible, ya que como se mencionó en líneas anteriores, de éste dependerá en buena proporción el comportamiento productivo del rebaño. Con experiencia, se podrán seleccionar sementales a simple vista, sin embargo, éste deberá estar apto para la reproducción en apariencia. La apariencia general del semental deberá ser masculina, fuerte y de huesos y extremidades gruesos, pero simétrico, ancho y de forma rectangular y con buenas masas musculares y observándose una forma rectangular, desde cualquier ángulo que se observe. Los aplomos representan el soporte del individuo, por lo tanto éstos deberán de ser fuertes y estar bien implantados en el cuerpo; de no ser así, el semental no podrá montar un buen número de hembras, ni podrá caminar grandes distancias en busca de hembras en estro. El lomo deberá de ser largo, ancho y fuerte y musculoso y recto; sin deformaciones como jorobas o depresiones en forma de hamaca. Los testículos deberán de tener un buen desarrollo para la edad del semental, los testículos no deberán presentar golpes ni laceraciones ni tampoco presentar diferencias de tamaño y posición; éstos deberán estar bien ubicados y colgantes, no tanto que pasen por debajo de los corvejones, ya que ello provocaría lesiones por arrastre. La piel del escroto deberá de ser gruesa y suelta, para permitir a los testículos retraerse y relajarse; la piel gruesa y suelta presenta una ventaja para el semental, ya que ello le permitiría una mejor producción de espermatozoides. La cabeza deberá ser de tamaño moderado con perfil convexo y grueso, muy masculina y con una buena inserción de cuello y hombros; el cuello deberá de ser grueso y musculoso, con o sin crin por debajo y por encima del cuello, o por debajo de la quijada (Dependiendo de la raza).

En resumen, el semental deberá de ser un animal armonioso de formas, pero con hueso grueso y masas musculares bien desarrolladas, cabeza masculina y cuello grueso y musculoso y bien insertado en los hombros; deberá tener buenos aplomos y menudillos y lomo grueso, ancho y largo. Los testículos deberán de ser colgantes, estar bien implantados y con buena cantidad de piel gruesa y suelta.

El semental no solo se deberá de seleccionar por su fenotipo y buena conformación y figura, sino que se deberá de seleccionar, siempre y cuando las condiciones lo permitan, por su habilidad para trasmitir su fenotipo y conformación a su descendencia; sobretodo, cuando se trata de su habilidad para trasmitir sus características productivas. Es decir, se deberán de seleccionar sementales probados por su capacidad genética para producir carne o leche o ambas características. Es necesario reconocer, que no se cuenta en México con un centro de pruebas y ni con un programa nacional de mejoramiento de ovinos, aunque ya se están realizando algunos esfuerzos en cabras de leche, por utilizar sementales probados por su producción, esto todavía no se logra en todo el país, que permita al productor seleccionar sementales en la forma mencionada anteriormente o que oferte sementales seleccionados por su capacidad productiva y no solamente por su fenotipo. Es muy importante reconocer también, que el productor deberá tener bien definidos los objetivos de su programa de mejoramiento y en base a ellos realizar la selección de su semental. Es decir, primeramente el productor deberá decidir en conjunto con el técnico, las prioridades y opciones de mejoramiento de su rebaño y en base a ellas optar por el mejor camino. Por ejemplo, se pueden seleccionar sementales por su color, tamaño, conformación, tipo de cabeza, etc., pero también se pueden seleccionar sementales por su capacidad de producir carne y/o leche y por su habilidad para trasmitir esa capacidad a su descendencia.

La producción de crías y la aportación de material genético al rebaño, dependerá en un 50% de la capacidad reproductiva de los moruecos. Si existe un solo macho en el rebaño, y si ese macho tuviera problemas para montar o para caminar, la producción de un ciclo completo se perdería. Por otro lado, un programa de manejo del morueco deberá contar como componente esencial, el examen periódico de la capacidad reproductiva del semental, ya que de ello dependerán los beneficios, a corto y a largo plazo. El principal beneficio a corto plazo, es la producción de corderos y permite concentrar las épocas de empadre y de pariciones. El principal beneficio a largo plazo radica en el posible mejoramiento genético del rebaño si se utilizan moruecos probados de alguna forma o para el carácter que se busca mejorar (González, 1997; 1998b).

REPRODUCCIÓN EN EL MORUECO

La edad y el peso a la pubertad

La pubertad en el macho ocurre cuando éste es capaz de entregar un eyaculado con suficientes espermatozoides vivos para que garantice una fecundación, o cuando pueda entregar un eyaculado para garantizar una gestación y que además sea capáz de realizar la monta y depositar el eyaculado en la vagina de la oveja. Otra manera de considerar la pubertad es cuando se detectan espermatozoides vivos en los túbulos seminíferos del testículo. El cordero de las razas de Pelo alcanza la pubertad al momento o antes que la hembra, se han encontrado espermatogonias y espermatocitos secundarios a los 150 días de edad en el macho, mientras que a los 160 días y un peso de 18 kg, se liberan las adherencias del prepucio; a los 180 días de edad ya se han encontrado espermatozoides mótiles en lúmen de los túbulos seminíferos. A los 270 días de edad y 23 kg de peso, se obtienen eyaculados de 2-3 billones de espermatozoides por ml. La época de nacimiento parece ser el factor determinante del momento de la pubertad, además de la época de nacimiento y el peso vivo, es de mas importancia la edad. Los corderos nacidos en marzo y mayo alcanzan la pubertad mas temprana (137 y 122 días) en relación a los nacidos en septiembre (215 días).

El ciclo reproductivo anual en el carnero de razas de Pelo

De manera similar a la estacionalidad de la reproducción en la oveja, la estacionalidad en el morueco, la estación representa un factor determinante en el manejo de programas reproductivos. La estacionalidad de la reproducción se ha estudiado solo parcialmente en las razas de Pelo, y a la fecha no se han encontrado evidencias directas que indiquen efectos de estación sobre la capacidad del macho para lograr la gestación en la oveja. Todavía existe menos información de efectos estacionales sobre la capacidad de empadre en un grupo de ovejas. Sin embargo, si se tiene evidencia de efectos de estación sobre la endocrinología de la reproducción en el carnero. Los niveles de testosterona se encuentran elevados de febrero a agosto y permanecen bajos de septiembre a enero; los patrones de secreción episódica de hormona luteinizante (LH) son similares a los de la testosterona, los niveles de LH se encuentran elevados durante marzo y septiembre.

Características seminales en carneros de razas de Pelo

La producción de semen y la espermatogénesis no han sido estudiados completamente en razas de Pelo, a pesar de ello, se ha encontrado que la época del año no afecta el volumen del eyaculado ni el líbido, y se han encontrado concentraciones bajas de espermatozoides durante la primavera y el verano. La motilidad se ve reducida durante épocas de temperaturas y humedades relativas altas. En el Cuadro 3, se resumen las características seminales de carneros Pelibuey mantenidos en climas tropicales; mientras que el Cuadro 4, presenta algunas de las mismas características de carneros Pelibuey durante los primeros años de vida del carnero.

El cuidado del semental previo al empadre y durante el año

El carnero es un animal que es relativamente mas fácil de manejar que la oveja, debido a la forma en que éste lleva a cabo sus funciones reproductivas.

Cuadro 3. Características seminales (Medias, dtm) en carneros Pelibuey mantenidos en clima tropical (Adaptado de Rojas R., 1997).

Método de Colección	Vagina Artificial	Electroeyaculación
Características		
Volumen (ml)	0.88 (0.3)	0.68 (0.3)
Concentración (ml)	6.75 (2.87) Billones	2.93 (2.78) Billones
Motilidad (%)	83 (10)	74 (20)
Anormalidades (%)	7.3 (3.6)	6.2 (4.3)
Espermatozoides vivos	88 (6)	84 (20)
Espermatozoides motiles	5.08 (3.2) Billones	1.80 (2.33) Billones

La oveja posee una actividad reproductiva de tipo cíclica, es decir, presenta ciclos estruales periódicos, si no es expuesta al carnero y queda gestante; mientras que éste presenta una actividad constante, la oveja produce óvulos en cada ciclo estrual y el macho produce espermatozoides en forma continua. Es decir, la espermatogénesis, la producción de espermatozoides ocurre continuamente, una vez que ocurrió la pubertad y no se detiene o interrumpe hasta que el carnero cesa su reproducción debido a la edad.

La espermatogénesis solamente se puede detener parcial o temporalmente, debido a accidentes o enfermedades. En otras palabras, lo anterior significa, que la oveja para quedar gestante, tiene que mostrar estro y ser cubierta por un morueco fértil, mientras que un morueco puede cubrir y fecundar a una oveja en cualquier momento de su vida reproductiva. Lo anterior, no quiere decir que los moruecos no requieran de cuidados y manejo, sino por el contrario, estos son los animales del rebaño que mas atención deben de recibir.

Preparación y manejo del macho en la programación de los empadres

El empadre o monta es una de las actividades de mayor importancia en una explotación pecuaria, ya que de ésta actividad dependerá el total de la producción; y consiste en juntar o aparear las hembras con uno o varios machos y lograr que éstos logren que las hembras queden gestantes. La época de monta o empadre en una explotación ovina o caprina deberá planearse de acuerdo a las características reproductivas de la raza y especies bajo explotación, los objetivos e infraestructura de la explotación, y regularmente épocas de empadre de 35-45 días, a intervalos de ocho meses son adecuadas para lograr buenas cosechas de corderos al nacimiento y destete. Desde luego, es importante considerar las características y demandas del mercado al planear las épocas de empadre, de tal manera, que la empresa oferte producto (Carne, pie de cría, leche) cuando mas lo demande el mercado.

Cuadro 4. Características seminales y testiculares en carneros Pelibuey durante los primeros años de vida reproductiva (Rojas R., 1997).

Características	Primer Año	Segundo Año	> Dos Años
Volumen (ml)	0.61	0.55	0.67
Concentración (ml)	1.6 billones	1.6 billones	2.8 billones
Motilidad (%)	59.0	59.0	71.0
Circunferencia Escrotal (cm)	19.1	23.2	25.9
Diámetro Testicular (cm)	7.3	8.5	9.4
Peso Testicular (g)	119.7	210.1	313.7

Es importante recordar que lo que regularmente determina la mejor época de empadre, será el método de alimentación de madres y crías, cuando la alimentación dependerá del pastoreo, lo mejor será planear las épocas de empadre de tal manera que los crías nazcan durante la temporada de mayor crecimiento de los pastos, para garantizar una buena tasa de sobrevivencia; claro está, sin olvidar los requerimientos del mercado, sin olvidar considerar diferencias en comportamiento reproductivo entre ovinos y caprinos.

Independientemente, del tipo de empadre (corto o largo, empadre continuo), el productor deberá de considerar al semental (o sementales) como huésped honorario del rancho y el mas importante; por o tanto, éste o éstos deberán de estar bajo observación continua en la explotación. Los sementales son animales que deberán de estar siempre en óptimas condiciones físicas y sanitarias y aptos para la reproducción. El semental expuesto a programas de empadre cortos, es un animal que deberá obtener tasas de gestación de 85-95 % en períodos de 30-35 días y con lotes de hasta 50 hembras y por lo tanto requerirá estar en óptimas condiciones corporales y de conformación. Es mucho mas barato mantener un semental en óptimas condiciones durante todo el año, que exponerlo a altas y bajas en alimentación, etc., y de esa manera ahorrar en alimentación, pero arriesgarlo a accidentes o enfermedades durante los periodos de monta. Los sementales deberán de evaluarse periódicamente, no solo para su condición corporal, sino también para su habilidad reproductiva, considerando su capacidad de montar y copular, apetito sexual o líbido, evaluación de semen y estar libre de enfermedades venéreas (Delgadillo *et al.*, 2004; González, 1998b; Mellado *et al.*, 2006b).

IMPORTANCIA Y EFECTOS DE ESTACION SOBRE EL COMPORTAMIENTO REPRODUCTIVO DEL MACHO Y EL MANEJO DE LA REPRODUCCIÓN EN LA HEMBRA

Los efectos de estación o de época del año sobre la reproducción se han estudiado tanto en ovejas, como en cabras (Delgadillo *et al.*, 2004; Fitzhugh y Bradford, 1983; González, 1997; Perón *et al.*, 1988; Segura *et al.*, 1996). En ovejas de razas de Lana, el efecto principal se ejerce sobre el establecimiento de la época de empadre, es decir, el fotoperiodo marca el principio y el fin de la época reproductiva (Legan y Karsch, 1979; 1980); de igual forma, lo mismo sucede en caras (Delgadillo *et al.*, 2002) y en ovejas de Pelo (González *et al.*, 1992).

En la oveja de razas de Pelo, se ha encontrado que existen ciertas diferencias sobre el comportamiento reproductivo a través del año, lo que significa, que éstas están sujetas a ciertos efectos estacionales. Sin embargo, evidencia indirecta, también indica que no es el fotoperiodo, el factor causante de esa estacionalidad; es muy posible que factores como la nutrición y manejo, sean los responsables de esa estacionalidad. Estudios sobre el comportamiento reproductivo y niveles hormonales en la oveja indican que éstos parámetros se reducen de enero a mayo, de manera similar en el carnero, los niveles hormonales también se reducen durante la misma época del año (Wildeus, 1991; Wildeus, 1997). Por que le interesa todo esto al productor? La razón es sencilla, como se mencionó anteriormente, no conviene tener empadres abiertos todo el año, por diversas razones, la mejor opción, será siempre utilizar empadres cortos y distribuidos a través del año; la información anterior sobre el comportamiento reproductivo y niveles hormonales permitirá al productor determinar la mejor época de empadre, desde el punto de vista de la reproducción de las ovejas y el carnero. En forma indirecta se puede asumir que la mejor época del año para empadre para la oveja, ésta también lo será para el carnero.

En el Cuadro 5, se presenta información sobre el comportamiento reproductivo de ovejas de Pelo (resultados combinados de las razas Pelibuey Blanco, Pelibuey Rojo y Blackbelly), días a estro, porcentaje de ovejas en estro y porcentajes de gestación.

Cuadro 5. Efecto de la época del año sobre el comportamiento reproductivo en ovejas de razas de Pelo mantenidas en clima tropical seco (González, 1999, González *et al.*, 2011).

Epoca del Año	Días en Empadre	Número de Ovejas	% Estro (N)	Días a estro (DT)	% Gestación*
Mar-Abr	40	38	76.3 (29)	16.9 (1.9)	65
Mayo-Jun	40	89	77.5 (69)	12.1 (1.2)	
Jul-Ago	58	111	74.8 (83)	16.8 (1.1)	77
Sep-Oct	40	59	77.7 (47)	9.6 (1.0)	
Oct-Nov	40	46	43 (93.5)	7.5 (1.7)	89.6

Como se puede observar, el porcentaje de ovejas en estro, los días a estro y el porcentaje de gestación varían de acuerdo a la época del año, los valores mas altos se encontraron hacia el final del año.

Es necesario complementar los resultados anteriores con información sobre la productividad de éstas ovejas. La información del Cuadro 5, indica en que independientemente de la época del año, el tiempo que la oveja tarda en mostrar estro es muy corto, la oveja de Pelo muestra una sincronización natural en respuesta a la presencia del morueco; para ello, las ovejas deberán de permanecer aisladas de carneros, cuando menos dos meses previos al empadre (Efecto "Macho"). Esta sincronización natural no se presenta cuando las ovejas y los carneros permanecen juntos todo el año (Flores, 1999).

Información adicional sobre el tema se presenta en los Cuadros 5 y 6, en dónde se observan resultados similares en trabajos realizados en el estado de Yucatán (Rojas, 1997) y otros realizados en el estado de Tamaulipas (González, 1999; González, 2000).

Los efectos de estación son de mayor importancia en la especie caprina y se manifiestan de manera mas determinante sobre el comportamiento reproductivo, ya que, las cabras presentan un parto al año, ya que son utilizadas para la producción de leche, lo mismo que para la producción de carne (Fitz et al., 2003; Mellado et al., 2006b; Rosales et al., 2006) y la producción especializada de leche de cabra. Lo anterior, también aplica una mayor presión sobre el como se seleccionan los machos cabríos, previo al empadre; ya que, estos, prácticamente, tendrían que garantizar la gestación de las cabras expuestas a empadre.

Cuadro 6. Presentación de estros en ovejas de razas de Pelo en diferente época del año y expuestas a carneros en empadres de 35 días (Adaptado de Rojas R., 1997).

	Agosto-Septiembre		Diciembre-Enero	
	Pelibuey	Blackbelly	Pelibuey	Blackbelly
0-17 Días (%)	72.4	64	85.9	90.0
17-35 Días (%)	27.6	36.0	14.1	10.0

Los efectos de estación, también se han estudiado en el macho cabrío (Delgadillo et al., 1992; 1994; Mellado et al., 2006ab), las cabras también son susceptibles dedel macho cabrío (efecto macho), así como de los efectos del fotoperiodo (Delgadillo et al., 2002; 2004), los cuales son determinantes, sobre el comportamiento reproductivo de la cabra y el macho cabrío.

Cuadro 7. Comportamiento productivo y reproductivo en ovejas de razas de Pelo empadradas durante diciembre-enero (Adaptado de Rojas R., 1997).

Característica	Pelibuey	Blackbelly
Ovejas servidas (%)	97.7	92.7
Ovejas paridas (%)	85.4	86.7
Prolificidad (Crías/oveja)	1.34	1.82
Peso al nacer (kg)	2.9	2.4
Peso al destete (kg)	9.6	9.8

Manejo del rebaño de cría

El manejo de la reproducción, y en especial, en el macho, merece especial cuidados y se le deberá de prestar la atención necesaria, para que los machos del rebaño estén siempre en óptima condición corporal y bajo inspección constante; ya que, la producción de corderos y la aportación de material genético del morueco al rebaño, dependerá en un 50 % de la capacidad reproductiva de los carneros sementales (González, 1998a; Umberger, 1996; 1997).

Por otro lado, un programa de manejo de moruecos deberá contar como componente esencial, el examen periódico de la capacidad reproductiva del semental, ya que de ello dependerán los beneficios, a corto y a largo plazo. A corto plazo, es el mencionado anteriormente, es decir, como el semental afecta directamente la producción de crías y segundo permite concentrar las pariciones en épocas de tiempo corto, en relación a la época de empadre (González, 1998a).

El beneficio principal a largo plazo consiste en el posible mejoramiento genético que ocurre en el rebaño al utilizar sementales que hayan sido probados de alguna forma o para el carácter que se busca mejorar. El interés final será siempre buscar la eficiencia reproductiva y productiva del rebaño y esto solo se logrará con una administración eficiente de la producción (González, 1998c).

En el manejo reproductivo eficiente de la oveja y la cabra interactúan una serie de factores, el principal es la condición corporal al empadre. Al suplementar antes de el empadre (*flushing*), se producirán de 10 a 20 crías mas, por cada 100 hembras bajo empadre. El *flushing*, mejora rápidamente la condición de la hembra, éste puede ser iniciado de 10 días a tres semanas antes de exponer del empadre. Se deberá de tener cuidado con la suplementación, ya que esta sólo se aplicará a hembras en condición corporal pobre, porque, de otra forma se corre el riesgo de cebar a estas en buena condición y esto afectaría negativamente el porcentaje de hembras en estro y las gestantes y no sería costeable. Tampoco sería recomendable aumentar el número de crías, si las hembras parieran en condición corporal pobre, de tal manera, que produjeran poca leche o carecieran de habilidad materna para garantizar los cuidados y la vida de los crías.

El tamaño de la hembra, la paridad y le edad afectan la producción de leche, esto significa que las hembras suplementadas y con excelente condición corporal estarán capacitadas para producir gemelos y éstos deberán ser crías fuertes y vigorosas. Por tanto, será preferible tener crías fuertes y sanas, aunque solo sea una, en lugar de dos crías débiles y con pesos bajos al nacer y al destete (Brown *et al.,* 1999; Greiner, 1999; Umberger, 1996; 1997).

Manejo de las hembras del destete al empadre

Una vez que las hembras destetadas son seleccionadas, se establece un programa de manejo, que incluya aspectos de sanidad, nutrición, reproducción, entre otras disciplinas, para seleccionar cuales de éstas van a formar parte del rebaño reproductor. A partir del destete, las crías seleccionadas deberán de ser manejadas, de tal manera que a partir del destete, cuenten con una disponibilidad constante de alimento y continúen siempre en constante aumento de peso, hasta que alcancen la pubertad y el primer estro. En observaciones de campo y en la literatura, se considera como factor determinante, el peso a la pubertad, éste deberá oscilar entre 25 y 35 kg, dependiendo de la especie y la raza.

Después de alcanzado el peso a la pubertad, la edad es un factor limitante, es conveniente separar del rebaño, en sistemas extensivos de producción, a las crías con el peso antes mencionado que sean muy jóvenes para quedar gestantes y permitirles madurar mas. Después de que las crías tienen la edad y peso para el empadre, es recomendable eliminar a las que no quedaron gestantes en su primer empadre. Los machos se manejan de manera similar a las hembras, al menos en lo que a alimentación se refiere; los machos que serán utilizados como sementales deberán estar bajo alimentación constante hasta su venta o su uso en el lugar de origen.

Manejo de los machos del nacimiento al destete

Es importante saber de antemano la época de parto de la hembra, para dedicarle mayor atención, tanto nutricional como de sanidad y con ello disminuir el porcentaje de mortalidad de las crías, debido a deficiencias nutricionales maternas. De la misma forma, suplementar a los machos a partir de los 15 días de nacidos (creep feeding), reduce la mortalidad de estos del nacimiento al destete y se aumenta así el porcentaje de destete, así como los kilogramos de macho destetado (Brown *et al.,* 1999; Greiner, 1999).

EL PAPEL DE LA ADMINISTRACIÓN EN LAS EMPRESAS OVINAS Y CAPRINAS

La administración se define como el proceso de planificación, dirección y control del comportamiento de todos los componentes de la empresa y de utilizar los recursos disponibles de la misma de forma óptima, para alcanzar las metas de producción establecidas (Hernández y Mireles, 1998; Stoner *et al.*, 1998). Por lo anterior, se entiende la importancia de la administración, en un mundo de grandes demandas y con recursos limitados (Hernández y Mireles, 1998). Para lograrlo, se requiere de un sistema de administración integral de los recursos, que resuelva los problemas y necesidades de un sistema de producción agropecuaria (McGraan, 1998).

La evaluación y supervisión deberá de aplicarse en todas las áreas de la empresa, en los recursos, las alternativas de uso de recursos, estos principios son aplicables a todo tipo de empresa (McGraan, 1998; Hernández y Mireles, 1998). Sin embargo, en las empresas agropecuarias y particularmente, en las pecuarias, es todavía mas notoria y significativa la implementación de sistemas administrativos modernos y eficaces y los resultados esperados de dicha implementación (Hernández, 2000).

Importancia de la administración en la empresa ovina y caprina: Criterios de evaluación

La administración integral incluye planificar la producción, organizar los recursos, dirigir las operaciones y el personal y vigilar la ejecución de la acciones correspondientes, es decir, administración de operaciones; en la Figura 3, se presenta un modelo de administración aplicable a una empresa agropecuaria, se ilustra como se dividen las acciones de la administración y se pueden incluir otras, de acuerdo a las necesidades de cada empresa.

La administración de operaciones es importante, por dos razones, se puede mejorar la productividad y con esto, el estado financiero de la organización y se pueden satisfacer las prioridades competitivas de los clientes.

La productividad representa la relación entre insumos y productos, es una medida de la eficiencia administrativa; en cuanto mejor sea el aprovechamiento de los recursos destinados a la producción, mayor será el producto y mayor será la eficiencia productiva y productividad (Koonts y O`Donnell, 1975; Stoner *et al.*, 1998).

Relación costo-beneficio de un producto

La noción contable de costos de producción y el beneficio de la empresa en el proceso de producción (rentabilidad de la empresa), está en el origen de los métodos de gestión por aplicar a la empresa agropecuaria, los métodos analíticos de la administración; la relación costo beneficio de un producto representa la utilidad o ganancia por cada peso invertido, a valor presente y se obtiene de dividir el ingreso neto sobre los costos totales. La relación costo-beneficio se ve afectada por ciertos factores, como, interdependencia de la producción, sensibilidad de los costos de producción a las condiciones del año, la relación de la producción con las variaciones de los diferentes ciclos de producción (Arciniega, 1984).

Punto de equilibrio de un producto

El punto de equilibrio es el punto de actividad que existe cuando los gastos (costos) son iguales a los ingresos, en ese momento, no existen pérdidas ni ganancias. El beneficio principal de realizar un análisis de punto de equilibrio, es aumentar el conocimiento sobre las interrelaciones de los factores que afectan las ganancias, especialmente el comportamiento de los costos sobre las unidades producidas; además, permite conocer el mínimo de ventas, capacidad y producción, necesarias para que la empresa pueda operar sin pérdidas, de acuerdo al nivel de productividad y eficiencia terminal de la empresa (Arciniega, 1984; Koontz y O'Donnell, 1975).

Retorno a la inversión

Existe una relación muy estrecha entre la utilidad neta y el capital invertido para una utilidad determinada y ésta relación constituye uno de los dos métodos más utilizados para medir la rentabilidad de la empresa. En este sentido, la relación entre la tasa de rendimiento y la inversión proporciona información que permitirá realizar comparaciones, tanto de las diferentes alternativas de inversión de capital, como de los rendimientos obtenidos por otras empresas similares y que tienen un grado de riesgo similar al de la empresa bajo análisis. Esta medida será, además, utilizada como indicador de la eficiencia de la administración y constituye el punto de partida para proyectar las utilidades (Ochoa, 1992).

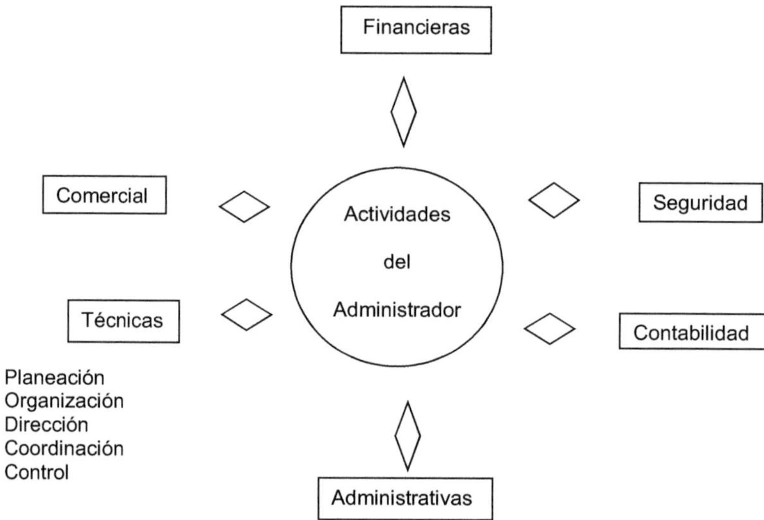

Figura 3. Estrategia operacional de una empresa agropecuaria y susceptible de uso para empresas ovinas y caprinas (Stoner *et al.*, 1998).

REQUERIMENTOS DE INFRAESTRUCTURA E INSTALACIONES PARA OVINOS CAPRINOS

La falta de infraestructura, cercos, corrales y otras instalaciones necesarias para la producción ovina y caprina representa un factor que interfiere con el manejo óptimo del rebaño y finalmente, con la productividad y eficiencia terminal de la explotación.

Los ovinos y caprinos, por sus hábitos de alimentación y pastoreo requieren mejores facilidades e instalaciones para su manejo. Las facilidades necesarias para una explotación de ovinos o caprinos deberán de incluir cercos, facilidades para manejo, alojamiento, alimentación, bebederos, entre otros.

Cuando la alimentación del rebaño depende en su totalidad del pastoreo, los cercos o lienzos deberán de ser del tipo y materiales propios para el caso, los buenos lienzos ayudarán al manejo y evitarán pérdidas de crías o animales adultos, por predatores o accidentes. Se recomienda construir los cercos con malla borreguera o gallinera de alambre (de 1.0 a 1.2 m de alto) y colocar alambre de púas arriba y debajo de la malla, los perros y coyotes buscarán escarbar por debajo de la malla de alambre; en casos alternos, cuando se trate de habilitar un cerco de bovinos para ovinos y caprinos, se recomienda intercalar 2-3 hilos de alambre de púas, entre los otros alambres, de tal manera que, los alambres queden espaciados a 10-12 cm; y si los postes están demasiado espaciados, se recomienda colocar separadores entre los postes. Se recomienda colocar uno o dos hilos de alambre de púas sobre la malla borreguera o un hilo de cerco eléctrico. Cuando se trate de cercos divisorios, se buscará utilizar cercos portátiles, los cercos eléctricos son prácticos en estos casos, aunque requieren el entrenamiento de los animales.

Es importante considerar el lugar donde pasará la noche el rebaño, si el rebaño pastará y permanecerá día y noche en el potrero, los cercos deberán de tener protección contra perros y coyotes, cuando menos; si los animales pasarán la noche en corrales, éstos deberán de tener también protección para los mismos animales y algunos otros animales carnívoros y predatores de hábitos nocturnos.

Una ventaja de los sistemas de producción de ovinos o caprinos, es que no requieren de instalaciones o equipo para alojamiento caro o vistoso, siempre y cuando se provea protección para la temporada de lluvias y la temporada de fríos; sobretodo, si éstas temporadas coinciden con la de partos. Las crías al nacer son muy susceptibles al frío y la humedad y hasta la edad de 3-4 semanas y deberán de contar con protección para ello, el clima que prevalece en la región durante la época de partos y los materiales disponibles en la misma, determinarán el tipo de construcciones de la explotación. Otro aspecto de consideración en la construcción de las instalaciones, es la dirección de los vientos predominantes, deberán de evitarse a toda costa lugares totalmente cerrados, obscuros, con corrientes de aire, lugares húmedos o inundables y con mal drenaje; se deberá de utilizar pisos suaves, de aserrín o de tierra. La distribución de espacios es otro factor a considerar en la construcción de instalaciones y los corrales, se deberá de considerar cuando menos de 2-3 m^2 de espacio por hembra parida con su cría; se deberán de tener corrales para acomodar de 10 a 15 hembras, durante la época de pariciones. Se podrían utilizar también corrales individuales durante la época de partos, la inversión en corrales para maternidad se amortiza, durante la primera temporada de uso solamente, de la diferencia en número de crías que se lograron salvar; se requiere una sola corraleta de 1.5 x 1.5 m por cada 5-6 hembras, una vez que se haya protegido a las crías durante la primera semana de vida, las madres se pueden alojar en grupos de 10, con sus crías, durante otra semana. Es conveniente tener a la mano tramos o paneles de corral de 3 o 6 m, de material ligero, para construir instalaciones portátiles y realizar labores y prácticas de manejo, como inyecciones, desparasitaciones, etc.

Las instalaciones y equipo para alimentación se podrían construir en la explotación, como comederos, bebederos, comederos trampa para corderos o canastillas para pastura o heno; sería conveniente antes de construir comederos, revisar los precios de los artículos en el mercado. El material para construir comederos, bebederos dependerá de la región y los requerimientos de uso y suplementación (para alimentar granos y heno y paja) de la explotación, animales adultos necesitan de 15 a 20 " por cabeza, mientras que animales jóvenes necesitan de 6 a 12 " de espacio linear en el comedero. El comedero deberá de estar a 8 " del suelo y deberá de tener un barrote encima para evitar que se metan los animales adentro del comedero y evitar que se tire el alimento, considerando un tamaño de 12 " de ancho y 12 " de altura; se deberá considerar un espacio de comedero de 3 y 6 " para animales jóvenes y adultos, respectivamente.

Se deberá procurar suplementar a las crías a partir de las dos semanas de edad, en comederos trampa, de tal manera que solamente los corderos puedan tener acceso al alimento, los comederos se pueden construir de varios materiales, madera o metal, puede ser un comedero de piso con rejas de madera encima de éste, con espacio suficiente para que el cordero pueda meter la cabeza, de 4 a 6 ", dependiendo del tipo y tamaño de corderos. También se deberá de considerar comederos para ofrecer sales y minerales a los animales adultos y a los jóvenes.

El agua fresca y limpia deberá de ser ofrecida a los adultos y jóvenes a libre acceso, un animal adulto consume hasta 10 litros de agua por día, se puede calcular un espacio de 30 cm de espacio de bebedero por cada 10 hembras; un bebedero automático deberá de ser suficiente para 25-30 hembras. La colocación de los bebederos es importante para economizar en la compra de éstos y el número requerido, también se deberá procurar colocarlos en lugares bien drenados y rodeados de piso de concreto, para evitar lodazales.

Otras facilidades y equipo que deberá de considerarse en una explotación ovina o caprina, entre éstas se incluyen una manga para cortar animales, con corrales auxiliares, cargadero, una manga con prensa, corrales, baños de inmersión y para patas y pezuñas (Brown *et al.*, 1999). También se deberá considerar, las instalaciones especializadas, cuando se trata de razas lecheras, tanto, caprinas, como ovinas; las cuales deberán de incluir, la sala de ordeño y los corrales de manejo, propios para el caso.

BIBLIOGRAFÍA

Agraz, G. y A. Abraham. 1984. Caprinotecnia I. Segunda edición. Editorial LIMUSA, México, D. F., pp. 739-754.

Agricultural Training Board. 1997. Artificial insemination of sheep, on farm semen collection and insemination. 75 p.

Andersson, L., C. S. Haley, H. Ellegren, S. A. Knott, M. Johansson, K. Andersson, L. Andersson-Eklund, I. Edfors-Lilja, M. Fredholm, I. Hansson, J. Håkansson and K. Lundström. 1994. Genetic mapping of quantitative trait loci for growth and fatness in pigs. Science 263:1771-1774.

Arciga C., S., A. Gómez V. y M. Huerta B. 1991. Comportamiento de borregos de Pelo alimentados con diferentes proporciones de rastrojo de maíz y grano de sorgo. IV Congreso Nacional de Producción Ovina. Pp. 19-21.

Arciniega N., C. C. 1984. La contabilidad en la empresa agropecuaria de bovinos. Trillas, México. 143 p.

Bell, A. B. 1995. Regulation of organic nutrient metabolism during transition from late pregnancy to early lactation. J. Anim. Sci 73: 2804-2819.

Berger, Y. M., A. Kabbali and G. E. Bradford (Eds.). 1989. Sheep production and management in a mediterranean climate: The agropastoral system of Morocco. U. S., A. I. D. University of California. 251 p.

Blood, D. C. 1974. Medicina Veterinaria; Editorial Interamericana; IV Edición; México D. F., pp 388-450.

Brown, D. T., C. F. Calvin and M. A. McCaan. 1999. Sheep Production in Georgia. http:/www.ces.uga.edu/pubcd/b879-w.htm. 33 p. Sitio visitado el 15 de febrero, 2018.

Brucelosis bovina; O. I. E: Office International des Epizooties; http://www.redvya.com/veterinarios/veterinarios/especialidades/bovino/enfermedades/Enfermedad03.htm. Sitio visitado el 15 de marzo, 2018.

Campylobacteriosis genital bovina; O. I. E, Office International des Epizooties; http://www.redvya.com/veterinarios/veterinarios/especialidades/bovino/enfermedades/Enfermedad04.htm. Sitio visitado el 15 de marzo, 2018.

Bullfield, G., Hill, W.G. and Haley, C.S. 1996. Building on genetics: the success of the UK's animal breeding industry. Roslin Institute Annual Report. Pp. 95-96, 65-70.

Bunge, R., D. L. Thomas and T. G. Nash. 1993. Performance of hair breeds and prolific wool breeds of sheep in Southern Illinois: Lamb production of F_1 ewe lambs. Journal of Animal Science 71:2012-2017.

Castillo R., H., J. M. Berruecos, L. J. Hernández, J. M. Pérez, A. J. López y R. Quezada. 1974. Comportamiento reproductivo del borrego Tabasco o Peliguey mantenido en clima tropical. XI Reunión Instituto Nacional de Investigaciones Pecuarias. P 16.

CEA (Centro de Estadística Agropecuaria). 2001. www.sagar.gob.mx/cea.htm. Centro de Estadística Agropecuaria (CEA), SAGARPA. Sitio visitado el 15 de marzo, 2018.

Cervantes V., R. 2006. Situación de la caprinocultura en Nuevo León. www.unionganaderanl.org.mx. Sitio visitado el 15 de junio de 2018.

Chemineau, P., Y. Cognie, Y. Guerin, P. Orgeur and G. C. Vallet. 1991. Training manual in artificial insemination in sheep and goats. FAO, Animal Production & Health Paper No. 83. 222 p.

Cruz L., C. 1999. Planeación de la producción y desarrollo del rebaño. Mem. Producción Sustentable de Ovinos Tropicales, Veracrúz, Ver. Pp. 19-28.

Delgadillo, J. A., G. Fitz R., G. Duarte, F. G. Véliz, E. Carrillo, J. A. Flores, J. Vielma, H. F. Hernández and B. Malpaux. 2004. Management of photoperiod to control caprine reproduction in the subtropics. Reprodtion, Fertility and Development 16:1-8.

Derivaux, J. 1976. Reproducción de los animales domésticos. Editorial Acribia, II Edición; Zaragoza, España; pp 409-465.

Dickerson, G. E. 1977. Crossbreeding evaluation of Finnsheep and some U. S. breeds for market lamb production. North Central Regional Publication No. 246, ARS, USDA, U. of Nebraska. 30 p.

Duarte O., A. 2003. Aplicación de herramientas Genéticas Moleculares en el Mejoramiento Genético de Ovinos. II Taller de de Ovinos de Pelo del Noreste de México. Universidad Autónoma de Tamaulipas, Cd. Victoria, Tamps. Pp.125-134.

Dzakuma, J. M., D. J. Stritzke and J. V. Whiteman. 1982. Fertility and prolifcacy of crossbred ewes under two cycles of accelerated lambing. Journal of Animal Science 54:213-220.

Ferrer, A., A. y J. A. Cuellar O. 2001. Evaluación de dos sistemas de engorda intensiva de corderos bajo condiciones de trópico húmedo. XI Congreso Nacional de Producción Ovina. Mérida, Yuc., México, Mayo.

Fitzgerald, J.A. and A. Perkins. 1994. Ram management to improve reproductive efficiency. In: Curso de Actualización de Ovinos, INIFAP-SARH, FES-C UNAM. 78-82.

Fitzhugh, H. A. and G. E. Bradford. 1983. Hair Sheep of Western Africa and the Americas: A genetic resource for the tropics, H. A. Fitzhugh and G. E. Bradford (Eds.), Westview, Boulder, CO, U. S. A. 319 p.

Flores C., J. A. 1999. El efecto macho y su aplicación en ovinos y caprinos. In: Etiología aplicada a las conductas reproductiva y maternal en rumiantes domésticos. Universidad Autónoma de Querétaro, Querétaro, Qro. Pp. 52-61.

Frandson, R. D. 1995. Anatomía y fisiología de los animales domésticos, 5ª Edición. Editorial Interamericana, México, D. F. 745 p.

Fujii, J., K. Otsu, F. Zorzato, S. de Leon, V. K. Khanna, J. Weiler, P. J. O'Brien and D. H. MacLennan. 1991. Identification of a mutation in the porcine ryanodine receptor that is associated with malignant hyperthermia. Science 253:448-451.

Gahne, B. and R. K. Juneja. 1985. Prediction of the halothane (Hal) genotypes of pigs by deducing Hal, Phi, Po2, Pgd haplotypes of parents and offspring: Results from a large-scale practice in Swedish breeds. Anim. Bld. Grps. Biochemistry and Genetics 16:265.

Galina Hidalgo, C. 1998. Reproducción de los animales domésticos; Editorial Limusa; I Edición; México, D. F; 1998; pp 211-219.

Galina, M. A., R. Morales, E. Silva and B. López. 1996. Reproductive performance of Pelibuey and Blackbelly sheep under tropical management systems in México. Small Ruminant Research 22:31-37.

Gama, L. T., C. Smith and J. P. Gibson. 1992. Transgen effects, introgression strategies and testing schemes in pigs. Animal Production 54:427.

Garcia G., M. 2004. Manual de manejo de la reproducción en ovejas y cabras. Centro de Mejoramiento y Reproducción Ovina y Caprina de Guanajuato. 35 p.

Glimp, H. A. 1991. Nutrition of the ewe. In: D. C. Church (Editor), Livestock Feeds and Feeding, Third Ed. Prentice-Hall, Inc. Englewood Cliffs, NJ, U. S. A.

Gomez-Raya, L. and J. P. Gibson. 1993. Within-family selection at an otherwise unselected locus in dairy cattle. Genome 36:433.

González Reyna, A. 1977. Reproduction of Peliguey sheep in the mexican tropic. Tesis de M. Sc., Utah State University, Logan, UT, E. U. A. 103 p.

González R., A. 1997. Reproducción en ovinos de pelo en el trópico mexicano. IX Congreso Nacional de Producción Ovina. Pp. 294-319.

González R., A. 1998a. Los sistemas de producción ovina en México: Estado actual y perspectivas. Memorias, III Foro de Análisis de los Recursos Genéticos: Ganadería Ovina, Caprina, Porcina, Avícola, Apícola, Equina y de Lidia, SAGAR. Pp. 205-218.

González R., A. 1998b. El manejo reproductivo del carnero y los sistemas de producción animal. II Simposio de Ovinos de Pelo en Tamaulipas. INIFAP, Cd. Victoria, Tamps., octubre. Pp. 13-23.

González, R., A. 1998c. Los sistemas de producción de ovinos de Pelo en México: Relación con ovinos de Lana y perspectivas para el año 2000. Simposio Internacional: La Ovinocultura en México hacia el año 2000. Querétaro, Qro., diciembre. 18 p.

González R., G. A. 1999. Efecto de la época de empadre y la introducción del macho sobre el comportamiento estrual, duración de la gestación y prolificidad en ovejas. Tesis M. C., Universidad Autónoma de Tamaulipas, Cd. Victoria, Tamps., México. 85 p.

González R., A. 2000. Evaluaciones de comportamiento reproductivo en ovinos de razas de Pelo en las regiones tropicales de México. V Curso, Bases de la Cría Ovina, Asociación Mexicana de Técnicos Especialistas en Ovinos, Universidad Autónoma Chapingo, Texcoco, Edo. de México.

González R., A. 2002a. El manejo integral de la reproducción en ovinos de Pelo en el Noreste de México. Curso de Capacitación y Entrenamiento Técnico en Sistemas de Producción de Bovinos, Ovinos y Caprinos. Universidad Autónoma de Tamaulipas, Gobierno de Tamaulipas. 17 p.

González Reyna., A. 2002a. El manejo integral del rebaño en ovinos de Pelo en México. I Curso Taller de Ganadería Ovina, CBTa 83. Gómez Farías, Tamps. Pp. 39-60.

González R., A., J. de Alba and W. C. Foote. 1983. Reproduction in Peliguey sheep. In: Hair sheep of Western Africa and the Americas: A genetic resource for the tropics, H. A. Fitzhugh and G. E. Bradford (Eds.). Westview Press, Boulder, CO, U. S. A. Pp. 75-78.

González, A., B. D. Murphy, J. de Alba M. and J. G. Manns. 1987. Endocrinology of the postpartum period in the Pelibuey ewe. Journal of Animal Science 64:1717-1724.

González, A., B. D. Murphy, W. C. Foote and E. Ortega. 1992. Circannual estrous variations and ovulation rate in Pelibuey ewes. Small Ruminant Research 8:225-232.

González-Reyna, A., B. D. Murphy and E. Ortega-Rivas. 1990. Factors determining the reproductive potential of Pelibuey sheep: Effects of season and parturition on reproductive performance, In: Livestock Reproduction in Latin America. International Atomic Energy Agency, Viena, Austria. pp. 335-350.

González, A., W. C. Foote, B. D. Murphy and E. Ortega. 1992a. Seasonal variations in circulating testosterone and luteinizing hormone in Pelibuey lambs. Small Ruminant Research 8:233-242.

González, A., B. D. Murphy, W. C. Foote and E. Ortega. 1992b. Circannual seasonal variations in estrous cyclicity and ovulation rate in Pelibuey ewes. Small Ruminant Research 8:225-232.

González R., A., J. Valencia M., W. C. Foote and B. D. Murphy. 1991. Hair sheep in México: Reproduction in the Pelibuey or Tabasco sheep. Animal Breeding Abstracts 59:509-524.

Greiner, S. 1999. Sheep Update. http//www.ext.ext.vt.edu/news/periodicals/ livestock/aps-99_/01/aps-0011.html. Sitio visitado el 15 de junio de 2018.

Gutiérrez O., E. 2000. Alimentos y alimentación del rebaño ovino. In: Memoria, Primera Jornada Técnica de Ovinocultura, AGLOZCT, UAT, Cd. Victoria, Tamps., febrero, pp. 3-18.

Gutiérrez O., E., R. E. Solis, G. J. Landa y A. Tapia V. 1995. Efecto de la suplementación energética y con proteína sobrepasante en borregos y cabras pastoreando ryegrass y estrella africana. Avances de Investigación, CIA-Facultad de Agronomía, Universidad Autónoma de Nuevo León, Marín, N.L. Pp. 26-27.

Hafez, E. S. E. (Editor). 1989. Reproducción e inseminación en animales. Interamericana, McGraw Hill, México. 694 p.

Haley, C. and P. Visscher. 2000. DNA markers and Genetic Testing in Farm Animal Improvement. Current Applications and Future Prospects. In Depth Review Pp. 28-39.

Harold M. Farrell, Jr. 1999. Milk, composition and synthesis. Encyclopedia of Reproduction, Vol 3., E. Knobil (Ed.), pp 256-263.

Hernández A., H. 2000. La administración de empresas en sistemas de producción de ovinos de Pelo. Primera Jornada Técnica de Ovinocultura, Asociación Ganadera Local de Ovinocultores de la Zona Centro de Tamaulipas, Universidad Autónoma de Tamaulipas, Cd. Victoria, Tamps. Pp. 19-32.

Hernández, H. y M. Mireles. 1998. El proceso administrativo en ranchos ganaderos. Memorias, Taller de Ganadería de Bovinos de Carne del Norte de México y Sur de Texas. Cd. Victoria, Tamps., México, febrero, pp. 91-97.

Hodge, R. W. 1966. The apparent digestibility of ewe's milk and dried pasture by young lambs. Australian Journal of Experimental Agriculture and Animal Husbandry 6:139-144.

Hospital, F., C. Chevalet and P. Mulsant. 1992. Using markers in gene introgression breeding programs. Genetics 132:1199.

INEGI Instituto Nacional de estadística e Informática. 1999. Anuario estadístico de Producción Pecuaria. http://www.inegi.gob.mx/. Sitio visitado el 15 de julio, 2018.

INEGI Instituto Nacional de estadística e Informática. 2000. Anuario estadístico de Producción Pecuaria. http://www.inegi.gob.mx/. Sitio visitado el 15 de julio, 2018.

INEGI. 2002. http//:www.INEGI.gob.mx.Sitio visitado el 15 de julio, 2018.

Iñiguez, L. C., R. L. Quaas and L. D. Van Vleck. 1986. Lambing performance of Morlam and Dorset ewes under accelerated lambing systems. Journal of Animal Science 63:1769-1778.

Jahn, G.A. Rastrilla, A.M. and Deis, R.P. 1993 Correlation of growth hormone secretion during pregnancy with circulating prolactin in rats. Journal of Reproduction and Fertility 98: 327-333.

Jiménez, J. M. L., G. T. Oviedo F. y V. C. Hernández V. 1992. Evaluación de una engorda intensiva de ovinos. V Congreso Nacional de Producción Ovina. Pp. 293-296.

Jungerman, P. F. 1977. Micologia Médica Veterinaria; CECSA; I Edición, México D.F., pp 95-107.

Kashi, Y., Hallerman, E. and Soller, M. 1990. Marker-assisted selection of candidate bulls for progeny testing programmes. Animal Production 51:63.

Khan, K., H. H. Meyer and J. M. Thompson. 1992. Effect of pre-lambing supplementation and ewe condition score on lamb survival and total weight of lamb weaned. Proceedings, Western Section, American Society of Animal Science 43:175.

Knott, S. A., L. Marklund, C. S. Haley, K. Andersson, W. Davies, H. Ellegren, M. Fredholm, B. Hoyheim, I. Hannsson, K. Lundstrom, M. Moller and L. Andersson. 1998. Multiple marker mapping of quantitative trait loci in an outbred cross between wild boar and Large White pigs. Genetics 149:1069-1080.

Koontz, H. y C. O'Donnell. 1975. Elementos de Administración Moderna. McGraw Hill, México. 455 p.

Legan, S. J. and F. J. Karsch. 1979. Neuroendocrine regulation of the estrous cycle and seasonal breeding in the ewe. Biology of Reproduction 20:74-85.

Legan, S. J. and F. J. Karsch. 1980. Photoperiodic control of seasonal breeding in the ewe: Modulation regulation of the negative feedback action of estradiol. Biology of Reproduction 23:1061-1068.

Legates, J. E. and E. J. Warwick. 1990. Breeding and Improvement of Farm Animals. 8th Edition, McGraw-Hill, New York, U. S. A., 342 p.

Lincoln, G. A. and R. V. Short. 1980. Seasonal breeding: Nature's contraceptive. Recent Progress in Hormone Research 36:1-25.

Mackinnon, M. J. and M. A. J. Georges. 1998. Marker-assisted pre-selection of young dairy sires prior to progeny testing. Livestock Production Science 54:229-250.

Mancilla, D. F., C., M. A. Ochoa C., J. Urrutia M. y E. Morales T. 1992. Corderos destetados precozmente alimentados con grano entero. V Congreso Nacional de Producción Ovina pp. 78-81.

McGraan, J. 1998. Administración de ranchos como negocio y su economía en el Sur de Texas. In: Memorias Taller de Bovinos de Carne del Norte de México y Sur de Texas. Cd. Victoria, Tamps, México, febrero. Pp. 83-90.

Mellado, M., Pastor, F. y J. Mellado. 2006a. Relación entre la calidad del semen y la dieta de machos cabríos en agostadero. www.buscagro.com. Sitio visitado el 15 de julio, 2018.

Mellado, M., L. Olivares, R. López y J. Mellado. 2006b. Influencia de la lactancia, peso corporal y reservas de lípidos a la fecundación sobre el comportamiento reproductivo de cabras en agostadero. www.buscagro.com. Sitio visitado el 15 de julio, 2018.

Ochoa S., G. A. 1992. Administración Financiera. I. Universidad, México. Ed. Alhambra Mexicana. 273 p.

Olazarán J., S., J. Ruíz R., G. Ortiz O., H. Castillo R. y J. Lagunes L. 1991. Crecimiento de borregos Suffolk X Dorset X Pelibuey en pastoreo. I. Crecimiento pre y postdestete. Reunión Nacional de Investigaciones Pecuarias. P. 5.

Partida de la P., J. A. y L. Martínez R. 1991. Crecimiento de ovinos Pelibuey: Sus cruzas con Suffolk o Dorset en estabulación, clima templado. IV Congreso Nacional de Producción Ovina. Pp. 125-126.

Perón, N., T. Lima y J. L. Fuentes. 1988. Algunas características del ganado ovino Pelibuey de Cuba. Mejoramiento Animal, Boletín de Reseña, CIDA. La Habana, Cuba. 19 p.

Perón, N., T. Limas y J. L. Fuentes. 1991. El ovino Pelibuey de Cuba: Revisión bibliográfica de algunas características productivas. World Animal Review 66(1):32-39.

Quittet, E. 1986. La cabra. Guía práctica para el ganadero. Ediciones Mundi- Prensa, México, D. F., pp. 71-78.

Rivas, R., F. G. Véliz, U. Cruz C., H. Hernández, J. Vielma, J. A. Flores, G. Duarte, E. Carrillo, B. Malpaux y J. A. Delgadillo. 2006. Respuesta sexual en cabras sin la presencia continua del macho cabrío. www.buscagro.com. Sitio visitado el 15 dde julio, 2018.

Robinson, J. J. 1988. Energy and protein requirements of the ewe. In: Haresign W. and D. J. A. Cole (Editores), Recent Developments in Ruminant Nutrition 2. Butterworths, Londres. Pp. 365-382.

Rodríguez Ch., M. A. y G. Vázquez G. 1991. Comparación económica de dos raciones durante el período postdestete en ovinos Pelibuey. IV Congreso Nacional de Producción Ovina pp. 63-65.

Rojas R., O. 1997. Diferentes tipos de empadre y manejo del semental en ovinos. I Simposio de Ovinos de Pelo en Tamaulipas, Cd. Victoria, Tamps., pp. 25-33.

Rosales N., C. A., J. Urrutia M., H. Gómez V., M. O. Díaz G. y B. M. Ramírez A. 2006. Influencia del nivel de la alimentación en la actividad reproductiva de cabras criollas durante la estación reproductiva. Técnica Pecuaria en México 44(3):399-406.

Rothschild, M. F., C. Jacobson, D. Vaske, C. Tuggle, I. Wang, T. Short, G. Eckardt, S. Sasaki, A. Vincent, D. McLaren, O. Southwood, H. van der Steen, A. Mileham and G. Plastow. 1996. The estrogen receptor locus is associated with a major gene influencing litter size in pigs. Proceedings of the National Academy of Science 93:201-205.

Russel, A. 1991. Body condition scoring of sheep. In: E. Boden (Ed.), Sheep and goat practice. Bailliere Tindall, Phiiladelphia, PA, U. S. A. p 3.

Schoeman, S. J. and R. Burger. 1992. Performance of Dorper sheep under an accelerated lambing system. Small Ruminant Research 9:265-281.

Segura C., J., L. Sarmiento y O. Rojas. 1996. Productivity of Pelibuey and Blackbelly ewes in Mexico under extensive management. Small Ruminant Research 21:57-62.

Shelton, M. 1991. Hair sheep production under temperate and tropical conditions. In: Hair Sheep Research Symposium. Pp. 65-84.

Shrestha, J. N. B., D. P. Heaney and R. J. Parker. 1992. Productivity of three synthetic Arcott sheep breeds and their crosses in terms of 8-mo breeding cycle and artificially reared lambs. Small Ruminant Research 9:283-296.

SIAP. Servicio de Información y Estadística Agroalimentaria. 2002. http://www.siea.sagarpa.gob.mx/integra/indexAnuest2.html. Sitio visitado el 15 de mayo, 2017.

Smith, C. 1967. Improvement of metric traits through specific genetic loci. Animal Production 9:349.

Stoner, J. A. F., R. E. Freeman y D. R. Gilbert Jr. 1998. Administración. Prentice Hall, México. 688 p.

Swenson M. J. y W. Reece. 1999. Fisiología de los animales domésticos de Dukes. 2ª edición. Ed. Limusa, México, D. F., 568 p.

Theriez, M. 1991. Nutrition of the ewe. In: D. C. Church (Editor), Livestock Feeds and Feeding. Prentice-Hall, Englewood Cliff, N. J., U. S. A.

Thompson, J. M. and H. Meyer. 2002. Body condition scoring of sheep. Department of Animal Science, Oregon State University. Corvallis, OR, U. S. A., 4 p. http://www.orst.edu/dept/animal-sciences/bcs.htm. Sitio visitado el 15 de mayo, 2016.

Tuberculosis bovina; O. I. E, Office International des Epizooties. http://www.redvya.com/veterinarios/veterinarios/especialidades/bovino/enfermedades/Enfermedad05.htm. Sitio visitado el 15 de marzode 2018.
Umberger, H. S. 1996. Sheep Grazing Management. http:/www.ext.vt.edu/ pubs/sheep/410-366/410-366.html. Sitio visitado el 15 de mayo, 2017.
Umberger, H. S. 1997. Management Strategies for improved fall-lambing. http://www.ext.vt.edu/pubs/sheep/410-365/4-365.html. Sitio visitado el 15 de mayo, 2017.
Valencia Z., M., M. Heredia A. y E. González P. 1981. Estacionalidad reproductiva en hembras Pelibuey. VIII Reunión Asociación Latinoamericana de Producción, Animal Production F48.
Villanueva, B., R. Pong-Wong and J. Woolliams. 2002. Marker assisted selection with optimized contributions of the candidates to selection. Genetic Selection and Evolution 34:679-703.
Visscher, P. M. and C. S. Haley. 1998. On the efficiency of marker assisted introgression. Animal Science 68:59-68.
Visscher, P. M., C. S. Haley and R. Thompson. 1996. Marker assisted introgression in backcross breeding programs. Genetics 144:1923.
Wildeus, S. 1997. Hair sheep genetic resources and their contribution to diversified small ruminant production in the United States. Journal of Animal Science 75:630-640.
Willis, M. B. 1991. Dalton's introduction to practical animal breeding. Third Edition.
Wildeus, S. 1991. Proceedings, Hair sheep research symposium. The University of the U. S. Virgin Islands, St. Croix, U. S. V. I., U. S. A. 362 p.
Youngs, C. R. 1997. The reproduction of sheep, Training Handouts, Iowa Sate University, Ames, IO, U. S. A. Mimeo. 59 p.
http://www.coviello.co.uk/vendeem
http://www.texel.co.uk/breed
http://www.bleudumaine.com.uk/about
http://www.ni-agriculture.com
http://www.inapg.inra.fr/dsa
http://www.albertasheep.com/canadianarcott
http://www.agr.gov.sk.ca/docs/livestock

S IV-9

MANEJO Y PRODUCCIÓN CAPRINA EN TAMAULIPAS, MÉXICO

Froylán A. Lucero M.1, José F. Vázquez A.2, Arnoldo González R.1 y Francisco J. Trejo M.3
1 Universidad Autónoma de Tamaulipas, 2 Universidad Autónoma del Estado de México, 3 Unión Ganadera Regional de Tamaulipas

INTRODUCCION

Desde su domesticación, de hace casi 10,000 años, la cabra ha sido una excelente fuente de carne roja y magra, para consumo humano, desde entonces su demanda y consumo han ido en aumento. La producción de carne de cabra es global y por tanto su consumo, en gran parte debido a su adaptación a medios ambientes diversos, fácil manejo y tasas productivas altas. La población mundial rebasa los 600 millones de cabezas y se encuentran distribuidas principalmente en los países subdesarrollados de las regiones tropicales y subtropicales; la especie caprina proporciona aproximadamente el 4 % de la producción mundial de carne. La especie caprina es muy variada, comprende mas de 300 tipos y/o razas, para la producción de carne, leche, pelo y piel; con algunos tipos especializados para producción de carne, leche o pelo, claro también existen tipos de doble propósito, principalmente carne y leche.

La explotación de cabras ha estado tradicionalmente ligada a los países subdesarrollados y pobres del mundo y de igual manera a los sectores de la población también mas pobres (Casi el 30 % de la población caprina mundial está en manos de ésta población) y la tendencia actual es hacia el aumento de ésta proporción, debido principalmente a las tendencias económicas globales, pero en gran parte también a que los rumiantes pequeños (Ovinos y caprinos) han demostrado ser mas eficientes, adaptables y productivos que los rumiantes mayores (Bovinos).

La población nacional de caprinos apenas rebasa los 10 millones de cabezas, los estados del Centro y el Norte del país poseen la mayoría de la población; la población del estado de Tamaulipas es de alrededor de 250,000, y ocupa el décimoquinto lugar nacional en producción de animales en pie y carne de cabra. La mayor concentración de cabras (Mas del 60 %) se ubica en los municipios secos del norte-centro y oeste del estado (Jaumave, Tula, Miquihuana, Méndez, Burgos, Bustamante), bajo situaciones de explotación extensiva.

La calidad de la carne de cabra es muy buena, solamente la carne de pollo y ternera la superan en calidad y contiene menos grasa que la carne de cerdo, res y oveja; por lo que representa una fuente de proteína animal de muy buena calidad para la dieta de los pobladores de regiones tan pobres, que en ocasiones no cuentan con alternatias de alimentación.

Por otro lado, la carne no es el único producto aprovechable de la cabra, la leche de cabra también es de muy buena calidad y representa una alternativa mas de ingresos. Los objetivos del presente curso son presentar las bases de la cría de cabras en ciertas áreas estratégicas para la población, principalmente con enfoques de intensificación e integración de los sistemas de cría de la región.

LOS SISTEMAS DE PRODUCCIÓN DE CABRAS EN MÉXICO

Las cabras se han explotado bajo una gran variedad de climas y de situaciones de manejo, desde los tipos extensivos con pastoreo extensivo en agostaderos y ausencia total de manejo, hasta los intensivos, bajo confinamiento total; tradicionalmente, los sistemas intensivos tienen como producto principal la leche, la producción de carne se basa en la venta del cabrito de 30-40 días de edad y animales adultos de deshecho, mientras que la producción de los sistemas extensivos se basa en la combinación de leche y cabrito, aunque la primera en mucho menor escala. Existen varias formas de describir los sistemas de producción, regularmente se clasifican como extensivos, semi-extensivos o extensivos y de acuerdo al nivel de desarrollo de los mismos, como sistemas mejorados o tradicionales; aunque la clasificación dependerá de las carácterísticas que prevalecen en cada región en particular y se podrían incluir algunas otras subclases, dentro de los sistemas mencionados.

Algunas de las características de los sistemas de producción de cabras en el mundo, desde el punto de vista socio-económico se presentan en el Cuadro 1. Los sistemas de producción de cabras en México se pueden clasificar desde el punto genético en tres tipos principales. El primer tipo comprende los rebaños de razas especializadas, estos son sistemas especializados en la producción de leche, con niveles altos de insumos y tecnología (Estabulación total, alimentación en pesebre y ordeño mecánico), se ubican en regiones de tierras agrícolas con irrigación. Las razas predominantes son la Alpina Francesa, Anglo Nubia, Saanen y Toggenburg, estas fueron desarrolladas en base a cruzamientos absorbentes con machos importados (Principalmente de Estado Unidos) y cabras criollas; la otra raza utilizada es la Granadina, que se desarrolló a partir de animales de fenotipo similar a la raza española del mismo nombre. Este tipo de explotaciones predomina en la región del Altiplano Central y el Bajío, con algunos rebaños aislados en otras regiones del país.

El segundo tipo incluye cabras locales o nativas, originadas de las cabras introducidas por los españoles, éstas cabras se denominan "Criollas". Son cabras con una gran variación en fenotipo, sobretodo en colores y tallas y que no cuentan con un patrón definido de una raza; el objetivo principal de su explotación es la carne bajo condiciones adversas y extensivas de explotación; se localizan principalmente en regiones indígenas del Sur de México, en regiones aisladas y de escazos recursos.

El tercer tipo comprende los rebaños de cabras mestizas desarrollados de cruzamientos de cabras criollas con machos puros o cruzados de razas especializadas. Los animales con características de razas Alpina y Nubia son los mas frecuentemente observados; rebaños con características de la raza Nubia, son explotados bajo condiciones extensivas, éste tipo de sistema se localiza en el Centro y Norte del país, para producción de cabrito y carne para birria.

MANEJO INTEGRAL DEL REBAÑO

La explotación comercial de una especie como la cabra deberá cumplir objetivos de producción, sostenibilidad y conservación de los recursos y el medio ambiente y al mismo tiempo mejorar las condiciones socioeconómicas de los propietarios; en pocas palabras, producir el máximo a costo mínimo, sin afectar los recursos y el medio ambiente. De los factores que afectan la producción, uno de los principales es el manejo integral del rebaño, las prácticas de manejo que se recomiendan para las especies domésticas, como la cabra, deberán estar encaminadas a proveer las mejores condiciones para que las cabras muestren su máximo potencial de producción. Debido en parte, a que la producción depende principalmente del comportamiento de las hembras, se deberá prestar especial atención al menajo de las hembras; en especial durante el empadre, la gestación, el parto y la lactancia.

El manejo de la cabra durante el empadre

La época o temporada de empadre es uno de los componentes mas importantes de un sistema de producción de pequeños rumiantes, el éxito o el fracaso de la producción dependerá de cómo se llevó a cabo el empadre. El empadre se puede realizar en forma contínua o en forma programada y temporal o estacional. Cuando los machos permanecen con las cabras durante todo el año, si dice que es un empadre contínuo; mientras que cuando los machos permanecen con las cabras durante períodos cortos de tiempo, se dice que los empadres son programados o controlados. La decisión de que tipo de empadre elegir, dependerá de los objetivos del sistema de producción, tipo de alimentación y manejo del rebaño. Por otro lado, será necesario prestar atención detallada a factores como la alimentación y la condición corporal de las cabras, durante 3-4 semanas antes del empadre y también será necesario realizar una evaluación de la condición corporal y habilidad de monta de los sementales, antes del empadre.

El empadre contínuo permite obtener crías durante casi todo el año o durante una buena parte de éste, siempre y cuando las cabras en la explotación no sean estacionales en sus hábitos reproductivos. Por otro lado, el empadre programado permite al productor obtener crías en ciertos períodos de tiempo y del año; dependiendo de cuando se programaron los empadres; también permitirá establecer programas de manejo de todos tipos, sabiendo de antemano, el tiempo aproximado de gestación y parto de las cabras. La cabra es un animal de actividad reproductiva estacional y por lo tanto, aún cuando se maneje bajo empadre contínuo, la producción al menos en parte será estacional. En cierta forma y dependiendo del sistema de producción, el empadre programado ofrece mayores ventajas para el productor, al menso en los siguientes aspectos, aumento en la producción anual de cábritos, se aumenta la eficiencia del uso de alimento, instalaciones y mano de obra, aumento la eficiencia de uso de los sementales, programar la producción en base a necesidades del mercado y permite producir camadas uniformes de cabritos.

Se recomienda desparasitar (Contra parásitos externos, intestinales y pulmonares), vitaminar (Aplicar vitaminas A, D, E y complejo B) y aplicar una fuente de calcio y fósforo (Catosal o Parfosal) antes de cada empadre, durante la sequía y sobretodo durante las épocas cuando no se tenga idea del nivel de ingestión de vitaminas de los animales.

El manejo de las cabras durante la gestación y parto

La etapa siguiente al empadre, es la gestación, ésta es la etapa de crecimiento y desarrollo de la cría o las crías que crecen en el vientre de la cabra; la gestación en la cabra varía de 145 a 155 días y durante los primeros 100 días de la gestación, los cuidados de las cabras son mínimos.

En cambio, durante los últimos 50 días de la gestación, la cabra requiere de mayores cuidados y especialmente, mejor aimentación, porque, es durante ésta etapa cuando ocurre el mayor crecimiento de las crías. Se recomienda realizar una serie de actividades para el manejo de las cabras durante la gestación, como:

- Identificar y separar las cabras gestantes, ésta práctica se puede realizar seleccionando a ojo las cabras que muestran signos de estar gestante, como unbre y vientre abultados,

- Manejar el lote de cabras gestantes en forma separada, proporcionarles agua y minerales a libre acceso y evitar el manejo excesivo,
- Vacunar y desparasitar antes del parto y se podría vacunar también,
- Suplementar con un concentrado protéico y energético.

Cuadro 1. Clasificacion socio-economica de los sistemas de produccion de cabras.

Tipo de Sistema	Sistemas Mejorados	Sistemas Tradicionales
Extensivo	Características del área: Alejadas de centros urbanos, suelos de baja fertilidad, pastoreo extensivo; Características de Manejo:	
	1. Uso moderado de insumos, 2. Pastoreo en residuos de cosechas, 3. Producción de leche es baja, solo se vende el queso.	1. Bajo o nulo uso de insumos, 2. Orientado hacia la subsistencia, 3. Prod. de leche para uso familiar, 4. Enfatiza cantidad, no calidad.
Semi-extensivo	Características del área: Alejadas de áreas urbanas, varias alternativas para uso del suelo; Características de Manejo:	
	1. Uso moderado de insumos, 2. Orientado a producir leche, 3. Posible integración con facilidades de proceso y transporte.	1. Bajo o nulo uso de insumos, 2. Orientado a producir carne y pieles, como fuentes de ingreso, 3. Excedente de leche para venta, después de cumplir requisitos de crías y familia.
Intensivo	Características del área: Cerca de áreas urbanas, con facilidades de proceso, con producción agrícola alta; Características de Manejo:	
	1. Alto uso de insumos, 2. Orientado a producir leche y pie de cría, 3. Posible integración con facilidades de proceso y transporte.	1. Uso moderado de insumos, 2. Orientado a producir leche y pie de cría, 3. Uso probable de transporte para leche.

La temporada de partos ocurrirá dependiendo de cuando se realizó el empadre, el parto es un evento delicado y que requiere de mucha atención, tanto para la cabra, como para la cría, una vez que ya ocurrió el parto y nació el cabrito. Cuando el empadre es contínuo los partos ocurren durante un período de tiempo muy extenso, con empadres programados, los partos ocurren en tiempos mas cortos, dependiendo de lo largo de la temporada de monta; lo mas importante aquí, es que la la época de partos sea corta y además, se sabe cuando ocurrirán los partos. Se deberá de acondicionar un corral de partos, de preferencia que esté próximo o cercano al lugar de pastoreo de las cabras, el corral deberá estar bien ventilado y protegido de corrientes de aire frías y mantenerse limpio. Durante la temporada de partos, las cabras deberán de estar bajo observación constante, para asistir a la cabra, cuando se presentan problemas al parto y asistir a los cabritos, cuando lo necesiten. Al nacimiento, el encargado deberá de asegurarse de que todos los cabritos hayan mamado calostro, dentro de una o dos horas después del nacimiento.

El manejo de las cabras durante la lactancia.

Durante la lactancia, tanto la cabra como el cabrito merecen especial atención, la cabra para mantener una producción de leche alta, deberá de comer mejor y el cabrito a medida que crece, necesita mayor cantidad de leche o alimento sólido. Se recomienda dejar a los cabritos en el corral, mientras la cabra sale a pastorear, a menos que la cabra se alimente en el corral, ésta permanecería en el corral también. Si el cabrito macho se destinará a la venta como tal, se recomienda que éste no salga a pastorear y permanezca en el corral todo el tiempo; mientras que se recomendaría pastorear las hembras a partir del primer mes de edad.

Los cabritos machos se venden a los 30-40 días de edad y las hembras permanecen con sus madres hasta el destete (Aproximadamente 90-100 días de edad). Se recomienda mantener las cabras en una buena condicion corporal y no permitir que pierdan demasiado peso durante la lactancia, entre mayor sea la pérdida de peso, mayor será el tiempo que requerirán para volver a cargarse o quedar gestantes.

El manejo de los sementales durante el año.

La producción animal en zonas climáticas difíciles, como algunas del estado de Tamaulipas, deberían de enfocarse con estrategias de sistemas integrales, de todos los componentes del propio sistema, así como también incluir estrategias de conservación y manejo de los recursos naturales. Es obvio que las disciplinas dentro del subsistema animal juegan papeles preponderantes, como el mejoramiento genético, reproducción, nutrición, sanidad, adminitración y economía, etc. Dichas disciplinas inciden directa e individualmente sobre la eficiencia terminal de los sistemas de producción animal, independientemente del producto final, y algunas de ellas, como el manejo de la reproducción y la nutrición, influyen y afectan directamente la productividad.

El manejo de la reproducción, y en especial, el manejo de la reproducción en el semental merece especial cuidado y se le debe de prestar la atención necesaria para que los chivatos de un rebaño estén siempre en óptima condición corporal y bajo inspección constante; ya que, la producción de cabritos y la aportación de material genético al rebaño, dependerá en un 50% de la capacidad reproductiva de los sementales. Si existe un solo macho en el rebaño, y si ese macho tuviera problemas para montar o para caminar, la producción de un ciclo completo se perdería. Por otro lado, un programa de manejo del semental deberá contar como componente esencial, el exámen períodico de la capacidad reproductiva del semental, ya que de ello dependerán los beneficios, observables a corto y a largo plazo. El principal beneficio a corto plazo, es el mencionado anteriormente, es decir, el semental afecta directamente la producción de corderos y permite concentrar las épocas de empadre y de pariciones. El principal beneficio a largo plazo radica en el posible mejoramiento genético que ocurre en el rebaño al utilizar machos que hayan sido probados de alguna forma o para el carácter que se busca mejorar.

Los sistemas de producción caprina de tipo extensivo, regularmente, carecen de programas de manejo para los machos; ya que, los estos permanecen con las ovejas durante todo el año. Lo anterior representa una limitante importante, desde el punto de vista biológico y productivo, ya que afecta tanto el comportamiento reproductivo del macho, como el de la cabra; y representa desventajas para la planeación de la producción. Además, también prevendría la implementación de programas de empadre cortos, en los cuales, las cabras presentan actividad reproductiva a los pocos días de introducido el macho al rebaño (efecto macho), mientras que cuando cabras y machos permanecen juntos, la respuesta de las cabras al efecto macho es de menor impacto. Del mismo modo, que el manejo de los sementales es importante, el manejo de todo el rebaño también es importante para lograr buenas tasas de pariciones y destetes; un componente de manejo del rebaño importante en éste sentido es el de contar con empadres programados, de acuerdo a los objetivos de la explotación y condiciones climáticas y de mercadeo. En los sistemas de producción animal destinados a la producción de carne, el contar con programas de empadre es esencial, para que el productor sepa con seguridad como, cuanto y cuando va a producir que productos, para poder preparar el mercado para esos productos. Ya que de no contar con épocas de empadre definidas, la producción de cabritos ocurriría en forma natural, de acuerdo a la distribución anual de las lluvias y consecuentemente la producción de forraje; es decir, la distribución de los nacimientos durante el año dependería de la épocas de mayor abundancia de forrajes.

Selección de machos para sementales

La selección de un semental deberá realizarse con todo el cuidado posible, ya que como se mencionó en líneas anteriores, de éste dependerá en buena proporción el comportamiento productivo del rebaño. Con experiencia, se podrán seleccionar sementales a simple vista, sin embargo, éste deberá estar apto para la reproducción en apariencia. La apariencia general del semental deberá ser masculina, fuerte y de huesos y extremidades gruesas, pero simétrico, ancho y de forma rectangular y con buenas masas musculares y observándose una forma rectangular, desde cualquier ángulo que se observe. Los aplomos representan el soporte del individuo, por lo tanto éstos deberán de ser fuertes y estar bién implantados en el cuerpo; de no ser así, el semental no podrá montar un buen número de cabras, ni podrá caminar grandes distancias en busca de hembras en celo. El lomo deberá de ser largo, ancho y fuerte y musculoso y recto; sin deformaciones como jorobas o depresiones en forma de hamaca. Los testículos deberán de tener un buen desarrollo para la edad del semental, los testículos no deberán presentar golpes ni laceraciones ni tampoco presentar diferencias de tamaño y posición; éstos deberán estar bién ubicados y colgantes, no tanto que pasen por debajo de los corvejones, ya que ello provocaría lesiones por arrastre. La piel del escroto deberá de ser gruesa y suelta, para permitir a los testículos retraerse y relajarse; la piel gruesa y suelta presenta una ventaja para el semental, ya que ello le permitiría una mejor producción de espermatozoides. La cabeza deberá ser de tamaño moderado con perfil convexo y grueso, muy masculina y con una buena inserción de cuello y hombros; el cuello deberá de sergrueso y musculoso, con o sin crin por debajo y por encima del cuello, dependiendo de la raza.

En resumen, el semental deberá de ser un animal armonioso de formas, pero con hueso grueso y masas musculares bién desarrolladas, cabeza masculina y cuello grueso y musculoso y bién insertado en los hombros; deberá tener buenos aplomos y menudillos y lomo grueso, ancho y largo. Los testículos deberán de ser colgantes, estar bién implantados y con buena piel gruesa y suelta.

El semental no solo se deberá de seleccionar por su fenotipo y buena conformación y figura, sino que se deberá de seleccionar, siempre y cuando las condiciones lo permitan, por su habilidad para trasmitir su fenotipo y conformación a su descendencia; sobretodo, cuando se trata de su habilidad para trasmitir sus características productivas. Es decir, se deberán de seleccionar sementales probados por su capacidad gnética para producir carne o leche o ambas características. Es necesario reconocer, que no se cuenta en México con un centro de pruebas y ni con un programa nacional de mejoramiento de caprinos, que permita al productor seleccionar sementales en la forma mencionada anteriormente o que oferte sementales seleccionados por su capacidad productiva y no solamente por su fenotipo. Es muy importante reconocer también, que el productor deberá tener bién definidos los objetivos de su programa de mejoramiento y en base a ellos realizar la selección de su semental. Es decir, primeramente el productor deberá decidir en conjunto con el técnico, las prioridades y opciones de mejoramiento de su rebaño y en base a ellas optar por el mejor camino. Por ejemplo, se pueden seleccionar sementales por su color, tamaño, conformación, tipo de cabeza, etc.; pero también se pueden seleccionar sementales por su capacidad de producir carne y/o leche y por su habilidad para trasmitir esa capacidad a su descendencia.

El cuidado del semental previo al empadre y durante el año

El semental cabrío es un animal que es relativamente mas fácil de manejar que la cabra, debido a la forma en que éste lleva a cabo sus funciones reproductivas. La cabra posee una actividad reproductiva de tipo cíclica, es decir, presenta ciclos estruales periódicos, si no es expuesta al macho y queda gestante; mientras que el macho presenta una actividad constante, la cabra produce óvulos en cada ciclo estrual y el macho produce espermatozoides en forma contínua. Es decir, la espermatogénesis, la producción de espermatozoides es un proceso que ocurre contínuamente una vez que ya ocurrió la pubertad y no se detiene o interrumpe hasta que el semental cesa su reproducción, debido a la edad. La espermatogénesis solamente se puede detener parcial o temporalmente, debido a accidentes o enfermedades. En otras palabras, lo anterior significa, que la cabra para quedar gestante, tiene que mostrar estro y ser cubierta por un semental fértil, mientras que un semental puede cubrir y fecundar a una cabra en cualquier momento de su vida reproductiva.

Lo anterior no quiere decir que los sementales no requieran de cuidados y manejo, sino por el contrario, los sementales son los animales del rebaño que mas atención deben de recibir. La razón de lo anterior, radica en que el semental es responsable de la tasa de gestación y de una proporción de la producción de cabritos, es decir, si falla una cabra en un lote de 50, la producción de cabritos se reducirá en un 2%, mientras que si falla un carnero de dos en un rebaño de 50 ovejas, la producción de cabritos se verá reducida en un 50%.

Preparación y manejo del semental cabrío en la programación de los empadres

El empadre o monta es una de las actividades de mayor importancia en una explotación pecuaria, ya que de ésta actividad dependerá el total de la producción; y consiste en juntar o aparear las cabras con uno o varios sementales y lograr que éstos logren que las cabras queden gestantes. La época o épocas de monta o empadre en una explotación caprina deberá (n) de planearse de acuerdo a las características reproductivas de la raza o razas bajo explotación, los objetivos e infraestructura de la explotación, y regularmente épocas de empadre de 35-45 días, a intervalos de ocho meses son adecuadas para lograr buenas cosechas de cabritos al nacimiento y destete. Desde luego, es importante considerar las características y demandas del mercado al planear las épocas de empadre, de tal manera, que la empresa oferte producto (cabritos, pie de cría) cuando mas lo demande el mercado. Es importante recordar que lo que regularmente determina la mejor época de empadre, será el método de alimentación de madres y crías, cuando la alimentación dependerá del pastoreo, lo mejor será planear las épocas de empadre de tal manera que los corderos nazcan durante la temporada de mayor crecimiento de los pastos, para garantizar una buena tasa de sobrevivencia; claro está, sin olvidar los requerimentos del mercado.

Independientemente, del tipo de empadre (Corto o largo, empadre contínuo), el caprinocultor deberá de considerar al semental (o sementales) como huésped de honor del rancho y el mas importante; por lo tanto, éste o éstos deberán de estar bajo observación contínua en la explotación. Los sementales son animales que deberán de estar siempre en óptimas condiciones físicas y sanitarias y aptos para la reproducción. El semental utilizado en programas de empadre cortos, es un animal que deberá obtener tasas de gestación de 85-95 % en períodos de 30-35 días y con lotes de hasta 50 cabras y por lo tanto requerirá estar en óptimas condiciones corporales y de conformación. Es mucho mas barato mantener un semental en óptimas condiciones durante todo el año, que exponerlo situaciones de altas y bajas en alimentación, etc., y de esa manera ahorrar en alimentación, pero arriesgarlo a accidentes o enfermedades durante los periódos de monta. Los sementales deberán de evaluarse periódicamente, no solo para su condición corporal, sino también para su habilidad reproductiva, considerándo su capacidad de montar y copular, apetito sexual o líbido, evaluación de semen y estar libre de enfermedades venéreas.

MANEJO DE LA REPRODUCCIÓN EN LA CABRA, CICLOS REPRODUCTIVOS Y PRODUCTIVOS

La regulación de los procesos reproductivos en la cabra depende de una serie compleja de interacciones entre los mecanismos internos de la propia cabra y las influencias del medio ambiente, entendiéndose por medio, el conjunto de factores que componen el medio que rodea a la cabra; principalmente clima y manejo. La cabra posee mecanismos de regulación o relojes biológicos que le permiten captar la información ambiental, transmitirla a través del sistema nervioso, y transformarla una vez que llega al sistema endócrino de la misma; ésta serie de interacciones entre el medio ambiente y el sistema neuroendócrino (sistemas nervioso y endócrino), le permiten a la cabra determinar el tiempo de ocurrencia de los procesos reproductivos. En otras palabras, la cabra utiliza la información que le llega del medio ambiente para sincronizar los mecanismos de regulación del sistema de la reproducción, que le permitirán tener a sus crías en la época mas propicia del año, y ello permita a los cabritos tener mayores probabilidades de sobrevivencia. Esta sincronía de eventos se manifiesta mediante la sincronía de las actividades del hipotálamo, la glándula pineal, la hipófisis y el aparato de la reproducción de la cabra.

Estudios en la cabra de lana indican que el principal factor del medio ambiente que regula la reproducción, es el fotoperíodo, es decir la cantidad de luz que recibe. Ello induce a la cabra a mostrar una época de empadre natural (presenta sus ciclos estruales) y una época de anestro (ausencia de ciclos reproductivos), la época de empadre natural comienza a medida que los días se acortan, es decir durante el otoño.

Sistema endócrino y hormonal

Al igual que en el macho, en la hembra el sistema endócrino de la reproducción involucra dos tipos principales de hormonas, las gonadotropinas y los esteroides sexuales, los primeros de la pituitaria anterior y los segundos de los gónadas.

El sistema endócrino de la hembra incluye las gonadotropinas, hormona luteinizante (LH), hormona folículo estimulante (FSH) y la prolactina (PRL) y las hormonas del ovario, que son progesterona (P4), estrógenos (E2) e inhibina.

La reproducción en la hembra es cíclica y ésto se refleja en la regulación de la reproducción y los mecanismos de regulación neurohormonal; y están involucrados el hipotálamo, la pituitaria anterior y los ovarios y las interrelaciones existentes entre esas áreas, como se mencionó anteriormente.

Un factor que afecta el sistema reproductivo, es el estado fisiológico de la hembra, es decir si ésta está gestando, lactando, ciclando, en anestro, etc.

Además de lo anterior, el sistema neuroendócrino de la hembra posee algunas variantes entre especies, como la presencia o ausencia de época de empadre natural, estacionalidad reproductiva, actividad estacional monoestrual ó estacional poliestrual, etc.

El sistema regulador de las secreciones hormonales se basa en las relaciones que existen entre la secreción de gonadotropinas, la LH y la FSH y la secreción de los esteroides sexuales, E2 y P4.

Anatomia del aparato reproductor en la cabra

Los órganos reproductivos de la cabra son muy similares a los de la oveja, vaca, cerda, etc., con muy pequeñas diferencias en tamaño y estructura de cada uno de ellos. Los órganos esenciales son los ovarios, los oviductos, el útero, el cervix, la vagina y la vulva, y el resto de los genitales externos.

Los ovarios, estos constituyen las gónadas femeninas, o los órganos sexuales primarios, correspondientes a los testículos en el macho. Los ovarios poseen dos funciones básicas, producción de gametos femeninos, llamados óvulos, y producción de hormonas sexuales femeninas, predominantemente P4 y E2; dichas hormonas son esenciales para el desarrollo y mantenimiento de las características sexuales femeninas, y la reproducción y la lactancia. Los ovarios se localizan en la cavidad abdominal, inmediatamente atras de los riñones, y suspendidos por el ligamento útero-ovárico amplio; lo que los mantiene en proximidad con los cuernos uterinos. Los ovarios en la cabra son pequeños (llegan a alcanzar 3-4 g), en comparación a los testículos, el tamaño depende de el estado fisiológico de la cabra, lo mismo que la forma, la cual es ovalada y aplanada.

La superficie del ovario está cubierta por una capa sencilla de células aplanadas, conocida como **epitelio germinal**; inmediatamente abajo del epitelio germinal, se encuentra una capa de tejido conectivo, muy resistente, conocida como la ***tunica albuginea***, la cual cubre la **corteza**, lo que representa el tejido fisiológicamente activo del ovario.

La corteza está compuesta por el estroma ovárico, folículos en varios fases de desarrollo, cuerpos lúteos (*Corpora lutea*) y cuerpos albos (*Corpora albicantia*), los ovarios cuentan con una abundante irrigación sanguínea. Cada folículo contiene un ovocito, el cual se desarrollará y dará orígen a un óvulo; un folíclo desarrollado posee una cavidad llena de líquido, la cual está rodeada por una pared folicular.

La pared folicular posee dos tipos de tejido, separados éstos por una **membrana basal**, en su interior, se encuentran las células de la ***granulosa***, la granulosa está conformada por 2-

3 capas de células cuboides; en el exterior, se encuentran las células de la ***theca***, envueltas en tejido conectivo y fibroblastos. La granulosa y la theca son las responsables de la producción hormonal del folículo, principalmente de E2. Despúes de la ovulación y la liberación del óvulo, la pared folicular se transforma en una masa sólida de células, de color rosado, que componen el cuerpo lúteo, el cual secreta P4.

Al final del ciclo estrual, el cuerpo lúteo palidece, se lisa (Muere por luteólisis), cesa su producción de P4, se transforma en un cuerpo albo inactivo, desapareciendo gradualmente, hasta desaparecer completamente de la superficie del ovario.

Los oviductos, ambos oviductos o tubos de Fallopio, son delgados y tortuosos, de 10 a 20 cm aproximadamente, extendiéndose de los ovarios a los cuernos uterinos. Los oviductos están sostenidos por la ***mesosalpinx***, la cual a su vez forma parte del ligamento, que sostiene el útero. La función de los oviductos es recoger el o los óvulos que libera el ovario, transportarlos a el sitio de la fecundación, para posteriormente transportar el o los embriones al útero; el oviducto también transporta los espermatozoides en sentido contrario al óvulo, al sitio de la fecundación.

El final ovárico del oviducto termina en una estructura de forma de embudo, el **infundíbulo**, el cual parcialmente, cubre el ovario; la función principal del infundíbulo es la de recoger el o los óvulos liberados del ovario, función que es facilitada por la presencia de vellocidades o **cilios**, los cuales realizan una acción de barrido del epitelio interior del infundíbulo.

El paso del óvulo por el infundíbulo también es facilitado por la masa gelatinosa de células que forman el ***cumulus oophorus***, la cual envuelve temporalmente el óvulo, despúes de la ovulación. A pesar de la forma de embudo del infundíbulo, cierto porcentaje de los óvulos se pierden en la cavidad abdominal. El infundíbulo termina en la porción inicial del oviducto, la **ámpula**, la cual es el sitio de la fecundación; el óvulo fecundado, **zigoto**, es transportado a través del **istmo**, la porción mas angosta del oviducto, para llegar al útero, pasando por la unión útero-tubal.

El epitelio del oviducto está formado por células que secretan un fluído, el cual mantiene el óvulo, y posteriormente el embrión. A pesar de que el embrión no crece considerablemente en el oviducto, el embrión si requiere un medio ambiente que debe de ser balanceado muy específicamente, de lo contrario el embrión moriría.

El útero, este órgano está formado por dos cuernos y un cuerpo, en la cabra los cuernos miden de 9 a 15 cm, y se unen en la bifurcación, la cual da lugar a el cuerpo, el cual es corto (3-5 cm). La implantación y el desarrollo del feto ocurre en uno de los cuernos uterinos, regularmente el cuerno adyacente o ipsilateral al ovario que ovuló; cuando existe el desarrollo de varios embriones simultáneamente, éstos tienden a espaciarse uniformemente en los dos cuernos. La pared uterina está formada por tres capas de tejido, una externa o epitelio, la capa muscular intermedia o miometrio, y la interna o endometrio. Las contracciones de la masa muscular uterina ayudan a el transporte de espermatozoides despúes de la inseminación artificial o monta natural, y también juegan un papel preponderante durante la expulsión del feto y la placenta, al nacimiento.

El endometrio es el tejido glandular del útero, éste se hipertrofia bajo la influencia de la P4, y sus secreciones sirven de nutrientes para el embrión, antes de la implantación. Despúes de la implantación, el tejido placentario se une al materno por medio de estructuras llamadas **carúnculas**, las cuales son de 70 a 100 en la cabra, y se encuentran alineadas en el interior del útero. Las carúnculas son el principal medio de intercambio de nutrientes, etc., entre la circulación del feto y la materna.

El cervix, o cuello del útero tiene 4-7 cm de largo, y conecta el útero con la parte anterior de la vagina. Es una estructura de tejido relativamente duro, compuesta de tejido conectivo, tejido muscular y glándulas secretoras, en su interior. Estas glándulas producen el moco cervical durante el estro o celo, el cual es importante para el almacenamiento y transporte de espermatozoides.

La pared interna del cervix está arreglada en forma de criptas o puentes (anillos), lo que hace que el cervix sea impasable en forma recta, ésto le permite sellar el útero a la vagina y agentes externos, que podrían causar una infección. En la cabra, el cervix es muy tortuoso, y durante el estro no se puede penetrar el cervix; en la cabra, solo se puede pasar la pipeta de inseminación en aproximadamente un 40 % de los casos. La parte posterior del cervix se proyecta dentro de la vagina, formándo varios dobleces de tejido fibroso, que lo hacen muy distinguible del tejido vaginal.

La vagina y los genitales externos, la vagina es el órgano femenino en la cual el semen es depositado durante la cópula, en la cabra; también es un órgano común para el paso de los productos del sistema urinario y el sistema reproductivo. En la parte anterior de la vagina se encuentra el **fornix vaginal**, que es el sitio de depósito del semen durante la cópula. Hacia la parte posterior del fornix vaginal, se localiza el **vestíbulo**, lo que permite cerrar la vagina del exterior.

El **orificio uretral** está localizado en la parte baja posterior del vestíbulo, el vestíbulo también contiene glándulas secretoras, que producen moco, para lubricar la vagina durante el estro. La pared vaginal contiene una abundante irrigación sanguínea y conecciones nerviosas, y su aparencia interior cambia, dependiendo de la fase del ciclo estrual en que se encuentre, durante el estro, ésta se mantiene húmeda y rojiza. Las cabras con vagina pálida y seca no se encuentran en estro, aun cuando lo muestren, si se inseminan, las probabilidades de concepción serán muy bajas. La parte terminal y externa de la vagina está conformada por los genitales externos, la **vulva**, ésta presenta una forma triangular y con la punta hacia abajo, la vulva se vuelve edematosa y rojiza durante el estro. La vulva está conformada por los labios mayores y menores, formando un dobléz, en cuyo interior se encuentra el **clítoris**, el cual es el órgano correspondiente al pene en el macho.

Las funciones principales de la vulva y el clítoris incluyen la de servir de paso a los productos del sistem uro-genital, servir de órgano copulatorio, y el clítoris en particular, es el órgano responsable de el excitamiento sexual durante la cópula.

El ciclo estrual

Es la combinación de los acontecimientos fisiológicos que comienzan en un período estrual y terminan en el siguiente, el ciclo estrual dura de 18 a 21 días en cabras. Las actividades fisiológicas del aparato reproductor de la hembra, son de naturaleza cíclica, debido a las manifestaciones externas de la naturaleza interna de la hembra. El patrón cíclico depende de las hormonas que circulan en la sangre de la hembra y de la respuesta de los órganos blanco a dichas hormonas.

Las especies de mamíferos se pueden clasificar de acuerdo a su tipo de actividad ovárica y de acuerdo al papel del coito sobre la ovulación y si el cuerpo lúteo resultante es activo y persistente o no. Especies de ovulación espontánea, especies que presentan ovulación en cada ciclo estrual, independientemente de si ocurrió la monta; especies ejemplos de éste tipo de ovulación, incluyen la oveja, vaca, cerda, cabra, yegua, etc. Las especies de ovulación inducida, son especies que dependen de la ocurrencia del coito o monta para que ocurra la ovulación en cada ciclo reproductivo.

El ciclo estrual se divide en varios períodos; o etapas, proestro, estro, metestro y diestro, y también puede ocurrir un período de anestro, en ciertas especies. El proestro, es el período de preparación para el apareamiento, el sistema entero se encuentra en estado de desarrollo y excitación; los niveles de E2 se elevan y representan la principal causa de cambios, el proestro dura de 2 a 3 días en la cabra. El folículo o los folículos, dependiendo de las especies se distienden y llenan de líquido folicular; es decir, representan la etapa de máximo desarrollo folicular. El estro, es el período de receptividad sexual, durante el cual ocurre la ovulación en la mayor parte de las especies.

El nivel de E2 es muy alto en la mayoría de las especies, excepto la vaca; el estro tiene una duración de 18 a 24 horas en la cabra. El metestro, presenta niveles de E2 y P4 bajos, y el animal se recupera de la excitación del apareamiento y se prepara para la gestación; corresponde a la formación y organización del cuerpo lúteo, y dura de 2 a 3 días. Durante el diestro, el nivel de P4 es alto y el animal se encuentra en un período de actividad hormonal, tendiente a iniciar la gestación, el diestro es la fase mas prolongada del ciclo estrual y tiene una duración de 14-16 días.

El anestro es un período de ausencia de actividad reproductiva, ocurre en especies poliestruales estacionales, que normalmente ciclan durante un tiempo y pasando luego por un período de inactividad; el anestro representa regularmente ser una situación de esterilidad temporal.

Organización y regulación del ciclo estrual en la cabra

Factores Hipotalámicos, la GnRH es secretada por el hipotálamo, y promueve la liberación de FSH y LH, de la adenohipófisis, y su liberación se incrementa durante el proestro, alcanza su máximo nivel durante el estro, y disminuye hacia el final del metestro, su concentración se mantiene baja durante el diestro.

Hormonas hipofisiarias, la FSH promueve el desarrollo de los folículos ováricos y la producción de E2, especialmente durante el proestro, se encuentra en sangre y se eleva del cuarto al sexto día; aumentando en el resto del ciclo y estimulará el desarrollo folicular, la FSH se encuentra en niveles variables durante el ciclo estrual. La LH induce la ruptura del folículo e inicia la función y el desarrollo del cuerpo lúteo, muestra un pico pronunciado al inicio del estro, ocurriendo la ovulación 30 horas después, y permanece baja durante el resto del ciclo.

Estructuras ováricas, se modifican de modo cíclico, ya que se desarrollan y mueren cada 18-20 días. El folículo, cuerpo hemorrágico, cuerpo lúteo y cuerpo albicans; funcionan e intervienen en cada ciclo estrual. Los folículos se generan durante la gestación, como ovocitos. Después de la pubertad, algunos ovocitos son estimulados en cada ciclo para que continúen desarrollándose hasta la maduréz. Uno de éstos se rompe, liberando al óvulo. Dicho desarrollo tiene lugar bajo la influencia de la FSH.

Algunos ovocitos mueren durante el proceso de maduración, transformándose en folículos atrésicos; que se degeneran y son reabsorbidos por el ovario; otros se desarrollan hasta alcanzar un tamaño de 4-15 mm y luego se degeneran. Solamente de uno tres folículos alcanzan la maduréz, los demás se vuelven atrésicos o permanecen latentes, quiza hasta el siguiente ciclo. El crecimiento más rápido del folículo ocurre a finales del proestro y durante el estro. El folículo (s) elegido es estimulado por la LH para que ovule, formandose enseguida el cuerpo hemorrágico. Es durante el desarrollo de los folículos, cuando las células de la *granulosa* y la *theca interna* producen estrógenos.

El cuerpo hemorrágico se forma después de la ruptura del folículo, ésto ocurre 30 horas después del inicio del estro, y el cuerpo hemorrágico dura unos dos días, y posteriormente se transforma en cuerpo lúteo, éste se desarrolla en forma gradual, a partir de las células que revisten al folículo internamente y alcanza su tamaño maduro entre 8-10 días después del iniciado el estro. Las células ya transformadas en células lúteas producen P4, lo cuál ocurre en relación al tamaño del cuerpo lúteo. Su vida es de unos 14 días, a los 15 o 16 días del ciclo, ocurre la muerte de éste, existiendo una baja inmediata de la P4. El *cuerpo albicans*, también se transforma en forma gradual, obedeciendo a la lenta degradación de las células lúteas. El tamaño cambia a medida que las células se lisan y son reabsorbidas por el ovario, el cual repetirá su producción de otros folículos, seguida por la formación de las estructuras antes mencionadas una y otra vez hasta que ocurra una gestación o la vida reproductiva del animal termine por cualquier razón.

Las hormonas gonadales estan representadas por los E2 y P4. Los E2 se producen sobre todo en el folículo, en las células de la *granulosa* y la *theca interna*. La síntesis de éstas hormonas ocurre en respuesta al estimulo del desarrollo del folículo por la FSH. Los E2 son responsables de la conducta sexual y la preparación de todo el aparato reproductor para la concepción. Los E2 actúan como un mecanismo activador de liberación de LH, interactúa con la hormona que le da orígen, la FSH, ésto ocurre por dos vías, la primera mediante un mensaje al hipotálamo, de ahí a la adenohipófisis, para que disminuya su producción de FSH, si no existe síntesis de suficiente E2 para el equilibrio, no se envía la señal inhibidora, y si existe un exceso, el mecanismo se dispara. La otra vía es humoral, y a través del sistema circulatorio y va hacía la adenohipófisis, donde se produce la FSH.

Después del período de excitación sexual y preparación ocurre un aumento de P4 y surge una etapa de tranquilidad para el desarrollo del óvulo fecundado. Si no ocurrió la fecundación, el aparato genital detecta el fenómeno y se repite el ciclo para tener otra oportunidad de gestación. La P4 se sintetiza en las células del cuerpo lúteo, que comienzan a funcionar el día 2 o 3 del ciclo; aumentando alrededor del día 5, y manteniéndose hasta el día 16, cuando las células comienzan a involucionar, los niveles de P4 disminuyen. La P4 interactúa con los E2 en el mantenimiento del equilibrio del sistema. Una inhibición humoral tiene lugar cuando la P4 alcanza su máximo nivel de producción, una vía se dirige al control del hipotálamo y la GnRH; y la otra a la adenohipófisis, donde inhibe la producción de la LH.

Ovogénesis, foliculogénesis y desarrollo folicular

La ovogénesis representa el proceso mediante el cuál los gametos femeninos se forman o producen en el ovario de la hembra; la foliculogénesis, es el proceso de formación y desarrollo de folículos, mediante el cuál un ovocito se desarrollará para formar un folículo antral y si las condiciones hormonales son propicias, éste folículo antral (O de *Graaf*), se desarrollará hasta la ovulación. Mientras que, el concepto de desarrollo folicular se refiere propiamente a el crecimiento del folículo; tomando en cuenta que no se formarán ni mas ovocitos, ni más folículos, después del proceso inicial y único de la ovogénesis.

La ovulación es el proceso mediante el cual el o los ovocitos de los folículos que alcanzaron el estadío de folículo de *Graaf* o antral son expulsados de la cavidad folicular hacia el exterior.

El proceso de formación y desarrollo del óvulo para estar apto para la fecundación se denomina ovogénesis, ovigénesis o gametogénesis femenina. Es la transformación de una célula no diferenciada o germinal en un gameto y el proceso va acompañado de cambios que ocurren en la organización celular que rodea a el *oogonio* o sea, la célula germinal al iniciar su maduración. Los *oogonios*, al igual que los espermatogonios, se dividen por mitosis y cuándo inician la división meiotica se denominan ovocitos. En la mayoría de los mamíferos, éste proceso ocurre antes del nacimiento, es decir no se producen nuevos ovocitos después del nacimiento. Este proceso se detiene en la profase de la meiosis, y da lugar a ovocitos primarios.

La ovogénesis comienza durante la vida fetal del animal y después de la diferenciación sexual y somática. En el ovario fetal, se forman círculos concéntricos a partir de células epiteliales que contienen conglomerados de oogonios dentro de una capa sencilla de células; posteriormente, comienza la proliferación por mitosis de los oogonias y antes o después del nacimiento se inicia la meiosis I, que da lugar a ovocitos primarios y en estado dictiado. En éste momento se detiene el desarrollo de los ovocitos por meiosis y no se continúa hasta que comienza la maduración sexual. Durante la madurez sexual, éstos ovocitos forman de una a tres capas de granulosa y pasan a formar parte del conglomerado de ovocitos no proliferante.

Durante la maduréz sexual, éstos ovocitos pasan al conglomerado proliferante, y los ovocitos se desarrollan para formar folículos antrales. El proceso de formación del antro folicular depende de la presencia de FSH y es aquí donde ocurre la mayor frecuencia de atresia o degeneración de folículos. Durante la formación del antro, ocurre la diferenciación de la *teca*, en, *theca interna*, que es activa y vascularizada y *theca externa* que es inactiva y no posee vascularización. Las células de la *theca interna* producen líquido folicular y andrógenos, que serán aromatizados a estrógenos en las células de la *granulosa*.

Una vez que los ovocitos han entrado en el conglomerado proliferante, el desarrollo es contínuo y en el animal adulto que no está ciclando, todos éstos folículos se vuelven atrésicos. Cuando el animal está ciclando, un folículo antral se desarrolla y si existe el estímulo gonadotrópico, éste responde a la liberación máxima de gonadotropinas y procede a la ovulación.

Cada ovocito primario se encuentra rodeado de un folículo y cercano a la periferia del ovario. Cuando el folículo crece y se reinicia la meiosis, el ovocito aumenta su volúmen y el folículo aumenta su diámetro en forma más marcada. Parte de éste crecimiento, se debe a la adquisición de la *zona pelucida*.

Cuando termina la primera división meiótica y el ovocito primario arroja el primer cuerpo polar al espacio que existe entre la membrana germinal (vitelina) y la *zona pelucida*, éste ya posee su dotación haploide (n) de cromosomas, y se le denomina ovocito secundario. Cuándo el ovocito primario arroja su segundo cuerpo polar, comienza la meiosis II y termina formando un ovocito secundario. Aquí es donde existe la diferencia entre la gametogénesis masculina y femenina, en la espermatogénesis una célula germinal o **espermatogonia** se divide por mitosis varias veces después del nacimiento, mientras que en la ovigénesis ésto no ocurre así; de tal manera que, en la espermatogénesis, un espermatogonio es potencialmente capáz de producir de 64 a 96 espermatozoides y un **oogonio** solo da lugar a un ovocito secundario o un óvulo fecundable.

En el proceso de desarrollo de los folículos ocurre un fenómeno de destrucción o de degeneración de folículos, denominado *atresia folicular*, proceso mediante el cuál los folículos se destruyen o desaparecen sin causa aparente. Este proceso es muy común en muchas especies. En la mayoría de las especies, las células germinales se desarrollan a una edad muy temprana, antes o después del nacimiento. Una vez que la hembra ha alcanzado la pubertad, algunos de ellos continuarán su desarrollo y serán liberados durante la ovulación y otros nunca serán liberados. Estos ovocitos y sus folículos que nunca se desarrollan sufren atresia folicular. La mayor ocurrencia de atresia ocurre durante la formación del antro folicular.

Maduración del óvulo

En mamíferos, excepto la perra y la zorra, las fases finales de la maduración ocurren antes de la ovulación. La pérdida de la membrana nuclear, la desaparición de los nucleólos, la condensación de los cromosomas, la formación del huso de la primera división meiótica y la expulsión del primer cuerpo polar, ocurren dentro de la *zona pelucida*. Una vez que el folículo adquiere ésta membrana, el ovocito no tiene contacto con ninguna otra célula, más éste si tiene contacto directo con la *rete ovarii*, que es la que regula la evolución y crecimiento folicular.

Durante el período anterior al estro y a la ovulación (fase folicular), uno o varios folículos terciarios son los que progresan hasta su máximo crecimiento y no todos ellos llegan a la maduración completa. Antes de la maduración, existe en el interior del *vitelus* una estructura redonda llamada vesícula germinal, conteniéndo el material cromosómico, que no se organiza hasta la profase de la meiosis; en éste momento, la vesícula germinal desaparece y el material queda disperso en el *vitelus*; gradualmente se concentra y se proyecta hacia la periferia del vitellus para formar el huso de la meiosis I. Al término de ésta, una parte del material queda dentro del *vitelus* y la otra parte se desprende con una porción mínima de citoplasma para formar el primer cuerpo polar. Los cromosomas que quedaron dentro del citoplasma formarán parte del material genético del nuevo ser.

El ovocito resultante después de la expulsión del primer cuerpo polar, procede a la meiosis II, y de ésta se produce un segundo cuerpo polar y quedan alojados ambos entre el *vitelus* y la *zona pelucida,* el espacio perivitelino. En la mayoría de los mamíferos, la ovulación ocurre cuándo ya se expulsó el primer cuerpo polar y se han alineado los cromosomas en el plano ecuatorial (metafase) para la segunda meiósis del ovocito, ahora secundario. El óvulo se libera con su *zona pelucida* intacta y con una o varias capas de células de la *corona radiada*, en la perra y la zorra, la ovulación ocurre antes de la formación del primer cuerpo polar y todo el proceso de maduración ocurre en el oviducto. Una vez que el ovocito ha expulsado el segundo cuerpo polar, éste ya está preparado para la unión con el espermatozoide y la fecundación; en éste momento se le denomina óvulo maduro.

Ovulación

El crecimiento progresivo del folículo y la maduración del ovocito terminan con el rompimiento de la pared folicular y la liberación del óvulo, éste es el proceso de la ovulación. El mecanismo mediante el cuál ocurre la ovulación se desconoce y se creía en un principio que la ruptura del folículo era una consecuencia del aumento de presión intrafolicular, debido a la acumulación de líquido y el óvulo era proyectado hacia afuera. También se creía, que la presión externa ejercida por el oviducto sobre el folículo ó la isquemia de la pared folícular, seguida de necrosis, da lugar al debilitamiento y ruptura de los folículos. Sin embargo, no existe evidencia definitiva que apoye lo anterior. En el conejo, se cree que la ovulación es el resultado de la actividad de enzimas proteolíticas, cuya síntesis es inducida por la LH, éstas enzimas son responsables de la ruptura del folículo.

Actualmente se piensa que la ovulación es un proceso pasivo que consiste en:

- Movimientos de la musculatura lisa,
- Influencia hormonal de la LH y la FSH,
- Adelgazamiento de la pared enfrente del ovocito, de lo que será el punto de ovulación,
- Folículos expuestos a la LH y FSH inducen a la *granulosa* a secretar el activador de plasminógeno y el plasminógeno induce la formación de plasmina que a su vez induce la lisis de la pared folícular, y
- La presión intrafolicular disminuye antes de la ovulación.

Cualquiera que sea el mecanismo, la ovulación es el hecho culminante del ciclo estrual y es la que determina éstos; ya que con la ruptura folicular termina la secreción de niveles altos de E2 y se inicia la formación del cuerpo lúteo.

De acuerdo a su manera de ovular, los mamíferos se clasifican en especies de ovulación espontánea y especies de ovulación inducida. Las primeras ovulan en un determinado momento del ciclo, ocurra o no el apareamiento; pertenecen a éste grupo la vaca, yegua, oveja, perra, mujer, etc. Después de la ovulación se forma el CL, que alcanza su máximo desarrollo y después involuciona en un período de tiempo que varía con la especie. La cópulal, inseminación o transferencia de embrión que no resulta en una gestación, no tiene efecto sobre la duración del CL, ni sobre la duración del ciclo estrual; mientras que cuando se origina una gestación, directamente resulta en un cuerpo lúteo con un período de actividad, de igual duración a la gestación.

Las especies de ovulación inducida requieren del apareamiento o de un estímulo similar para ovular y en muchos de ellos la cópula estéril causa una preñez falsa o pseudo-preñez, en la cual la vida del cuerpo lúteo es de duración variable, y regularmente menor que la gestación. Pertenecen a éste grupo la coneja, gata, marta, visón, ardilla, la alpaca y la llama. Las hembras de especies de ovulación inducida permanecen en estro contínuo mientras no haya ocurrido el apareamiento u otro estímulo que induzca la ovulación.

Alimentación del rebaño, alimentación para crecimiento y alimentación para producción

Cuando se alimenta correctamente a los caprinos, y a cualquier otra especie, se observa fácilmente el impacto de dicha alimentación, ya que los caprinos tienen altos índices productivos y de conversión alimenticia, a bajos costos.

Para lograr estos objetivos se deben considerar dos aspectos fundamentales, dar a los animales los nutrientes que requieren de acuerdo a su etapa fisiológica y productiva (lactancia, destete, gestación, engorda, etc.) y seleccionar los ingredientes que aporten dichos nutrientes al mas bajo costo.

A continuación se describen los nutrientes requeridos para caprinos en diferentes etapas productivas y se ilustra el uso de los ingredientes más comúnes en la alimentación del rebaño.

Nutrientes en la alimentación

Los alimentos utilizados en la producción animal con mayor regularidad son agua, forrajes, granos, concentrados protéicos y minerales. De todos los componentes que integran los alimentos mencionados los mas importantes, desde el punto de vista nutricional son el agua, la energía y la proteína.

La energía y la proteína son los nutrientes que más requieren los animales y son los que más comúnmente limitan la producción del rebaño. Otros nutrientes como minerales, vitaminas y agua son igualmente importantes, pero su suministro adecuado es relativamente fácil y económico, por lo que en este escrito se hace mucho mas énfasis sobre la necesidad de estar siempre proporcionando las cantidades adecuadas de energía y proteína en la ración.

La proteína es muy importante porque forma del 16 al 20% del organismo animal, además si la cabra esta produciendo leche, esta contiene de 3.5 a 5% de proteína. Es obvio que de no contar el animal con cantidades adecuadas de este nutriente, tanto el crecimiento, como la producción de leche se verán reducidas seriamente. Un factor mas a considerar en el uso de la proteína en la dieta, es que cuando el alimento es consumido por el caprino, parte de la proteína se degrada en el rumen y esta fracción permite que los microorganismos puedan degradar los forrajes consumidos, si no existen cantidades suficientes de proteína (6%), el primer problema que presentara el animal es una disminución en el consumo, reduciendo entonces de una manera muy drástica su producción.

Es importante mencionar, que tanto la proteína como la energía no solo son requeridas para una adecuada producción animal, sino también para un adecuado mantenimiento. Es común observar que el productor quiera obtener producción de un animal cuando ni siquiera le está proporcionando lo nutrientes para el mantenimiento. Es relativamente sencillo saber si se está proporcionando suficiente alimento para el mantenimiento, ya que solo se debe de conocer con cierta seguridad el consumo diario de materia seca de la dieta o forraje utilizado para la alimentación. En general, si los concentrados son consumidos abundantemente, fácilmente se cubren los requerimientos, el único error que debe de evitarse es proporcionar concentrados protéicos cuando lo que mas necesita el animal es energía y viceversa. Obviamente, a medida que se asegure el suministro balanceado de energía y proteína, se tendrán los mejores índices productivos al menor costo.

Los forrajes son los recursos mas económicos para ser utilizados en la alimentación de ovinos, desafortunadamente su calidad cambia tremendamente en menos de 35 días. Los cambios importantes consisten en que a medida que el pasto está madurando, la proteína y energía digestible disminuyen considerablemente. La máxima cantidad de forraje de buena calidad se obtiene si se usa antes de la floración, por lo que alimentar cabras con este tipo de pasto, seguramente cubrirá los requerimientos de una cabra en gestación o incluso de una lactante, con una buena condición corporal. El problema es que no es posible controlar la maduración rápida de los pastos, en estas condiciones el pasto tendrá valores tan bajos de proteína y energía digestible, que aunados al bajo consumo de este tipo de pastos, los animales nunca podrán llenar, ni siquiera, sus requerimientos de mantenimiento. La situación es aun mas critica si los animales están en crecimiento o en lactancia.

Requerimentos de agua

El agua es un elemento vital para la producción caprina, la cantidad requerida por cada animal dependerá de los erquerimentos para el mantenimiento del balance hídrico, así como para lograr niveles satisfactorios de producción. El contenido de agua en el organismo de la cabra varía con la edad, cantidad de grasa en el cuerpo, estado fisiológico y la temperatura ambiente, el agua representa el 60 % del peso total del cuerpo y en algunos casos hasta el 76 %. Los requerimentos de agua se logran llenar mediante la ingestión directa de agua, el agua de los alimentos y el agua de orígen metabólico resultante de la oxidación de las fuentes de energía.

Las pérdidas de agua se deben a la orina, lactancia, evaporación y transpiración. Se recomienda proveer a las cabras de toda el agua limpia que quieran beber, independientemente de los factores propios del animal, que afectan el consumo de agua, la ingestión de agua siempre deberá de exceder la producción de leche; bajo condiciones moderadas de clima y explotación, se requieren 3.5 kg de agua por kg de leche producida, además de alrededor de 6 kg de agua para mantenimiento de una cabra de 40 kg.

Las cabras son entre los animales domésticos, los mas eficientes en el uso de el agua, soportan mejor las temperaturas elevadas, casi no transpiran y la evaporación de agua a través de la piel es del 3 al 6 % y a temperaturas altas jadean menos que los ovinos. Es muy conveniente que los potreros donde pastorean las cabras cuenten con abrevaderos, de preferencia cerrados, para evitar la contaminación de el agua.

Alimentación durante el período seco y gestación

Una cabra adulta debe de ser alimentada de acuerdo a su estado fisiológico. Se utiliza la condición corporal de las cabras como un indicador a través del ciclo productivo, para planear la alimentación de la cabra, considerando como extremos a una calificación de 1 (extremadamente flaca sin grasa dorsal) o 5 (extremadamente gorda y con grandes depósitos de grasa dorsal), se recomienda alimentar a la cabra adulta para permitir los cambios de peso vivo y condición corporal que se muestran en la Figura 1. La cabra puede ser alimentada con una dieta de mantenimiento durante 4 - 5 meses, es decir una tercera parte del año. Las cabras pueden entonces llenar sus requerimientos de esta etapa con solo que exista suficiente forraje de mediana calidad.

El "flushing" o suplementación por 3 - 4 semanas antes del empadre, es un método utilizado para incrementar la tasa de ovulación y concepción, solo cuando es utilizado correctamente, ya que su efectividad depende de la condición corporal que tenga la cabra al momento del empadre. Lascabras con una condición corporal de 3 a 3.5, no responden a la suplementación. Con o por abajo de condiciones corporales de 2.5, las cabras responden positivamente, mientras que arriba de 3.5, la suplementación tendrá de hecho un efecto negativo. La suplementación o "flushing" no tiene que ser a base de granos o suplementos protéicos, un forraje de buena calidad puede ser igualmente eficiente y mas económico para promover mejores índices reproductivos.

Con una dieta balanceada de mantenimiento se debe alimentar a la cabra desde la concepción hasta los 100-120 días de gestación. Durante las últimas 5-6 semanas de la gestación, ocurren las dos terceras partes del crecimiento fetal. El nivel de proteína durante este tiempo es mas crítico debido al alto nivel protéico requerido por el tejido fetal y el calostro. La energía es también importante para incrementar las reservas de grasa corporal para lactancia, en este período la cabra debe de aumentar de un 15-20% su peso corporal. Si la cabra sufre pérdida de peso antes de este período, su alimentación se vuelve doblemente crítica, ya que no solo debe de guardar reservas, sino recobrar el peso perdido. Esto es común, cuando se programan los partos en marzo y el último tercio de la gestación ocurre durante el invierno, donde la vegetación puede ser insuficiente para las necesidades de la cabra, próxima a parir. En la práctica, se recomienda dividir el rebaño en 2 ó 3 grupos en esta etapa y alimentarlos de acuerdo a su condición corporal. Mínimamente, se recomienda separar las cabras en buena condición corporal, de aquellas que por su edad requieran de una atención y alimentación especial.

Las bondades de la suplementación con proteína a cabras antes del parto, son evidenciadas por el aumento en la producción de calostros después del parto, lo cual es trascendente para la sobrevivencia de los cabritos. Un aumento de 48 g de proteína suplementaria incrementa la producción de calostro en las cabras recién paridas, en un 50%.

Alimentación durante la lactancia

Las cabras que crian cabritos cuates producen un 30-50% mas leche que aquellas que crían cabritos sencillos. Los cabritos de parto sencillo tienen generalmente un ritmo de crecimiento más rápido que los de parto doble y existe una gran variación en la producción diaria de leche de las cabrasas, dependiendo de la raza, número de partos, edad, condición corporal, entre otros factores. Se reportan datos de producción de leche de cabras que indican diferencias entre razas, con una o dos crías por parto. Las cabras con parto sencillo tendieron a producir menos leche que las de parto doble. Después del primer mes de lactancia, se reduce la producción de leche drásticamente, durante el segundo mes de lactancia, por lo que los cabritos deben de ser alimentados a partir del primer mes y destetados a los 60 días o venderlos antes.

La máxima producción de leche en cabras solo puede darse cuando consumen altas cantidades de energía. Las necesidades energéticas de la cabra durante el primer mes de lactancia, rara vez son cubiertas con energía dietética, por lo que el animal utuilizará sus propias reservas de grasa, para tratar de producir la máxima secreción láctea para sus crías.

Preparación de raciones

El Cuadro 2, muestra algunos ejemplos de raciones para caprinos en diferentes etapas fisiológicas. Es importante observar que algunos subproductos fibrosos como rastrojos y pajas de trigo pueden ser utilizadas en dietas de mantenimiento, o al inicio de la gestación, pero no en las etapas de lactancia o crecimiento. La formulación práctica de raciones requiere de 1) identificación del total de nutrimentos requeridos por la cabra o rebaño y las necesidades fisiológicas por satisfacer, 2) una combinación adecuada de los alimentos disponibles para suplir estos nutrimentos de la manera mas económica. Los requerimentos pueden cubrirse utilizando diferentes combinaciones de ingredientes, la disponibilidad local y el costo de ingredientes serán los factores determinantes a considerar. Los forrajes son regularmente los mas económicos, por lo que son considerados en primer lugar, el restante de las necesidades no satisfechas se llenarían con concentrados. Las necesidades nutricionales de las cabras se presentan para mantenimiento, crecimiento y ganancia de peso, gestación, producción de leche y pelo y reproducción.

Los alimentos de regiones templadas son de mejor calidad que los producidos en los trópicos, en las regiones templadas se puede utilizar como alimento para cabras el heno de alfalfa, el sorgo, la harina de soya; en los trópicos se utiliza la yuca, la pasta de coco, harina de pescado. El alimento incluye matorrales, hojas de árboles y residuos de cosechas, de tal manera que las raciones deberán de satisfacer todos los requerimentos, no solo de proteína y energía, sino también de vitaminas y minerales.

Cuando el forraje de mala calidad predomina en la dieta de las cabras, se deberá de tener cuidado con la suplementación mineral. Las cabras seleccionan de varias fuentes de alimento, por lo que a menudo se necesita mas forraje para completar los niveles de ingestión de materia seca requeridos.

Los términos selectividad y aceptabilidad son relativos, ya que se ven afectados por otros varios factores, como genéticos, condicionamiento previo del animal, estado fisiológico y nutricional, maneo y medio ambiente. Uno de los factores que mas influyen en el consumo y aceptación de una planta es su composición química, en particular, la presencia de metabolitos secundarios, como taninos, esencias, alcaloides, entre otros. Las fracciones nutricionales como proteína cruda, fibra y grasa también guardan relación con la aceptabilidad, aunque solo en sentido relativo, ya que las cabras no son capáces de detectar éstos compuestos complejos, pero si detectan substancias químicas a nivel molecular. Generalmente, la gustosidad aumenta en proporción inversa al contenido de fibra y directa al contenido de la proteína cruda de la planta, de tal manera que las cabras encuentran mayor gusto por plantas y hierbas jóvenes, las hojas de los árboles y arbustos en crecimiento, que el material maduro de las mismas plantas.

Cuadro 2. Ejemplos de raciones para ovinos y caprinos en diferentes etapas fisiológicas, consumo en kg/animal/día

Ingrediente	Ración 1	Ración 2	Ración 3	Ración 4
Mantenimiento				
Heno buena calidad (paca)	1.20			
Ensilaje		2.50		
Harinolina		0.10	0.20	
Cama de pollo				0.30
Rastrojo			1.30	1.20
Gestación temprana				
Heno buena calidad (paca)	1.50	0.90	0.80	0.40
Grano		0.40	0.30	0.20
Harinolina			0.10	0.15
Rastrojo				0.85
Ultimos 2 meses de gestación				
	Añadir de 200 a 300 g de sorgo a cualquiera de las dietas de preñez de arriba			
Lactancia				
Heno buena calidad (paca)	1.60		1.50	
Heno baja calidad (paca)		1.60		
Grano	0.40	0.30	0.30	
Harinolina		0.20	0.15	
Melaza			0.15	

Nota : Los animales deberán tener todo el tiempo sal mineralizada a libre acceso.

Los umbrales sensoriales para ciertas substancias químicas estna determinados genéticamente, por lo que influiyen sobre la selectividad del alimento. Las cabras ocupan un sitio intermedio en gustosidad para dulce, salado, ácido y amargo, en relación a la vaca, la oveja y el ciervo; tanto en sensibilidad a sabores, como rechazo de los mismos. Sin embargo, son mas sensibles y tolerantes a substancias amargas que otros animales.

La carga animal es otro factor que modifica el consumo, y ésta está relacionada con la época del año, durante la época de lluvias, no existe mucha diferencia entre utilizar cargas altas o bajas, porque regularmente, la disponibilidad de alimento no es limitante; durante la seca, las cabras de carga alta consumieron especies poco apetecibles y las cabras de cargas bajas, consumieron la paja residual de estación anterior.

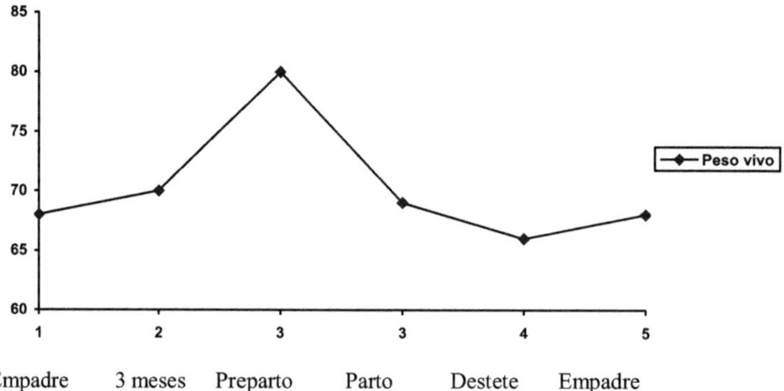

Figura 1. Cambios en peso vivo (kg) en la cabra y la oveja durante el ciclo productivo.

Figura 2. Efecto del nivel de leche (g MO/d) sobre consumo de pasto en corderos.

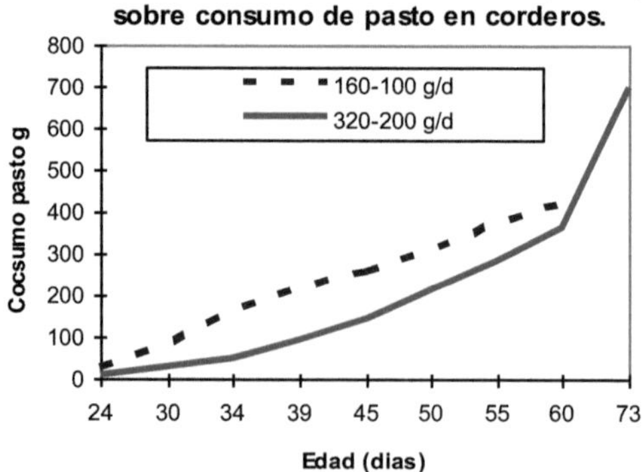

Requerimentos de minerales y vitaminas en caprinos

Las necesidades de minerales para caprinos no han sido precisamente determinadas, ni para producción ni para mantenimiento. Se han realizado algunas determinaciones en algunos estudios, las cuales han generado información, especialmente para las necesidades de calcio y fósforo, para cabras lactantes. En general, la mayoría de los estudios realizados suponen que las necesidades mineralesd e las cabras son similares a las de otras especies de rumiantes, como las vacas y las ovejas.

Aunque en el organismo animal existe un buen número de minerales importantes, únicamente 7 macro y 9 oligominerales son considerados dietéticamente importantes para el ganado caprino. Los macrominerales que se requieren en cantidades relativamente grandes son calcio (Ca), fósforo (P), sodio (Na), cloro (Cl), magnesio (Mg), potasio (K) y azufre (S). Los elementos que se requieren en cantidades menores (oligoelementos) son hierro (Fe), yodo (I), cobre (Cu), molibdeno (Mo), zinc (Zn), manganeso (Mn), cobalto (Co), selenio (Se) y flúor (F). Otros elementos que posiblemente sean esenciales en cantidades extremadamente bajas son cromo, niquel, vanadio, sílice, estaño y arsénico. La mayoría de estos elementos que pueden ser considerados como esenciales, se encuentran en forma natural en los forrajes a niveles que normalmente no constituyen problemas de nutrición. Sin embargo, a menudo existen situaciones donde uno o mas minerales, especialmente ls macrominerales, se encuentran en niveles suficientemente bajos para reducir la producción; como durante la sequía.

Los oligominerales en particular se pueden encontrar en cantidades tóxicas. Por otra parte, es necesario recordar que el balance propio de los minerales y su biodisponibilidad son mas importantes que los niveles mismos.

Calcio es un nutrimento crítico en la formulación de raciones para todas las especies de ganado, aunque la mayoría del calcio (Ca) se localiza en los huesos, el Ca tiene numerosas e importantes funciones en los tejidos suaves. Una deficiencia de Ca en animales jóvenes retarda su crecimiento y los predispone al raquitismo. Uno de los productos animales mas ricos en calcio es la leche, las raciones para cabras lactantes requieren de niveles mas elevados de Ca y P en la ración; la cabra lactante podrá utilizar Ca y P de sus reservas corporales, sin que inicialmente se vea afectada su producción o la composición de la leche, pero si la deficiencia continua durante varias semanas, la calidad y producción de leche disminuye. Cuando el contenido de Ca y P en la dieta aumenta, la cabra repone sus reservas y se re-establece la producción.

Ciertos minerales interactúan con el metabolismo del Ca (P, Mg, F, etc.), por otro lado, se ha encontrado que el transporte intestinal de Ca se mejora en la presencia de carbohidratos (azúcares) y concentraciones bajs de Na. La absorción de Ca ocurre principalmente en el duodeno, en menor grado en el yeyuno y el ileo.

Bajo condiciones de pastoreo, el Ca raramente representa un problema para las cabras secas o en engorda, pero podría ser muy importante para cabras lactantes, especielmente las cabras lactantes con alta producción. Los niveles apropiados de Ca en la dieta son importantes para la prevención de la fiebre de leche. El contenido de Ca en la leche de cabra varía de 1.14 a 1.63 g/kg, que es un poco mas alto que en la elche de vaca; éste valor ha sido utilizado para el balanceo de raciones y calcular las necesidades de las cabras. Las fuentes de Ca que se pueden utilizar son la harina de hueso, el fosfato dicálcico, roca fosfórica defluorinada, entre otras.

Fósforo, el fósforo (P) se requiere para el desarrollo de los tejidos suaves y los huesos, su deficiencia provoca crecimiento lentoe, apetito depravado, apariencia triste, estos síntomas van a menudo acompañados por niveles bajos de P en la sangre. Las cabras con deficiencias de P en la dieta son capáces de sostenre la producción de leche durante varias semanas, a expensas de sus reservas corporales, pero, si la deficiencia persiste, la producción de leche disminuye considerablemente. Los niveles de P en la leche de cabra varían de 0.84 a 1.22 g/kg. Aunque no existe información definitiva al respecto, se acepta una relación entre el Ca y el P de 1.2:1, para dietas para cabras. A pesar de que una deficiencia en P en cabras en pastoreo es mas probable que una deficiencia de Ca, la iformación disponible es escaza. Esto se podría explicar debido a la tendencia de las cabras al ramoneo de plantas que tienen niveles altos de P. En la formulación de raciones, se deben de incluir cantidades adecuadas de P, poniendo especial atención a las dietas para cabras con alta producción de leche.
Sodio y cloro, la sal común (cloruro de sodio, es el compuesto que mas frecuentemente se suplementa a los animales, los caprinos requieren de sodio (Na) y cloro (Cl), pero es la deficiencia de Na la que presenta con mas frecuencia. Cuando se ofrece sal común a libre acceso, las cabras pueden consumirla en exceso y pueden no presentar síntomas de daño o de intoxicación. Los animales que no reciben cantidades suficientes de sal pueden mostrar apetito depravado o pica y tienden a consumir basuras o desperdicios u objetos raros (tierra, madera, huesos, etc). Si las cabras no tienen libre acceso a sal, ésta se podría agregar en la ración, a razón de 0.5 % de la dieta. La colocación estratégica de saladeros en potreros poco pastreados puede influir para que las cabras se trasladen a esas áreas. Las cabras de algunas regiones áridas pueden tener problemas con el elevado contenido de sales de ciertos tipos en el agua, lo cual podría resultar en disminuciones del consumo de agua y alimento.
Magnesio, el magnesio (Mg) forma parte de varios sistemas enzimáticos e interviene en varias funciones del sistema nervioso y está estrechamente asociado con el metabolismo del Ca y el P. Los principales síntomas de deficiencias de Mg son anorexia, excitabilidad y calcificación de tejidos suaves. La tetania de los pastos es una enfermedad asociada a hipomagnesemia, frecuentemente ocurre en animales que están consumiendo pastos verdes muy suculentos, sobretodo aquellos fertilizados con N y K. El tratamiento para la tetania de los pastos consiste en administrar en forma intravenosa Ca y Mg, en forma gluconada. Las cabras poseen la habilidad de compensar para dietas bajas en Mg, reduciendo su excreción urinaria y láctea.
Potasio, aunque el potasio (K) se requiere en cantidades relativamente grandes, regularmente se encuentra también en cantidades grandes en los forrajes, y muy rara vez, representa un problema. Las deficiencias marginales de K, provocan bajo consumo de alimento, crecimiento retardado y baja producción de leche; deficiencias severas de K causan emaciación. Los niveles de K recomendados para cabras son del 0.5 al 0.8 % de la dieta. Los suplementos mas utilizados como fuentes de K son en forma de cloruro, bicarbonato o sulfato de potasio.
Azufre, el azufre (S) es un componente de todas las proteínas corporales y se encuentra principalmente en el pelo de las cabras; el pelo de la cabra contiene grandes cantidades de los aminoácidos metionina, cisteina y cistina. Las deficiencias marginales de S causan pobre conformación y las extremas causan excesiva salivación, lagrimeo y alopecía. Las deficiencias de S podrían ser mas generalizadas de lo que se piensa. El contenido de ácido tánico de algunas plantas como la Acacia aneura disminuye la cantidad de S aprovechable. Esto es de particular interés en cabras en pastoreo, las que consumen plantas con elevados

contenidos de taninos. Las recomendaciones para el contenido de S en la dieta, están dadas en términos de la relación S : N, de 10 : 1. De cualquier modo, ésta relación podría ser engañosa si uno o ambos minerales no son aprovechables, debido a la presencia de taninos en la dieta. Los requerimentos de S en la dieta varían de 0.16 a 0.32 %, para valores de proteína cruda de 10 a 20 %. Los sulfatos (de Na y amonio) son las fuentes de S mas utilizadas para la formulación de raciones.

Generalmente, los alimentos comnúnes contienen grandes cantidades de S, sin embargo, la escazéz de S podría presentarse en los forrajes que crecen en ciertos suelos o bien en raciones con alto contenido de nitrógeno no protéico. Las cabras de Angora tienen altos requerimentos de S, para el crecimiento del pelo largo; por otro la do, se ha demostrado que los aminoácidos azufrados administrados postruminalmente estimulan la producción de pelo.

Hierro, el hierro (Fe) es un componente esencial de la hemoglobina de la sangre, y necesario para el transporte de oxígeno en la sangre y también es requerido por algunos sistemas enzimáticos. Las deficiencias de Fe son poco frecuentes en animales maduros, pero es común en cabritos lactantes, debido a sus bajas reservas de Fe corporal al nacimiento; aunado esto al bajo contenido de Fe en la leche. Si se observan signos de deficiencias en los cabritos, se recomienda aplicar inyecciones de hierro dextrosa (150 mg), a intervalos de 2-3 semanas. Se recomienda utilizar el sulfato o citrato de Fe, para la formulación de raciones, para caprinos.

Yodo, el yodo (I) es necesario para la formación de tiroxina, deficiencias de I provocan bocio, especialmente en los cabritos débiles. Las deficiencias se pueden corregir suplementando con sales yodadas. Las cabras muestran ciertas diferencias en el metabolismo del I, por lo que no existen bases suficientes para recomendaciones específicas.

Cobre y molibdeno, estos elementos estan relacionados entre si, y su estudio y aplicación deben de considerarse juntos. Los niveles de ambos elementos podrían estar muy bajos o muy altos, o uno de ellos en niveles bajos y el otro en niveles altos. El problema mas común se presenta cuando un nivel normal o bajo de Cu está asociado con un nivel alto de Mb; en éste caso, el cobre (Cu) es excretado y se presenta una deficiencia, ésta deficiencia puede corregirse con suplementación de Cu. Las ovejas son sensibles a la toxicidad del Cu y resistentes a la del molibdeno (Mb); se desconoce la situación en las cabras.

Zinc, los síntomas de deficiencia del zinc (Zn) incluyen paraqueratosis, rigidéz de articulaciones, salivación excesiva, hinchazón de patas, atrofia de los testículos y disminución del líbido, se reduce el apetito y ocurre pérdida de peso. Es un elemento que puede ser suplementado en forma contínua, pero no se han establecido las necesidades de Zn para las cabras. Se han detectado deficiencias de Zn en machos jóvenes, en raciones que contenían 4 ppm; en tanto que se presentaron deficiencias en cabras lactantes cuando la dieta contenía 6-7 ppm. Existen informes de necesidades de 10 ppm, pero también casos de toxicidad en dietas con 1000 ppm; se cree que los machos requerien mas ZN que las hembras.

Managaneso, el manganeso (Mn) es un elemento esencial en cabras, las deficiencias inducen malformaciones en las extremidades delanteras y problemas reproductivos. No existe información precisa sobre los requerimentos de Mn, se han observado deficiencias en dietas con 5.5 ppm, pero no en dietas con 90 ppm.

Otros minerales, el fluoro (F) y el selenio (Se) pueden causar problemas por deficiencias o toxicidad por excesos, las deficiencias de F parecen ser muy raras; los niveles tóxicos parecen ser provocados por contaminación ambiental. La manifestación clásica de deficiencia de Se es la enfermedad del músculo blanco, mientras que deficiencias leves de Se provocan problemas de tipo reproductivo.

El cobalto (Co) es un componente de la vitamina B_{12}, los síntomas de deficiencias de Co incluyen disminución del apetito, enflaquecimiento, debilidad y anemia. Las ovejas requieren 0.1 ppm en la dieta y se asume el mismo requerimento para las cabras. El cloruro o sulfato de cobalto en proporción de 12 g por 100 kg de sal es suficiente para asegurar una ingestión adecuada de Co.

Requerimentos de vitaminas en cabras

Las cabras adultas poseen microorgasnismos simbióticos que pueden sintetizar todas las vitaminas hidrosolubles, así como la vitamina K, por lo que solo requieren en raras ocasiones la suplementación adicional de vitaminas A, D y E.

Mientras que las cabras jóvenes y lactantes, especialmente aquellas con el rumen que no funciona completamente, podrían requerir vitaminas del complejo B, para cubrir sus necesidades. En caso de la ausencia o disponibilidad limitada de vitaminas, aparecen síntomas característicos de deficiencias.

Vitamina A y los carotenos, bajo condiciones normales de pastoreo, las cabras y las ovejas obtienen la vitamina A de los carotenos presentes en los forrajes verdes, los cuales son transformados a vitamina A en la pared intestinal. Los síntomas de deficiencia de vitamina A se presentan en animales que han sido alimentados con forrajes secos de mala calidad y por períodos prolongados de tiempo; del mismo modo, los forrajes y henos que han sido almacenados por períodos de tiempo prolongados pierden una buena parte de uss carotenos.

Las cabras con deficiencias de vitamina A sufren ceguera nocturna, muestran un pobre comportamiento reproductivo, queratinizaciones de células epiteliales de todo el cuerpo y deormaciones óseas. Deficiencias de vitamina A provocan la presencia de cálculos urinarios y son causa también de infertilidad temporal o permanente, causa metritis por daño a la mucosa uterina, por otro lado, deficiencias de vitamina A durante el empadre reducen la fertilidad de la hembra e inducen la producción de semen de baja calidad en el macho.

Para los cabritos el consumo de calostro y de leche son muy importantes, ya que sus reservas de vitamina A en el hígado son muy bajas. El contenido de vitamina A en le leche de cabra depende de la cantidad de viatmina A y beta caroteno en la dieta; en contraste con la leche de vaca, la leche de cabra no contiene beta caroteno, aún cuando los carotenos sean la única fuente de vitamina A que consuma la cabra. Las deficiencias de vitamina A se pueden tratar con preparaciones o inyectables, la dosis recomendada es de 0.12 mg por kilgramo de peso por día, durante una semana.

Vitamina D, el metabolismo de la vitamina D está estrechamente relacionado con el metabolismo del Ca y el P, la vitamina D puede ser sintetizada en el organismo, inducida por la exposición a los rayos ultravioleta del sol. Los ´sintomas clínicos de deficiencias de vitamina D son raquitismo, arqueamiento de las piernas, luxación del omóplato. Las deficiencias de vitamina D suelen ocurrir con mas frecuencia en los cabritos. La vitamina D afecta el metabolismo de los huesos, en la siguiente forma, incrementa la absorción de Ca y P en los huesos, permite la movilización de Ca y P de los huesos, lo que permite aumentos de Ca y P en la sangre, y aumenta el recambio de Ca en los huesos. La Administración de vitamina D no cubrirá deficiencias de Ca en el organismo.

Vitamina E y selenio, a pesar de los precursores de la vitamina E (Tocoferoles) se encuentran en los alimentos que consumen las cabras, las deficiencias de vitamina E son comunes. La ausencia de vitamina E provoca una especie de distrofia muscular, conocida como enfermedad del músculo blanco, los cabritos son los mas susceptibles, ya que nacen sin reservas o con reservas muy bajas de vitaminas liposolubles. Esta situación se supera con la ingestión de calostro y leche, los cuales contienen cantidades importantes de vitaminas liposolubles; no obstante lo anterior, es necesario recordar que la concentración de vitaminas liposolubles en el calostro y la leche dependen del tipo de alimentación proporcionada a las cabras durante el último tercio de la gestación.

Las muertes repentinas de cabritos de menos de dos semans de edad, pueden revelar evidencia de deficiencias; las lesiones características se presentan en el músculo cardíaco y el diafragma. Las deficiencias en las cabras viejas y animales maduros, la enfermedad puede aparecer después del ejercisio repentino, los animales muestran rigidéz bilateral de las piernas.

En cabras con alta producción de leche, la deficiencia induce una involución uterina pobre, acompañada con retención de placenta y metritis.

Los síntomas antes menconados pueden ser causados por deficiencias de Se, ya que existe un balance muy delicado entre el efecto sinérgico de la vitamina E y el Se. No obstante, únicamente los tocoferoles y no el Se son efectivos en la prevención y el tratamiento de distrofia muscular, causada por un exceso de ácidos grasos no saturados en la ración de cabritos pre-rumiantes.

El Se es un componente integral de la selenoenzima glutatión-peroxidasa, enzima que transforma los peróxidos a alcoholes inofensivos, lo que evita el ataque de los peróxidos sobre los ácidos grasos poliinsaturados de las membranas celulares , reduciendo enormemente la cantidad de vitamina E requerida para mantener la integridad de las membranas celulares.

Tiamina (Vitamina B_1), las deficiencias de las vitaminas del complejo B, solo ocurren muy esporádicamente, en la cabra. Uno de los síntomas de deficiencias es la encefalomalacia, también conocida como necrosis cerebro-cortical. Esta enfermedad es causada por una deficiencia de tiamina y fue originalmente descrita para bovinos y ovinos y mas recientemente en cabras y afecta tanto animales adultos como animales jóvenes.

El cuadro clínico es dominado por síntomas neurológicos, los que en casos moderados incluyen torpeza, somnolencia, ceguera, tremores musculares, especialmente en la cabeza y opistótonos. En casos severos, el colapso ocurre entre 12 y 72 horas, en la primera etapa de la enfermedad, los animales se encuentran caídos y al final, la cabeza y las extremidades se encuentran extendidas. A menudo se encuentran contracciones espasmódicas de las orejas, párpados y movimientos trémulos de la cabeza y cuello; también es común el rechinido de los dientes, acompañado de quejidos. Si losanimales no son tratados, la muerte puede ocurrir en unos días, las lesiones principales aparecen como áreas necróticas en los hemisferios cerebrales. El tratamiento recomendado para la enfermedad es la administración parenteral de tiamina.

El diagnóstico de la enfermedad se realiza midiendo la actividad de la enzima transcentolasa eritrocítica, ésta enzimacatalisa dos reacciones dependientes de la tiamina pirofosfato en la ruta metabólica de las pentosas. La poliencefalomalacia también se presenta en adultos, aunque la causa no es la falta de síntesis de tiamina en el rumen, sino mas bien, una deficiencia en la absorción de la misma o bien a la interferencia del metabolismo en los tejidos. Igualmente, otra causa de la poliencefalomalacia se podría deber a la destrucción de la tiamina por una tiaminasa, que ha sido detectada en líquido ruminal y heces de los animales afectados.

Recientemente, se ha sugerido que el consumo de alimentos mohosos o en estado de descomposición puede ocasionar ésta enfermedad, ya que algunos hongos producen tiaminasas. También se sabe que los requerimentos de tiamina se incrementan con el consumo de carbohidratos, por lo que en animales que reciben dietas altas en concentrados; en éstos casos se recomienda una suplementación diaria de 50-60 mg por animal por día, para casos que requieran tratamiento, se recomienda una dosis de 6.6 a 11 mg por animal y repetirse a las seis horas.

Sanidad del rebaño, enfermedades y parasitosis internas y externas

La sanidad del rebaño deberá de tener como objetivo principal la prevención de enfermedades típicas de las cabras y de la región, incidencia de parásitos internos y externos, así como de desórdenes, principalmente nutricionales, o de problemas toxicológicos y envenenamientos de varios tipos.

Enfermedades mas comúnes en las explotaciones de cabras

Mastitis gangrenosa de la oveja y la cabra

Es una enfermedad infecto-contagiosa de fácil diseminación en los rebaños, sobre todo en los rebaños lecheros, causada principalmente por ***Mycrococos*** y ***Clostridium perfringens,*** la enfermedad comienza con mamitis aguda, una gran reacción vascular (aspecto cianótico, edema mamario, manchas, timpanismo), en algunos casos la mama aparece dura, fría e indolora; mientras que la secreción láctea queda reducida a un líquido acuoso y rico en células, muy contaminado. Los síntomas generales aparecen en forma tardía y con frecuencia mortales, fiebre de curso irregular, anemia, hemolisis, disnea, escalofríos; en muchos casos la sintomatología es local, termina con necrosis mamaria y pérdida de la función láctea. El tratamiento coniste en aplicaciones de antibióticos, asociaciones de terramicina, cloranfenicol y estreptomicina, principalmente.

Enfermedades venéreas

Aborto vibriónico o vibriosis, es una enfermedad genital, que se desarrolla en las mucosas del aparato genital de la hembra y el macho, el efecto principal es el aborto temprano o tardío. El agente causal es el Vibrio fetus, regularmente, el tratamiento con antibióticos es efectivo, se puede utilar la terramicina, aureomicina, cloromicetina, estreptomicina o penicilina.

Vaginitis granulosa, es una enfermedad sin agente aparente, presenta una inflamación catarral del vestíbulo vaginal que después se transforma en granulosa. Se recomienda tratar a los animales infectados con toques de glicerina yodada, ácido bórico y sulfato de zinc.

Epididimitis y salpingitis venérea, es una enfermedad originaria de Africa que ataca los rumiantes, el agente causal es aparentemente un virus, que se distribuye con gran rapidéz en el aparato genital de hembras y machos; los sitios principales del ataque de ésta enfermedad son los oviductos o salpinges en la hembra y el epidídimo en el macho; tanto en la hembra como en el macho, puede causar esterilidad temporal o permanente, se recomienda utilizar machos sanos o mediante inseminación artificial, como tratamiento preventivo o profiláctico.

Tuberculosis genital, la enfermedad se localiza principalmente en los genitales internos y profundos, aunque se ha localizado en los genitales externos, el agente causal es el bacilo tuberculoso, es posible que tenga una función mecánica, mas que tóxica y de ésta forma induzca la esterilidad temporal o permanente. El tratamiento es de tipo profiláctico, principalmente, con algunas posibilidades de tipo quirúrgico.

Leptospirosis, la *Leptospira pomona* es el agente causal de ésta enfermedad, que causa esterilidad, mediante la interferencia sobre los procesos de fecundación en la hembra; la diseminación de la enfermedad ocurre a través del macho. El tratamiento es de tipo profiláctico, mediante la utilización de machos sanos o de semen tratado con antibióticos o semen congelado; se puede utilizar la vacunación como medida preventiva.

Abortos micóticos, una posible causa de ésta anomalía es el hongo ***Aspergillus fumigatus***, y el desarrollo y difusión de la enfermedad en algunas áreas o regiones, en el suelo, aire, agua y particularmente en alimentos en estado de descomposición. Los animales afectados de ésta forma, abortan en el último tercio de la gestación y en partos subsecuentes, presentan una fecundidad muy disminuida. Las lesiones típicas de la enfermedad son necrosis cotiledonaria, engrosamiento de las paredes uterinas, reacción fibrosa interplacentaria, hiperemia periférica, hemorragias y reacción eosinófila. El tratamiento mas eficáz es de tipo profiláctico, evitando el consumo de alimentos en mal estado, aunque el tratamiento con antibióticos es efectivo también.

Tricomoniasis, es una enfermedad de carácter agudo o subagudo, de tipo venérea, causada por el protozoario ***Trichomona foetus***, que se caracteriza por pérdida embrionaria precóz, seguida por endometritis, placentitis (abortos y piométras) y es trasmitida por medio de la cópula o con material fecundante. La enfermedad is importante porque es de difusión muy fácil y porque causa infertilidad temporal, ya que la hembra continúa ciclando sin lograr quedar gestante. La enfermedad causa vaginitis después del celo, cuando la hembra logra quedar gestante puede abortar hasta los cuatro meses de gestación, si continua gestante mas allá del cuarto mes, lo mas seguro es que la hembra tenga una cría normal; las hembras infestadas pueden recuperarse por si solas de la enfermedad; en el macho causa inflamación de varios de los componentes del aparato genital y los machos infectados con trabajo sexual esporádico, logran deshacerse de la enfermedad, con inflamación del pene y prepucio 2-3 días post-infección. El mejor tratamiento es mediante la utilización de la inseminación artificial.

Brucelosis, la brucelisis o enfermedad de Bang, se conoce también como fiebre de Malta o mediterránea es causada por la ***Brucela abortus***, fue inicialmente descubierta en ovejas, cabras y otros animales domésticos. La brucelosis es una enfermedad infecto-contagiosa que tiene dos aspectos muy importantes, el primero, la brucelosis causa la fiebre de malta en el humano, mientras que en rumiantes como la cabra, la brucelosis es causa de abortos contagiosos. En el humano, regularmente es de forma subclínica, y causa lesiones osteo-artríticas, cuadros reumatoides de evolución crónica, de diagnóstico difícil y alta importancia social. En los rumiantes, la brucelosis no es considerada una enfermedad venérea y no se transmite mediante la cópula, ya que el principal medio de contagio es por vía oral, mediante la ingestión de alimentos contaminados, sobretodo aquellos utilizados para la alimentación animal, contaminación por contacto de material placentario o fetal y estiercol infectado en el propio rancho. La brucelosis induce el aborto en la hembra y es responsable de inflamación degenerativa de los testículos (orquitis) en el macho.

Desórdenes metabólicos relacionados con la nutrición en las cabras

Abortos, la cabra es la especie doméstica mas susceptible al aborto, la mayoría de los abortos ocurren entre los 90 y 110 días de gestación, las causas posibles de los abortos en las cabras son una severa desnutrición durante las etapas susceptibles de la gestación y la competencia por los nutrimentos entre el organismo fetal y maternal. Se han identificado dos tipos de aborto, uno causado por niveles bajos de glucosa en la sangre y el otro debido a una pobre nutrición. Los niveles bajos de glucosa parecen inducir un aumento en la actividad de las glándulas adrenales del feto, lo que resulta en una secreción elevada de estrógenos, de los 90 a 110 días; después de los 110 días, las adrenales producen corticosteroides, los cuales tienen una capacidad abortiva menos potente.

Enterotoxemia, es una condición también conocida como indigestión y se presenta muy comúnmente en cabras lactantes de alta producción; después de excesos en la ingestión de alimento, especialmente de concentrados, se puede observar diarrea, depresión, falta de coordinación muscular, trastornos digestivos, coma y muerte. La enterotoxemia ocurre debido a una reacción a toxinas de ***Clostridium perfringens*** tipos C y D. La aplicación de antitoxinas y programas de vacunación con toxoide o bacterinas son medidas efectivas en la prevención de la enfermedad. La mejor forma de prevención en cabras estabuladas es proporcionarles el alimento concentrado varias veces al día y evitar proporcionar grandes cantidades una vez al día; el tratamiento con antibióticos es recomendable en cabras. Los cambios en forrajes y alimentos deberán darse gradualmente, sobretodo cuando se aumenta la proteína y le energía de la dieta; cuando se utiliza una fuente de nitrógeno no protéico, los animales deberán de someterse a un período de adaptación de 2-3 semanas, por lo menos.

Acidosis, una indigestión aguda que provoca un cambio en pH en el rumen a menos de 4.8, indica una condición de acidosis láctica, al menos en ovinos y bovinos, el agente responsable es Streptococcus bovis, la causa principal de acidosis láctica es un exceso en la ingestión de concentrados o granos repentinamente, en cabras que no estén acostumbradas a dichas dietas. El tratamiento, según la severidad del caso, deberá buscar reducir la acidosis ruminal y sistémica a base de bicarbonato de sodio o hidróxido de magnesio y cambiar la dieta del animal enfermo a solamente forraje seco. Las formas de prevenir la acidosis incluyen someter los animales a períodos de adaptación a las nuevas dietas, de cuando menos 14 días, además de incluir bicarbonato de sodio en la ración.

Cetosis, este es un desórden metabólico que tiene como consecuencia la hipoglicemia y un aumento en los niveles de cuerpos cetónicos (acetona, ácido betahidroxibutírico y ácido acetoacético) en la sangre, leche y orina; el efecto principal resulta en una elevación de los ácidos grasos no esterificados en el plasma sanguíneo, estos ácidos grasos no esterificados son los precursores de los cuerpos cetónicos. La cetosis ocurre cuando la demanda de glucosa y glicógeno es demasiada alta, tanto que las reservas y la ingestión no son suficientes para contrarestar la demanda, en animales altamente productivos. La cetosis de la lactancia se observa en cabras con alta producción, la cetosis durante la gestación ocurre en cabras que se encuentran gestando mas de un feto. El tratamiento de la cetosis consiste en la administración intravenosa de glucosa, glucocorticoides y otras hormonas adrenocorticotrópicas, administración oral de propionato de sodio o propilenglicol.

Fiebre de leche, es una enfermedad que ocurre alrededor del tiempo del parto, en hembras adultas; la enfermedad se caracteriza porque los animales presentan hipocalcemia, debilidad muscular generalizada, colapso circulatorio y estados depresivos. La causa principal es una falla en la mobilización de las reservas de Ca y un agotamiento de dichas reservas de Ca, causadas por un balance negativo de calcio durante el último tercio de la gestación. La prevención de la enfermedad depende grandemente en el mantenimiento de las reservas corporales de Ca y mantener una balance de Ca y P de 2-3 : 1 en la dieta.

Postitis, es una enfermedad que ocurre en el macho y se manifiesta como una inflamación e infección del pene y prepucio, a consecuencia de altos niveles de urea en la orina y la presencia de una bacteria, Corynebacterium renale; se presenta debido a problemas de manejo alimentación.

Intoxicación con urea, la urea es un compuesto que se forma a partir de ciertos procesos fisiológicos y si es consumido en exceso por el rumiante, es altamente tóxico. La mayoría de la urea que se forma en el hígado es excretada en la orina, una parte pasa al rumen, donde se hidroliza a amoníaco y es utilizado por los microorganismos del rumen para la producción de proteína; por tal motivo, la urea es utilizada frecuentemente para reemplazar parcialmente algunos ingredientes proteínicos. Se deberá tener precaución al utilizar urea en dietas para cabras, ya que cualquier exceso puede provocar niveles tóxicos de amoníaco en la sangre; se recomienda que la urea no sustituya mas de la tercera parte del total de proteína cruda en dietas a base de forraje o en dietas de baja digestibilidad y mas de la mitad en la porción concentrada de la dieta. Cuando se quiera utilizar la urea en la ración, será necesario someter a los animales por alimentar a un período de adaptación de cuando menos 3 semanas; un consumo de 44 g por día por 100 kg de peso vivo, provocará una toxicidad aguda, por lo que debe asegurarse que los niveles de consumo diario no alcancen ese límité.

Urolitiasis, es una enfermedad que consiste en la formación de cálculos renales en la vaca, la oveja y la cabra, cuya causa principal es una nutrición mineral desbalanceada, aunque una infección es una causa predisponente. La enfermedad es mucho mas frecuente y severa en los machos, por el tipo de canal genito-urinario que poseen, el cual es mas propenso a bloquearse. Aunque la enfermedad es mas frecuente en animales confinados, es esta la situación de los machos utilizados como sementales y de alto costo; uno de los factores predisponentes es el alto conteido de calcio o potasio en la ración. La ración deberá tener una proporción de Ca a P de 1.5:1, o mas, una medida preventiva es utilizar cloruro de amonio o potasio en la dieta, los cuales acidifican la orina y previenen la formación de cálculos. Ciertas infecciones pueden provocar la formación de cálculos, debido al efecto de acidificación de la orina. No existe tratamiento químico efectivo para ésta condición, se recomienda tomar medidas preventivas, la principal consiste en emplear una relación de Ca:P óptima, como la mencionada en líneas anteriores; en ocasiones el uso de antibióticos en la ración podría traer beneficios secundarios.

BIBLIOGRAFIA

Agraz, G. y A. Abraham. 1984. Caprinotecnia I. Segunda edición. Editorial LIMUSA, México, D. F., pp. 739-754.

Agricultural Training Board. 1997. Artificial insemination of sheep, On farm semen collection and insemination. 75 p.

Andersson, L., C. S. Haley, H. Ellegren, S. A. Knott, M. Johansson, K. Andersson, L. Andersson-Eklund, I. Edfors-Lilja, M. Fredholm, I. Hansson, J. Håkansson and K. Lundström. 1994. Genetic mapping of quantitative trait loci for growth and fatness in pigs. Science 263:1771-1774.

Arciga C., S., A. Gómez V. y M. Huerta B. 1991. Comportamiento de borregos de Pelo alimentados con diferentes proporciones de rastrojo de maíz y grano de sorgo. IV Congreso Nacional de Producción Ovina. Pp. 19-21.

Arciniega N., C. C. 1984. La contabilidad en la empresa agropecuaria de bovinos. Trillas, México. 143 p.

Bell, A. B. 1995. Regulation of organic nutrient metabolism during transition from late pregnancy to early lactation. Journal of Animal Science 73: 2804-2819.

Berger, Y. M., A. Kabbali and G. E. Bradford (Eds.). 1989. Sheep production and management in a mediterranean climate: The agropastoral system of Morocco. U. S., A. I. D. University of California. 251 p.

Blood, D. C. 1974. Medicina Veterinaria; Editorial Interamericana; IV Edición; México D. F., pp 388-450.

Brucelosis bovina; O. I. E: Office International des Epizooties; http://www.redvya.com/veterinarios/veterinarios/especialidades/bovino/enfermedades/Enfermedad03.htm. Sitio visitado el 15 de marzo, 2018.

Brown, D. T., C. F. Calvin and M. A. McCaan. 1999. Sheep Production in Georgia. http:/www.ces.uga.edu/pubcd/b879-w.htm. 33 p. Sitio visitado el 15 de febrero, 2018.

Bullfield, G., W. G. Hill and C. S. Haley. 1996. Building on genetics: The success of the UK's animal breeding industry. Roslin Institute Annual Report. Pp. 95-96, 65-70.

Bunge, R., D. L. Thomas and T. G. Nash. 1993. Performance of hair breeds and prolific wool breeds of sheep in Southern Illinois: Lamb production of F_1 ewe lambs. Journal of Animal Science 71:2012-2017.

Campylobacteriosis genital bovina; O. I. E, Office International des Epizooties; http://www.redvya.com/veterinarios/veterinarios/especialidades/bovino/enfermedades/Enfermedad04.htm. Sitio visitado el 15 de marzo, 2018.

Castillo R., H., J. M. Berruecos, L. J. Hernández, J. M. Pérez, A. J. López y R. Quezada. 1974. Comportamiento reproductivo del borrego Tabasco o Peliguey mantenido en clima tropical. XI Reunión Instituto Nacional de Investigaciones Pecuarias. P 16.

CEA (Centro de Estadística Agropecuaria). 2001. www.sagar.gob.mx/cea.htm. Centro de Estadística Agropecuaria (CEA), SAGARPA. Sitio visitado el 15 de marzo, 2018.

Cervantes V., R. 2006. Situación de la caprinocultura en Nuevo León. www.unionganaderanl.org.mx. Sitio visitado el 15 de junio de 2018.

Chemineau, P., Y. Cognie, Y. Guerin, P. Orgeur and G. C. Vallet. 1991. Training manual in artificial insemination in sheep and goats. FAO, Animal Production & Health Paper No. 83. 222 p.

Cruz L., C. 1999. Planeación de la producción y desarrollo del rebaño. Memoria, Producción Sustentable de Ovinos Tropicales, Veracrúz, Ver. Pp. 19-28.

Delgadillo, J. A., G. Fitz R., G. Duarte, F. G. Véliz, E. Carrillo, J. A. Flores, J. Vielma, H. F. Hernández and B. Malpaux. 2004. Management of photoperiod to control caprine reproduction in the subtropics. Reprodtion, Fertility and Development 16:1-8.

Derivaux, J. 1976. Reproducción de los animales domésticos. Editorial Acribia, II Edición; Zaragoza, España; pp 409-465.

Dickerson, G. E. 1977. Crossbreeding evaluation of Finnsheep and some U. S. breeds for market lamb production. North Central Regional Publication No. 246, ARS, USDA, U. of Nebraska. 30 p.

Duarte O., A. 2003. Aplicación de herramientas Genéticas Moleculares en el Mejoramiento Genético de Ovinos. II Taller de de Ovinos de Pelo del Noreste de México. Universidad Autónoma de Tamaulipas, Cd. Victoria, Tamps. Pp.125-134.

Dzakuma, J. M., D. J. Stritzke and J. V. Whiteman. 1982. Fertility and prolifcacy of crossbred ewes under two cycles of accelerated lambing. Journal of Animal Science 54:213-220.

Ferrer, A., A. y J. A. Cuellar O. 2001. Evaluación de dos sistemas de engorda intensiva de corderos bajo condiciones de trópico húmedo. XI Congreso Nacional de Producción Ovina. Mérida, Yuc., México, Mayo.

Farrell Jr, H. M. 1999. Milk, composition and synthesis. Encyclopedia of Reproduction. Vol 3., E. Knobil (Ed.), pp 256-263.

Fitzgerald, J. A. and A. Perkins. 1994. Ram management to improve reproductive efficiency. In: Curso de Actualización de Ovinos, INIFAP-SARH, FES-C UNAM. 78-82.

Fitzhugh, H. A. and G. E. Bradford. 1983. Hair Sheep of Western Africa and the Americas: A genetic resource for the tropics, H. A. Fitzhugh and G. E. Bradford (Eds.), Westview, Boulder, CO, U. S. A. 319 p.

Flores C., J. A. 1999. El efecto macho y su aplicación en ovinos y caprinos. In: Etiología aplicada a las conductas reproductiva y maternal en rumiantes domésticos. Universidad Autónoma de Querétaro, Querétaro, Qro. Pp. 52-61.

Frandson, R. D. 1995. Anatomía y fisiología de los animales domésticos, 5ª Edición. Editorial Interamericana, México, D. F. 745 p.

Fujii, J., K. Otsu, F. Zorzato, S. de Leon, V. K. Khanna, J. Weiler, P. J. O'Brien and D. H. MacLennan. 1991. Identification of a mutation in the porcine ryanodine receptor that is associated with malignant hyperthermia. Science 253:448-451.

Gahne, B. and R. K. Juneja. 1985. Prediction of the halothane (Hal) genotypes of pigs by deducing Hal, Phi, Po2, Pgd haplotypes of parents and offspring: Results from a large-scale practice in Swedish breeds. Anim. Bld. Grps. Biochemistry and Genetics 16:265.

Galina H., C. 1998. Reproducción de los animales domésticos; Editorial Limusa; I Edición; México, D. F; 1998; pp 211-219.

Galina, M. A., R. Morales, E. Silva and B. López. 1996. Reproductive performance of Pelibuey and Blackbelly sheep under tropical management systems in México. Small Ruminant Research 22:31-37.

Gama, L. T., C. Smith and J. P. Gibson. 1992. Transgen effects, introgression strategies and testing schemes in pigs. Animal Production 54:427.

Garcia G., M. 2004. Manual de manejo de la reproducción en ovejas y cabras. Centro de Mejoramiento y Reproducción Ovina y Caprina de Guanajuato. 35 p.

Glimp, H. A. 1991. Nutrition of the ewe. In: D. C. Church (Editor), Livestock Feeds and Feeding, Third Ed. Prentice-Hall, Inc. Englewood Cliffs, NJ, U. S. A.

Gomez-Raya, L. and J. P. Gibson. 1993. Within-family selection at an otherwise unselected locus in dairy cattle. Genome 36:433.

González Reyna, A. 1977. Reproduction of Peliguey sheep in the mexican tropic. Tesis de M. Sc., Utah State University, Logan, UT, E. U. A. 103 p.

González R., A. 1997. Reproducción en ovinos de pelo en el trópico mexicano. IX Congreso Nacional de Producción Ovina. Pp. 294-319.

González R., A. 1998a. Los sistemas de producción ovina en México: Estado actual y perspectivas. Memorias, III Foro de Análisis de los Recursos Genéticos: Ganadería Ovina, Caprina, Porcina, Avícola, Apícola, Equina y de Lidia, SAGAR, México, pp. 205-218.

González R., A. 1998b. El manejo reproductivo del carnero y los sistemas de producción animal. II Simposio de Ovinos de Pelo en Tamaulipas. INIFAP, Cd. Victoria, Tamps., México, octubre, pp. 13-23.

González, R., A. 1998c. Los sistemas de producción de ovinos de Pelo en México: Relación con ovinos de Lana y perspectivas para el año 2000. Simposio Internacional: La Ovinocultura en México hacia el año 2000. Querétaro, Qro., México, diciembre, 18 p.

González R., G. A. 1999. Efecto de la época de empadre y la introducción del macho sobre el comportamiento estrual, duración de la gestación y prolificidad en ovejas. Tesis M. C., Universidad Autónoma de Tamaulipas, Cd. Victoria, Tamps., México, 85 p.

González R., A. 2000. Evaluaciones de comportamiento reproductivo en ovinos de razas de Pelo en las regiones tropicales de México. V Curso, Bases de la Cría Ovina, Asociación Mexicana de Técnicos Especialistas en Ovinos, Universidad Autónoma Chapingo, Texcoco, Edo. de México, México.

González R., A. 2002a. El manejo integral de la reproducción en ovinos de Pelo en el Noreste de México. Curso de Capacitación y Entrenamiento Técnico en Sistemas de Producción de Bovinos, Ovinos y Caprinos. Universidad Autónoma de Tamaulipas, Gobierno de Tamaulipas, México, 17 p.

González R., A. 2002b. El manejo integral del rebaño en ovinos de Pelo en México. I Curso Taller de Ganadería Ovina, CBTa 83. Gómez Farías, Tamps., México, pp. 39-60.

González R., A., J. de Alba and W. C. Foote. 1983. Reproduction in Peliguey sheep. In: Hair sheep of Western Africa and the Americas: A genetic resource for the tropics, H. A. Fitzhugh and G. E. Bradford (Editores). Westview Press, Boulder, CO, U. S. A., pp. 75-78.

González, A., B. D. Murphy, J. de Alba M. and J. G. Manns. 1987. Endocrinology of the postpartum period in the Pelibuey ewe. Journal of Animal Science 64:1717-1724.

González-Reyna, A., B. D. Murphy and E. Ortega-Rivas. 1990. Factors determining the reproductive potential of Pelibuey sheep: Effects of season and parturition on reproductive performance, In: Livestock Reproduction in Latin America, International Atomic Energy Agency, Viena, Austria. pp. 335-350.

González, A., W. C. Foote, B. D. Murphy and E. Ortega. 1992a. Seasonal variations in circulating testosterone and luteinizing hormone in Pelibuey lambs. Small Ruminant Research 8:233-242.

González, A., B. D. Murphy, W. C. Foote and E. Ortega. 1992b. Circannual seasonal variations in estrous cyclicity and ovulation rate in Pelibuey ewes. Small Ruminant Research 8:225-232.

González R., A., J. Valencia M., W. C. Foote and B. D. Murphy. 1991. Hair sheep in México: Reproduction in the Pelibuey or Tabasco sheep. Animal Breeding Abstracts 59:509-524.

Greiner, S. 1999. Sheep Update. http//www.ext.ext.vt.edu/news/periodicals/ livestock/aps-99_/01/aps-0011.html. Sitio visitado el 15 de junio de 2018.

Gutiérrez O., E. 2000. Alimentos y alimentación del rebaño ovino. Primera Jornada Técnica de Ovinocultura. Asociación Ganadera Local de Ovinocultores de la Zona Centro de Tamaulipas, Universidad Autónoma de Tamaulipas, Cd. Victoria, Tamps., México, pp. 3-18.

Gutiérrez O., E., R. E. Solís G. J. Landa y A. Tapia V. 1996. Efecto de la suplementación energética y con proteína sobrepasante en borregos y cabras pastoreando ryegrass y estrella africana. Avances de Investigación, CIA-Facultad de Agronomía, Universidad Autónoma de Nuevo León, Marín, N. L. Pp. 26-27.

Hafez, E. S. E. (Editor). 1989. Reproducción e inseminación en animales. Interamericana, McGraw Hill, México. 694 p.

Haley, C. and P. Visscher. 2000. DNA markers and genetic testing in farm animal improvement. Current Applications and Future Prospects, In Depth Review Pp. 28-39.

Hernández A., H. 2000. La administración de empresas en sistemas de producción de ovinos de Pelo. Primera Jornada Técnica de Ovinocultura, Asociación Ganadera Local de Ovinocultores de la Zona Centro de Tamaulipas, Universidad Autónoma de Tamaulipas, Cd. Victoria, Tamps. Pp. 19-32.

Hernández A., H. 2000. La administración de empresas en sistemas de producción de ovinos de Pelo. In: Memorias, Primera Jornada Técnica de Ovinocultura, Cd. Victoria, Tamps., México, pp. 19-32.

Hernández, H. y M. Mireles. 1998. El proceso administrativo en ranchos ganaderos. Memorias, Taller de Ganadería de Bovinos de Carne del Norte de México y Sur de Texas. Cd. Victoria, Tamps., México, febrero, pp. 91-97.

Hodge, R. W. 1966. The apparent digestibility of ewe's milk and dried pasture by young lambs. Australian Journal of Experimental Agriculture and Animal Husbandry 6:139-144.

Hospital, F., C. Chevalet and P. Mulsant. 1992. Using markers in gene introgression breeding programs. Genetics 132:1199.

INEGI Instituto Nacional de estadística e Informática. 1999. Anuario Estadístico de Producción Pecuaria. http://www.inegi.gob.mx/. Sitio visitado el 15 de julio, 2018.

INEGI Instituto Nacional de estadística e Informática. 2000. Anuario Estadístico de Producción Pecuaria. http://www.inegi.gob.mx/. Sitio visitado el 15 de julio, 2018.

INEGI. 2002. http//:www.INEGI.gob.mx.Sitio visitado el 15 de julio, 2018.

Iñiguez, L. C., R. L. Quaas and L. D. Van Vleck. 1986. Lambing performance of Morlam and Dorset ewes under accelerated lambing systems. Journal of Animal Science 63:1769-1778.

Jahn, G. A., A. M. Rastrilla and R. P. Deis. 1993. Correlation of growth hormone secretion during pregnancy with circulating prolactin in rats. Journal of Reproduction and Fertility 98:327-333.

Jiménez, J. M. L., G. T. Oviedo F. y V. C. Hernández V. 1992. Evaluación de una engorda intensiva de ovinos. V Congreso Nacional de Producción Ovina. Pp. 293-296.

Jungerman, P. F. 1977. Micologia Médica Veterinaria; CECSA; I Edición, México D.F., pp 95-107.

Kashi, Y., E. Hallerman and M. Soller. 1990. Marker-assisted selection of candidate bulls for progeny testing programmes. Animal Production 51:63.

Khan, K., H. H. Meyer and J. M. Thompson. 1992. Effect of pre-lambing supplementation and ewe condition score on lamb survival and total weight of lamb weaned. Proceedings, Western Section, American Society of Animal Science 43:175.

Knott, S. A., L. Marklund, C. S. Haley, K. Andersson, W. Davies, H. Ellegren, M. Fredholm, B. Hoyheim, I. Hannsson, K. Lundstrom, M. Moller and L. Andersson. 1998. Multiple marker mapping of quantitative trait loci in an outbred cross between wild boar and Large White pigs. Genetics 149:1069-1080.

Koontz, H. y C. O'Donnell. 1975. Elementos de Administración Moderna. McGraw Hill, México. 455 p.

Legan, S. J. and F. J. Karsch. 1979. Neuroendocrine regulation of the estrous cycle and seasonal breeding in the ewe. Biology of Reproduction 20:74-85.

Legan, S. J. and F. J. Karsch. 1980. Photoperiodic control of seasonal breeding in the ewe: Modulation regulation of the negative feedback action of estradiol. Biology of Reproduction 23:1061-1068.

Legates, J. E. and E. J. Warwick. 1990. Breeding and Improvement of Farm Animals. 8th Edition, McGraw-Hill, New York, U. S. A.

Lincoln, G. A. and R. V. Short. 1980. Seasonal breeding: Nature's contraceptive. Recent Progress in Hormone Research 36:1-25.

Mackinnon, M. J. and M. A. J. Georges. 1998. Marker-assisted pre-selection of young dairy sires prior to progeny testing. Livestock Production Science 54:229-250.

Mancilla, D. F., C., M. A. Ochoa C., J. Urrutia M. y E. Morales T. 1992. Corderos destetados precozmente alimentados con grano entero. V Congreso Nacional de Producción Ovina, pp. 78-81.

McGraan, J. 1998. Administración de ranchos como negocio y su economía en el Sur de Texas. In: Memorias Taller de Bovinos de Carne del Norte de México y Sur de Texas. Cd. Victoria, Tamps, México, febrero, pp. 83-90.

Mellado, M., Pastor, F. y J. Mellado. 2006a. Relación entre la calidad del semen y la dieta de machos cabríos en agostadero. www.buscagro.com. Sitio visitado el 15 de julio, 2018.

Mellado, M., L. Olivares, R. López y J. Mellado. 2006b. Influencia de la lactancia, peso corporal y reservas de lípidos a la fecundación sobre el comportamiento reproductivo de cabras en agostadero. www.buscagro.com. Sitio visitado el 15 de julio, 2018.

Ochoa S., G. A. 1992. Administración Financiera. I. Universidad, México. Ed. Alhambra Mexicana, 273 p.

Olazarán J., S., J. Ruíz R., G. Ortiz O., H. Castillo R. y J. Lagunes L. 1991. Crecimiento de borregos Suffolk X Dorset X Pelibuey en pastoreo. I. Crecimiento pre y postdestete. Reunión Nacional de Investigaciones Pecuarias. P. 5.

Partida de la P., J. A. y L. Martínez R. 1991. Crecimiento de ovinos Pelibuey: Sus cruzas con Suffolk o Dorset en estabulación, clima templado. IV Congreso Nacional de Producción Ovina, pp. 125-126.

Perón, N., T. Lima y J. L. Fuentes. 1988. Algunas características del ganado ovino Pelibuey de Cuba. Mejoramiento Animal, Boletín de Reseña, CIDA. La Habana, Cuba. 19 p.

Perón, N., T. Limas y J. L. Fuentes. 1991. El ovino Pelibuey de Cuba: Revisión bibliográfica de algunas características productivas. World Animal Review 66(1):32-39.

Quittet, E. 1986. La cabra. Guía práctica para el ganadero. Ediciones Mundi- Prensa, México, D. F., pp. 71-78.

Rivas, R., F. G. Véliz, U. Cruz C., H. Hernández, J. Vielma, J. A. Flores, G. Duarte, E. Carrillo, B. Malpaux y J. A. Delgadillo. 2006. Respuesta sexual en cabras sin la presencia continua del macho cabrío. www.buscagro.com. Sitio visitado el 15 de julio, 2018.

Robinson, J. J. 1988. Energy and protein requirements of the ewe. In: Haresign W. and D. J. A. Cole (Editores), Recent Developments in Ruminant Nutrition 2. Butterworths, Londres, England, pp. 365-382.

Rodríguez Ch., M. A. y G. Vázquez G. 1991. Comparación económica de dos raciones durante el período postdestete en ovinos Pelibuey. IV Congreso Nacional de Producción Ovina, pp. 63-65.

Rojas R., O. 1997. Diferentes tipos de empadre y manejo del semental en ovinos. I Simposio de Ovinos de Pelo en Tamaulipas, AGLOZCT, INIFAP 5:25-33.

Rosales N., C. A., J. Urrutia M., H. Gómez V., M. O. Díaz G. y B. M. Ramírez A. 2006. Influencia del nivel de la alimentación en la actividad reproductiva de cabras criollas durante la estación reproductiva. Técnica Pecuaria en México 44(3):399-406.

Rothschild, M. F., C. Jacobson, D. Vaske, C. Tuggle, I. Wang, T. Short, G. Eckardt, S. Sasaki, A. Vincent, D. McLaren, O. Southwood, H. van der Steen, A. Mileham and G. Plastow. 1996. The estrogen receptor locus is associated with a major gene influencing litter size in pigs. Proceedings of the National Academy of Science 93:201-205.

Russel, A. 1991. Body condition scoring of sheep. In: E. Boden (Ed.), Sheep and goat practice. Bailliere Tindall, Philadelphia, PA, U. S. A. p 3.

Schoeman, S. J. and R. Burger. 1992. Performance of Dorper sheep under an accelerated lambing system. Small Ruminant Research 9:265-281.

Segura C., J., L. Sarmiento and O. Rojas. 1996. Productivity of Pelibuey and Blackbelly ewes in Mexico under extensive management. Small Ruminant Research. 21:57-62.

Shelton, M. 1991. Hair sheep production under temperate and tropical conditions. In: Hair Sheep Research Symposium, The University of the U. S. Virgin Islands, Saint Croix, U. U. V. I., pp. 65-84.

Shrestha, J. N. B., D. P. Heaney and R. J. Parker. 1992. Productivity of three synthetic Arcott sheep breeds and their crosses in terms of 8-mo breeding cycle and artificially reared lambs. Small Ruminant Research 9:283-296.

SIAP. Servicio de Información y Estadística Agroalimentaria. 2002. http://www.siea.sagarpa.gob.mx/integra/indexAnuest2.html. Sitio visitado el 15 de mayo, 2017.

Smith, C. 1967. Improvement of metric traits through specific genetic loci. Animal Production 9:349.

Segura C., J., L. Sarmiento and O. Rojas. 1996. Productivity of Pelibuey and Blackbelly ewes in Mexico under extensive management. Small Ruminant Research 21:57-62.

Stoner, J. A. F., R. E. Freeman y D. R. Gilbert Jr. 1998. Administración. Prentice Hall, México. 688 p.

Swenson M. J. y W. Reece. 1999. Fisiología de los animales domésticos de Dukes. 2ª edición. Ed. Limusa, México, D. F., 568 p.

Theriez, M. 1991. Nutrition of the ewe. EN: D. C. Church (Editor), Livestock Feeds and Feeding. Prentice-Hall, Englewood Cliff, NJ, U. S. A.

Thompson, J. M. and H. Meyer. 2002. Body condition scoring of sheep. Department of Animal Science, Oregon State University. Corvallis, OR, U. S. A., 4 p. http://www.orst.edu/dept/animal-sciences/bcs.htm. Sitio visitado el 15 de mayo, 2016.

Tuberculosis bovina; O. I. E, Office International des Epizooties. http://www.redvya.com/veterinarios/veterinarios/especialidades/bovino/enfermedades/Enfermedad05.htm. Sitio visitado el 15 de marzode 2018.

Umberger, H. S. 1996. Sheep Grazing Management. http:/www.ext.vt.edu/ pubs/sheep/410-366/410-366.html. Sitio visitado el 15 de mayo, 2017.

Umberger, H. S. 1997. Management Strategies for improved fall-lambing. http://www.ext.vt.edu/pubs/sheep/410-365/4-365.html. Sitio visitado el 15 de mayo, 2017.

Valencia Z., M., M. Heredia A. y E. González P. 1981. Estacionalidad reproductiva en hembras Pelibuey. VIII Reunión Asociación Latinoamericana de Producción, Animal Production F48.

Villanueva, B., R. Pong-Wong and J. Woolliams. 2002. Marker assisted selection with optimized contributions of the candidates to selection. Genetic Selection and Evolution 34:679-703.

Visscher, P. M. and C. S. Haley. 1998. On the efficiency of marker assisted introgression. Animal Science 68:59-68.

Visscher, P. M., C. S. Haley and R. Thompson. 1996. Marker assisted introgression in backcross breeding programs. Genetics 144:1923.

Wildeus, S. 1997. Hair sheep genetic resources and their contribution to diversified small ruminant production in the United States. Journal of Animal Science 75:630-640.

Willis, M. B. 1991. Dalton's introduction to practical animal breeding. Third Edition.

Wildeus, S. 1991. Proceedings, Hair sheep research symposium. The University of the U. S. Virgin Islands, St. Croix, U. S. V. I., U. S. A. 362 p.

Youngs, C. R. 1997. The reproduction of sheep, Training Handouts, Iowa Sate University, Ames, IO, U. S. A., Mimeo., 59 p.

http://www.coviello.co.uk/vendeem

http://www.texel.co.uk/breed

http://www.bleudumaine.com.uk/about

http://www.ni-agriculture.com

http://www.inapg.inra.fr/dsa

http://www.albertasheep.com/canadianarcott

http://www.agr.gov.sk.ca/docs/livestock

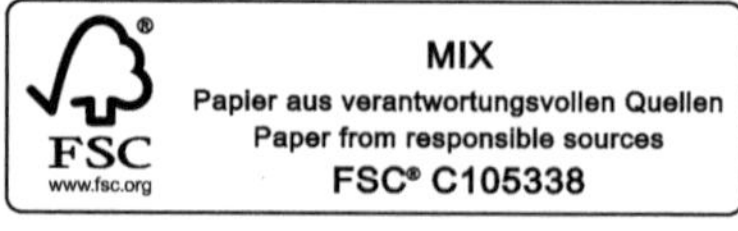

Printed by Books on Demand GmbH, Norderstedt / Germany